Frank Schneider (Hrsg.)

Irgendwie kommt es anders – Psychiater erzählen

Frank Schneider

(Hrsg.)

Irgendwie kommt es anders – Psychiater erzählen

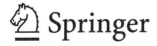 Springer

Prof. Dr. Dr. Frank Schneider
Klinik für Psychiatrie, Psychotherapie und Psychosomatik
Universitätsklinikum Aachen
Pauwelsstraße 30
52074 Aachen
fschneider@ukaachen.de

ISBN 978-3-642-20382-4 Springer-Verlag Berlin Heidelberg New York

Bibliografische Information der Deutschen Nationalbibliothek
Die Deutsche Nationalbibliothek verzeichnet diese Publikation in der Deutschen Nationalbibliografie; detail-
lierte bibliografische Daten sind im Internet über http://dnb.d-nb.de abrufbar.

Springer Medizin
Springer-Verlag GmbH
Ein Unternehmen der Springer Science+Business Media

springer.de
© Springer Medizin Verlag Berlin Heidelberg 2012
Printed in Germany

Planung: Renate Scheddin, Heidelberg
Projektmanagement: Katrin Meissner, Heidelberg
Lektorat: Dorothee Kammel, Heidelberg
Umschlaggestaltung: deblik Berlin
Satz: medionet Publishing Services Ltd, Berlin

SPIN: 80044903

Gedruckt auf säurefreiem Papier   26/2126 – 5 4 3 2 1 0

Irgendwie kommt es anders ...

- **Psychiater erzählen**

Psychiaterinnen und Psychiater sind an sich ja ganz normale Menschen und so verschieden wie alle anderen Menschen auch. Wenn man auf einem Psychiaterkongress ist, sieht es aus wie bei anderen Menschenansammlungen auch: Dicke und Dünne, Große und Kleine, Introvertierte und Extrovertierte. Es gibt wahrscheinlich keine Persönlichkeit, die zu diesem Beruf prädisponiert. Aber es gibt sicherlich einige Eigenschaften, die einen guten Psychiater ausmachen. Ob man dies lernen kann, weiß ich nicht: Einfühlung, Wertschätzung, Echtheit und Wahrhaftigkeit. Und, Respekt vor dem Gegenüber, bedingungslosen Respekt. Eigentlich sind dies alles Eigenschaften, die jedem in unserer Gesellschaft gut anstehen.

Warum ich finde, dass Psychiatrie die spannendste Disziplin ist? Ganz einfach, wir stehen mit vielem am Anfang. Wir wissen eigentlich kaum, warum Menschen psychisch krank werden, haben nur einige Hinweise aus der biologischen Verletzlichkeit, aus den relevanten psychosozialen Stressfaktoren und durch die persönlichen Strategien, mit diesen Dingen umzugehen.

Manchmal sage ich in Vorträgen, dass trotz der inzwischen großen Erfahrung im Bereich der Diagnostik und Therapie die Psychiatrie heute dort steht, wo die Chirurgie vor 150 Jahren stand: Wir haben – natürlich im übertragenen Sinne – gerade erst gelernt, dass wir uns die Hände vor Operationen waschen müssen. Warum ist das wichtig zu betonen? Weil wir den Patienten, seinen Angehörigen und den Lebensumständen gegenüber meistens ziemlich hilflos sind. Durch die Erkenntnisse der neurobiologischen wie der psychosozialen Forschung können wir aber die Erkrankungen und die optimalen Therapien immer besser eingrenzen. Und immer besser helfen. Auch jetzt

schon. Nun, der Glaube an den Therapiefortschritt ist wahrscheinlich so alt wie die Medizin selbst. Ich bin der festen Überzeugung, dass wir heute vor einer wirklichen Schwelle stehen und gerade im Begriff sind, diese zu überschreiten: Wir haben die Techniken und Methoden, psychische Erkrankungen optimal zu erforschen. Und dann kommt die Umsetzung in die Praxis. Deswegen ist es die spannendste Disziplin.

Mich haben immer die Geschichten von Menschen interessiert. Ich glaube, deswegen bin ich Psychiater geworden. Ein Bekannter von mir hat sich immer gewundert, warum ich als Psychiater immer hinterfrage, „Warum macht das jemand". Ihm als Ingenieur sei das wesensfremd. Wenn einer etwas sage, würde er es so als festgestellt ansehen, nie hinterfragen. Dies gehöre zu seinem Menschenbild. Ich glaube, dies ist eine langweilige Sicht auf die Welt. Vielleicht lernt man mit dem Interesse an Menschen, an Psychiatrie, die Welt anders zu sehen.

Mich haben immer Menschen beeindruckt und fasziniert, auch habe ich eigentlich immer nur von Menschen, von Vorbildern gelernt. Aber, am meisten habe ich wahrscheinlich von Patienten und von ihren Angehörigen gelernt. Ich wollte immer einmal ein Buch darüber schreiben – Patienten einer größeren Allgemeinheit vorstellen. Aber ich zögerte immer damit; dies sind doch sehr private, einzigartige Geschichten, die immer weiter gehen, und ich als Behandler kann nur eine Momentaufnahme von manchmal schrecklichen Anekdoten berichten. Dies wird den Menschen nicht gerecht, was darauf beruht, dass psychische Krankheiten für mich zu den schlimmsten Krankheiten überhaupt gehören, weil sie das Individuum selbst betreffen, nicht nur einen Fuß oder einen Bauch. Eine psychische Krankheit ist in einem „mittendrin", man kann die

Krankheit nicht in ein Körperteil hinschieben, sie betrifft einen immer ganz und gar und damit auch das persönliche Umfeld, die Familie, die Freunde und Kollegen.

Aber aus der Auseinandersetzung mit der Faszination meiner Arbeit ist dieses Buch, welches Sie nun vor sich halten, entstanden: Psychiater als Menschen, Psychiater als Erzähler von Anekdoten über sich selbst. 30 Psychiaterinnen und Psychiater, manche führende Köpfe im Fach, Ärztinnen und Ärzte, die besondere Geschichten zu erzählen haben, solche aus dem Osten wie dem Westen, Frauen und Männer, Junge und Alte, Pensionäre, Medizinstudentinnen und Medizinstudenten, die sich für das Fach entschlossen haben.

Typisch für Menschen, Patienten, Psychiater: Man trifft Entscheidungen, kann die Konsequenzen noch nicht abschätzen. Irgendjemand hat mal den Startknopf gedrückt und es fällt ein Dominostein nach dem anderen um, manchmal an Wegkreuzungen, manchmal einfach einer nach dem anderen. Dieser Dominoeffekt ist ein roter Faden der meisten Artikel hier und ein roter Faden unseres Lebens. Immer wieder wird im Buch deutlich, dass wir dem Dominoeffekt nicht hilflos ausgeliefert sind, wir gestalten unsere Umwelt, können unser Leben selbst in die Hand nehmen und mit jeder Entscheidung öffnet sich eine neue Tür.

Die Namen der Patienten, die in den einzelnen Geschichten vorkommen, sind natürlich fiktiv und wurden von den Autoren so gewählt, dass kein Rückschluss auf ihre wahre Identität möglich ist.

Sie werden sehen, dass die Aufgabe, die ich den Autorinnen und Autoren gegeben habe, sehr unterschiedlich aufgenommen wurde. Manche schreiben wirklich nur eine Anekdote über sich und einen ihrer Patienten, manche kommen vom Hundertsten ins Tausendste. Gebeten hatte ich, das Fach durch sich selbst mit einer ganz eigenen Geschichte zu porträtieren. Sie werden erkennen, dass Psychiaterinnen und Psychiater ganz normale Menschen sind, besessene Ärzte, die Menschen verstehen und ihnen dadurch helfen wollen, besser und eigenständig zu leben.

Aachen, im Oktober 2011
Frank Schneider

Der Herausgeber

Prof. Dr. med. Dr. rer. soc. Frank Schneider

Tätigkeit Prof. Dr. med. Dr. rer. soc. Frank Schneider ist Direktor der Klinik für Psychiatrie, Psychotherapie und Psychosomatik am Universitätsklinikum Aachen

Vita 53 Jahre, geboren in Wetzlar; 1977 – 1983 Studium der Psychologie an der Universität Gießen, 1980 – 1986 Studium der Medizin an der Universität Gießen, 1987 Promotion in Medizin an der Universität Gießen, 1988 Promotion in Sozial- und Verhaltens-wissenschaften (Psychologie) an der Universität Tübingen, 1993 Habilitation für das Fach Psychiatrie in Tübingen; Stationen: 1986 – 1991 Tübingen, 1991 – 1993 Philadelphia, 1993 – 1996 Tübingen, 1996 – 2004 Düsseldorf, seit 2003 Aachen

Ehrenamt Präsident der Deutschen Gesellschaft für Psychiatrie, Psychotherapie und Nervenheilkunde (2009 – 2010) Prodekan der Medizinischen Fakultät der RWTH Aachen

Familie verheiratet, Vater von drei Töchtern, eine Enkelin

Freizeit Familie, Islandpferde, Oper, moderne Kunst

Motto Worüber man nicht sprechen kann, muss man nicht schweigen.

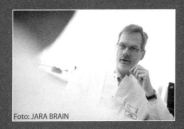

Foto: JARA BRAIN

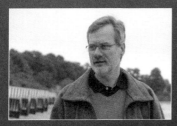

Inhaltsverzeichnis

Autorenverzeichnis

Amlacher, Hans, Dr.
Sachverständigenbüro/
Privatpraxis
Clara-Zetkin-Straße 14
07545 Gera

Augustin, Marc, cand. med.
maugustin@ukaachen.de

Berger, Mathias, Prof. Dr.
Abteilung für Psychiatrie
und Psychotherapie,
Universitätsklinikum Freiburg
Hauptstraße 5
79104 Freiburg
mathias.berger@uniklinik-
freiburg.de

Bergmann, Frank, Dr.
Zentrum für Neurologie
und Seelische Gesundheit
im Kapuziner Karree
Kapuzinergraben 19
52062 Aachen
bergmann@bvdn-nord-
rhein.de

Böcker, Felix, PD Dr.
Klinik für Psychiatrie, Psychotherapie und Psychoso-
matik,
Saale-Unstrut-Klinikum
Naumburg
Humboldtstraße 31
06618 Naumburg-Saale
fm.boecker@klinikum-
naumburg.de

Bohus, Martin, Prof. Dr.
Klinik für Psychosomatik
und Psychotherapeutische
Medizin,
Zentralinstitut für Seelische
Gesundheit
J 5
68159 Mannheim
martin.bohus@zi-mann-
heim.de

**Eickhoff, Simon,
Prof. Dr.**
Klinik für Psychiatrie,
Psychotherapie und Psycho-
somatik,
Universitätsklinikum
Aachen
Pauwelsstraße 30
52074 Aachen
seickhoff@ukaachen.de

Falkai, Peter, Prof. Dr.
Klinik für Psychiatrie und
Psychotherapie,
Universitätsklinikum Göt-
tingen
Von-Siebold-Straße 5
37075 Göttingen
pfalkai@gwdg.de

**Gouzoulis-Mayfrank,
Euphrosyne, Prof. Dr.**
Abteilung für Allgemeine
Psychiatrie II,
LVR-Klinik Köln,
Akademisches Lehrkran-
kenhaus der Universität zu
Köln
Wilhelm-Griesinger-Str. 23
51109 Köln
Euphrosyne.Gouzoulis-
Mayfrank@lvr.de

Gülveren, Esmer, Ärztin
Psychiatrische Institutsam-
bulanz für fremdsprachige
Mitbürger,
ZfP Südwürttemberg
Krämerstraße 31
72764 Reutlingen
Esmer.guelveren@zfp-zen-
trum.de

**Häfner, Heinz,
Prof. Dr. Dr. Dres. h.c.**
Zentralinstitut für Seelische
Gesundheit
J 5
68159 Mannheim
heinz.haefner@zi-mann-
heim.de

Hämmerer, Ursula, Ärztin
Klinik für Psychiatrie,
Verhaltenstherapie und
Psychosomatik des
Klinikums Chemnitz
gGmbH
Dresdner Straße 178
09132 Chemnitz
u.haemmerer@skc.de

Heinz, Andreas, Prof. Dr.
Klinik für Psychiatrie und
Psychotherapie
Charité-Campus Mitte
Charitéplatz 1
10117 Berlin
andreas.heinz@charite.de

Hippius, Hanns,
Prof. em. Dr.
Klinik für Psychiatrie und
Psychotherapie,
Ludwig Maximilians-Universität München
Nußbaumstraße 7
80336 München
hanns.hippius@med.uni-
muenchen.de

Holthoff, Vjera, Prof. Dr.
Klinik und Poliklinik für
Psychiatrie und Psychotherapie,
Universitätsklinikum Carl
Gustav Carus
Helmholtzstraße 10
01069 Dresden
Vjera.Holthoff@uniklini-
kum-dresden.de

Kersting, Anette, Prof. Dr.
Klinik und Poliklinik für
Psychosomatische Medizin
und Psychotherapie
Universitätsklinikum
Leipzig
Semmelweisstraße 10
04103 Leipzig
Anette.Kersting@medizin.
uni-leipzig.de

Kobeleva, Xenia, cand med.
Xenia.Kobeleva@rwth-
aachen.de

Kunze, Heinrich, Prof. Dr.
Neckarweg 4
34131 Kassel
kunze@apk-ev.de

Längle, Gerhard, Prof. Dr.
ZfP Südwürttemberg
Hauptstraße 9
88529 Zwiefalten
gerhard.laengle@zfp-
zentrum.de

Liebermann, Matthias,
Dipl-Kfm.
Liebermann und Nebgen
Ges. für Nachfolgepla-
nung und Testamentsvoll-
streckung mbH
Ackermannstraße 25
22087 Hamburg
liebermann@liebermann-
nebgen.com

Mahler, Lieselotte, Dr.
Psychiatrische Universitätsklinik im St. Hedwig-Krankenhaus
Charité Berlin
Große Hamburger Straße
5-11
10115 Berlin
Lieselotte.mahler@charite.de

Malchow, Berend, Dr.
Klinik für Psychiatrie und
Psychotherapie,
Universitätsklinikum
Göttingen
von-Siebold-Straße 5
37075 Göttingen
Berend.Malchow@medizin.
uni-goettingen.de

Roth-Sackenheim, Christa,
Dr.
Breite Straße 63
56626 Andernach
C@Dr-Roth-Sackenheim.de

Saimeh, Nahlah, Dr.
Westfälisches Zentrum
Eickelborn
Eickelbornstraße 21
59556 Lippstadt
Nahlah.Saimeh@wkp.lwl.org

Schneider, Isabella,
cand. med.
i.schne@gmx.de

Schouler-Ocak, Meryam,
Dr.
Psychiatrische Universitätsklinik im St. Hedwig-Krankenhaus,
Charité Berlin
Große Hamburger Straße
5 - 11
10115 Berlin
meryam.schouler-ocak@
charite.de

Schulze, Thomas G.,
Prof. Dr.
Klinik für Psychiatrie und
Psychotherapie,
Universitätsklinikum
Göttingen
Von-Siebold-Straße 5
37075 Göttingen
schultze@psych.uni-goettin-
gen.de

Seidel, Michael, Prof. Dr.
Bethel.regional,
von Bodelschwinghsche
Stiftungen
Maraweg 9
33545 Bielefeld
Michael.seidel@bethel.de

Veselinovic, Tanja, Dr.
Klinik für Psychiatrie,
Psychotherapie und Psycho-
somatik,
Universitätsklinikum
Aachen
Pauwelsstraße 30
52074 Aachen
tveselinovic@ukaachen.de

Weber-Papen, Sabrina,
Dipl.-Psych., Ärztin
Klinik für Psychiatrie,
Psychotherapie und Psycho-
somatik,
Universitätsklinikum
Aachen
Pauwelsstraße 30
52074 Aachen
sweber@ukaachen.de

Männer leben gefährlich, Frauen auch

Dr. med. Hans Amlacher

Tätigkeit	Dr. med. Hans Amlacher ist freiberuflicher psychiatrischer Sachverständiger in eigener Praxis in Gera
Vita	58 Jahre, geboren in Uhlstädt / Thüringen; 1974 – 1979 Studium der Medizin in Jena, 1986 Promotion an der Universität Jena; Stationen: Stadtroda, Gera
Familie	verheiratet, 4 Kinder
Freizeit	Lesen, Reisen, Radfahren
Motto	Ich kämpfe ohne Hoffnung, dass ich siege… (Heinrich Heine)

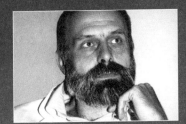

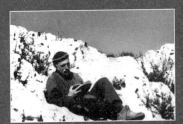

■ Gera (der Auftrag)

Dieser Bericht handelt von einer ungewöhnlichen psychiatrischen Begutachtung. Die beteiligten Personen waren eine Studentin, Anzeigenerstatterin, und ihr Freund, auch Student, aber mittlerweile Untersuchungsgefangener. Mit denen zu tun hatten weitere Leute, zunächst die Staatsanwältin, die den Studenten in einem Sommer nach der Jahrtausendwende früh um fünf von der Polizei abholen und einsperren ließ und der Psychiater, der den zügig inhaftierten Sittlichkeitsunhold zu begutachten hatte.

Die Staatsanwältin war eine lebendige, sympathische Vertreterin ihres Fachs und eine von denen, die nach der Wende ihren Beruf weiter ausüben durften. Sie hatte dem Psychiater schon etliche Begutachtungsaufträge in heiklen Fällen erteilt und man hatte sich in diversen Verhandlungspausen durchaus angeregt unterhalten.

Der Psychiater war ich. Das Land war das einige Deutschland. Die Zeit, in der sich alles begab, war jene, als angestachelt von der Boulevardpresse wieder mal eine neue Welle von Hysterie gegen die vorgeblich immer zahlreicheren und immer brutaleren Sexualstraftäter über das Land schwappte. Wer versachlichen wollte, lief Gefahr, Geifer abzukriegen oder als Sympathisant zu gelten. Um nicht vorsätzlich missverstanden zu werden, war es gelegentlich besser, man schwieg.

Diese Aufträge beginnen ja für gewöhnlich mit einem Telefonat. Man hört nach Möglichkeit höflich zu, wartet, allmählich ungeduldiger, mit den erforderlichen Rückfragen und verkneift sich skeptische Zwischenfragen. Ob ich das damals so gemacht habe, weiß ich nicht mehr genau, wahrscheinlich nicht, denn ich hatte die Akten ja noch nicht. Ja, ich würde den Auftrag übernehmen, es ginge innerhalb von den zugestandenen sechs Wochen, verstünde sich ja bei der Haftsache. Als die Akten eintrafen, staunte ich. Die Studentin war aus ... hab ich vergessen, studierte Betriebswirtschaft in Jena. Ihr Freund stammte aus Aachen und studierte etwas, was ich nicht mehr erinnere, auch in Jena. Ich müsste nachschlagen, was es im Speziellen war, jedenfalls keine Naturwissenschaft und auch nichts Schönes wie alte Sprachen oder so. Immerhin, er kam aus einer berühmten Stadt. Zu Aachen im alten Dom liegt, wie man seit Heinrich

Heine weiß, Carolus Magnus begraben. Man muss ihn nicht verwechseln mit Karl Mayer, der lebt in Schwaben ... Ein Jüngling liebt ein Mädchen, die hat einen anderen erwählt ... Das Mädchen heiratet aus Ärger den ersten besten Mann, der ihr in den Weg gelaufen. Der Jüngling ist übel dran. Heinrich Heine hätte auch über die beiden, von denen hier berichtet wird, ein paar kurze Verse schreiben können, es ging ziemlich hin und her zwischen ihnen. Sie ließ ihn zappeln, zog ihn an, wies ihn zurück. Er litt, machte Schluss, studierte ein Semester in Aachen, hielt den Abstand aber nicht durch und kehrte zurück. Sie zeigte sich erfreut, bestellte ihn in ein Café. Als er ankam, saß sie dort vertraulich mit einem jungen Mann. Er ließ nicht locker, schenkte ihr eine teure Uhr, beständiger wurde sie dadurch nicht, er verzweifelte fast, wurde wütend und schickte ihr die Quittung über den Kaufpreis, mehrere hundert Euro. Sie ließ ihn nicht ohne Hoffnung, er ging in Psychotherapie. Eben moderne junge Menschen.

Das war nicht das Auffällige an der Akte. Frappierend war die Art der Anzeigenerstattung: Da erscheint, schluchzend und in schwerster seelischer Bedrängnis eine junge Frau bei der Polizei. Denken Sie nicht, das Opfer selbst. Nein, es ist die Freundin dieser jungen Studentin der Betriebswirtschaft, der so übel mitgespielt wurde und auch die kann kaum hervorbringen, was geschehen ist. Geduldig in der gerade jungen Frauen gegenüber gern eingenommenen Rolle des Verstehers bringen es die Beamten schließlich aus ihr heraus: Die Geschädigte selbst könne unmöglich kommen, sei – Tage später noch – fix und fertig, völlig aufgelöst.

Insgesamt ergaben ihre Schilderungen ein Auf und Ab, ein Hin und Her der Gefühle in Streit und Versöhnung hatte es seit Bestehen dieser Beziehung, also seit fast einem halben Jahr des Öfteren gegeben. Dazwischen aber wohl auch Zufriedenheit, allerdings keine erotische. Gemeinsame Unternehmungen immerhin, Gespräche. Jeder wohnte in seiner Bude, eheähnliche, drangvolle Enge war nicht zu Stande gekommen, Rückzug war beiden wichtig gewesen.

Wissen Sie, es ist schon sehr ärgerlich, dass ich die Einzelheiten nicht nachschlagen kann. Genau in diesem Sommer gründete ich meine selbstständige Gutachterpraxis, nahm die früheren Gutach-

1

ten aus der Krankenhauszeit mit, ordnete und archivierte alles. Seit ich die Gutachterei nicht mehr nebenher, sondern als Hauptberuf betrieb, wurden es natürlich viel mehr, die Zahl der Ordner schwoll an, die Grundfarben blieben: Grau für allgemeine Fälle, von Ladendiebstahl über Betrug zum Mord, Blau für Süchtige, also in der Regel Alkoholiker mit Körperverletzung, und Rot für die Sittlichkeitsdelikte, Vergewaltigung, sexuelle Nötigung, Kindesmissbrauch. Drei Jahre später habe ich dann von einer sehr tüchtigen Mitarbeiterin alles elektronisch archivieren und hinsichtlich unterschiedlichster Gesichtspunkte ordnen und auswerten lassen. Seitdem finde ich jedes Gutachten ziemlich rasch, das System ist ganz ordentlich. Mit der elektronischen Datei bekommt man schnell heraus, in welchem der Papierordner dann das Original ist, und in dem Hefter ist natürlich nicht nur das Gutachten selbst, sondern auch das Hin und Her, die damaligen Mitschriften der Exploration, öfter die Notizen während der Verhandlung. Die Gerichtsverhandlungen, die sich nicht selten über etliche Tage hinziehen, sind manchmal gähnend langweilig, manchmal unheimlich spannend, geben in beiden Fällen Anlass zu Randnotizen, die besser kein anderer liest.

Der Prozess in dieser Sache war außerordentlich spannend. Ich weiß nicht, ob ich viel mitgeschrieben habe, ob ich überhaupt dazu kam. Das Ärgerliche ist, diese Akte ist verschwunden, ich glaube, es ist die einzige, die verschwunden ist. Es ist zum wahnsinnig werden. So muss ich alles aus der Erinnerung berichten, dabei sind hier gerade die Details so interessant. Irgendwelche merkwürdigen Verletzungen mit dem Messer auf dem Rücken sollte er ihr angeblich zugefügt haben, während oder bevor er sich sexuell an ihr verging.

Jetzt ist diese ganze Gutachterei ja ziemlich Routine, der Laden läuft und ich kann nicht klagen. Am Anfang hing mir schon der Abschiedsschmerz von der Klinik an, die neue Rolle so als umherziehender Aufbereiter pathologischen Seelenlebens war noch etwas fremd. Ich bin in der Nervenheilanstalt groß geworden, aber mit dem Privileg, jeden Abend nach Hause gehen zu können. Facharztausbildung, Stationsarzt, am Ende leitender Arzt des Krankenhauses. Alles in einer Bezirksnervenklinik im Thüringischen, gediegen, familiär, span-

nend, aber angenehm unaufgeregt. Vor der Wende ließ man uns mit Politik weitgehend in Ruhe, kein Vergleich mit Universitäten oder Einrichtungen, die einen wild gewordenen Chef hatten. Nach der Wende kamen erst mal die schönen Monate einer gewissen Anarchie, dann hektische Aufbaujahre voller Möglichkeiten. Wir brachten unser Narrenschiff gut durch die stürmischen Wellen, schrieben schwarze Zahlen und wehrten jedes Jahr ein oder zwei vollkommen durchgeknallte Ideen zur Umgestaltung, Fusion mit ungeeigneten Kliniken oder Übergabe an unsägliche Trägerschaft ab. Irgendwann, später als andere, erwischte es uns dann doch, an der Privatisierung führte nichts mehr vorbei. Da hatte ich aber schon jahrelang nebenbei Gerichtsgutachten gemacht und spezielle Fortbildung begonnen. In diesen Kursen lernte ich auch Kollegen kennen, die seit langem freiberufliche Gutachter waren. Die wirkten eigentlich weder humorlos noch erheblich wesensverändert. Verarmt kamen sie mir auch nicht vor. Also wartete ich ein Jahr unter dem neuen Träger und mit dem wuchtigen Geschäftsführer ab, bevor ich dann in aller Form den Weg zu meinem Notausgang einschlug. Wir trennten uns im Guten, meine Zeit als tagesklinischer Fall im ehemaligen Bezirkskrankenhaus war vorbei. Gegen verschlamperte Akten hatte ich immer etwas, im Krankenhaus und natürlich erst recht in meinem eigenen Laden.

Herrgott, es ist ausgesprochen lästig, dieser Fall lässt sich nur entlang der tatsächlichen Details richtig rekonstruieren. Ich habe schon meine Arbeitskalender aus den verschiedensten Jahren durchgeblättert, nach Hinweisen gesucht, oft sind die Namen von Probanden ja eingetragen gewesen. Ich habe die Staatsanwältin angerufen, die hat sich noch gut an den Fall erinnert, aber natürlich genauso wenig wie ich an den Namen. Hätte sie den, sagte sie mir, kein Problem, wofür gibt es Computer, wir finden das Aktenzeichen und dann könnte ich mir die Akte bestellen und eine Kopie vom damaligen Gutachten machen, wenigstens das.

Wissen Sie was, kommen Sie ein andermal wieder. Ich kann Ihnen die Geschichte jetzt nicht erzählen, warten wir erst mal ab, ob ich die Akte nicht doch finde. Eines weiß ich auch ohne diesen Hefter ganz genau oder glaube mich jedenfalls präzise zu erinnern, der Student saß in Gotha in Untersuchungshaft in einem noch ganz vorsintflutlichen, heruntergekommenen Knast.

- **Gotha (die Untersuchung)**

Ich wusste, dass ich die Akte finde. Weiß der Teufel, warum ich sie übersehen habe. Sie war genau in dem Ordner, wo sie hingehört. Und es war tatsächlich Gotha. Damit Sie mich nicht falsch verstehen, ich will Gotha auf keinen Fall schlecht machen. Ist eine schöne Stadt. Besonders schön anzusehen, wenn man mit dem Zug aus Richtung Erfurt kommend auf sie zufährt. Ich nehme wenn ich irgend kann den Zug. Wenn Sie das auch mal machen, sehen Sie zu, dass Sie sich auf die rechte Seite ans Fenster setzen und passen Sie drei Minuten, nachdem der Zug in Neudietendorf, dem letzten Halt vor Gotha, losgefahren ist, gut auf: Da taucht, noch bevor die übliche Tankstellen-, McDonald's- und Autohaus-Hässlichkeit erscheint, die barocke Silhouette von Friedenstein auf. Sie sehen, wenn Sie Glück haben, nur die etwas dunstige Landschaft und die beiden barocken, zwillingshaften, aber nicht völlig identischen Kuppeln der Schlossflügel. Der Zug fährt da gerade ziemlich schnell, Sie haben also nur etwa zehn Sekunden bis zu der Kurve, wo sie wieder verschwinden, es lohnt sich aber.

Das alte Gefängnisgebäude aus rotem Ziegelstein gibt es mittlerweile nicht mehr, es ist nicht schade drum. Kurz bevor die Aufgabe der Haftanstalt und der Abriss des Gebäudes beschlossen waren, kamen die üblichen Ministerialen noch schnell auf die Idee, darin ein Ausweichquartier für den auch in Thüringen aus den Nähten platzenden Maßregelvollzug zu schaffen, für diese Personengruppe scheint manchem jeder Schuppen recht zu sein. Es kam dann aber nicht dazu, keine Angst, nicht aus Vernunftgründen.

Ich erinnere mich noch an einen freundlichen Wärter und ein ziemliches Zickzack aus Gängen, Treppen und Türen. Einen Besuchs- oder Vernehmerraum hatten sie nicht, führten mich direkt zu dem jungen Mann in die Zelle, die genauso wie die Gänge nach dem alten Bohnerwachs roch und außerdem nach Klo, das war ohne jede Abgrenzungswand drin, soweit ich mich erinnere gleich rechts vorn neben der Tür.

Der schlanke junge Mann war informiert, dass ich komme und worum es ging. Wir konnten uns

ganz flüssig unterhalten. Ich fand ihn ziemlich normal, eher sympathisch, blonde kurze Haare, keine Kunstglatze, kein Gel. Piercings sowieso nicht. Aus nicht gröber auffälligem Hause, strenger Vater, mittlerer Offizier. Die freundlichere Mutter hatte einen normalen Beruf. Dass sie sich scheiden ließ, als er 14 wurde, um mit einem anderen Mann zu leben, nahm er ihr trotzdem irgendwie übel, blieb beim Vater. Wollte dann sogar auch Offizier werden, natürlich Pilot. Das mit dem Überflieger wurde nichts, die Eignungsprüfungen überstand er nicht. Studierte dann eben, etwas Technisches glaube ich. Er war immer gesund gewesen, hatte nie mit der Psychiatrie zu tun gehabt. Er hatte Erfahrungen mit wenigen Mädchen, war nach seiner Schilderung noch Jungfrau.

Wir haben wirklich lange geredet in dieser Museumszelle mit Kübel drin. Zwischendurch brachte man das Mittagessen, eine Beamtin fragte mich ganz volkstümlich, ob ich mitessen wollte. Nein, danke. Mir reichte mein Sicherheitsapfel, ich habe meistens einen oder zwei mit. Der Gefangene aß mit Appetit und nicht ohne Ironie, indem er die eine oder andere aufgespießte Nudel genießerisch durch die rote Soße zog. Dann konnten wir gleich weitermachen. Das Ergebnis meiner Untersuchung war unspektakulär: Der hatte nichts. Ein bisschen schizoid war er vielleicht, mehr Wut, mehr Verzweiflung hätte ihm gut angestanden. Er hatte nichts außer einem offenbar schwachen Verteidiger. Jeder engagiert wahrgenommene Haftprüfungstermin hätte dem Studenten die Freiheit bringen müssen.

Warum? Das habe ich nachgelesen. Es gab weder eine medizinische Untersuchung der angeblichen Opferverletzungen noch eine wirklich kritische Befragung. Dabei war aus der Ermittlungsakte hervorgegangen, dass die Betroffene, gleich nachdem ihre Freundin die Anzeige erstattet hatte, polizeilich vernommen wurde und dabei erklärt hatte, sie habe der Freundin das alles zwar erzählt, aber gelogen. Die Freundin ließ nicht locker, telefonierte wenige Tage später mit der Polizei und kündigte eine schriftliche Aussage an. In dieser schilderte das Opfer, geben wir der jungen Frau mal den schönen Namen Christiane, schließlich doch den von der Freundin in der Anzeige beschriebenen Hergang: Frank, nennen wir ihn mal so, habe in

1

dieser komplizierten Beziehung zunehmend darauf gedrängt, mit ihr zu schlafen. Als sie das an einem Samstag im Mai erneut ablehnte, habe er sie mit einem Obstmesser, welches auf dem Schreibtisch lag, im Gesicht geschnitten. Zwei Tage später habe er nach einer ähnlichen Auseinandersetzung Gleiches getan. An einem nicht genau benannten späteren Tag habe er sie insofern vergewaltigt, als er sich auf sie gesetzt habe, mit seinen Fingern in sie eingedrungen sei und sich währenddessen auf ihr sitzend selbst befriedigt habe. Ungefähr vier Wochen später, wir haben jetzt langsam Ende Juni, habe er sie in ihrer Wohnung erneut mit dem Messer bedroht, sie im Schultergürtel und auf den Oberarmen geschnitten. Während sie unter ihm gelegen habe und ihre Arme durch seine Knie auf die Matratze gepresst worden seien, habe er ihre Brust begrabscht und schließlich begonnen zu onanieren. Er habe ihr mit einer Hand den Mund aufgesperrt, um schließlich … lassen wir dieses Detail. Sie habe sich nicht wehren können, sei vor Angst wie gelähmt gewesen. Danach habe er sie auf den Bauch gedreht, die Hose und Wäsche heruntergerissen, um anal in sie einzudringen. Sie könne sich nicht erinnern, ob er dabei wieder das Messer in der Hand gehabt hätte, jedenfalls hätte sie weitere Schnitte auf ihrem Rücken gehabt. Nachdem er sich so befriedigt hätte, hätte er sich angezogen und die Wohnung verlassen. Sie habe nicht laut um Hilfe geschrien, um nicht durch das Hinzukommen anderer Personen zusätzlich gedemütigt zu werden. Ihre Freundin, zu der sie dann gegangen sei, habe aber sofort bemerkt, dass sie ihre Arme nur unter Schmerzen hätte bewegen können und so habe sie ihr alles erzählt. Die Freundin habe das deren Freund erzählt und die beiden hätten dann gleich eine Menge von Schritten unternommen. An einem Dienstag sechs Tage später sei sie zu Frank gefahren, da sie sehr unruhig gewesen sei. Eine Erklärung zum Motiv dieses erstaunlichen Besuchs und zur Art ihrer Unruhe war nicht Bestandteil ihrer Aussage. Der Beschuldigte habe sie wiederum in große Angst versetzt und ihr Schnitte zugefügt. Zu sexuellen Handlungen sei es nicht gekommen.

Vier Wochen später bestätigte sie in einer richterlichen Vernehmung den Inhalt ihrer schriftlichen Aussage. Sie war sichtlich angespannt und hatte Schwierigkeiten, zu den Vorfällen Aussagen

zu treffen. Dies habe sich dadurch geäußert, dass sie die Augen schloss, sich mit den Händen durch die Haare fuhr und ihr die Stimme versagte. Mehrfach habe man warten müssen, bis sie sich einigermaßen wieder beruhigt hatte, zweimal habe man deshalb die Vernehmung unterbrechen müssen. Eine konkretere Befragung zur Erlangung weiterer präziser Aussagen wäre nicht möglich gewesen, da die Zeugin nach ihren Angaben zu solchen Konkretisierungen zurzeit nicht in der Lage sei. Demnach versuche sie, die Vorfälle zu verdrängen. Anschließend an die Vernehmung erklärte sie sich mit einer Glaubwürdigkeitsbegutachtung in der örtlichen Nervenklinik einverstanden.

Aus der Ermittlungsakte ergab sich, dass die Psychotherapeutin des laut Akte übrigens Soziologie studierenden Frank (in meiner ersten Erinnerung habe ich ihn immer für einen Techniker oder so etwas ähnliches gehalten) die Behandlung beschrieb: Anpassungsstörung wegen dem aufreibenden Auf und Ab in der Beziehung bei einer etwas schizoid und zwanghaft strukturierten Persönlichkeit. Er sei differenziert gewesen und habe gut mitgearbeitet. Pervers sei er ihr nicht vorgekommen.

Zu gesundheitlichen Dingen der Anzeigenerstatterin ergab sich, dass diese mehrfach in eben der Nervenklinik, die sie nun zur Frage der Glaubwürdigkeit zu begutachten hatte, stationär gewesen war wegen psychogener Anfälle bei Persönlichkeitsstörung.

Das Gutachten war noch nicht fertig, daher nicht bei der Ermittlungsakte, wurde mir später auch nicht zugeschickt, so zwanghaft ist die Justiz nicht. Ich war gespannt auf die Verhandlung, denn dort würde es wohl zur Sprache kommen. Ich war sowieso gespannt auf die Verhandlung. Mein Gutachten hatte ich gerade fertig, da kam die Mitteilung der Staatsanwaltschaft, ich könne den Auftrag als erledigt ansehen, denn der Angeklagte wäre beim Haftprüfungstermin auf freien Fuß gekommen unter der Versicherung, er setze sein Studium in der Stadt Karls des Großen fort. In dieser Stadt gebe es dann sicher auch einen Gutachter, der sich der Sache annehmen könnte. Davon war ich überzeugt, erlaubte mir aber dennoch den Hinweis, dass die Arbeit mittlerweile fristgemäß erledigt sei und schickte sie ab. In diesem vorläufigen schriftlichen Gutachten hatte ich resümiert, er sei weder krankhaft seelisch gestört, noch schwachsinnig, Vergewaltigung im Zustand tiefgreifender Bewusstseinsstörung käme bekanntlich nicht vor und seine akzentuierten Wesenszüge bzw. die depressive Konfliktreaktion ließen sich nicht dem Merkmal der schweren anderen seelischen Abartigkeit zuordnen. Insofern waren nach den geltenden Kriterien die Voraussetzungen zur Diskussion verminderter Schuldfähigkeit nicht gegeben und deshalb seiner unbefristeten Unterbringung in der Psychiatrie nach Paragraph 63 Strafgesetzbuch sowieso nicht das Wort zu reden. Er würde also im Falle eines Schuldspruchs weiterhin die Welt außerhalb der Psychiatrie heimsuchen, vor oder hinter Gittern. Irgendwo in einem Nebensatz hatte ich versteckt, dass ich es ein wenig erstaunlich fand, dass das mir nach wie vor nicht vorliegende Glaubwürdigkeitsgutachten abweichend von den üblichen Regeln zur gutachterlichen Unabhängigkeit von einem Arzt der behandelnden Klinik angefertigt worden war.

- ■ **Jena (die Verhandlung)**

Die war noch im alten Amtsgericht, das mittlerweile aber leidlich renoviert war, nach wie vor aber in Nachbarschaft des berühmten, mittlerweile nicht mehr ganz so süßlich duftenden Jenaer Glaswerks lag, in dem ich als Oberschüler in einem Sommer Praktikumswochen leistete, mitten unter dem real existierenden Proletariat dieser Fabrik aus dem 19. Jahrhundert, in der sich wenig geändert hatte und wo ich sowohl die Arbeiteraristokratie der Glasbläser kennen lernte als auch meinen Wernie, den Beschicker des Schmelzofens, der hocherfreut war, dass ich ihm in jeder Schicht meine Anrechtsmarken für die drei Flaschen Bier abtrat. Alkohol während der Arbeitszeit erschien mir damals undenkbar. Nach sechs Stück war er dann jedes Mal zu Schichtende ziemlich gut in Form und ertrug mit wegwerfender Attitüde den Spott der Aristokraten, die auf seine ein wenig lallenden Perseverationen lauerten. Heute ist dieses Amtsgericht im so genannten Justizzentrum untergebracht, das sich architektonisch nicht besonders von anderen kommerziellen oder sonstigen bedeutenden Zentren unterscheidet. Wo sind die Zeiten hin, da der Göttin Justitia neben der Göttin des Eisenbahnwesens domänliche Paläste errichtet wurden, damit nach

dem Tode Gottes wenigstens die neuen Gottheiten würdig residierten?

Die Verhandlung war Anfang November. Er kam aus Aachen, auf freiem Fuß. Sah immer noch ganz sympathisch aus und hatte nach wie vor kein Piercing. Zwei Herrschaften im Zuschauerraum hielt ich für seine Eltern. Am meisten war ich ja auf die Christiane gespannt. Die Anklage wurde verlesen. Ja, er wolle aussagen. Ehrlich, daran habe ich keinerlei Erinnerung. Gott sei Dank kann ich in der Gutachtenakte nachlesen: Nichts sei wahr. Vielmehr sei die Frau Müller-Stadtlärm gekränkt. Er verwendete tatsächlich nicht den Vornamen. Er dozierte regelrecht, äußerlich überaus ruhig, die innere Erregung klang aber durch. Notiert habe ich die richterliche Nachfrage, was er mit einer intensiveren Beziehung meine, inwiefern die sexuell gewesen sei? Nach meinen Notizen hat er geantwortet »Küsse, meist aus Freundschaft, sehr selten aus Liebe.« Dabei sei es geblieben? Dabei sei es geblieben. An dieser Stelle habe ich befremdet im Gutachten nachgeblättert, möglicherweise einiges über Aussagepsychologie gelernt. Mir hatte er gesagt, in der sich entwickelnden Beziehung zu Christiane sei es im intimen Bereich nur bis zum Petting gegangen. Bezüglich seines ersten Geschlechtsverkehrs habe er sich des Öfteren gesagt, das könne noch warten. Der Richter fragte, ob er während der Tatzeiten parallel zu dieser intensiveren Beziehung eine richtige Freundin gehabt hätte, was verneint wurde. Der Richter fragte nach früheren Freundinnen und Dauer der Beziehung zu diesen und erhielt Angaben über zwei, die aber nicht bis ins allerletzte intime Detail gehen mussten. Ob er mit denen sexuelle Kontakte gehabt habe, wollte das Gericht immerhin wissen. Mit einer. Danach und seitdem, so äußerte sich der Angeklagte, habe er keine Freundin mehr gehabt. Warum, fragte der angenehm sachliche Richter: Das habe viel mit Frau Müller-Stadtlärm und der Haft zu tun. Anschließend wurde der Angeklagte gefragt, warum die Therapie bei seiner Psychologin nicht wie ursprünglich geplant verlängert worden sei: Sie habe wenig Zeit gehabt, die entsprechenden Anträge zu schreiben. Dann kehrten die Fragen zur Sache zurück, zum Vorfeld, was er wie oft und aus welchem Anlass in der Wohnung der geschädigten Zeugin getan habe. Selten sei er dort gewesen, höchstens einmal im Monat. Habe sie mal zum Radfahren oder zum Weintrinken abgeholt. Über eine viertel oder halbe Stunde sei das nicht hinausgegangen, man habe auch Studienangelegenheiten besprochen.

Dann kam die Zeugin Wesendonk an die Reihe, die ebenfalls Betriebswirtschaft studierende Freundin, graues Kostüm, schlank, selbstsicher, als leitete sie schon eine mittlere Bank. Sie begann beherrscht, platzte aber schon nach wenigen Sätzen vor Bedeutung aus allen Nähten. Ich spürte förmlich, wie diese Frau das ganze Leid des Opfers in sich aufgesogen und von früh an die richtige Lösung in der Tasche gehabt hatte. Sie wirkte deutlich hysterisch akzentuiert, der korrekte Ausdruck heißt mittlerweile histrionisch. Immerhin wurde diese Zeugin gefragt, wo sich die Schnitte auf dem Rücken befunden hätten. In der Mitte seien sie gewesen zwischen den Schulterblättern, kreuz und quer verlaufend. An dieser Stelle wurde die Peinlichkeit der fehlenden ärztlichen Untersuchung dieser Opferverletzungen vom Gericht schonend übergangen, ich kann beim besten Willen nicht sagen, ob sich der Staatsanwältin ein erleichterter Seufzer entrang. Ich jedenfalls vermied einen Seitenblick. Hysterie hin oder her, unangenehm davon beeindruckt war wohl nur ich. Insgesamt schienen die Dinge für den Angeklagten nach dem Auftritt der zukünftigen Betriebswirtschaftsexpertin schlechter zu stehen.

Es ging dann weiter mit der Verlesung des Glaubwürdigkeitsgutachtens: Behandlung in der besagten Klinik wegen Angst und tetanischen Anfällen, vorzeitiges Ende der Psychotherapie wegen Mutterschaftsurlaub der Therapeutin. Ein körperlicher Befund war nicht enthalten. Insofern erfuhr man auch nicht, ob es zarte Narben im Gesicht und auf dem Rücken gab. Es folgten Berichte über stationäre kurze Behandlungen wegen psychogener Anfälle in den beiden zurückliegenden Jahren. Die Diagnose des begutachtenden Oberarztes der Universitätsklinik war Borderline-Persönlichkeitsstörung. Sie habe unter anderem angegeben, sie wünsche keine tieferen Beziehungen zu Männern sowie dissoziative und Spaltungsphänomene berichtet. Sie sei glaubwürdig.

Nun folgte die Vernehmung des Tatopfers. Sie sah wirklich gut aus, erschien gefasst, aber doch ganz offenbar durch die Situation gestresst und irritiert. Die Befragung verlief anfangs noch in ganz ruhiger Atmosphäre. Aber nur in den ersten Minuten, dann ließ Christiane ihre Freundin weit hinter sich. Sie verfiel in Schluchzen, zeigte scheinbares Nichtverstehen bei gut erhaltener Auffassung und hellwacher Reagibilität, hauchte einzelne Worte, wenn es um die Sache ging, berichtete flüssig zu Nebensachen. Der Richter fragte geduldig. Zunächst ging es um die Daten und diesbezügliche Ungereimtheiten. Sie erwies sich als gut im nachträglichen Berechnen. Ganz genau könne sie sich nun auch nicht mehr festlegen. Jedenfalls traue sie ihm keine Intimfreundin zu. Der Gang um den heißen Brei dauerte und dauerte, die Zeugin litt sichtlich unter der Befragung. Es half aber nichts, diese näherte sich den eigentlichen Anklagepunkten. Nun nahm das Stammeln und Schluchzen zu. Ich vermute, die Zeugin war Linkshänderin, jedenfalls fuhr sie sich immer mit der linken Hand durch die übers Gesicht fallenden Haarsträhnen. In diesen kurzen Momenten des Gesichtzeigens sah sie aber jedes Mal zu Boden. Jeder einigermaßen verständnisvolle Richter hätte die Qual des Opfers an dieser Stelle mit der gütigen Frage beendet, ob es so gewesen sei, wie es in der Anklage stehe. Ein ersterbendes Ja hätte ich der Zeugin zugetraut. Der Richter wollte aber eine Aussage zum tatsächlich Vorgefallenen. Er scheute auch nicht davor zurück, erneut zur Wahrheitspflicht und den Folgen einer falschen Aussage zu belehren. Ich gebe zu, dass er zwischendurch immer mal Blickkontakt mit mir hatte und auch erst dem dritten Drängen der Zeugin auf eine kurze Pause nachgab. Ich gebe auch zu, dass es in dieser Pause ein kurzes Gespräch zwischen dem Richter und dem psychiatrischen Sachverständigen gab: Nach meinem Eindruck könne man die Zeugin getrost genau befragen und müsse sich wenig von etwaigen Anfällen beeindrucken lassen.

So geschah es dann auch. Ab und zu schielte ich schuldbewusst zur Staatsanwältin.

Wollen Sie wirklich wissen, wie es weiterging? Sie ahnen es doch schon. Gut, ich zitiere die Zeitung vom Folgetag: In ihrem Plädoyer räumte die Staatsanwältin ein, dass der Vorwurf der mehrfachen vorsätzlichen Körperverletzung und sexuellen Nötigung nicht mit notwendig hinreichender Sicherheit bestätigt werden konnte; sie beantragte deshalb, den Angeklagten freizusprechen und den

Haftbefehl aufzuheben. Die Verteidigerin schloss sich in ihren Ausführungen dem Antrag der Staatsanwaltschaft an. Das Urteil des Gerichts lautete Freispruch. Auf die Einleitung eines Verfahrens wegen falscher Verdächtigung und Irreführung der Behörden gegen Christiane wurde verzichtet, denn es war abzusehen, dass man dann auch zu ihren Gunsten den Zweifelsgrundsatz werde anwenden müssen. Der freigesprochene Jüngling war einerseits erleichtert und dennoch irgendwie übel dran. Hoffentlich hat er sich nicht von der Soziologie ab- und der Meteorologie zugewandt.

Was braucht es,
um ein guter Psychiater zu werden?

Marc Augustin

Tätigkeit	Marc Augustin ist Medizinstudent im 9. Fachsemester und Doktorand an der Klinik für Psychiatrie, Psychotherapie und Psychosomatik am Universitätsklinikum Aachen
Vita	25 Jahre, geboren in Hannover; seit 2007 Studium der Medizin an der RWTH Aachen, seit 2010 Promotion im Rahmen einer fMRT-Studie über die Verarbeitung von emotionalem und kognitivem Konflikt bei Depression; Stationen: Paris, Pennsylvania (Philadelphia)
Ehrenamt	Ehrenamtlicher Betreuer von Jugendfreizeiten
Freizeit	Schwimmen, lesen, moderne Fotografie
Motto	Man soll vor allem Mensch sein und dann erst Arzt. (Voltaire)

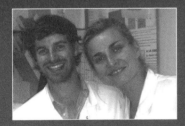

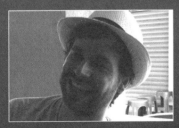

Kapitel 2 · Was braucht es, um ein guter Psychiater zu werden?

13

2

»Ich habe vor allem Angst, dass mir die Decke auf den Kopf fällt«, sagt Herr Richter. Ich konnte ihm nicht ganz folgen. Ich sah mich in dem hellen Zimmer um. Auf den Tisch und die zwei Stühle fielen Lichtflecken der Frühlingssonne, die das große Fenster hereinließ. Der Fußboden hatte eine zarte grüne Farbe, die Wände sowie die hohe Decke waren komplett weiß. Nur die zwei Krankenhausbetten verrieten, dass dies kein Ort war, an dem man freiwillig längere Zeit verbringt. Über den Flur wehte der Duft eines warmen Kuchens, der von einer Gruppe von Patienten gebacken wurde. Herr Richter war seit zehn Minuten auf unserer Station.

Seine Stimme klingt etwas rau, als er über den Grund seiner Einweisung berichtete.

»Ich arbeite seit über zwanzig Jahren in der gleichen Firma. Ich kam immer gut zurecht, auch der Schichtdienst hat mich nicht gestört. Das frühe Arbeiten liegt mir eigentlich. Ein bisschen Müdigkeit, mehr war da nicht, das konnte ich gut ertragen. Ich habe meine Arbeit immer korrekt und sorgfältig erledigt. Ich kann auch nichts liegen lassen. Wenn es etwas zu tun gibt, dann packe ich es gleich an. Das hat immer geklappt, auch mit den Kollegen habe ich mich gut verstanden. Nur mit dem neuen Chef hat sich das verändert. Seit zwei Jahren ist alles schlechter geworden.«

Herr Richter ist seit über 20 Jahren bei einem großen Industriekonzern in der Nähe von Aachen beschäftigt. »Dann habe ich angefangen genauer aufzupassen wie meine Kollegen arbeiten, also auch mal nachgeschaut, ob alles richtig ist. Ich wollte keine Fehler machen vor meinem Chef, deshalb habe ich stets kontrolliert, ob alles in Ordnung war.« Das Verhältnis zu seinen Arbeitskollegen hatte sich in letzter Zeit drastisch verschlechtert.

»Jedes Missverständnis habe ich dann nur durch mehr Arbeit versucht auszugleichen. Ich habe eigentlich Arbeit mit Arbeit kompensiert«, sagt er bestimmt.

»Ich konnte nicht mehr gut einschlafen, abends lag ich oft grübelnd im Bett. Ich habe auch Verabredungen mit Freunden abgesagt, meine Frau ist dann allein dorthin gegangen. Ich hatte einfach keine Lust. Im Ort versuche ich mich wenig blicken zu lassen. Wenn ich jemandem beim Einkaufen begegne und er fragt, wie es mir geht – das ist Stress pur für mich. Jedes Mal zu erklären, warum man

krankgeschrieben ist – ich vermeide solche Situationen, wann immer es geht.«

Herr Richter erzählt ruhig und nachdenklich, er zeigt kaum Emotionen. Immer wieder faltet er die Hände und tippt sich mit den beiden Zeigefingern von unten an das Kinn. Ich stehe hinter der Assistenzärztin, die das Aufnahmegespräch führt, und versuchte die Informationen in meinem Kopf zu ordnen. Ich verbringe als Medizinstudent zwei Wochen im Blockpraktikum auf dieser Station. Es sind nicht meine ersten Erfahrungen in der Psychiatrie, aber es ist für mich neu einen Patienten von der Aufnahme an zu begleiten. Jeder Eindruck, den ich jetzt nicht bewusst festhielt, würde in den nächsten Tagen von weiteren Gesprächen und Informationen verwischt werden. Wirkte Herr Richter depressiv auf mich? Gab es Anzeichen für manisches Verhalten? Wie würde ich seine Situation in einem Satz zusammenfassen? Ich versuchte diese Gedanken im Hinterkopf zu behalten, während ich ihm weiter zuhörte.

Es gab bei ihm keinen Anhalt für körperliche Erkrankungen. Keine psychischen Erkrankungen in der Familie. Herr Richter beschreibt sich als müde und erschöpft. Seine Arbeit erledigte er bis zu seiner Krankschreibung vor drei Wochen gewissenhaft, denn er empfindet das starke Gefühl, »dass sie gemacht werden muss. Aber dann konnte ich gar nicht mehr zur Arbeit gehen, deshalb hat mich mein Hausarzt krankgeschrieben.«

Freude spürt Herr Richter vor allem in seinem Garten. Dieses Gefühl hat in den letzten Monaten nachgelassen, ist aber immer noch vorhanden. »Da ist so viel zu tun im Moment. Gerade blüht alles auf, an den ersten warmen Tagen des Jahres. Das fehlt mir jetzt schon, dass das alles einfach so da liegt und ich nichts mache.«

Ich habe das Gefühl einen umfassenden Eindruck von Herrn Richter zu bekommen. Trotz seiner schlechten Stimmung berichtet er ruhig und flüssig von seinen Erfahrungen in den letzten Monaten. Das Gespräch lässt ihm Zeit, sich auch an weit zurückliegende Dinge zu erinnern. Es endet damit, dass ich Herrn Richter Blut abnehme. An seinem teigigen Unterarm verfehle ich die Vene beim ersten Mal. Er beschwert sich nicht, sondern schaut nur auf den grünen Linoleumboden.

Ich glaube Herr Richter ist an einer Depression erkrankt. Die Symptome, die er äußert, scheinen mir auf diese Verdachtsdiagnose zu weisen. Er erfüllt die Kriterien für die psychische Erkrankung. Der Anamnese zufolge ist dies seine erste depressive Episode. Wir fordern weitere diagnostische Untersuchungen an, wir werden Laborwerte, MRT-Bilder, testpsychologische Befunde und viele weitere medizinische Ergebnisse in den nächsten Tagen bekommen. Im Gespräch mit der Assistenzärztin vermeide ich das Wort »Burnout«, denn es ist keine psychiatrische Diagnose. Es klingt irgendwie beschönigend – eine Depression wird oft als ein Zeichen der Schwäche angesehen. Wenn jemand ein »Burnout« erleidet, dann zeigt dass dagegen, wie hart und aufopferungsvoll er gearbeitet hat.

Andererseits beschreibt das Wort genau den Zustand, in dem sich Herr Richter befindet. Er ist ausgebrannt und am Ende seiner Leistungsfähigkeit. Der Versuch, alles in seinem Leben so weiterlaufen zu lassen wie bisher, hat seine Situation enorm verschlechtert. Er hat Ruhephasen verdrängt und seine Zeit intensiver für eine Arbeit genutzt, die ihm mehr und mehr schwer fiel.

Die Ärztin denkt ebenfalls an eine depressive Erkrankung. Die Belastung am Arbeitsplatz stellt einen entscheidenden Faktor dar. Herr Richter wird ein Antidepressivum bekommen und eine Psychotherapie beginnen. Zudem wird er mit den anderen Patienten eine große Bandbreite an Therapieangeboten wahrnehmen. Seine Akte ist ausgefüllt, wir haben alle notwendigen Unterlagen zusammen. Ich schaue über den hellen Flur. Der Kuchenduft ist inzwischen verflogen. Von dem schokoladengesprenkelten Kuchen im Aufenthaltsraum sind nur noch Krümel übrig. Ich bin ziemlich überzeugt, dass Herr Richter an einer erstmalig aufgetretenen Depression leidet. So sicher, wie ich an diesem ersten Tag bin, werde ich nie wieder sein.

Die nächsten Tage verlaufen ohne besondere Ereignisse. Herr Richter lebt sich langsam auf der Station ein, aber die Tage erscheinen ihm lang und ereignislos. »Ich nehme an den Therapien ja teil, aber es ist trotzdem so viel Zeit, in der nicht viel passiert. Sonst mache ich immer irgendetwas«, sagt er während der Visite und betrachtet die Decke.

»Es ist gut für Sie wenn sie zur Ruhe kommen und diese Ruhe auch aushalten lernen, das ist sicher schwierig am Anfang. Aber es hilft Ihnen bei der Bewältigung ihrer Erkrankung«, erwidert die Stationsärztin. »Der Regen ist immerhin gut für den Garten«, brummt er und schaut auf den grauen Himmel aus dem Fenster.

Obwohl sich seine Stimmung und seine Gedanken nicht ändern, wirkt es so, als ob sich Herr Richter recht gut aufgehoben fühlt. Er äußert keine Suizidgedanken. Ich weiß, dass es Wochen dauern wird, bis die Medikamente voll wirken.

Obwohl er am Programm auf der Station teilnimmt, hält er eine gewisse Distanz zu den anderen Patienten. »Ich habe keine große Lust darauf mit anderen in der Gruppe zusammenzusitzen und irgendetwas zu bereden, ich bin nicht so der Typ dafür. War ich noch nie.« Von den Therapeuten wird Herr Richter als schweigsam und verschlossen beschrieben. Mit seinem Zimmernachbarn versteht er sich dagegen gut. Tätigkeiten in der Gruppe und auch die morgendliche Therapiegruppe meidet er jedoch so weit wie möglich.

Als ich ihn ein paar Tage nach der Aufnahme in seinem Zimmer aufsuche, wirkt Herr Richter gelöst. Wir besprechen den Termin, an dem seine Frau zu einem Gespräch kommen wird. Auf seinem Tisch liegt ein großer Bildband über die Pazifikinseln. Eine Seite mit einem Strand vor azurblauem Wasser ist aufgeschlagen. Herr Richter lächelt und macht Scherze. Er freut sich, dass ich Zeit für ein Gespräch habe, das seine Krankheit nur am Rande streift. Seine Frau ist bereit vorbeizukommen, »aber sie fragt sich was das soll« sagt Herr Richter und legt die Stirn in Falten.

»Es geht darum einen weiteren Eindruck von ihrer Krankheit zu bekommen. Zudem ist es ein gegenseitiges Kennenlernen, damit ihre Frau auch sieht, was sie während ihres Aufenthalts hier machen und von wem sie behandelt werden.« Er gibt mir fest die Hand und lächelt. »Ich freue mich schon darauf«. An seiner Situation hat sich seit der Ankunft von Herrn Richter wenig geändert. Er meidet zwar den Kontakt zu anderen, aber depressiv wirkt er heute nicht auf mich, denke ich, als ich die Tür hinter mir schließe.

Dann beginnt die Reihe der Befundungen. Die Laborwerte von Herrn Richter sind unauffällig. Es gibt keinen Anhalt für eine körperliche Ursache seiner Beschwerden. Seine Schilddrüsenwerte

Kapitel 2 · Was braucht es, um ein guter Psychiater zu werden?

15   **2**

sind im Normalbereich, es gibt keinen Hinweis auf einen entzündlichen Prozess, auch seine Blutwerte entsprechen dem Normalbefund eines Mannes mittleren Alters. Die Computertomographie des Kopfes ist außer einer interessanten Konfiguration der Liquorräume unauffällig. Überhaupt zeigt er keinerlei körperliche Einschränkungen, außer einer Gewichtszunahme in den letzten Monaten seit der Verschlechterung seiner psychischen Verfassung. Der körperliche Laborbefund steht im Gegensatz zur Selbstwahrnehmung von Herrn Richter. Die testpsychologische Untersuchung steht noch aus, sie wird in den nächsten Tagen nachgeliefert. »Es war nicht mein Tag, das kann ich ihnen gleich sagen«, hatte Herr Richter nach den Tests bei der Psychologin dem Pflegepersonal berichtet.

Die Befunde ändern nichts an der Verdachtsdiagnose Depression. Körperliche Ursachen für seine Situation können jetzt weitgehend ausgeschlossen werden.

Frau Richter ist elegant gekleidet. Sie begrüßt mich relativ vorsichtig. Das Gespräch findet mit einem Psychologen, einer Ärztin und Herrn Richter statt. Unsere Stühle bilden ein Quadrat auf dem Boden des kahlen Arztzimmers.

»Mein Eindruck war schon länger, dass es meinem Mann nicht gut geht. Seit etwa vier Monaten ist es deutlich schlechter geworden. Er war mehrmals bei der Arbeit krank gemeldet. Auch die Kontakte zu unseren Freunden hat er eingeschränkt. Meist war ich am Wochenende abends allein bei Bekannten, du hattest oft keine Lust«, sagt sie und richtet ihren Blick auf ihren Mann. »Ich finde es gut, dass er jetzt in Behandlung ist, denn die Situation konnte so nicht weiterlaufen. Es musste sich etwas ändern.«

Herr Richter rutscht in seinem Stuhl hoch und räuspert sich. Er löst die Arme und lässt eine Pause, bevor er anfängt zu sprechen. »Es ist mir wichtig meine Frau einzubinden, damit wir zusammen alles versuchen, damit es mir besser geht. Dazu brauche ich ihre Unterstützung, sonst werde ich es nicht schaffen.«

»Ich will gerne meinen Teil dazu beitragen, damit es meinem Mann besser geht. Aus meinem Bekanntenkreis kenne ich niemanden mit einer psychischen Erkrankung. Ich bin auch bereit zu lernen, wie ich damit umgehe und welches Verhalten richtig ist.«

»Das ist sicher wichtig für meine Frau«, sagt Herr Richter und sieht auf den Boden. Er hält die Arme wieder verschränkt und sitzt schräg auf seinem Stuhl. Er bemerkt den Blick seiner Frau nicht.

»Es ist sicher eine Erkrankung, deren Ursache nicht klar ist. Ich weiß nicht, woher es kommt. Aber ich finde es auch wichtig, die Verantwortung nicht zu verschieben. Im Mittelpunkt steht immer noch mein Mann, er kann am meisten erreichen. Ich will ihn gerne dabei unterstützen. Dich unterstützen«, sagt sie zu ihrem Mann, der kurz aufschaut.

Frau Richter zeigt sich interessiert daran eine Angehörigengruppe zu besuchen. Sie hat einige Fragen zur Situation ihres Mannes gestellt, nur die drängendste nach der Dauer der Behandlung bleibt offen. Jede Angabe eines Zeitraums würde Druck erzeugen.

Frau Richter verabschiedet sich mit einem sanften Händedruck. Bis zum Abschlussgespräch wird sie die Klinik für Psychiatrie nicht mehr betreten.

»Es ist für uns wichtig, sie auch frühzeitig wieder an ihren Alltag zu gewöhnen. Sie werden dann ein paar Stunden oder eine Nacht zu Hause verbringen, um zu sehen, wie sie sich dort fühlen und zurechtkommen. Das wird sie stressen, aber sie müssen sich an diese Belastung langsam gewöhnen. Hier in unserer Klinik sind sie unter einer Glasglocke. Es geht ihnen besser, weil sie von vielem abgeschirmt sind. Diesen Schutz müssen sie kontrolliert wieder aufgeben und sich dann in ihrem gewohnten Leben zurechtfinden«, sagt die Ärztin zu Herrn Richter und lächelt ihm zu.

Ich habe den Begriff der Glasglocke häufig auf den Gängen und Zimmern der Klinik gehört. Viele Patienten nicken zustimmend, wenn das Wort von einem der Ärzte gewählt wird. Zum ersten Mal habe ich lange vor dem Medizinstudium davon gelesen, im gleichnamigen Buch von Sylvia Plath. Plath beschreibt die Glasglocke anders. Sie wird damals nicht als Schutzzone in der Klinik dargestellt, durch die sich die Erkrankung des Patienten bessert. Sylvia Plath fühlt sich in ihrer Depression von einer Glasglocke umhüllt, die den Kontakt zu anderen dämpft. »Für den, der eingezwängt und wie ein totes Baby in der Glasglocke hockt, ist die Welt selbst der böse Traum«, schreibt sie in ihrem Buch.

2

Unfähig, mit den Menschen um sich herum richtig zu kommunizieren, ist sie ihren Beobachtungen durch das Glas ausgeliefert. Einen Monat nach dem Erscheinen ihres Buches beging Sylvia Plath 1963 im Alter von 30 Jahren Selbstmord.

An den Symptomen von Herrn Richter ändert sich in den nächsten Tagen nichts. Er hat etwas mehr Kontakt mit anderen Patienten, aber verzichtet noch immer darauf das komplette Therapieprogramm wahrzunehmen. Es gibt Momente, in denen er sich laut fragt, was er hier überhaupt verloren habe. Seine Stimmung bessert sich leicht, dafür zeigen sich andere Symptome. Als der Chefarzt zur Visite kommt, fühlt Herr Richter sich gezwungen, das Frühstückstablett erst aus dem Zimmer zu bringen, um die Unordnung zu beseitigen. Kleine Abweichungen vom Tagesplan bringen ihn aus der Verfassung und führen zu großem Stress. Er kann auf solche Änderungen schlecht reagieren und wirkt noch Stunden danach gereizt und gehetzt.

Ich fange ernsthaft an meine Diagnose zu hinterfragen. Wenn Herr Richter nicht depressiv wirkt, warum sollte man ihm dann die Diagnose zuordnen? Die Kriterien für eine Depression sind letztendlich willkürlich gewählt und legen eine Krankheit fest, für die es keinen messbaren Laborparameter gibt. Das ICD-10 und DSM-IV Verzeichnis, die systematische Auflistung der möglichen diagnostizierbaren Krankheiten, ist mir keine Hilfe – ich finde nichts, womit ich den Zustand von Herrn Richter besser erklären könnte.

Die Ankunft von Frau Lehmann trifft mich mitten in dieser Verwirrung. Eine kleine, untersetzte Frau wartet in ihrem Zimmer auf das Aufnahmegespräch.

»Ich freue mich, dass ich hier bin, Herr Doktor«, sagt sie zur Begrüßung. Frau Lehmann ist etwa 60 Jahre alt. Ihre kurzen blonden Haare streicht sie aus der Stirn. Sie schaut aus dem Fenster und berichtet in kurzen Sätzen von ihrer Krankheit. Im letzten halben Jahr wurde sie sechs Mal im Krankenhaus behandelt wegen verschiedenster körperlicher Symptome. Sie klagt über Atemwegsbeschwerden, Herzrasen, wechselnde Anfälle von Übelkeit. Ihr Allergiepass füllt mehrere Seiten. Sie war stets in hausärztlicher Behandlung und hat außer eines Diabetes Mellitus und Asthma bronchiale keine schweren Grunderkrankungen. Nach

dem frühen Ausscheiden aus dem Berufsleben hat sie ihren Onkel und ihre Mutter über viele Jahre gepflegt. Sie lächelt ein wenig, während sie davon erzählt, und bezeichnet diesen Abschnitt als eine »schöne, erfüllte Zeit«.

»Dann haben meine Krankheiten angefangen, ein paar Monate nach dem Tod meiner Mutter. Ich hatte so ein Engegefühl in der Brust, richtige Luftnot. Das kam ganz plötzlich, wenn ich mich angestrengt habe. Manchmal auch einfach so, ich stand einmal vor einer Rolltreppe und hatte Panik. Ich wusste, ich kann diese Rolltreppe nicht nach oben gehen und war wie festgewurzelt.«

»Obwohl ich so viel ausprobiert habe, half mir nur ein einziges Medikament. Inzwischen kann ich auch das nicht mehr nehmen, weil ich allergisch darauf reagiere. Das war erst vor ein paar Wochen mit einem riesigen Ödem. Meine Lippen waren noch sieben Tage später geschwollen.« Obwohl wir uns in der Psychiatrie befinden, äußert Frau Lehmann keine psychischen Beschwerden. Stimmung und Antrieb sind nicht so gut wie früher, aber sie fühlt keine große Einschränkung. Am meisten machen ihr die körperlichen Beschwerden zu schaffen. »Wenn Sie da was tun könnten. Die Befunde vom Krankenhaus habe ich vergessen, die müsste aber mein Hausarzt noch haben. Können Sie da vielleicht anrufen?«

Der körperliche Untersuchungsbefund stimmt mit ihren Angaben überein. Sie kann zwar ohne Einschränkungen ein Gespräch führen und kommt dabei nicht außer Atem. Als ich mir jedoch das Stethoskop umhänge und ihre Lunge abhöre, ist ein lautes Giemen und Knarzen zu hören. Ihr Atemgeräusch klingt nach hochakuten asthmatischen Beschwerden, auch ohne Stethoskop ist ein lautes Pfeifen zu hören. »Das ist aber nicht akut, das ist immer so, Herr Doktor.« Es finden sich keine neurologischen Auffälligkeiten oder Veränderungen, die mit dem Diabetes in Zusammenhang stehen würden.

Das Aufnahmegespräch ist zu Ende, wir werden zunächst alle Befunde zusammensuchen und dann chronologisch aufarbeiten. Eine Verdachtsdiagnose habe ich zwar im Kopf, aber ich wundere mich vor allem darüber, dass Frau Lehmann trotz ihrer zahlreichen Krankenhausaufenthalte vergessen hat, ihre bisherigen Befunde mitzubringen. Ich

Kapitel 2 · Was braucht es, um ein guter Psychiater zu werden?

17   2

gebe ihr die Hand und verabschiede mich. Beim Rausgehen sehe ich aus dem Fenster. Auf der Rasenfläche direkt vor der Station sitzen zahlreiche Patienten rauchend in der Sonne. Zwei lesen Zeitung, die anderen unterhalten sich.

Den Nachmittag verbringe ich damit, alle Befunde per Telefon und Fax zusammenzutragen. Frau Lehmann war in verschiedenen Kliniken in Behandlung, darunter einer psychiatrischen Abteilung. Die Arztbriefe lesen sich rätselhaft. Stets werden bei Aufnahme schwere Befunde erhoben. Vor sechs Monaten wurde sie wegen »Übelkeit und Erbrechen sowie starkem Schwindel« mehrere Tage in einem Kreiskrankenhaus behandelt. Eine Ursache konnte nicht gefunden werden und sie wurde nach wenigen Tagen entlassen. Nur zwei Wochen später ist sie wegen »diffuser Schmerzen im linken Thorax« wieder in der Notaufnahme. Die Laborergebnisse sind unauffällig, das EKG zeigt keinen Hinweis auf einen Herzinfarkt. Fragliche Differentialdiagnosen können ausgeschlossen werden. Frau Lehmann wird nach vier Tagen in die ambulante Weiterbehandlung überwiesen. Einen Monat später ist sie wegen eines »akuten Asthmaanfalls« eine Woche in einer anderen Klinik. Obwohl sie in der Notaufnahme schwere Luftnot zeigt und auf die Medikamente gut reagiert, ist die Lungenfunktionsmessung weitgehend unauffällig. Ihre Werte sind nicht normal, aber weit davon entfernt die schwere Atemnot zu erklären. Es findet sich keine körperliche Ursache für den Anfall. Nach zahlreichen Untersuchungen kann zumindest eine allergische Ursache für ein Asthma bronchiale ausgeschlossen werden.

Ein Arzt findet Hinweise für eine depressive Episode. Diese Diagnose wird bei einer Verlegung auf eine psychiatrische Station abgeklärt und am ehesten als Mischung aus Depressions- und Angststörung eingeordnet. Die Patientin verlässt die Klinik mit Benzodiazepinen und einem gering dosiertem Antidepressivum. Die empfohlene Behandlungsdauer, um eine Abhängigkeit von Benzodiazepinen zu verhindern, ist zu diesem Zeitpunkt bereits überschritten.

Zuletzt ist sie wegen Oberbauchschmerzen vor einem Monat in Behandlung. Die Befunde der anderen Kliniken scheinen hier nicht bekannt zu sein, da die Vorgeschichte im Arztbrief deutlich kürzer gefasst ist. Die Ursachenabklärung verläuft frustran. Es findet sich kein Anhalt für eine Darm- oder Gallenwegserkrankung. Frau Lehmann verlässt das Krankenhaus nach wenigen Tagen ebenso ratlos, wie es die behandelnden Ärzte sind.

Der ambulante Psychiater überwies sie dann an unsere Station zur weiteren Abklärung. Wir ordnen die klassischen diagnostischen Maßnahmen an: Laboruntersuchung, Testpsychologie, MRT des Kopfes und verschiedene Arten der Gruppen- und Einzeltherapie. Vor allem die Abklärung der körperlichen Symptome ist wichtig. Um eine psychische Diagnose zu stellen, muss vorher klar werden, ob nicht doch körperliche Ursachen vorliegen. Nach dem ersten Eindruck scheint die Angststörung im Vordergrund zu stehen, begleitet von einer depressiven Episode.

Der erste Eindruck war oft wegweisend bei der Aufnahme eines neuen Patienten. Wir versuchten den Patienten offen und unvoreingenommen zu begegnen, ohne die bisherige Diagnose auf dem Einweisungsschein zu lesen. Mehr noch als in anderen medizinischen Disziplinen fand ich die eindeutige Zuordnung einer Diagnose in der Psychiatrie schwierig. Die Patienten litten oft unter weiteren Erkrankungen, die wie kleine Verästelungen vom Hauptweg der Krankheit abgingen. Manche standen mit dieser in Verbindung, andere entwickelten sich scheinbar unabhängig davon. Patienten, die an einem Tag über depressive Gedanken berichteten, konnten schon am nächsten Tag Zwangssymptome zeigen oder Phobien präsentieren, die bei der ersten Begegnung gar nicht deutlich geworden waren. Ist das eine Persönlichkeitsstörung? Wirkte der Patient gestern manisch und heute nicht mehr? Das Grübeln über die Diagnose bei der Visite, dem Gespräch mit Angehörigen, der Analyse der Krankengeschichte und Vorberichte war ständig präsent.

Andererseits reizt mich genau dieses In-Frage-Stellen und Abwägen an der Psychiatrie. Die Welt der Krankheiten ist nicht schwarz-weiß und selten so klar einzuordnen wie eine Oberschenkelhalsfraktur. Schon die Klassifikationssysteme für psychische Erkrankungen weisen Unterschiede auf, die es möglich machen, einen Menschen als depressiv zu diagnostizieren und einen anderen mit ähnlicher Symptomatik nicht so einzuordnen. Bildgebung und Laborparameter ermöglichen es vor allem Differentialdiagnosen zu erfassen oder auszuschließen, sie können aber keine Schizophrenie beweisen. Die Zuordnung einer Diagnose erfolgt nach Kriterien, die generell festgelegt worden sind, aber mit der nächsten Version des Klassifikationssystems wieder geändert werden können. Das verlangt die ständige Reflexion der Krankengeschichte und eigenen Eindrücke, um der Komplexität der menschlichen Psyche und ihren Erkrankungsformen ansatzweise gerecht zu werden.

Ich höre die Geschichte von Frau Lehmann in den nächsten Tagen ein weiteres Mal. Sie nimmt an einem Seminar für junge Ärzte teil, die eine strukturierte Anamnese erheben, um einen Einblick von ihrem Krankheitsbild zu bekommen. Sie erzählt vom Beginn ihrer Erkrankung, der langen Pflege der Angehörigen, der ersten Panikattacke in einem öffentlichen Gebäude. Es fällt auf, dass Frau Lehmann Tränen über die Wangen laufen, während sie von ihrer Erkrankung erzählt. Sie sagt, sie sei »nah am Wasser gebaut«. Man spürt die starke psychische Belastung der vergangenen Jahre, die ihr beim Erzählen von ihrer Krankheit nochmals bewusst werden.

Die jungen Ärzte stellten gezielt Nachfragen: »Wann genau fingen die Beschwerden an? Können sie selber eine Ursache sehen, die damit in Verbindung steht? Was erwarten sie sich von der Behandlung? Wie haben die Ärzte in der Vergangenheit auf ihre Erkrankungen reagiert, haben sie negative Erfahrungen gemacht?«

Es wirkt, als ob Frau Lehmann bisher keine Zusammenhänge zwischen Ereignissen in ihrem Leben und ihrer Erkrankung gezogen hat. Sie berichtet erst auf Nachfrage, dass die jahrelange Pflege ihrer Angehörigen sie auch belastet habe und eine Betreuung rund um die Uhr notwendig war. Sie hat aufgrund ihrer körperlichen Beschwerden jeden Urlaub in den vergangenen Jahren nach kurzer Zeit abgebrochen. Als sie davon erzählt, fließen wieder Tränen über ihre Wangen.

»Mir und meinem Mann geht es eigentlich gut. Unsere Kinder sind gesund. Wir haben keine finanziellen Sorgen und könnten das Leben jetzt eigentlich genießen. Aber ich kann es nicht, wegen dieser Krankheit.« Ihre Beschreibung der Beschwerden bleibt diffus. Aber ich zucke davor zurück jetzt aus

führlich nachzufragen: Was genau ist ihre Krankheit, Frau Lehmann?

Ich begleite Frau Lehmann nach dem Seminar zurück auf ihre Station. Das Gespräch verlief für sie angenehm, sie hat bereitwillig erzählt und wirkt gelöst. Sie hat Vertrauen in die Behandlung gewonnen und will an den Therapien teilnehmen. Ich hoffe, dass sie Fortschritte machen wird. Zu diesem frühen Zeitpunkt ihres Aufenthalts frage ich mich, wie viel man bei der Behandlung ihrer psychischen Erkrankung erreichen kann. Ihre Beschwerden sind komplex und bestehen seit längerer Zeit. Diese Umstände erschweren einen Behandlungserfolg. Andererseits sieht sie der Behandlung optimistisch entgegen und ist sehr motiviert. Als wir zurück auf Station sind, verabschiedet sie sich mit einem Lächeln auf ihr Zimmer.

Die folgenden Tage vergehen mit den üblichen Untersuchungen. Ihre Laborwerte sind normal, lediglich die Entzündungswerte sind leicht erhöht. Das MRT des Gehirns ist unauffällig. In der Testpsychologie zeigt sich jedoch kein Anhalt für die Diagnose einer Depression. Beeinträchtigt sind dagegen das Kurz- und Arbeitsgedächtnis.

Die Befunde verwirren mich, da die depressive Komponente ihrer Erkrankung im persönlichen Kontakt durchaus vorhanden scheint. Habe ich mich geirrt oder konnte der Test ihren Zustand nicht richtig erfassen?

Frau Lehmann lebt sich auf der Station gut ein. Sie findet Kontakt zu anderen Patienten. »Es hilft mir mit anderen zu reden, die Ähnliches durchmachen. Ich weiß dann, dass ich nicht allein bin«, sagt sie einmal während der Visite. Zum Geburtstag haben ihr die anderen Patienten einen großen Blumenstrauß geschenkt. Die Lilien haben feinen Blütenstaub auf dem dunklen Holztisch hinterlassen.

Eines der Therapieziele ist der Entzug des Benzodiazepins. Ihre Beschwerden verschlimmern sich dadurch. Frau Lehmann hat starke Schlafstörungen und klagt über Herzklopfen. An manchen Tagen spürt sie einen heftigen Schwindel, der sie zur Bettruhe zwingt. Immer wieder überfällt sie starke Übelkeit, häufig nach emotional aufwühlenden Situationen. Ihre gesamte Vorgeschichte zeigt sich komprimiert während der Entwöhnungsphase. Der Kontakt zu den Pflegekräften hilft ihr die Symptome zu ertragen. Sie braucht nur selten unterstüt

Kapitel 2 · Was braucht es, um ein guter Psychiater zu werden?

19　　2

zende Medikamente. Den Höhepunkt scheint sie bald überschritten zu haben – obwohl die Dosis des Benzodiazepins weiter reduziert wird, gehen die Übelkeit und die Schlafstörungen zurück.

Ihr Aufenthalt nimmt eine unerwartete Wendung. Obwohl in anderen Kliniken bereits ausführliche Untersuchungen abgelaufen sind, wird für die Schwindelattacken bei einem Besuch in der HNO-Klinik schließlich eine körperliche Ursache gefunden. Frau Lehmann scheint erleichtert, endlich eine feste Diagnose bekommen zu haben. »Ich kam mir oft vor wie ein Simulant, aber was kann man machen, wenn man es genau so spürt und erlebt? Ich hatte manchmal das Gefühl, die Ärzte glauben mir nicht.« Es kommt mir in den Tagen nach der Diagnose so vor, als würde die Intensität ihres Schwindels zurückgehen. Allein aufgrund der Tatsache, dass man endlich eine klare Ursache finden konnte.

Es vergeht einige Zeit auf der Station. Ich nehme bei neuen Patienten Blut ab, lese mich in die Patientenakten ein und versuche ein komplettes Bild zu bekommen anhand der Untersuchungsergebnisse, die jeden Tag auf Station eintreffen. Die Rasenfläche vor der Station färbt sich nach Wochen ohne Regen von sattem Grün zu einem tiefen Ockerton. Wenn ich morgens zur Station gehe, raschelt das verbliebene Gras unter meinen Schuhen wie Stroh.

Ich treffe Herrn Richter auf dem Gang, er macht Scherze mit seinem Zimmernachbarn und freut sich mich zu sehen. Die letzten Wochen haben ihm gut getan, er wirkt nicht mehr so nachdenklich und verschlossen. Seine Erkrankung sieht er jetzt reflektiert, er spricht von Stärken und Schwächen, die er an sich entdeckt habe. Er habe in der letzten Zeit etwas stärker an Kopfschmerzen gelitten, aber sonst fühle er sich sehr gut aufgehoben.

»Ich sehe jetzt manches klarer. Es gibt Dinge, die mir bereits gelingen, aber andere Sachen muss ich noch weiter anpacken. Das habe ich hier gelernt. Es ist mit der Therapie ein bisschen wie eine Schlinge, die sich immer weiter zuzieht. Jetzt ist nur noch wenig Luft. Die Schlinge legt sich jetzt um die letzten großen Probleme«, sagt er und lehnt sich etwas gegen den Türrahmen.

»Ich war vor kurzem zu Hause, um zu schauen, ob es schon gut geht. Aber ich habe das verkürzt, ich war noch nicht so weit, dass ich in meiner alten Umgebung zurechtkam. Ich habe mich irgendwie fremd gefühlt, in meinem eigenen Haus. Das ärgert mich, weil ich ja wieder ins normale Leben zurück will. Aber ich muss einsehen, dass das nicht so schnell geht, wie ich es mir vorstelle. Ich werde mir die Zeit nehmen, die ich brauche. Es kommt jetzt auf ein paar Wochen nicht mehr an. Ich muss auch lernen mehr auf Menschen zuzugehen und mich zu öffnen. Das gelingt mir hier auf der Station schon ganz gut. Aber viele meiner Freunde zu Hause wissen gar nicht genau, was mit mir los ist. Vor kurzem habe ich einem guten Bekannten erzählt, dass ich krank bin, das war schon ein erster Schritt.«

Ein paar Patienten machen sich vom Gruppenraum aus auf zur Ergotherapie. Herr Richter war bereits heute Morgen dort, er hat noch einen Termin zur Förderung der sozialen Kompetenz am Nachmittag. Er mache echte Fortschritte bei der Therapie, sagt er und fixiert mit den Augen einen Fleck an der Wand.

»Große Sorge habe ich aber davor wieder zu arbeiten. Ich weiß noch nicht, wie das wird. Obwohl ich jetzt schon ein paar Wochen hier bin, kann ich mir nicht vorstellen, wie ich es schaffen soll, wieder zur Arbeit zu gehen und den ganzen Tag durchzuhalten. Das liegt mir wie ein Stein auf der Brust.« Er bespricht seine Sorgen offen mit dem Psychologen auf der Station. Er ist weiter krankgeschrieben.

»Meine Kollegen wissen ja gar nicht was ich habe. Ab und zu träume ich davon, wie ich wieder bei der Arbeit bin, aber im Traum reagieren sie immer negativ. So als hätte ich einfach ein paar Wochen krankgefeiert. Aber ich versuche optimistisch zu bleiben. Es hat sich in der letzten Zeit so viel gebessert.«

Herr Richter hat Recht. Es geht ihm wirklich besser, das merke ich. Obwohl ich ihn an keinem Tag erlebt habe, an dem es ihm wirklich schlecht ging. Es gelang ihm häufig anders zu wirken und das wirkliche Ausmaß seiner Depression zu verstecken. Auch das ist weniger geworden. Aber bin ich wirklich an ihn herangekommen? Wie schlecht es ihm wirklich ging, hat er in den letzten Wochen nicht offen gezeigt. Das ist mir trotz Bemühung nicht gelungen.

Es ist auch eine späte Bestätigung für unsere erste Diagnose. Herr Richter war eindeutig an einer Depression erkrankt. Er zeigt keine Zwangssymp-

2

tomatik. Meine Zweifel und alle Unsicherheiten sind jetzt ausgeräumt.

Der Flur ist leer, die meisten Patienten nehmen an Therapiegruppen teil. Einige sitzen in der Sonne vor der Station. Frau Lehmann geht rauchend im Hof auf und ab. Es geht ihr besser. Letztlich wurde bei ihr eine Angst- und Somatisierungsstörung diagnostiziert, die gut auf die Behandlung anspricht. Sie hat noch immer leichte Schlafstörungen und ein Engegefühl in der Brust, restliche Nebenwirkungen des Benzodiazepin-Entzugs. Ihre Übelkeit ist jedoch komplett verschwunden. Der Schwindel tritt seltener auf, seit eine klare Ursache gefunden wurde. »Das hätte ich nicht gedacht, was einem die Psyche so für Streiche spielen kann«, sagt sie.

»Es geht langsam aufwärts. Manchmal habe ich noch schlechte Tage, dann weine ich viel. Ich habe Angst, dass es mit meinen Krankheiten wieder schlimmer wird, dass der Zucker mich weiter einschränkt.« Sie seufzt und reibt sich die Augen.

»Aber ich fühle dass es rundum besser wird. Ich bin bei 80 Prozent angelangt. Ein kleines bisschen fehlt noch, wenn ich das geschafft habe, dann kann ich nach Hause.«

Meine letzten Tage in der Psychiatrie sind jene heißen Sommertage mit blauem Himmel, die sich in den letzten Wochen wie an einer Kette aneinandergereiht haben. Danach kehre ich wieder in meinen normalen Studiumsalltag zurück mit Chirurgie, Innerer Medizin, Laborbefunden und Röntgenaufnahmen. Es ist nicht so, dass diese Aspekte in der Psychiatrie keine Rolle gespielt hätten. Die Diagnosen waren aber häufig komplexer. Die Patienten haben einen kurzen Teil ihres Lebens hier verbracht, während eines Aufenthalts, der selten weniger als vier Wochen umfasste. In keinem anderen Fach habe ich eine so tiefe und intensive Arzt-Patienten-Beziehung erlebt.

Noch immer ist der Aufenthalt eines Menschen auf einer psychiatrischen Station ein tiefer Einschnitt in dieser Gesellschaft. Ich merke die Zurückhaltung im Gespräch mit Freunden, wenn ich vom Stationsalltag erzähle. Es wundert mich angesichts der Vielfalt von psychischen Erkrankungen. Kennt nicht jeder jemanden im Familien- oder Bekanntenkreis, der wegen einer psychischen Störung behandelt wurde?

Ein paar Wochen später assistiere ich bei einer OP. Sie dauert über fünf Stunden, verschiedene Organe werden operiert und neue anatomische Verbindungen geschaffen. Ich verwechsele im Gespräch mit dem Chirurgen zwei Gefäßbezeichnungen. »Anatomie ist das wichtigste«, sagt er streng. »Wenn sie keine Anatomie können, dann werden sie Psychiater.«

Toll, denke ich, bis in höchste Ebenen zieht sich also dieser Gedanke. Psychiater als eine Art Verlegenheits-Facharzt. Ich schweige in meinen Mundschutz. Aber ich wünsche ihm, dass er nicht selber krank werden muss, um zu erkennen, wie viel es wirklich braucht, um ein guter Psychiater zu werden.

... aber Sie, Dr. Berger, Sie wissen es!

Prof. Dr. med. Mathias Berger

Tätigkeit	Prof. Dr.med. Mathias Berger ist Geschäftsführender Direktor der Klinik für Psychiatrie und Psychosomatik am Universitätsklinikum Freiburg und Ärztlicher Direktor der Abteilung für Psychiatrie und Psychotherapie
Vita	63 Jahre, geboren in Hagen/Westf.; 1966 – 1972 Studium der Medizin in Köln und Bonn, Facharzt für Psychosomatische Medizin und Psychotherapie, 1974 Promotion am Institut für Experimentelle Chirurgie an der Universität Köln,1974 – 1978 Facharztweiterbildung für Neurologie an der Universitäts-Nervenklinik Köln,1978 – 1986 Weiterbildung für Psychiatrie, Psychotherapie, Verhaltenstherapie und Psychoanalyse am Max-Planck-Institut für Psychiatrie in München, 1985 Habilitation an der Medizinischen Fakultät der Technischen Universität München, seit 1995 Facharzt für Psychosomatische Medizin und Psychotherapie; Stationen: Köln, München, Mannheim, Freiburg
Ehrenamt	Präsident der DGPPN von 2002–2004 und deren Ehrenmitglied
Familie	verheiratet mit der Kinder- und Jugendlichen-Psychotherapeutin Marieluise Heim-Berger; ein Sohn, der in Maastricht Psychologie studiert
Freizeit	Familie, Lesen, Malerei, Tennis, Theater und Kino, Wassersport und ein bisschen Golf
Motto	Psychiatrie ist der Omnibus, der ein Luftschiff begleitet. (frei nach Karl Kraus)

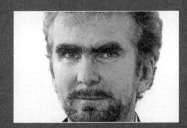

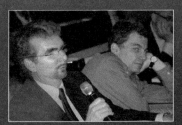

Die von Mythen umrankte »Lichtgestalt« unserer Familie war mein bereits in den frühen 50-er Jahren verstorbener Großvater. Nicht nur sein Ansehen als habilitierter Chirurgischer Chefarzt des Singener Krankenhauses, sondern auch seine Aufsehen erregenden Erfolge als Bergsteiger, Trainer der Rugby-Nationalmannschaft und als Regattensegler, ließen ihn für meinen Bruder und mich bereits in der Kindheit zu einem nachstrebenswerten Vorbild werden. Mein Berufsziel des Chirurgen wurde jedoch schon während der Schulzeit durch das Faszinosum Gehirn in Richtung Neurochirurgie modifiziert. Vor allem die Fassungslosigkeit über die kollektiven psychischen Entgleisungen des Nationalsozialsozialismus und seine Folgen in der Nachkriegszeit dürften ein wesentliches Motiv meines jugendlichen Interesses am Gehirn und seinen Funktionen gewesen sein. Während des Medizin-Studiums entlarvte jedoch eine mehrjährige Doktorarbeit in der experimentellen Chirurgie als Vorbereitung auf die Neurochirurgie schonungslos die engen Grenzen meines manuellen Geschicks und bedeutete das Ende der Chirurgenpläne.

Da ich meine klinischen Semester in Köln studierte und dort eine faszinierende Neurologie betrieben wurde, entschied ich mich, diesen Weg zu gehen. Die Medizinalassistentenzeit wollte ich jedoch vorher in der Universitäts-Psychiatrie in Bonn absolvieren. Die Klinik war nach damaligen Standards Mitte der 70-iger Jahre sehr modern ausgerichtet und beschäftigte Psychopharmakologen, Biochemiker, Psychoanalytiker, Verhaltenstherapeuten, Sozialpsychiater, die das Fach zukunftsweisend aufgliederten. Ich war von der Intelligenz und Aura des Direktors, Prof. H. J. Weitbrecht, und der Struktur der Klinik beeindruckt, aber in bisher ungeahnter Weise auch von den Patienten fasziniert. Auf der Station galt unter den 3 Ärzten und dem Medizinalassistenten die fragwürdige Regel, dass die Patienten nicht nach ihrem Schweregrad und den Anforderungen an die ärztliche Kompetenz, sondern der Reihenfolge ihres Eintreffens zugeteilt wurden.

Wenige Tage nach meinem Arbeitsbeginn betrat ich die Station, in dem Wissen, dass der nächste aufgenommene Patient meiner sein würde. Es handelte sich um einen in der Nacht eingelieferten, etwa 50-jährigen Mann, ich nenne ihn hier Karsten Reu-

ter, der in seiner Unterwäsche auf dem Stationsflur herumtrollte und uns wiederholt erstaunte, indem er mit einer gekonnten Technik über das Seitengitter seines auf dem Flur aufgestellten Bettes sprang. Das Beeindrucktsein wich einer kompletten Ratlosigkeit, als er, in mein Zimmer gebeten, ausschließlich in lateinischer Sprache auf meine Fragen antwortete. Nachdem aufgrund der Vorgeschichte an dem Vorliegen einer Manie kein Zweifel bestand, konnten wir uns zumindest auf das Wort Haloperidol (ein Psychopharmakon) und seine Einnahme einigen. Nach Besserung seiner Symptomatik schilderte der Patient, dass er als Vorstandsmitglied einer Firma nach Tagen vermehrter Aktivität und verringerten Schlafbedürfnisses beim Verlassen des Fabriktores den Minutenzeiger einer großen Standuhr von 1 Minute vor zwölf auf zwölf habe springen sehen. Dies sei für ihn die Botschaft gewesen, dass Gott nun die Stunde zwölf für geschlagen hielt und ihn als seinen Statthalter beauftrage, Fehlentwicklungen in der Gesellschaft und seinem Betrieb zum Positiven zu wenden. Die daraufhin von ihm unter anderem getätigten großen finanziellen Transaktionen hätten schließlich seine Familie veranlasst, ihn gegen seinen Willen in die Klinik zu bringen. Vor über 30 Jahren habe er in den letzten Klassen der Oberstufe mit zwei Freunden das Hobby entwickelt, sich an den Wochenenden in einer Art Küchenlatein zu unterhalten und dies damals zu einer gewissen Meisterschaft entwickelt. Nach dem Abitur seien seine Lateinkenntnisse mit der Zeit auf ein Minimum einiger lateinischer Sprichworte geschrumpft. In der Manie kehrte diese Fähigkeit vollkommen ohne jede Anstrengung zurück, d.h. er konnte den gesamten als Jugendlicher besessenen Wortschatz problemlos wieder anwenden.

Noch heute erwähne ich in Vorlesungen oder Vorträgen gelegentlich Herrn Reuter, um zu verdeutlichen, dass unser Gehirn mit 80 Milliarden Neuronen und einer undenkbar hohen Zahl von synaptischen Verbindungen eine geradezu unbegrenzte Speicherkapazität besitzt und das Unterdrücken der Erinnerungen, d.h. das Vergessen, nur erfolgt, um im Alltag handlungsfähig zu bleiben und nicht ständig durch Erinnerungen und Assoziationen, die nicht zur Alltagsbewältigung beitragen, gestört zu werden.

Mein zweiter Patient, wurde von einem anderen Psychiatrischen Krankenhaus mit einem schweren, bisher therapieresistenten katatonen Stupor im Rahmen einer schweren Depression zur Opiumkur als ultima ratio überwiesen. Er lag mit einem Salbengesicht nahezu unbeweglich im Bett, wobei der Kopf einige Zentimeter über dem Bett quasi auf einem katatonen Luftkissen lag. Verständigung war ihm nur sehr mühsam mit einigen wenigen Sätzen, auf die man lange warten musste, möglich. Als ich ihn fragte, ob seine Frau ihn hier in der Klinik besuche, antwortete er nach langer Latenz, dass dies völlig unmöglich sei. Auf mein Nachfragen erklärte er mir in zögerlichen Worten, sie sei so klein, dass sie beim Überqueren der Straße nicht die Bürgersteigkante hinauf kommen könne. Da die Opiat-Tropfenkur wie schon vorher die zur Verfügung stehenden Medikamente ebenfalls zu keiner wesentlichen Besserung führte, blieb nichts Anderes übrig, als ihm durch freundliche Zuwendung und Zuspruch die Qualen seiner psychotischen Depression etwas zu erleichtern, bevor sich seine Störung von allein zurückbildete.

Ein weiterer Patient, an den ich mich aus diesen 4 Monaten erinnere, ist ein Student, der wegen einer depressiven Verstimmung sich selber ins Krankenhaus begeben hatte. Nach vielen Gesprächen stellte sich heraus, dass er regelmäßig mehrere Flaschen Bier am Tag trank und eine Alkoholhalluzinose entwickelt hatte. In seiner Wohnung sitzend, hörte er ununterbrochen, wie die hübsche Mitstudentin, die über ihm wohnte und häufig Besuch von ihrem Freund hatte, in abfälligster Weise sich über ihn lustig machte und sein Handeln in seinem Zimmer abfällig kommentierte. Bei der Chefvisite war ich froh, dass der Oberarzt mich bereits auf die Monographie von Benedetti über psychopathologische Alkoholfolgeerkrankungen, insbesondere betreffend der Differentialdiagnose von Schizophrenie und Alkoholhalluzinose, hingewiesen hatte, um unsere Diagnose begründen zu können.

Besonders aber beeindruckte mich ein 40-jähriger Polizeibeamter, Herr Haller, der das Bild eines sensitiven Beziehungswahns, und dies gemeinsam mit seiner Freundin in Form einer Folie à deux, zeigte. Der gewissenhafte Herr Haller hatte bis vor einem halben Jahr mit seiner schwerst-kranken Ehefrau zusammen gelebt. Die Beziehung war wegen der Erkrankung seiner Frau, die unter multiplen Diabeteskomplikationen litt, kinderlos. Vor einem halben Jahr hatte er sich in die hübsche und liebenswürdige Sekretärin seiner Dienststelle verliebt und war mit großen Gewissensbissen eine Beziehung mit ihr eingegangen. Nachdem er seiner Frau dieses Verhältnis mitgeteilt hatte, zog sie zu ihren Eltern und er nahm sich mit seiner Freundin eine gemeinsame Wohnung. Wenige Wochen später meinte er, in einer Kneipe, die er nach dem Dienst aufgesucht hatte, zu hören, dass ein Gast zum anderen sagte: »Dort hinten steht das Schwein, das seine schwerkranke Frau im Stich gelassen hat, um sich mit seiner Geliebten zu vergnügen.« In den folgenden Wochen nahm er wiederholt Zeichen wahr, die ihn darin bestätigten, dass andere Menschen ihn wegen seines Handelns brandmarken wollten. So sah er auffällig häufig rote Autos, d. h. in der Farbe der Liebe, an ihm vorbeifahren. Neben der Tür bemerkte er mit Kreide angemalte Kreuze und auch in der Wohnung hatte er den Eindruck, dass in seiner Abwesenheit Gegenstände verschoben worden seien. Als er all diese Beobachtungen seiner Freundin mitteilte, begann auch sie, ihre Umwelt genauer zu beobachten und ihm zunehmend zuzustimmen, dass man sie geradezu einkreisen und nervlich fertig machen wolle. Während die Freundin sich relativ rasch unter aufklärenden Gesprächen in der Klinik von ihren Wahnwahrnehmungen distanzieren konnte, waren bei Herrn Haller eine neuroleptische Behandlung und viele entlastende Gespräche bezüglich seiner Schuldgefühle notwendig, um ihn wieder einigermaßen am normalen Leben teilnehmen zu lassen.

Nach 4 Monaten wechselte ich meine neurologischen Facharztpläne verfolgen wollend, an die Nervenklinik in Köln zu den Professoren W. Scheid und A. Stammler, die sich vornehmlich als Neurologen verstanden. Die Psychiatrie betrieben sie nur in Form einer geschlossenen Akutbehandlung auf einem großen Männer- und einem großen Frauenwachsaal. Unglücklicherweise wurde ich nicht auf eine neurologische Station, sondern auf den Männerwachsaal eingeteilt. Die Ärzte und die Krankenpfleger bemühten sich zwar um Freundlichkeit, aber die äußeren Bedingungen waren menschenunwürdig. Der riesige Wachsaal, in dem etwa 30 Patienten gemeinsam untergebracht waren, die völlig unzureichende Zahl der Ärzte und das Fehlen von psychotherapeutischer Kompetenz beschränkte die Patientenversorgung auf Diagnostik und Pharmakotherapie.

Nach 3 Monaten bekam ich einen Patienten zugeteilt, der in der Nacht wegen eines schweren Medikamentendelirs aufgenommen worden war. Die Einweisung hatte der damalige Cheflektor eines Kölner Verlages veranlasst. Von ihm erfuhr ich am nächsten Tag zur Vorgeschichte, dass der Patient, nennen wir ihn Siegfried Langhans, ein außerordentlich erfolgreicher Mitinhaber einer Werbefirma und Ehemann der Tochter eines großen deutschen Verlages gewesen war. Mit etwa 50 Jahren entschied sich das Ehepaar, finanziell gänzlich abgesichert, fortan in ihrem Haus in der Schweiz ein pflichtenfreies Leben zu genießen. Nach wenigen Jahren wurde die Ehefrau jedoch auffällig, in dem sie alleine Wirtschaften aufsuchte, trank, zotige Witze erzählte, zu Fremden distanzlos und zu ihrem Ehemann zunehmend aggressiv wurde. Diese für den Ehemann unverständliche und kränkende Verhaltensänderung stellte sich nach einiger Zeit als die Folgen einer Hirnmetastase eines malignen Melanoms heraus. Er begann wegen schwerer Schlafstörungen schon während ihrer letzten Lebensmonate hohe Dosen von Barbituraten einzunehmen. Nach ihrem Tod geriet er gänzlich aus dem Gleichgewicht und entwickelte eine schwere Barbituratabhängigkeit. Zwei Delirien hatten ihn bereits in psychiatrische Kliniken geführt. Bei dem zweiten Aufenthalt entschied sich Herr Langhans, die Ereignisse der letzten katastrophalen Jahre in einem Buch darzustellen, nachdem er vor 14 Jahren bereits einmal in Fachkreisen einen sehr positiv aufgenommenen Roman geschrieben hatte. Die ersten 50 Seiten seiner Niederschrift schickte er an einen renommierten Verlag, wo dessen maßgeblicher Lektor nicht nur rasch die hohe Qualität erkannte, sondern der Verlag ihm auch einen erheblichen Vorschuss auf das Endhonorar gewährte. Die nächsten 2 Jahre gestalteten sich aber für den Patienten und den Verlag, insbesondere für den Lektor, recht dramatisch. Immer wieder kam es zu Rückfällen, einmal dabei zum Verlust des bisherigen gesamten Manuskriptes, dann wieder zu großen Anstrengungen, das Buch weiter zu schreiben, bis schließlich der jetzige Rückfall, der zur Aufnahme

geführt hatte, das Schreiben gänzlich zum Erliegen brachte. Nach wenigen Tagen hatte Herr Langhans sich von dem Delir erholt und beeindruckte negativ durch sein von der Barbituratsucht gezeichnetes, verwahrlostes Äußeres und positiv durch eine überragende Bildung und Intelligenz. Gegen den Widerstand des Pflegepersonals gestattete ich ihm, abends in meinem Arbeitszimmer, nachdem ich alle Krankenunterlagen weggeschlossen hatte, auf einer Schreibmaschine weiter an seinem Manuskript zu arbeiten. Ein gemeinsamer Besuch in seiner Wohnung war erschütternd. Er lebte in einem völlig verdreckten und fensterlosen Loch, das nur mit Glasbausteinen zum Flur hin etwas erhellt war. Ich forderte ihn auf, sofort zu kündigen, da mir in diesem Asyl Gesundung und Fortführung seiner Arbeit undenkbar erschienen. Da es damals noch keine Unterstützung durch einen Sozialdienst in der Klinik gab, machte ich es mir zur selbst auferlegten Aufgabe, mit Unterstützung des erwähnten Lektors und einem erneuten von Hoffnung getragenen Honorarvorschuss eine neue Bleibe für ihn zu finden. Dies stellte sich jedoch als ziemlich schwierig heraus.

Nach wenigen Wochen wuchs der Druck meines Oberarztes, den Patienten endlich zu entlassen. Das brachte mich in Schwierigkeiten, da ich Herrn Langhans ja die Kündigung seiner Wohnung angetragen hatte. Ich lebte damals in einer Wohngemeinschaft mit drei Mitbewohnern, von denen ich wusste, dass der Schriftsteller, der ein exquisiter Kenner u. a. der Frankfurter Schule und anderer kritisch philosophischer Theorien war, sie genauso wie mich faszinieren würde. So überzeugte ich sie, ihn bis zum Finden einer Wohnung in einem leer stehenden Zimmer bei uns aufzunehmen. Selbstverständlich musste ich diesen Schritt in der Klinik verschweigen, weil mir sonst vermutlich die Entlassung aus der konservativ geführten Klinik gedroht hätte. Nach drei Wochen des gemeinsamen Wohnens, einigermaßen belastet durch seine Verwahrlosungstendenzen, aber tief beeindruckt von seiner Klugheit, gelang es mit Hilfe des Lektors, eine nette Zweizimmerwohnung für ihn zu finden. In der Tat gelang ihm dort die Fertigstellung eines 445 Seiten umfassenden, phänomenalen Romans, der zu großer Resonanz in der Presse und Fachwelt führte. Der Dank an mich schlug sich in der Beschreibung

3

seines ersten Delirs nieder. Auf der Wohnzimmer-couch seiner Eltern liegend war er umgeben von kleinen Ungeheuern, von denen er noch heute nicht wisse, ob sie real oder phantasiert gewesen seien (»…aber Sie, Dr. Berger, Sie wissen es!«).

Nach diesem Erlebnis war mir klar, dass eine weitere Tätigkeit auf dieser Station für mich karriere-gefährdend gewesen wäre. Ich konnte und wollte mich dem dort vorgeschriebenen Umgang mit Patienten nicht beugen. Ich musste aber damit rechnen, dass ich, sollte ich einen weiteren Regelbruch begehen und dieser bekannt würde, unehrenhaft entlassen würde. Unter massivem Drängen gelang es mir, auf eine neurologische Station zu wechseln und dort die nächsten 4 Jahre klinisch zu arbeiten und zugleich wissenschaftlich in einem muskel-pathologischen Labor der Klinik tätig zu sein, um meine Habilitation anzustreben.

Psychiatrie erlebte ich jetzt nur noch in den Nacht- und Wochenenddiensten, dann aber häufig wieder in unvergesslicher Weise. Dabei spielte die den Kölnern zugeschriebene Fähigkeit, auch in noch so belastenden Situationen Selbstironie zu behalten, eine gewichtige Rolle. Noch heute kann ich mich an eine große Zahl von psychiatrischen Patientenbegegnungen erinnern, die bei weitem die der neurologischen Patienten übersteigt. So wurde an einem späten Samstagabend eine etwa 50-jährige, korpulente Frau mit dem Krankenwagen gebracht, nachdem ihr Mann wegen Selbstmordversuchs die Polizei zu Hilfe gerufen hatte. Im Arztgespräch berichtete sie, dass es sich nicht eigentlich um einen Selbstmordversuch sondern eher um eine Art Mordversuch gehandelt habe. Seit Jahren erlebe sie einen enormen Ärger über das rücksichtslose Verhalten ihres Ehemannes. Auch am heutigen Abend sei er wieder in seine Kneipe gegangen und nicht bei ihr geblieben. Vor lauter Wut und Enttäuschung habe sie den Plan ausgeheckt, eine größere Zahl von, wie sie meinte, ungefährlichen Schmerz- und Beruhigungsmitteln zu nehmen und so ihren Mann durch ihre Benommenheit und die leeren Medikamentenpackungen in Schrecken zu versetzen, dass sie Suizid begangen habe. Wegen seines schwachen Herzens habe sie auf eine sie erlösende Herzattacke ihres Mannes gehofft. Leider habe sein Herz jedoch standgehalten und nun sitze sie hier mit schlechtem Gewissen und dem Bauch voll

von Tabletten. Ich erklärte ihr, dass ich sicherheits-halber, bevor ich sie zu ihrem unbeschadeten Ehemann zurückkehren ließe, den Magen auspumpen müsse, was mit einem dicken Schlauch, einer großen Wasserkanne, einem Trichter und einem Eimer zu geschehen hatte. Sie stimmte unmittelbar zu und ließ sich das Vorgehen erläutern, lehnte jedoch ab, dass ich mich damit abmühe. Sie fand, dass sie zur Strafe alleine die Spülung vornehmen müsse. Mühelos schob sie sich den großen Schlauch in den Magen und spülte so lange mit Kanne und Trichter, bis offensichtlich der Großteil der Tabletten in dem Eimer landete. Nachdem sie alle Utensilien gründlich gereinigt hatte, verabschiedete sie sich mit herzlichem Dank und nochmaliger Entschuldigung, in der Hoffnung, dass ihr liebloser Mann vielleicht doch ein wenig Angst um sie erlebt habe und damit eine Besserung seines Verhaltens zu erhoffen sei.

Ein Diensterlebnis der besonderen Art verschaffte mir eine Rundfunksprecherin, Frau Wendelin, die nach einem heftigen Streit mit ihrem Freund mehr nach Art einer »Kampfhandlung«, als als Suizidversuch mehrere Tabletten Valium eingenommen hatte. Da sie schläfrig und benommen war, nahm ich sie zur Beobachtung auf den Frauenwachsaal auf. Mitten in der Nacht rief die Nachtwache an, die Patientin renne unbekleidet und schreiend im Wachsaal herum, so dass niemand mehr schlafen könne. In der Tat hatte das Valium einen paradoxen Erregungszustand ausgelöst und die stark nach dem strengen Parfum »Opium« riechende Patientin entzog sich unserem Versuch, sie zur Bettruhe zu bewegen. Frau Wendelin verbarrikadierte sich in einem Einzelzimmer, dessen Patientin zum Wochenende beurlaubt war, indem sie das Bett von innen gegen die Tür rammte. Durch das kleine Türfenster sahen wir mit Entsetzen, dass sie im Nachttisch eine riesige Dose Kaba fand, sie öffnete und das Pulver in die Luft schleuderte. In einer Wolke von Kakao und Opiumparfum mussten wir versuchen, wieder Herr der Situation zu werden. Es bedurfte Tage der Reinigung und des schrittweisen Vergessens, bis der Geruchsalbtraum sich verflüchtigt hatte. Ein Jahr später sah ich vor dem UFA-Palast in Köln stehend aus den Augenwinkeln ein eindrucksvolles, stattliches Paar sich nähern. Fast gleichzeitig mit der Wahrnehmung des Opiumparfums assoziierte mein Gehirn intensiven Kakaogeruch. Ein rascher Blick auf das stolze Paar ließ mich die Rundfunksprecherin mit ihrem Freund erkennen. Eine eindrucksvollere Demonstration der unmittelbaren Assoziationskette im olfaktorischen System ist mir kaum vorstellbar.

Der Weg zu einer universitären Karriere im Fach Neurologie schien mir nach vier Jahren am ehesten über einen Amerika-Aufenthalt möglich. Ich erhielt ein zweijähriges DFG-Stipendium und bereitete meinen Abschied vor. Wenige Wochen vor meiner Abreise war ich auf einem Muskelpathologischen Kongress in Würzburg, wo ich die ersten deutschen Fälle eines Kearns-Sayre-Syndroms, einer Mitochondrienmyopathie mit lebensgefährlicher Beteiligung des Reizleitungssystems des Herzens, stolz präsentiert hatte. Als ich am Morgen danach im Hotel erwachte, erfasste mich plötzlich intensive Sorge: Wie würde ich mit einem Leben im Labor und bei den notgedrungen eher flüchtigen Patientenkontakten in der Neurologie zurechtkommen? Würde ich nicht die Fülle intensiver zwischenmenschlicher Begegnungen mit Menschen mit den unterschiedlichsten Formen psychischer Auffälligkeiten vermissen? Vor allen Dingen erinnerte ich mich wieder an das Motiv meiner Schulzeit, mich mit den möglichen Funktionen und Fehlfunktionen des Gehirns beschäftigen zu wollen. Könnte ich wirklich unverständliches Denken, Fühlen und Verhalten von Menschen als Einzelpersonen und im Kollektiv besser begreifen, wenn ich Neurologe mit dem Schwerpunkt Muskelerkrankungen würde? Während meiner Medizinalassistentenzeit in Bonn hatte ich meinen damaligen Oberarzt Prof. E. Lungershausen gefragt, was er, falls man Psychiater werden wolle, einem jungen Arzt empfehlen würde. Ohne zu zögern empfahl er eine Ausbildung am Max-Planck-Institut für Psychiatrie, da dort als erster klinischer Einrichtung in Deutschland Verhaltenstherapie angewandt, erforscht und gelehrt wurde. Ihr ordnete er eine entscheidende Bedeutung für die Zukunft des Faches bei.

Es war ein enormer Kraftaufwand, innerhalb weniger Tage unter dem Eindruck und der Vision, nunmehr Psychiater werden zu wollen, alle Amerikapläne rückgängig zu machen und eine Stipendiatenstelle am Max-Planck-Institut für Psychiatrie zu erhalten. Auch wenn es karrieretechnisch gesehen ein Riesenschritt zurück war, erlebte ich es doch als ein befreiendes, wenn auch verzögertes Finden meiner ursprünglichen beruflichen Wünsche, die ich in den folgenden Jahren durch eine intensive Ausbildung im breiten Spektrum biologischer und psychologischer Therapieverfahren umsetzte.

Die jahrzehntelangen intensiven Begegnungen mit faszinierenden Patienten und beeindruckenden Krankheitsbildern, aber vor allen Dingen die sich ständig weiterentwickelnden großen therapeutischen Möglichkeiten sowohl auf biologischer, sozialer und vor allem psychotherapeutischer Ebene, haben diese Kraftanstrengung des Richtungswechsels mehr als belohnt.

Meine »Reise« in die Psychiatrie

Dr. med. Frank Bergmann

Tätigkeit	Dr. med. Frank Bergmann ist niedergelassener Facharzt für Neurologie, Psychiatrie, Psychotherapie und forensische Psychiatrie in einer großen neurologisch-psychiatrischen Gemeinschaftspraxis, dem ZNS Aachen, Zentrum für Neurologie und Seelische Gesundheit in Aachen.
Vita	54 Jahre, geboren in Frankfurt/Main; 1976 – 1982 Studium der Medizin an der Universität Aachen, 1983 Promotion in Medizin an der Universität Aachen; Stationen: Aachen, Hamburg, München, Aachen
Ehrenamt	1. Vorsitzender des Berufsverbandes Deutscher Nervenärzte (BVDN), Vorsitzender der Vertreterversammlung der Kassen- ärztlichen Vereinigung Nordrhein
Familie	nicht verheiratet
Freizeit	Moderne Kunst, Oper, Architektur, Fotografie,
Motto	Sol lucet omnibus. – Die Sonne scheint für alle. (Petron, Satyrikon 100)

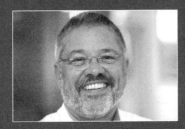

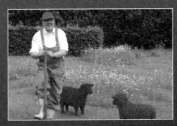

Viele Wege können in die Psychiatrie führen; meiner war sehr kurz.

Sozusagen über Nacht fand ich mich – Medizinstudent im 5. Semester – auf der geschlossenen Männerstation der psychiatrischen Klinik im alten Universitätsklinikum Aachen ein. Als Nachtwache.

Ich hatte noch nie eine psychiatrische Station betreten und auf meinem Vorlesungsplan hatte ich das Fach »Psychiatrie« ebenfalls noch nicht vorgesehen. Klinische Chemie, Pathologie oder auch medizinische Statistik waren die aus unserer damaligen Sicht oft »trockenen« Themen, mit denen wir unsere Tage im Hörsaal und viele Stunden am häuslichen Schreibtisch verbrachten.

In meinen Zukunftsphantasien sah ich mich in dieser Phase meiner Ausbildung als Hausarzt; ich glaube, die Vorstellungen, die ich mir machte und die Bilder, die dabei in meinem Kopf entstanden, wären jeder TV-Doku-Soap ebenbürtig. Heute werden solche Bilder manchmal gezielt verwendet von berufspolitischen Aktivisten des Hausarztverbandes. Sie sind meistens genauso klischeehaft und lebensfremd wie meine damaligen Phantasien.

In einer späteren Phase hatte ich mir – nach einem vierwöchigen Praktikum in der chirurgischen Abteilung eines Städtischen Krankenhauses in eher ländlicher Infrastruktur (mit Hakenhalten im OP!) – auch eine spätere Karriere als Chirurg vorstellen können. Chirurgie ist eine medizinische Disziplin, die mich bis heute fasziniert durch ihren notwendigerweise unmittelbaren und pragmatischen Handlungsbezug zum Patienten und einem spannenden Anforderungsprofil aus medizinischer Expertise, Können, aber auch handwerklichem Geschick.

Die Reise zu den Zielen meiner beruflichen Träume finanzierte ich teilweise durch Mitarbeit in der Pflege, damals meist als Nachtwache. Das Klinikum Aachen verfügte damals über eine vergleichsweise dünne Personaldecke, zum Vorteil viele meiner Kommilitoninnen und Kommilitonen, denen sich dadurch mannigfaltige Gelegenheiten boten zur Finanzierung ihres Studiums.

Oberschwester Helga war für den Dienstplan zuständig. Zusammen mit ihren Kolleginnen in der Pflegedienstleitung war sie in der Verantwortung, die Sicherstellung der Pflege auf den Stationen und der Intensivstation zu gewährleisten und bediente

sich dabei eines Pools von Studentinnen und Studenten.

Ich weiß nicht, wie wir das geschafft haben, aber wir mussten damals unser Leben ohne Handy meistern, so dass ich mich spätestens, wenn Ebbe in der studentischen Kasse absehbar war, auf dem Weg zur Mensa zu einem spontanen persönlichen Besuch im Büro der Oberschwester entschloss. Nicht selten wurde man noch am gleichen Abend zu einem Nachtdienst eingeteilt. Ob ich schon einmal in der Psychiatrie gearbeitet hätte? Nein, noch nie! Dort bestand aber dringender Bedarf für eine sogenannte »Sitzwache«.

Mein Dienst begann um 20.00 Uhr, die Besetzung des Spätdienstes hatte es eilig nach Hause zu kommen. Für den Nachtdienst war verantwortlich ein Pfleger im XXL – Format. Erich, 56 Jahre, hatte bereits in den Wachsälen der Rheinischen Landesklinik gearbeitet, mithin in einer Zeit, in der psychiatrische Großkrankenhäuser mit ihrem kustodialem Charakter eher Trutzburgen ähnelten. Die aktuellen Reform- Ideen der Sozialpsychiatrie und der beginnende Wandel der psychiatrischen Versorgungslandschaft durch die Psychiatrieenquete führte erfreulicherweise alsbald zu einem deutlich veränderten Anforderungsprofil an das Pflegepersonal und die Mitarbeiterstruktur psychiatrischer Kliniken. Sozialpädagogen und Ergotherapeuten wurden in den Kliniken eingestellt, nicht selten skeptisch beäugt von den älteren und eher in hierarchischen Strukturen sozialisierten Schwestern und Pflegern, die ihre Vorstellungen von Stationsordnung und Alltagsstruktur zum Teil sehr nachhaltig und rigide umsetzen wollten. In dieser Zeit des Umbruchs war Pfleger Erich – ausschließlich für den Nachtdienst – auf der geschlossenen Psychiatrischen Männerstation eingestellt worden. Seinen Prinzipien blieb er stets treu. Er setzte sie in Wort und Tat und manchmal auch mit der Kraft seiner Statur um. Von »Irrenärzten« hielt er gar nichts.

Die Einweisung in meinen ersten Nachtdienst als Sitzwache neben einem akut psychotischen Patienten fiel sehr knapp aus. Man kenne ihn schon einige Jahre, er leide an einer Schizophrenie und sei gerade in einem hoch akuten Schub. Er sei sehr unruhig, zum Teil ängstlich und panisch, stehe unter starken Medikamenten. Der Patient lag alleine

4

in einem Vierbettzimmer und dort wollte man ihn nicht über Nacht alleine lassen. Wegen einer sehr hochdosierten Kombination von klassischen Neuroleptika mussten regelmäßig die Kreislaufparameter überwacht werden. Damals wurde gerade mit Ultrahochdosen klassischer Neuroleptika gearbeitet.

»Hallo Karl, das ist der Frank, der bleibt heute Nacht bei dir und passt auf.« So schnell und so unerwartet war ich per »du« mit meinem ersten psychiatrischen Patienten, bei dem ich nun mindestens stündlich Blutdruck und Puls zu messen hatte. Karl reagierte gar nicht. Karl, so lernte ich später, stammte von einem kleinen Hof in der Eifel und erkrankte bereits mit 17 Jahren an einer sehr schweren Verlaufsform einer paranoid halluzinatorischen Psychose mit häufigen wochen- und monatelangen schweren psychotischen Schüben. An diesem Abend lag er schwitzig und mit geschlossenen Augen und überwiegend vor sich hin flüsternd im Bett. Wegen starker Unruhe hatte man ihn an Beinen und an einem Arm fixiert. Manchmal, so ein knapper Hinweis, könne der Patient in der psychotischen Erregung auch aggressiv sein, ich solle daher aufpassen. Klar, aber wie?

Karl fühlte sich verfolgt und verkannte häufig die Personen in seiner Umgebung. Er konfabulierte und seine Stimmung war sehr labil, teils gereizt, teils weinerlich, meist angstvoll und angespannt. Sein Gedankengang war sprunghaft, sein ununterbrochenes Sprechen und Flüstern war vor allem geprägt von seinem Dialog mit imperativen und kommentierenden Stimmen, von denen er sich bedroht fühlte, sowie von bruchstückhaften und sprunghaft wechselnden Alltagsthemen, aber auch religiösen Inhalten.

Hatte ich geglaubt, dass mich Karl in seinem verworrenen und abständig wirkenden Rededrang gar nicht wahrnahm, so hatte ich mich getäuscht. Stunden später sprach er mich mit Namen an, dabei angstvoll und flehentlich, geprägt von Beziehungs- und Bedeutungserleben, er äußerte Ängste, war fest davon überzeugt, man spreche über ihn, er müsse sterben, die Mutter erlösen und anderes mehr.

Wie man sich leicht vorstellen kann, war ich völlig gebannt und zutiefst fasziniert von dieser Eindringlichkeit und Intensität einer solchen produktiven psychotischen Symptomatik. Nie zuvor hatte ich einen Menschen in einer derartigen psychischen Ausnahmesituation gesehen oder ein derartiges Bedeutungs- und Beziehungserleben und ein so komplexes Wahnsystem mit akustischen Halluzinationen, und das verbunden mit dem gesamten Spektrum der affektiven Auffälligkeiten, der massiven Ängste, der Erregung und den starken vegetativen Begleitsymptomen. Auch das Oszillieren zwischen den psychotischen Wahrnehmungen und der Realität des nächtlichen Krankenzimmers dieses Patienten war eine für mich bis dahin völlig fremde Erfahrung. Völlig überfordert war ich, als mich eine Stunde später beim nächsten Blutdruckmessen Karl plötzlich »im Schwitzkasten hatte« … Pfleger Erich trank Kaffee – auf der Nachbarstation.

Ich habe später gelernt, sowohl aggressive Verhaltensweisen wie auch z. B. sexuelle Durchlässigkeiten von Patienten, die gerade bei akuten bipolaren Störungen – wir sprachen damals noch von Zyklothymien – an der Tagesordnung waren, nicht persönlich zu nehmen, sondern als Ausdruck psychotischen Erlebens und äußerster innerer Erregung sowie Verkennung von Situationen zu verstehen. Viele Patientinnen und Patienten erinnern sich nach Abklingen ihrer psychotischen Schübe sehr genau an ihr Handeln und ihr Erleben während der akuten Krankheit. Ich habe viele Situationen erlebt, in denen Patienten sehr peinlich berührt und betroffen waren durch ihr »knalliges« Agieren während der Erkrankung. Meiner ersten Nachtwache folgten noch viele weitere.

Viele Nacht- und später auch regelmäßige Wochenenddienste verliefen deutlich unspektakulärer. Die viele Zeit, die ich in den stundenlangen Diensten auf den psychiatrischen Stationen verbrachte, zahlreiche und unendliche Gespräche mit Patientinnen und Patienten, gemeinsame Spaziergänge, oder auch Gesellschaftsspiele, haben mir als Studenten einen sehr unmittelbaren und direkten Kontakt zu vielen Patientinnen und Patienten »auf Augenhöhe« ermöglicht und damit auch Einblicke in die Auswirkungen depressiven, manischen oder auch psychotischen Erlebens. Ich konnte lernen, wie wichtig es ist, Ängste abzubauen und Vertrauen herzustellen in den Beziehungen zu den Kranken. Ich musste allerdings auch lernen wie dramatisch sich das private und berufliche Leben der Patienten durch psychische Krankheiten veränderte. Der – oft wiederholte – Verlust des Arbeitsplatzes oder die endgültige Trennung vom Partner haben nicht selten die Patienten mindestens so stark belastet wie die primären Krankheitssymptome. Nicht anders als in anderen medizinischen Disziplinen fällt es oft schwer die Endlichkeit unserer therapeutischen Bemühungen und manchmal auch das Scheitern zu akzeptieren.

Aber – genau wie im richtigen Leben – Humor ist oft von unschlagbarer Wirkung: An einem sich träge und zäh dahin ziehenden Sonntagnachmittag auf der Station präsentierte sich unerwartet ein in läppischer Heiterkeit stets bestens gestimmter hebephrener[1] Patient mit bunten Streifen im Gesicht – aus Zahnpasta und Lippenstift – und geriet in eine zunächst bedrohlich aggressiv anmutende Interaktion mit einem Patienten, der seinerseits schon seit Tagen sehr angespannt in seiner paranoid halluzinatorischen Psychose war. Der Hebephrene mit Indianerbemalung hörte einige Zeit dem sehr verworrenen und von Wahninhalten geprägten Redefluss des Psychotikers zu, um dann unvermittelt in Gelächter auszubrechen mit den Worten »Du bist ja wirklich völlig verrückt!«. Beide waren wohl über diese spontane Decouvrierung völlig verdutzt, starrten sich kurzfristig an, aber statt der antizipierten aggressiven Eskalation brachen beide in ansteckendes schallendes Gelächter aus. So urkomisch zeigt sich das Wesen der »doppelten Buchführung«, der spontane Wechsel zwischen psychotischem Erleben und dem realitätsbezogenen »normalen Leben«, selten.

Ich hatte alsbald mein Berufsziel unwiderruflich geändert und beschlossen »Nervenarzt« zu werden. Auch nur angedeuteter »Skepsis« meiner Umgebung begegnete ich mit unbeirrbaren Überzeugungen für sozialpsychiatrische Ideale und der festen Absicht an der Enttarnung und dem Abbau von Stigmatisierungen psychisch Kranker und ihrer Ärzte mitwirken zu wollen. Bis heute gibt es gute Gründe an diesen Zielen weiter festzuhalten.

Jahre später entwickelten Neurologen wie auch Psychiater ein auffallend vehementes Autonomiestreben und wollten plötzlich nichts mehr miteinander zu tun haben. Schade eigentlich.

Ich bin im Nachhinein gar nicht unglücklich darüber, im Rahmen der Ausbildung zum Nervenarzt in beiden Fachgebiete gelernt zu haben. Gleichwohl ist es in den letzten Jahrzehnten zu einem enormen Wissenszuwachs sowohl im Gebiet Psychiatrie & Psychotherapie (und Psychosomatik!) wie auch im Fachgebiet Neurologie gekommen, so dass es sicher angemessen ist, wenn für den Erwerb beider Fachgebietsbezeichnungen mittlerweile acht Jahre benötigt werden. Ich habe damals zunächst den Facharzt Psychiater erworben und nach meiner neurologischen Ausbildung später die Nervenarztprüfung abgelegt. Als ich im Rahmen einer weiteren Prüfung bei der Ärztekammer Nordrhein die neue Facharztbezeichnung »Psychiatrie und Psychotherapie« erworben hatte, irrte ich mich in dem Glauben, nun mit den Facharztprüfungen am Ende zu sein. Jahre später fand ich mich noch einmal vor einer Prüfungskommission wieder zum Erwerb des Schwerpunktes »Forensische Psychiatrie«.

1982 erlangte ich meine Approbation und konnte gleich am nächsten Tag nach meiner Prüfung als Stationsarzt in der Psychiatrischen Klinik in Aachen meine ärztliche Tätigkeit beginnen. So ergab es sich, dass ich viele Patientinnen und Patienten, die ich schon Jahre als Student und im Pflegedienst begleitet hatte, nun als Arzt betreuen und behandeln konnte. Meine jahrelange Stationsarbeit erwies sich bei meinem Berufseinstieg als Psychiatrischer Assistenzarzt als sehr hilfreich. Ich hatte längst von Patienten »im Vertrauen« erfahren und lernen dürfen, dass sie bei weitem nicht alles ihrem »Doktor« erzählten, auch wenn er das glaube! Die Beobachtungen und das Wissen der Stationsmitarbeiter sind unersetzlich. Im Gegensatz zu den Ärztinnen und Ärzten, die zunehmend auch zeitraubende Dokumentations- und Administrationsaufgaben übernehmen müssen, können sie viel mehr Zeit mit den Patienten verbringen und sehen sie nicht nur in den oftmals engen Zeitfenstern der Visiten. Den Schwestern und Pflegern, die mich als Studenten und später als Stationsarzt begleitet und unterstützt haben, verdanke ich viele Beobachtungen und Informationen.

---

1 Bei der Hebephrenie handelt es sich um eine Sonderform der Schizophrenie mit oft flachen, oberflächlichen und häufig unpassenden oder läppisch-albernen Affekten.

4

Im Rahmen meiner neurologischen Ausbildung war ich später in Krankenhäusern in Hamburg und München beschäftigt. Als ich mich 1989 in Aachen niedergelassen habe, kam es zu einem Wiedersehen mit vielen früheren Patienten in meiner Praxis.

Eine dieser Patientinnen, die ich seit rund 30 Jahren kenne und behandele und die mir im Laufe dieser langen Zeit sehr vertraut wurde, ist Ursula. Ich habe sie 1984 kennen gelernt. Sie war damals 25 Jahre alt. In der Krankengeschichte hatte ich damals als Diagnose vermerkt »paranoide Entwicklung auf dem Boden einer introvertierten, gehemmt-unsicheren Persönlichkeitsstruktur«. Ursulas Krankheit begann schon mit jungen Jahren. 23-jährig wurde sie im Simmerather Krankenhaus aufgenommen, und zwar nach einer Tablettenintoxikation in suizidaler Absicht. Damals war zunächst die Diagnose einer reaktiven Depression gestellt worden. Sie kam nach der damaligen Krisenintervention in die ambulante Behandlung in die Poliklinik der Psychiatrischen Klinik des Universitätsklinikums Aachen. In ihrem damaligen Lebensbericht beschrieb sie sehr eindrucksvoll ihre innere Zerrissenheit:

» Ich lebe und weiß damit eigentlich nichts anzufangen. Ich fühle mich überflüssig, irgendwie fehl am Platz in dieser Welt, in diesem Leben. Warum muss ich existieren? Natürlich gibt es Menschen, die trauern würden, wenn ich mich selbst vernichten würde, aber wohl kaum, weil sie mich wirklich gern haben, sondern weil ja die anderen sie dafür verantwortlich machen könnten und eine Arbeitskraft fehlt. Darum bemüht man sich, mich am Leben zu erhalten. Nun möchte ich einmal zurückschauen, wie mein Leben bis heute gewesen ist und ich glaube, ich fange am besten mit der Kindheit an. Woran ich mich als erstes erinnere, das ist die Einschulung. Ich hatte keine Freundinnen und war sehr aufgeregt bei der Einschulung. Leider hatte ich auch in der Schule keine Freundinnen. Ich war und blieb alleine. Als ich eines Tages im Unterricht dran gekommen war, lachten alle über das, was ich gesagt hatte, sogar die Lehrerin. Damit wagte ich nicht mehr etwas zu sagen. Ich blieb allein und fand keinen Anschluss. Als ich ins 6. Schuljahr kam zogen wir um in einen anderen Ort bei Aachen. Hier hoffte ich, doch noch in einer Gruppe aufgenommen zu werden und engeren Kontakt zu anderen zu finden. Auch hier gelang mir dies nicht. Ich habe mir damals alle Mühe gegeben, aber ich wurde nicht akzeptiert. Manchmal durfte ich zwar mitspielen, aber nur zu dem Zweck, sich über mich lustig zu machen. Ich blieb auch auf der Hauptschule allein. Während dieser Zeit habe ich versucht mit meiner Mutter einen besseren Kontakt aufzubauen. Aus diesem Grunde sprach ich sie an einem Nachmittag an. Meine Mutter bügelte und ich fragte sie, ob sie ein wenig Zeit hätte für ein Gespräch. Meine Mutter war gar nicht begeistert darüber, sondern sagte ziemlich aggressiv, dass sie jetzt keine Zeit hätte. Danach habe ich die Hoffnung aufgegeben, mit meiner Mutter zu reden. Nach der Hauptschule habe ich zunächst keine Lehrstelle bekommen und ich ging ein Jahr zur Handelsschule. Leider scheiterte ich an Deutsch und Englisch, so dass ich froh war, dass ich eine Lehrstelle als Hauswirtschaftsgehilfin annehmen konnte. Die Lehre dauerte 2 Jahre (..). Im letzten Halbjahr der Lehre lernte ich meinen Ex-Verlobten Klaus kennen. Ich hatte ihn von Anfang an sehr gerne und vertraute ihm, wie ich bis dahin noch keinem Menschen vertraut hatte (..). Als ich ihm nach zwei Jahren sagte, dass ich nicht mehr einsehen würde, alle Kosten für den Haushalt alleine aufzubringen, sondern er monatlich mehr Geld hinzugeben sollte, hatte er schon eine feste Freundin, wie ich später erfuhr. Da ich zu dieser Zeit schon ernsthaft an einen Selbstmord dachte, hatte er noch dafür gesorgt, dass meine Eltern dies erfuhren, da ich zu meinen Eltern kam. Er behielt die Wohnung. Die wenigen Freunde, die ich unterdessen an der Abendrealschule gefunden hatte, überredeten mich am Abendgymnasium anzufangen. Dies machte ich dann auch, so dass ich wenigstens ein bisschen Sinn am Leben sah (..) «.

Im Rahmen der ambulanten psychiatrischen Behandlung in der Poliklinik zeigte sich bei Ursula ein sehr depressives Erleben, dabei durchschnittliche intellektuelle und konzentrative Fähigkeiten mit individuellen Leistungsschwachpunkten im Arbeitstempo und in der gesamten sprachlichen Entwicklung. Es bestand ein sehr hoher Leidensdruck und subjektiv eine unendliche Perspektivlosigkeit. Das Thema Selbstmord verbunden mit immer wiederkehrenden stärksten Insuffizienzgefühlen und Todessehnsüchten zog sich wie ein roter Faden durch alle Gespräche.

1984 schrieb Ursula in einem weiteren Brief:

» Ich habe das Gefühl, an einem Seil über einem Abgrund zu hängen. Sie (Anm. der Therapeut) halten dieses Seil fest, so dass ich nicht abstürzen kann. So hänge ich dort und weiß nicht, was ich tun soll und kann. Abstürzen kann ich nicht, ausgenommen das Seil reißt (z. B. dadurch, dass ich durch Krankheit sterbe). Hochklettern am Seil, dazu fehlt mir die Kraft, es ist irgendwie hoffnungslos, manchmal verwirrend. Was soll ich tun? Ich kann nicht ewig dort rumhängen (..). Soll ich versuchen, das Seil zu zerschneiden, dieses Seil, an dem ich festgebunden bin und das mich hält (..). Warum reißt dieses Seil nicht endlich und erlöst die Menschen von mir, da ich ihnen doch nur zur Last falle (..) «.

Ab 1984 wird zunehmend ein komplexes Wahnerleben in den Äußerungen und Briefen von Ursula deutlich. So schrieb sie im März 1984:

» (..) Nun kann ich nicht mehr. Ich habe den Zeitpunkt schon zu oft verschoben und ich muss mich beeilen, sonst wird dieser Körper zu mächtig und ich kann mich nicht mehr von ihm lösen (..). Nur dieser Körper hält mich hier auf diesem Planeten, wo ich nicht hingehöre und auch nicht hinpasse. Ich muss fort von hier. Bei meinem Volk habe ich vielleicht eine Chance glücklich zu sein. Dies ist ein Risiko für mich zu ihnen zurück zu kehren, aber ich habe nichts zu verlieren. Ich werde von Skeldie Gebräuche und vieles Mehr vom Volk lernen. Dafür habe ich einige Monate auf einem anderen Planeten Zeit. Ich glaube schon, dass ich glücklich werden kann. Ich gehöre zu ihnen, deshalb würde es mir leichter fallen, bei ihnen glücklich zu sein. Hier gehör ich nicht hin und werde auch nie dazu gehören (..). «

Der psychopathologische Befund war in dieser Zeit neben den depressiven Symptomen von starken Angstgefühlen beherrscht. Es wurde bald deutlich, dass Ursache für diese Angstgefühle in der Wahr-nehmung von Stimmen begründet war, denen sie sich ausgeliefert fühlte. Zum einen beschrieb sie positive Stimmen, die sie schon seit längerer Zeit hörte und die ihr am Anfang angenehm waren und ihr geholfen hätten sich zurechtzufinden. Hinzugetreten war jedoch seit geraumer Zeit eine zweite Gruppe von Stimmen, die ihr sehr zusetzten. Sie sagten ihr hässliche Dinge und wollten sie vernichten. Diesen Stimmen konnte sie sich mittlerweile nicht mehr widersetzen, war ihnen völlig ausgeliefert und sie schaffte es nicht mehr, sich auf andere Dinge zu konzentrieren. Ursula war in der Schilderung dieser Erlebnisse sehr verspannt und innerlich aufgewühlt. Es kam zur geschlossenen Unterbringung auf einer geschützten Station. Ursula geriet in eine tiefe psychotische Krise, zog sich zurück, wirkte verspannt, ängstlich, getrieben, vermied Blickkontakt, schaute viel aus dem Fenster, formte tonlose Worte und Sätze, wirkte wie vergessen und in sich selbst versunken. Wenn man sie ansprach, zuckte sie zusammen, reagierte schreckhaft und fiel psychomotorisch durch eine sehr verkrampfte Körperhaltung auf. Unter anderem gestand sie in einer Visite, dass sie sich auf dem Klinikgelände vom Dach des Psychiatriegebäudes hinunter stürzen wollte, sei dann aber von ihrem Entschluss wieder abgekommen. Sie denke aber permanent daran, sich umzubringen und fühle sich von dem Gefühl beherrscht, sich selber fremd zu sein und nicht in ihren Körper zu gehören.

Es wurden in den Gesprächen zunehmend Mosaiksteine eines Wahngebäudes ersichtlich, in dem ein Phantasiegefährte namens »Skel« eine zentrale Position einnahm. Ursula war zu dieser Zeit zu der Überzeugung gelangt, dass sie zu einem anderen Volk, ebenso wie »Skel«, gehöre. Dieses Volk lebe auf einem anderen Planeten, habe andere Lebensgewohnheiten als die Menschen auf dieser Erde. Dementsprechend empfand sie ihren Körper hier nur als Hülle, den man zerstören kann. Dies sah sie als Weg für sich, um zu einem anderen Leben mit »Skel« zu gelangen.

Der weitere langwierige Krankheitsverlauf war einerseits geprägt von der unbeirrbaren wahnhaften Überzeugung, ihren Körper zerstören zu müssen, um zu »ihrem Volk« zurückzukehren und auf der anderen Seite von der Rückkehr in das »hiesige« Leben mit allmählicher Wiederaufnahme sozialer Kontakte z. B. zu Mitpatientinnen und dem zögerlichen und behutsamen Erlangen von Alltagsfähigkeiten und Kompetenzen. Es blieb bei einer sehr starken Ambivalenz und Zerrissenheit trotz zunehmender Distanzierung von ihrem Wahnsystem. Zeitweilig vermisste sie ihre psychotischen Wahninhalte. Ihr Leben sei durch das Verschwinden der früheren Glaubensinhalte leerer geworden.

Schon drei Monate später, und in der Folge noch häufiger, kam es zu einer Wiederaufnahme wegen erneuter akut psychotischer Symptomatik verbunden mit Ängsten, depressiven Symptomen und Suizidalität. Außerdem bestanden alsbald ausgeprägte extrapyramidale Nebenwirkungen der damaligen Depot-Medikation. Erneut sind wochen- und monatelange klinische Verläufe dokumentiert mit stark wechselnder psychotischer, aber auch depressiver Symptomatik verbunden mit ausgeprägten Rückzugstendenzen. Die Behandlung mit klassischen Neuroleptika wie Haldol sowie zusätzliche Gabe von Depot-Neuroleptika sowie niederpotenten Neuroleptika zeigte sich als nur sehr bedingt wirksam.

Äußerst problematisch verliefen die Gespräche mit den Angehörigen. Sowohl Eltern wie auch Geschwister zeigten sich trotz eingehender Aufklärung wenig einsichtig in die Krankheit der Tochter und die damit verbundenen Auswirkungen. Auffallend waren ein vergleichsweise geringes Maß an Empathie und das völlige Unvermögen, Ursula zu stützen und ihr Halt zu geben.

In den Folgejahren kam es im Rahmen der Behandlung durch die Psychiatrische Universitätsklinik nicht nur zu häufigen Therapeutenwechseln, sondern aufgrund des schlechten Ansprechens der Neuroleptika zu immer wieder neuen Umstellungen und Neukombinationen neuroleptischer und antidepressiver Medikamente. Impromen, Haldol, Fluanxoldepot, Aolept, Dominal und andere Substanzen erwiesen sich auch in zum Teil sehr hohen Dosierungen als insgesamt wenig wirksam und waren begleitet von einem hohen Maß an Nebenwirkungen wie Schiefhals, EPMS (Störungen der Bewegungsabläufe mit Steifigkeit und Verlangsamung), Amenorrhoe – der Störung oder Ausbleiben der Regelblutung –, Unruhe, Akkomodationsstörungen und zeitweilig Galaktorrhoe (Milchfluss).

Viele Patienten, eigentlich die überwiegende Zahl, litten vor fünfundzwanzig Jahren unter derartigen erheblichen Nebenwirkungen der damaligen Pharmakotherapie. Auch heute haben die uns zur Verfügung stehenden Medikamente noch (zu) viele Nebenwirkungen. Trotzdem ist es ärgerlich, wenn von Pharmakologen und – noch schlimmer – auch ärztlichen Kollegen behauptet wird, die heutigen neueren Substanzen seien auch nicht besser als die älteren Mittel und daher in der Tendenz austauschbar. Die – nicht zuletzt auch in der Außenwirkung stigmatisierenden – Nebenwirkungen früherer Neuroleptika-Generationen verursachen die neuen Substanzen bei weitem nicht in diesem Ausmaß! Um sich nicht neugierigen Blicken auszusetzen, hatten aus nachvollziehbaren Gründen Patienten mit Nebenwirkungen unter klassischen Neuroleptika wie zum Beispiel Störungen der Bewegungsabläufe oder auch Speichelfluss einen Cafehaus – oder Restaurantbesuch früher peinlichst vermieden.

Ursula erreichte keine völlige Remission ihrer Erkrankung. Ein Probeaufenthalt in einem Übergangswohnheim in Neuß mit der Intention, Ursula die Erlangung von mehr Autonomie und Alltagskompetenz zu ermöglichen, scheiterte. Sie wollte dort »nur im Notfall hin«. Wegen der Länge der Erkrankung und drohender Aussteuerung durch die Krankenkasse erfolgt bereits im Alter von 26 Jahren eine Zeitberentung.

Seit 1989 behandele ich sie in meiner Praxis. Ein wesentlicher Fortschritt in diesen ersten Jahren war für sie der Bezug einer eigenen Wohnung. Vorausgegangen waren Zeiten, in denen sie kurzfristig wieder bei den Eltern war, sowie ein Aufenthalt in einer betreuten Wohngemeinschaft. 1993 konnten wir durch großzügige Unterstützung des Klinikdirektors der Rosenquelle in Aachen kostengünstig eine Malgruppe etablieren. Viele meiner Patienten haben zum Teil über Jahre gern daran teilgenommen. Bei den Kassen konnten wir diese Leistungen nicht abrechnen. Ursula hat ganz besonders von diesem Angebot profitiert. Sie entwickelte ungeahnte Kreativität und kam alsbald mit Stapeln von Bildern zu den regelmäßigen Gesprächen.

In einer ersten »Phase« überreichte sie mir die Bilder wortlos und wollte oftmals auf keinen Fall darüber sprechen, es war ihr auch erkennbar wegen ihrer starken affektiven Beteiligung nicht möglich. Später berichtete sie spontan von ihrer jeweiligen Gestimmtheit beim Malen der einzelnen Bilder und den damit verbundenen Assoziationen.

In einer weiteren Phase unserer therapeutischen Arbeit, während der sie weiterhin regelmäßig malte, brachte sie zu jedem Gespräch – kommentarlos – einen meist umfänglichen Brief mit. Erst viel später konnte sie auf ein Medium in der Kommunikation ganz verzichten.

Und es wurde immer deutlicher, dass Kränkungen und Zurücksetzungen in ihrer Kindheit und Jugend und in ihrem familiären Umfeld weiterhin wirksam waren. Ein unendliches Bedürfnis nach Akzeptanz und Anerkennung durch Eltern und Geschwister konkurrierte mit der für sie kaum auszuhaltenden und zutiefst enttäuschenden Erkenntnis einer unerfüllbaren Illusion. Der plötzliche Krebstod der Mutter sowie das Ableben des Vaters einige Jahre später zementierten diese für sie quälende Erkenntnis für immer. Es gelang ihr aber, die Chance, die einer solchen Erkenntnis innewohnt, zu nutzen.

Schon während der Teilnahme an der Malgruppe knüpfte sie freundschaftliche Bande zum Leiter der Gruppe. Christoph, gelernter Handwebmeister, studierte zu dieser Zeit an der Akademie für Handwerksdesign in Aachen und war parallel als Lehrer an der Walldorfschule in einer großen Handweberei tätig. Das Weben wurde zu Ursulas Berufung. In Rekordzeit lernte sie nicht nur Weben, sondern war auch in der Lage Schüler anzuleiten. Darüberhinaus entwickelte sie sehr viel Talent im Entwerfen komplexer Textilmuster. Ihre anfänglich sehr begrenzte Ausdauer steigerte sie alsbald und war innerhalb eines Jahres in der Lage, über Stunden konzentriert zu arbeiten. Wir alle hatten ein solches Potential nach mehr als zwanzigjährigem oft sehr schwerem Krankheitsverlauf nicht vermutet.

Ursula ist jetzt 52 Jahre alt und arbeitet heute in der Weberei in einer Werkstatt für behinderte Menschen. Ihre Krankheit besteht weiter und manchmal benötigt Ursula »Auszeiten«, in denen sie sich zu Hause zurückzieht. Sie hat gelernt über belastende Konflikte zu sprechen. Sie hat gelernt, ihre Interessen zu formulieren, auch wenn es ihr immer noch schwerfällt, sich gegen andere durchzusetzen. Sie hat auch gelernt, dass ihre Arbeit in der Weberei sie mehr als alles andere stabilisiert. Und sie war sehr stolz, als vor kurzem ihre Musterentwürfe den Weg in eine Fachzeitschrift gefunden haben.

Ich habe von Ursula und vielen anderen Patienten gelernt, wie komplex und vielschichtig psychische Erkrankungen verlaufen. Ich lerne immer noch, in meinen therapeutischen Ansprüchen bescheidener zu werden und chronische Verläufe mit unendlicher Geduld zu begleiten. Ich habe gelernt, dass Psychotherapie mit Patienten, die an einer Psychose erkrankt sind, anderen Regeln folgt als Richtlinienpsychotherapie. Psychiatrische Psychotherapie muss sehr individuell erfolgen und meist neben der Pharmakotherapie, die dadurch in der Regel nicht verzichtbar wird. Sie muss auch zeitlich an die Belastbarkeit der Patienten angepasst sein und oftmals über viele Jahre erfolgen; Rückschläge und Enttäuschungen inbegriffen.

Die derzeitigen starren Strukturen in unserer vertragsärztlichen Tätigkeit werden dem in nicht ausreichender Weise gerecht. Mir ist durch die Arbeit mit Patienten deutlich geworden, dass wir medizinische wie auch berufliche Rehabilitation in der Psychiatrie um ein Vielfaches erweitern und ausbauen müssen. In vielen unserer Patienten schlummern ungeahnte Rehabilitationspotentiale. Die meisten Patienten können aber ihre Möglichkeiten derzeit nicht ausschöpfen.

Das Ende der Kustodialpsychiatrie mit der Psychiatrie-Enquete, der gigantische Bettenabbau und der damit verbundene Strukturwandel in der psychiatrischen Versorgung und nicht zuletzt der Ausbau der ambulanten Behandlungsmöglichkeiten haben psychisch Kranken bis dahin ungekannte Möglichkeiten und Chancen eröffnet.

Umso unverständlicher sind Entwicklungen, die seit Jahren zu einer dramatischen Unterfinanzierung ambulanter psychiatrischer Versorgung führen. Während staatliche Garantien für die Finanzierung von Richtlinienpsychotherapie zu immensen Leistungszuwächsen, vor allem im Bereich der Therapie von Befindlichkeits- und Persönlichkeitsstörungen, geführt haben, nimmt die Unterfinanzierung der ambulanten psychiatrischen Therapie skandalöse Ausmaße an. In einem Sozialstaat, der die Gleichbehandlung seiner Bürger gesetzlich verankert hat, bleibt das unverständlich.

■ **Die Reise der Psychiatrie geht weiter.**

Der eigene Anspruch des Fachgebietes und seiner Repräsentanten wächst unaufhörlich. Allein die Fachgebietsbezeichnung »Psychiatrie, Psychotherapie und Psychosomatik« beschreibt einen hohen Anspruch. Der – dafür erforderliche – Umbau der psychiatrischen Versorgungsstrukturen und die Sicherstellung der erforderlichen Finanzierung sind notwendige Voraussetzungen, um diesem Anspruch gerecht werden zu können. Stärkung einer umfassenden, wohnortnahen, individuellen und gut vernetzten ambulanten Versorgung und der Ausbau von geeigneten Rehabilitationsangeboten, das sind ganz wesentliche Aufgaben für die zukünftige Versorgung.

Wir könnten noch viele junge Psychiaterinnen und Psychiater zur Verstärkung gebrauchen! Es erwarten Sie spannende Aufgaben!

Von der Klinikgründung zum Klinikneubau – Psychiatriereform mit Hindernissen

Priv. Doz. Dr. med. Felix M. Böcker

Tätigkeit   Priv. Doz. Dr. med. Felix M. Böcker ist Chefarzt der Klinik für psychische Erkrankungen (Psychiatrie, Psychotherapie und Psychosomatik) am Saale-Unstrut-Klinikum in Naumburg (Klinikum Burgenlandkreis GmbH)

Vita   54 Jahre, geboren in Gelsenkirchen; 1975 – 1981 Studium der Medizin an den Universitäten Kiel und Ulm, 1982 Promotion mit einer Dissertation über Außenkontakte von Patienten während stationärer psychiatrischer Behandlung, 1993 Habilitation mit einer Arbeit über Einstellungen von Patienten zur psychiatrischen Klinikbehandlung; Stationen: Günzburg, Erlangen, Naumburg an der Saale

Ehrenamt   seit 1999 Mitglied im Vorstand der Deutschen Gesellschaft für Psychiatrie, Psychotherapie und Nervenheilkunde DGPPN in der Funktion des Kassenführers, 1994 – 2009 Mitarbeit im Ausschuss für Angelegenheiten der psychiatrischen Krankenversorgung und des Maßregelvollzuges im Land Sachsen-Anhalt

Familie   verheiratet, Vater von vier Töchtern, Großvater von zwei Enkelkindern

Freizeit   Segeln, Wandern, Kommunalpolitik, Kunst, Geschichte u.v.m.

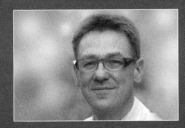

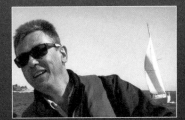

Diesen Beitrag widme ich meiner Frau Andrea und meinen Töchtern Anna-Magdalena, Julia, Daphne und Noemi.

Die Klinik für psychische Erkrankungen am Klinikum Burgenlandkreis, die 1993 als psychiatrische Abteilung am Kreiskrankenhaus Naumburg gegründet wurde, verfügt heute über 90 Betten auf fünf Stationen und 45 Tagesklinikplätze an zwei Standorten. Betrachtet man im Zeitverlauf die Entwicklung der tatsächlich aufgestellten Betten und der tatsächlich vorgehaltenen Tagesklinikplätze (jeweils im Jahresdurchschnitt und im Vergleich zur Krankenhausplanung, ◘ Abb. 5.1), so scheint die Klinik in den ersten sechs Jahren ihres Bestehens kontinuierlich und seitdem in kleinen Schritten gewachsen zu sein. Als ich im Januar 1993 meiner Frau und meinen Kindern vorgeschlagen habe, nach Naumburg zu gehen, war ich tatsächlich überzeugt, für die Versorgung von 50.000 Einwohnern innerhalb von drei Monaten zwei Stationen mit 40 Betten zur Verfügung zu haben und innerhalb von kurzer Zeit einen Neubau am Krankenhaus. Es ist ganz anders gekommen. Wie es wirklich war, zeigen die Zahlen nicht. Diese Geschichte will ich hier erzählen.

Ich bin in Gelsenkirchen geboren, in Köln und Erlangen aufgewachsen, habe in Kiel und Ulm studiert und in Günzburg und Erlangen meine Weiterbildung absolviert. Dass ich Psychiater werden will, wusste ich seit meinem zwölften Lebensjahr. Den Boden der Deutschen Demokratischen Republik habe ich bis zum »Fall der Mauer« nur einmal betreten, als meine Frau und ich im November 1983 mit einem vier Monate alten Töchterchen mit dem Auto von Erlangen nach Westberlin in die Eschenallee zum AMDP-Training gefahren sind. Die Fahrt über die Transitstrecke im Nebel habe ich als gespenstisch in Erinnerung, den in Ostberlin zwischen Bahnhof Friedrichstraße und Alexanderplatz verbrachten Tag als trist und die Grenzkontrolle am Übergang Hirschberg mit Abkassieren eines Bußgelds in »Westwährung« als Schikane – alles in allem keine Einladung zum Wiederkommen. Die erste Tagestour nach dem Mauerfall – über Sonneberg und Eisfeld nach Suhl – verlief gleichfalls ernüchternd. Trotzdem war damals das Gefühl überwältigend, einen historischen Wandel zu erleben und vielleicht mitgestalten zu können.

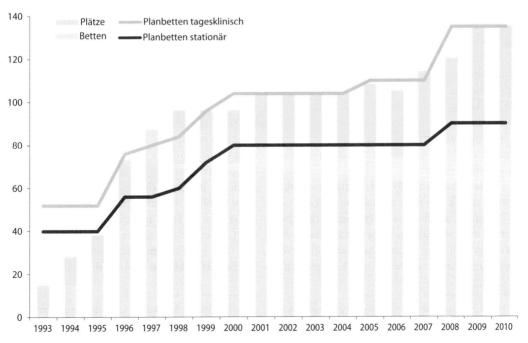

◘ **Abb. 5.1** Entwicklung der Bettenzahl (Planbetten und aufgestellte Betten im Jahresdurchschnitt)

Am 30. Mai 1991 ist der Bericht über die Lage der Psychiatrie in der ehemaligen DDR erschienen[1]. Beschrieben wurden nicht nur verschlissene Gebäude, sondern im Wesentlichen die gleichen Versorgungsstrukturen, die vor dem Beginn der Psychiatrie- Reform auch in der Bundesrepublik Deutschland Anlass zur Kritik gegeben hatten (Psychiatrie-Enquete 1975). Es galt, die Psychiatrie in den »Neuen Bundesländern« zu reformieren und einen Rückstand von fünfzehn Jahren aufzuholen.

Im Januar 1992 habe ich mich in Quedlinburg vorgestellt. Die psychiatrische Klinik sollte 15 km entfernt im Krankenhaus Ballenstedt untergebracht werden. Der schöne Innenhof war mit einem riesigen Haufen Kohle – dem Vorrat an Heizmaterial für den Winter – belegt. Wie in den verfügbaren Räumen die anvisierte Bettenzahl und die notwendigen Therapieräume untergebracht werden sollten, konnte ich mir beim besten Willen nicht vorstellen ...

Am 15.12.1992 hatte ich nachmittags einen Vorstellungstermin im Sozialministerium in Dresden. Ich hatte mich um eine Position als Ärztlicher Direktor eines sächsischen Landeskrankenhauses beworben. Bei mir hatte ich einen Christstollen vom Striezelmarkt – schön mit Paketschnur verpackt – den ich am Vormittag für die Kinder daheim erstanden hatte. Ich erfuhr, die Aufgabe des neuen Ärztlichen Direktors werde darin bestehen, das Krankenhaus innerhalb von fünf Jahren von 750 Betten auf 150 Betten zu verkleinern und zugleich die Strukturen für die Aufnahme der Langzeitpatienten in den Gemeinden zu entwickeln. Als die Einladung zum abschließenden Vorstellungsgespräch beim Minister eintraf, hatte ich mich schon anders entschieden ...

Im Januar 1993 hat Prof. Lungershausen mich gefragt, ob ich mir nicht einmal das Krankenhaus in Naumburg ansehen will. Dort werde ein Chefarzt für eine neu zu gründende psychiatrische Abteilung gesucht. Die Stellenanzeige, die einige Wochen zuvor im Deutschen Ärzteblatt erschienen

war, hatte mich nicht angesprochen. Der Bitte meines Chefs folgend habe ich per Telefon einen Vorstellungstermin für den 20.01.1993 vereinbart, am 14.01.1993 meine Bewerbung hinterher geschickt und am 28.01.1993 die angebotene Stelle zum 01.03.1993 angenommen.

Was war damals ausschlaggebend? Der Krankenhausplan sah für das Kreiskrankenhaus Naumburg eine psychiatrische Abteilung mit 40 Betten und eine Tagesklinik mit 12 Plätzen vor. Bestandteil der Zielplanung des Krankenhauses war ein Neubau auf dem Gelände des Krankenhauses an der Humboldtstraße. Bis dahin sollte die neue Abteilung vorläufig in einem dreistöckigen Gebäude untergebracht werden, das etwa zwei Kilometer vom Krankenhaus entfernt in einem Villenviertel am Rand der Innenstadt lag, um 1840 als Wohnhaus errichtet und um 1890 zum Krankenhaus erweitert worden war (»Friedensstraße«). Mir gefiel die Lage – zentrumsnah, aber im Grünen mit großem Garten – und die Atmosphäre – historische Bleiverglasung mit zauberhaften Jugendstilmotiven im Treppenhaus. Die Tagesklinik sollte am 1. März in Betrieb gehen, zwei Bettenstationen am 1. Juli nach Renovierung der Räume.

Nach dem Psychiatrie-Plan des Landes Sachsen- Anhalt aus dem Jahr 1992 galt der Aufbau von psychiatrischen Abteilungen an Allgemeinkrankenhäusern im Süden des Landes als »Aufgabe mit höchster Priorität«. Auch wenn mit einer geringeren Bettenzahl begonnen werden müsse, sei der Ausbau zu einer die Vollversorgung übernehmenden Einrichtung – für die eine Größe von 80 bis 90 Betten plus Tagesklinik vorgesehen war – »zügig voranzutreiben«[2]. Einige Patienten aus der Region waren zuvor im Krankenhaus Altscherbitz in Schkeuditz versorgt worden. Seit der Bildung der »Neuen« Bundesländer war das Landeskrankenhaus Bernburg zuständig, knapp einhundert Kilometer – seinerzeit rund drei Autostunden – entfernt. Mein Ziel war es, für die Region, die damals aus fünf Landkreisen (Naumburg, Nebra, Zeitz, Weißenfels und Hohenmölsen) mit insgesamt rund

---

1   Aktion psychisch Kranke (im Auftrag des Bundesministers für Gesundheit): Zur Lage der Psychiatrie in der ehemaligen DDR – Bestandsaufnahme und Empfehlungen. Bonn, 30.05.1991

2   Ministerium für Arbeit und Soziales des Landes Sachsen-Anhalt: Programm und Bericht der Landesregierung zur psychiatrischen Versorgung im Land Sachsen-Anhalt. Magdeburg, Juni 1992

250.000 Einwohnern bestand, eine psychiatrische Abteilung am Allgemeinkrankenhaus aufzubauen nach den Prinzipien der regionalen Versorgungsverpflichtung und der einstufigen Vollversorgung, mit räumlicher und struktureller Integration in das somatische Krankenhaus, mit niedrigschwelligem Zugang, mit möglichst offenen Türen, mit stationsintegrierter teilstationärer Behandlung, mit integrierter schulenübergreifender störungsspezifischer Psychotherapie und mit berufsgruppenübergreifender Zusammenarbeit.

Am Sonntag, dem 28.02.1993, meinem 36. Geburtstag, bin ich nach Naumburg aufgebrochen, um am 01.03.1993 meinen Dienst als Chefarzt einer noch nicht existierenden Klinik anzutreten. Zur Verfügung hatte ich einen Arbeitsraum, der von einem durchdringenden Duft nach Heizöl aus dem darunter liegenden Tanklager erfüllt war, einen Schreibtisch aus Sperrholz im Format 120 x 60, ein orangefarbenes Telefon, aus dem in der Regel ein Besetztzeichen zu hören war, und Schwester Susi aus der Kinderklinik, die – ich weiß nicht wo – einen Putzeimer aufgestöbert hatte und anfing, erst einmal sauber zu machen. Irgendwie haben wir es innerhalb weniger Tage geschafft, ein Schwesternzimmer, einen Aufenthalts- und Speiseraum für Patienten und einen Raum für Beschäftigungstherapie so herzurichten, dass am 03.03.1993 die neue Tagesklinik in Anwesenheit des Psychiatrie- Referenten aus dem Sozialministerium, des Landrates und der Presse feierlich eröffnet werden konnte. Am Tag danach habe ich bei einem Konsiliarbesuch auf einer internistischen Station einer Patienten mit einer typischen – damals noch »endogen« genannten – Depression die Übernahme in die teilstationäre Behandlung der psychiatrischen Tagesklinik angeboten.

Ich hatte mich mit der Literatur zur Tagesklinik befasst und kannte die Tageskliniken in Würzburg und Nürnberg mit ihren auf junge Patienten mit schizophrenen Psychosen ausgerichteten rehabilitativen Konzepten. Meine Versuche, an der psychiatrischen Universitätsklinik in Erlangen eine Tagesklinik einzurichten, waren am Begehren der bayrischen Krankenkassen gescheitert, für jeden

Tagesklinikplatz ein stationäres Bett abzubauen. So hatte ich selbst bis dahin noch nie einen Patienten teilstationär behandelt. In den zehn Monaten bis zum Ende des Jahres 1993 wurden in der Tagesklinik Naumburg 81 Patienten aufgenommen.[3]

Im Nachhinein war es richtig, dass ich alle Brücken hinter mir abgebrochen und eine Rückkehr an den alten Arbeitsplatz ausgeschlossen hatte. Es zeigte sich rasch, dass es mit einer malermäßigen Instandsetzung von Räumen nicht getan war. Zwei Stockwerke »der Friedensstraße« waren noch mit chirurgischen Stationen belegt; andere Teile des Bauwerks waren schwammbefallen und einsturzgefährdet. Die von einem Stuttgarter Planungsbüro bis Mai 1993 erstellte erste Kostenschätzung für die Sanierung belief sich auf rund 7.000.000 DM. Den Förderantrag habe ich selbst dem Psychiatrie-Referenten im Sozialministerium überbracht. Ich sehe noch vor mir, wie Dr. Nehring den Aktenordner aufschlägt, einen Blick auf die Summe wirft, den Ordner wieder schließt und mit den Worten »zu teuer« mir wieder über den Tisch reicht.

Das Krankenhaus hatte sich mir gegenüber vertraglich verpflichtet, 40 psychiatrische Betten zur Verfügung zu stellen. Wo sollten nun die versprochenen – und dringend notwendigen – psychiatrischen Betten hin? In einem anderen Außenhaus war die Kinderklinik untergebracht, die eine zweigeschossige Jugendstilvilla zu einer wunderschönen »Mutter- und Kind-Station« für Wöchnerinnen ausgebaut hatte, mit Babywanne und Wickeltisch in jedem Zimmer und einem großzügigen Besprechungsraum im Souterrain (»Wenzelsring«). Nun wurden kaum noch Kinder geboren, so dass die Station weitgehend leer stand. Gegen Widerstände konnte der Ärztliche Direktor zunächst den Verwaltungsdirektor und dann den Betriebsausschuss dazu bewegen, die Villa am Wenzelsring der bettenlosen psychiatrischen Abteilung zur Verfügung zu stellen, was die Chefärztin der Kinderklinik mir lange nicht verziehen hat.

Am 14.07.1993 hat der Betriebsausschuss des Krankenhauses den notwendigen Beschluss gefasst. Am 10.09.1993 haben wir in einem Seitenflügel der chirurgischen Station in der Friedens-

---

3　Böcker, F.M.: Psychiatrie in den »neuen« Ländern. Fortschr. Med. 112/7 (1994): S. 3, 67-68.

straße provisorisch acht stationäre Betten in Betrieb genommen, am 22.10.1993 am Wenzelsring einen »Tag der offenen Tür« veranstaltet und am 25.10.1993 eine Station mit zwei Vierbettzimmern, zwei Dreibettzimmern und einem Zweibettzimmer auf zwei Etagen – mit Gruppenraum und Ergotherapie im Souterrain – in Betrieb genommen. Hier wurden Patienten im Alkoholentzugsdelir ebenso aufgenommen wir suizidale Patientinnen oder bettflüchtige verwirrte demenzkranke Patienten. Für den Bereitschaftsdienst hatte ich einen »Europieper«: Wenn das Gerät sich meldete, stand ich auf, zog mich an und ging zur nächsten Telefonzelle, um auf der Station nachzufragen, was es gibt.

Zugleich wurde ein ortsansässiges Planungsbüro beauftragt, für die Sanierung der Friedensstraße eine neue Planung zu erarbeiten. Die am 19.08.1993 vorgelegte Kostenschätzung belief sich auf 3.750.000 DM. Erneut habe ich mit den Plänen beim Psychiatrie- Referenten des Sozialministeriums vorgesprochen. Nun bekam ich die Auskunft, das Vorhaben werde nur dann gefördert, wenn auch die geschlossene Unterbringung von zwangseingewiesenen und nach PsychKG LSA[4] und Betreuungsrecht richterlich untergebrachten Patienten vorgesehen wird. Auf meinen Einwand hin, dass das alte Gebäude viel zu verwinkelt und zu unübersichtlich sei, um eine geschlossene Station einzurichten, nahm Dr. Nehring einen Bleistift zur Hand und zog eine Linie durch die Mitte des Stationsflurs, um vorzuschlagen, die Station an dieser Stelle zu teilen in eine geschlossen geführte und eine offene Hälfte – mit dem Schwesternstützpunkt genau in der Mitte. (Tatsächlich haben wir mit diesem Konzept gute Erfahrungen gemacht und es später in unsere Neubauplanung übernommen.) Im Winter 1993/1994 ist bei laufendem Betrieb die Sanierung des Daches vorgenommen worden. Die nach Erarbeitung der «Haushaltsunterlage Bau» (HU- Bau) mit Bescheid vom 10.08.1994 bewilligte Fördersumme von 7.682.000 DM lag dann sogar über der ersten, als »zu teuer« verworfenen Kostenschätzung.

Selbstverständlich sahen die Bauleute keine Möglichkeit, eine so umfangreiche Instandsetzung und Modernisierung bei laufendem Betrieb durchzuführen. Also musste für die psychiatrische Tagesklinik vorübergehend eine andere Unterkunft gefunden werden. Zusammen mit dem ärztlichen Direktor habe ich damals zahlreiche leerstehende Immobilien angesehen und auf ihre Eignung für eine Tagesklinik geprüft: Von der Röntgenabteilung der ehemaligen Poliklinik über eine Zahnarztpraxis am Markt bis zu einem Kindergarten in einer Fabrikantenvilla am Spechsart, um nur einige Beispiele zu nennen: Auch das Lehrlingswohnheim und die Postfachschule standen zur Disposition. Schließlich wurden wir fündig in der ehemaligen veterinärmedizinischen Versuchsanstalt in der Weißenfelser Straße, die zeitweise als Schulküche gedient hatte: Hier ließ sich mit vertretbarem Aufwand das Obergeschoss zu einer psychiatrischen Station und das Erdgeschoss zu einer Tagesklinik umgestalten. Der Krankenhausleitung gefiel mein Konzept gut – so gut, dass entschieden wurde, dort die in der Friedensstraße verbliebenen chirurgischen Betten unterzubringen. So war die erhoffte Erweiterung der Bettenkapazität für die psychiatrische Abteilung zunächst wieder vom Tisch.

Die Tagesklinik ist im Januar 1995 in leerstehende Büroräume umgezogen, die bei einer auf Baugrunduntersuchungen spezialisierten Ingenieurgesellschaft angemietet wurden. Zeitweise mussten sich dort vier Mitarbeiter einen Arbeitsraum vom neun Quadratmetern teilen, und es kam vor, dass Patienten sich versehentlich in die Arbeitsräume der Ingenieure verirrten, was aber der guten Nachbarschaft keinen Abbruch tat. Im Erdgeschoss der ehemaligen Schulküche in der Weißenfelser Straße haben wir im März 1995 in zwei Fünfbettzimmern und einem Zweibettzimmer eine »Nachsorgestation« mit zwölf Betten eingerichtet. Nun war die Klinik zwar auf drei Standorte im Stadtgebiet verteilt, hatte aber neben der Tagesklinik wenigstens 28 Betten.

Nach vierzehn Monaten Bauzeit konnten am 29.02.1996 – drei Jahre nach der Gründung der Abteilung – mit einem »Tag der offenen Tür« in der Friedensstraße zwei psychiatrische Stationen mit je 16 Betten und die »Tagesklinik« mit acht stationären Betten und zwölf teilstationären Plätzen in Be-

---

4   Gesetz über Hilfen für psychisch Kranke und Schutzmaßnahmen des Landes Sachsen-Anhalt (PsychKG LSA) vom 30.01.1992

trieb genommen werden. Von nun an wurden den Stationen differenzierte Aufgaben zugewiesen: Die PSY-1 im Erdgeschoss war als »Seniorenstation« konzipiert, die PSY-2 im Obergeschoss als »Akutstation«, die PSY-3 im Dachgeschoss als »Psychotherapie- Station« und die PSY-4 am Wenzelsring als »Suchtstation«. Mit 56 Betten und 20 auf die Stationen verteilten Tagesklinikplätzen hatte die Klinik eine Größe erreicht, die eine Differenzierung erlaubte, die aber für den Versorgungsauftrag immer noch nicht ausreichend war. Nach dem Psychiatrieplan[5] von 1996 sollte von Naumburg aus nicht nur der Burgenlandkreis, sondern auch der damalige Landkreis Weißenfels versorgt werden[6]. 56 Betten für ein Pflichtversorgungsgebiet mit 235.000 Einwohnern bedeuten eine Bettenmessziffer von 0,24 – als bedarfsgerecht gelten 0,6 bis 0,8 Betten pro eintausend Einwohner. Bereits im Oktober 1997 blieb uns keine andere Wahl, als das Provisorium in der Weißenfelser Straße wieder in Betrieb zu nehmen.

Im gleichen Jahr wurde die Abteilung unfreiwillig in kommunalpolitische Turbulenzen verwickelt: Zu Beginn der 90er Jahre hatte der Landkreis für umfangreiche Investitionen der kommunalen Kurbetriebsgesellschaft der Stadt Bad Kösen eine Bürgschaft übernommen. Nun war die »Kubi« insolvent; das »Haus Elisabeth«, 1895 als »Sommervilla« eines vermögenden russischen Pelzhändlers erbaut, in den neunziger Jahren um ein Bettenhaus erweitert und mit rund 15.000.000 DM belastet, stand leer. Der Landrat erwartete, dass sein Krankenhaus ihn in dieser Krise unterstützt. Als treuer Mitarbeiter des kommunalen Krankenhauses habe ich im Oktober 1997 schweren Herzens alle Hoffnungen auf einen Klinikneubau beiseitegelegt, mir die leerstehende Reha-Klinik angesehen und ein Konzept für eine Nutzung als psychiatrische Klinik erstellt. In Zusammenarbeit mit der Kommunalpolitik, dem Ministerium und mehreren Planungsbüros und unter Einsatz von Arbeitszeit

und Geld wurde die Planung über ein Jahr vorangetrieben, bis zur Ausschreibung der Umbaumaßnahmen und einem detaillierten Einrichtungsplan. Erst im Oktober 1998 wurde anlässlich einer Besprechung im Bauordnungsamt des Landkreises von Mitarbeitern der Kreisverwaltung aktenkundig gemacht, dass die Betriebserlaubnis für das Gebäude sich auf einen Beherbergungsbetrieb und nicht auf ein Krankenhaus bezieht, dass der Verlust des Bestandsschutzes durch eine Nutzungsänderung nachträgliche Brandschutzmaßnahmen erforderlich macht, die in dem denkmalgeschützten Gebäude nicht zu realisieren sind, dass also das Vorhaben, in der ehemaligen Reha-Klinik eine psychiatrische Klinik einzurichten, nicht durchführbar ist. Obwohl seine eigene Verwaltung den Plan zu Fall gebracht hat, hat der damalige Landrat sich nie von der Vorstellung lösen können, dass ich es gewesen sei, der seinen Versuch zur Rettung von Bad Kösen sabotiert hat. Das Gebäude wurde später an eine Aktiengesellschaft veräußert, die darin seit zehn Jahren eine psychosomatische Rehabilitationsklinik betreibt; die Schuldenlast ist natürlich bei der Stadt Bad Kösen verblieben.

Mit der geplanten Verlagerung nach Bad Kösen wäre aus der Abteilung am Allgemeinkrankenhaus letztlich ein Fachkrankenhaus geworden. Nachdem die Pläne soweit gediehen und dann so abrupt und unerwartet gescheitert waren, wurden weitere Notlösungen zur Erweiterung im Bestand geprüft (und verworfen): Im November 1998 habe ich ein Nutzungskonzept für ein Nachbargebäude in der Friedensstraße erstellt (das heute von der Lebenshilfe genutzt wird) und im Januar 1999 ein Konzept für die ehemalige Kinderklinik (heute ein Altenpflegeheim). Einmal mehr musste dann die Psychiatrie für sachfremde politische Zwecke herhalten: Auch das Krankenhaus des ehemaligen Landkreises Nebra, das aus einer Klinik für Innere Medizin und einer Klinik für Chirurgie an zwei Standorten außerhalb des Städtchens Laucha im Unstruttal bestand, die überdies sechs Kilometer voneinander entfernt lagen, war im Kielwasser der Kreisgebietsreform mit dem Krankenhaus Naumburg fusioniert worden. Die Krankenkassen erwarteten von der Krankenhausleitung eine Schließung der beiden unwirtschaftlichen Häuser, die Lokalpolitiker einen Erhalt der »wohnortnahen Versorgung« und

---

5 Ministerium für Arbeit, Soziales und Gesundheit: Psychiatrische Versorgung und Suchtkrankenversorgung im Land Sachsen- Anhalt Teil 1: 1. Fortschreibung des Psychiatrie-Plans. Magdeburg: November 1996

6 Böcker, F.M.: Der Beitrag psychiatrischer Abteilungen zur Umgestaltung der stationären Versorgung: Das Beispiel Sachsen-Anhalt. Psychiat. Prax. 25 (1998) 179-182.

der Arbeitsplätze. Zunächst wurde die chirurgische Abteilung geschlossen und die Innere Abteilung vom Fliegerhorst an die Hirschrodaer Straße verlegt; nun stand die Schließung der Inneren Abteilung an. Die Psychiatrie konnte Betten nur zu gut gebrauchen. Deshalb konnte ich mich der Bitte nicht verschließen, an der vorübergehenden Standortsicherung mitzuwirken. Im Oktober 1999 stand das Konzept für zwei Stationen mit 32 Betten. Am 01.12.2000 wurde die kleine Station in der Weißenfelser Straße endgültig geschlossen (das Gebäude ist wenig später abgebrannt und inzwischen abgerissen) und die Außenstelle in Laucha – selbstverständlich mit einem Tag der offenen Tür – eröffnet. Um die Entwicklung der Außenstelle zu unterstützen, habe ich seinerzeit meine Arbeitsräume von Naumburg nach Laucha verlegt. Fünf Jahre lang habe ich vormittags in Naumburg Visite gemacht und bin mittags in das zwanzig Kilometer entfernte Laucha gefahren.

Wir haben damals keine Möglichkeit gesehen, den beiden Stationen in Laucha eine spezialisierte Funktion in einer nach Krankheitsbildern differenzierten Struktur wie in Naumburg zuzuweisen. Hingegen bestand die Chance, ein stationsübergreifendes Therapiekonzept zu erproben. Den beiden Stationen wurden Teile des Einzugsgebietes als »Sektoren« zugeordnet (der Station PSY-5 der Burgenlandkreis westlich der Saale und der Station PSY-6 der Landkreis Weißenfels). Stationsübergreifend wurde eine »Basisgruppe«, eine »Intensivgruppe«, eine »Suchtgruppe« und eine »Seniorengruppe« eingerichtet. Das damals erprobte Konzept bildet heute die Grundlage für die Therapiepläne der gesamten Klinik.

Insgesamt hatte die Klinik nun – knapp acht Jahre nach ihrer Gründung – mit 80 Betten und 24 Tagesklinikplätzen eine Größe erreicht, wie sie im Psychiatrieplan von 1992 für eine psychiatrische Abteilung vorgesehen war – allerdings in alten und teilweise unsanierten Gebäuden an drei verschiedenen Standorten fernab des somatischen Krankenhauses. Insofern war das Thema »Neubau« aus der Zielplanung von 1992 noch immer auf der Agenda.

Den Beschluss, einen Neubau für die psychiatrische Abteilung zu errichten, hat der Kreistag Naumburg bereits im Oktober 1993 gefasst. Das

erste Raumprogramm wurde dem Sozialministerium im April 1994 übergeben. Daraus wurde erst einmal nichts, weil die Landesregierung im Mai 1994 ein Gutachten zur Krankenhausperspektivplanung angekündigt hat. Im Februar 1996 wurde das Gutachten von Prognos vorgelegt (es sollte nicht das letzte bleiben) und im November 1996 die Fortschreibung des Psychiatrie-Plans. Im Dezember 1997 haben wir Leitlinien für ein neues Raumprogramm erarbeitet, im September 1998 einen Situationsbericht an die Landesverbände der Krankenkassen geschickt und im November 1998, Februar 1999 und November 1999 Gespräche im Ministerium geführt.

Eine der Schwierigkeiten bestand nun in der Frage, was aus dem mit Fördermitteln sanierten Gebäude in der Friedensstraße werden soll. Die Vertreter der Krankenkassen bestanden auf einer Konzentration der Klinik an einem Standort, so dass eine »kleine« Lösung mit einem verkleinerten Neubau in der Humboldtstraße unter Beibehaltung der Friedensstraße nicht in Betracht kam. Die zu gründende Klinik für Geriatrie in ein Außenhaus auszulagern, war ebenfalls nicht konsensfähig. Ein weiterer Streitpunkt betraf die Größe der neuen Klinik: Ich hatte sechs Stationen mit je 16 Betten vorgeschlagen, woraus sich 96 Betten ergeben hätten; vom Ministerium wurden dann fünf Stationen mit je 18 Betten bewilligt. Schließlich gab es im Mai 2000 grünes Licht für die Ausschreibung der Planungsleistungen; im September 2000 wurde die »Haushaltsunterlage Bau« eingereicht, und am 28.12.2000 erging der Förderbescheid. Im September 2001 wurde die Ausführungsplanung vergeben – allerdings nicht an das Büro, das die Entwurfsplanung erstellt hatte. Im November 2001 wurden die förderfähigen Gesamtkosten mit 13.989.457 Euro festgestellt. Im Mai 2002 hat die Anlaufberatung zur Ausführungsplanung stattgefunden, im Mai 2003 der erste Spatenstich und am 03.11.2005 mit einem Tag der offenen Tür die Einweihung der neuen Klinik. Seitdem ist die Klinik für psychische Erkrankungen (Psychiatrie, Psychotherapie und Psychosomatik) an einem Standort auf dem Gelände des Klinikums konzentriert. (Mit dem Krankenhausplan für 2008 wurden uns dann auch die Planbetten – und damit das Budget – zugestanden, die sich aus der vom Planungsausschuss genehmigten

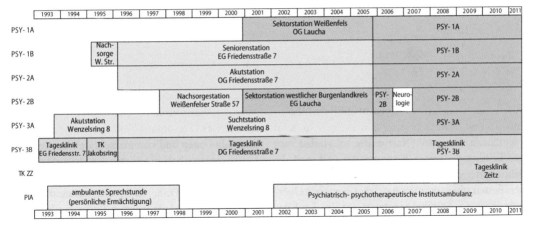

Abb. 5.2 Entwicklung der Strukturen (Stand 30.06.2011)

Größe der neuen Klinik ergaben.) Die Außenhäuser (Friedensstraße, Wenzelsring, Laucha) wurden an freie Träger abgegeben und werden jetzt als Altenpflegeheime genutzt.

Ganz ohne Außenstelle werden wir die regionsbezogene Versorgung aber auch künftig nicht sichern können: Am bis dahin nervenärztlich unversorgten Georgius- Agricola- Klinikum Zeitz[7] haben wir im Frühjahr 2008 einen Konsiliardienst und im Sommer 2008 eine Außenstelle der Institutsambulanz eingerichtet und (nach einem Planungsvorlauf von zwölf Jahren) im Februar 2009 eine Tagesklinik mit 15 Plätzen. Etwas Ähnliches planen wir am Krankenhaus Weißenfels, das allerdings einen anderen Träger hat.

Trotz der beschriebenen chaotisch anmutenden Zustände weist die Entwicklung der einzelnen Stationen der Klinik eine bemerkenswerte Kontinuität und Stabilität auf (Abb. 5.2). Der Teambildung und der Konzeptentwicklung hat die gestufte Entwicklung gut getan.

Am Beginn stand die Tagesklinik – als Provisorium im unsanierten Erdgeschoss der Friedensstraße, dann für ein Jahr bei »Baugrund« am Jakobsring, knapp zehn Jahre im Dachgeschoss der Friedensstraße und seitdem im Neubau im 3. Obergeschoss. Der Arbeitsschwerpunkt hat sich früh verlagert von einer Allround- Versorgung aller Patienten zu einem psychotherapeutisch- rehabilitativen Schwerpunkt.[8]

Sechs Monate später kam die erste Bettenstation hinzu, zunächst als Akutstation, dann knapp zehn Jahre lang als Suchtstation und heute im Neubau im dritten Obergeschoss als Sektorstation für die Stadt Naumburg.

Aus der zweiten Bettenstation – in den Räumen der ehemaligen Schulküche – wurde in der Friedensstraße eine gerontopsychiatrische Station und im Neubau eine offene gemischt belegte Station, die einen Teil des Sektors »nordwestlicher Burgenlandkreis« versorgt.

1996 sind mit der Eröffnung der Friedensstraße erstmals geschlossen geführte Betten hinzu- gekommen. Insofern gab es beim Umzug in den Neubau bereits ein Team, das fast ein Jahrzehnt lang Erfahrungen mit hocherregten oder suizidalen oder zwangseingewiesenen und richterlich untergebrachten Patienten gesammelt hatte. Bis 2005 standen dafür nur acht Betten zur Verfügung; seitdem sind es auf den drei »A- Stationen« jeweils sechs Betten, insgesamt also 20% der Betten, die bei Bedarf geschlossen geführt werden können. Natürlich

---

7 Böcker, F.M.: Konsiliardienste in den Fachgebieten »Psychiatrie und Psychotherapie« und »Psychosomatische Medizin und Psychotherapie« im Land Sachsen- Anhalt. Psychosom. Konsiliarpsychiat. 2 (2008): 228-235

8 Böcker, F.M., K. Höpfner, A. Böcker: Psychotherapie in der Tagesklinik. Fortschr. Med. 116 (1998) 25: 30 – 33.

haben wir beim Bauen Fehler gemacht, die wir gern vermieden hätten.[9]

Ein Wort zu den Mitarbeitern der »ersten Stunde«: Von den drei Pflegekräften, die im März 1993 mit mir gestartet sind, gehören zwei noch heute zu den Führungskräften des Pflegedienstes: Schwester Astrid leitet mit großer Umsicht die Institutsambulanz und Schwester Ingrid die Tagesklinik in Naumburg. Schwester Katrin, die im Herbst 1993 die Leitung der ersten Bettenstation und 1996 die Leitung der ersten Station mit geschlossen geführten Betten übernommen hat, trägt heute als Oberschwester der Klinik Verantwortung. Im Lauf der Jahre wurden immer wieder zahlreiche Pflegekräfte aus somatischen Kliniken übernommen und für die Psychiatrie und Psychotherapie begeistert und geschult. Nicht in jedem Einzelfall konnte ein solcher Integrationsversuch gelingen, aber ich bin voller Respekt für die Anpassungs- und Veränderungsbereitschaft und die Offenheit für neue Erfahrungen »trotz« jahrzehntelanger Berufspraxis.

Im ärztlichen Dienst stand mir zunächst ein junger Kollege zur Verfügung, dem nach der DDR-Personalplanung einmal die Aufgabe zugedacht war, später die Position des Ärztlichen Direktors zu übernehmen, den der Chefarzt der Chirurgie aber als für sein Fachgebiet ungeeignet befunden hatte. Im Herbst 1993 kam eine Ärztin im Praktikum hinzu. Im Lauf der Jahre sind siebzig ärztliche Kollegen für kürzere oder längere Zeitabschnitte hier im Haus tätig geworden (aktuell sind es 19). Unter den Kollegen, an deren Weiterbildung ich beteiligt sein durfte, sind, soweit ich die Katamnesen kenne, mindestens sechs, die später eine Chefarzt- Position übernommen haben; elf Oberärzte, neun Kollegen, die sich als Psychiater oder ärztliche Psychotherapeuten niedergelassen haben, und acht niedergelassene Fachärzte für Allgemeinmedizin oder innere Medizin. Seit dem Umzug in den Neubau sind es nicht mehr bauliche und organisatorische Mängel, von denen die Entwicklung der Klinik behindert wird; seit mehr als zehn Jahren ist der Ärztemangel zum entscheidenden Hindernis für die Einlösung

der Ansprüche an eine moderne gemeindepsychiatrische Versorgung geworden.[10, 11, 12]

Die Prinzipien, mit denen ich angetreten bin, um die klinische Versorgung regionsbezogen zu organisieren, haben sich in all den Jahren nur wenig geändert. Hinzugekommen ist die Dezentralisierung der konsiliarischen, teilstationären und ambulanten Versorgung und die Vernetzung mit der ambulanten und komplementären Versorgung. Übernommen haben wir das Konzept, Stationen für die geschlossene Unterbringung zu teilen, und das Konzept der inneren Sektorisierung mit stationsübergreifend organisierten Gruppen. In einem Findungsprozess, an dem nahezu alle Mitarbeiter beteiligt waren, wurde ein »ebenenbezogenes« Gruppenkonzept entwickelt. Wichtige Anregungen und hilfreiche Unterstützung habe ich seit 1994 in der Arbeitsgemeinschaft der Abteilungspsychiater (ACKPA) und deren Arbeitskreis »Sektorisierte Versorgungspflichtung« (»Kommendekreis«) bekommen.

Abschließend will ich kurz die Frage streifen, wie es der Familie ergangen ist: Was hat das Abenteuer für meine Frau und meine Kinder bedeutet? 1993 war es schwierig, in Naumburg eine passende Wohnung zu finden. In den ersten sechs Monaten habe ich im Lehrlingswohnheim des Landkreises gewohnt; dort hatte ich immerhin ein Vierbettzimmer zur Verfügung. Mit Beginn des Schuljahres mussten auch Frau und drei Töchter für sechs Wochen dort Quartier beziehen. Schließlich hat uns die gemeinnützige Wohnungsgesellschaft der Stadt ein Reihenhaus vermietet, nachdem wir uns verpflichtet hatten, die Kosten der Sanierung zu übernehmen und über zehn Jahre »abzuwohnen«. Deshalb haben wir erst 2003 ein Grundstück gekauft und selbst gebaut.

---

9 Böcker, F.M.: Bauliche Sicherheit in allgemeinpsychiatrischen Kliniken. PsychiatPrax 35 (2008) 407–410.

10 Böcker, F.M.: Nachwuchsmangel in psychiatrisch- psychotherapeutischen Kliniken der Neuen Bundesländer – Ergebnisse einer Umfrage. Nervenarzt 75/8 (2004) 840–842.

11 Böcker F.M.: Nachwuchs als Zukunftsproblem der Psychiatrie. In: Schneider, F. (Hrsg.): Entwicklungen der Psychiatrie. Heidelberg 2006: Springer, S. 55–68.

12 Böcker, F.M., S. Kühnle: Berufliche Orientierung für Abiturienten – Ein Projekttag zur Gewinnung von ärztlichem Nachwuchs für die Psychiatrie, Psychotherapie und Psychosomatik. (DGPPN- Nachwuchskampagne Teil 2). Nervenarzt 80 (2009) 1522–1524.

Die Älteste musste ein Schuljahr wiederholen, weil sie in Bayern mit Latein begonnen hatte und zwei Jahre Englisch aus dem Stand nicht nachholen konnte. Die beiden großen Töchter haben von der neunten Klasse an die Landesschule Pforta – zwischen Naumburg und Bad Kösen – besucht und dort im Internat gelebt. Anna hat in (Ost)-Berlin Medizin studiert, einige Jahre in einer Klinik für Geriatrie gearbeitet und verbringt derzeit mit ihrem Partner, einem Literaturwissenschaftler, und ihrer neu geborenen Tochter zwei Jahre in Cambridge. Julia hat in Freiburg und Basel verschiedene geisteswissenschaftliche Fächer belegt, hat eben ihre Magisterprüfung hinter sich gebracht und ist mit dem Vater ihres Sohnes, einem promovierten Chemiker, nach Hamburg gezogen.

Die beiden jüngeren Töchter haben von der fünften Klasse an täglich 30 Kilometer mit dem Schulbus auf sich genommen, um anstelle der »Orientierungsstufe« ein privates Gymnasium zu besuchen. Daphne hat in Göttingen mit 21 Jahren den Bachelor in Mathematik abgelegt und strebt den Master an; Noemi, die in Naumburg geboren wurde, will nach dem Abitur jetzt erst einmal ein freiwilliges soziales Jahr in einem osteuropäischen Land verbringen.

Meine Frau, die eigentlich Landärztin oder Hämatologin werden wollte und durch Prof. Hole (Weissenau) zur Psychiatrie kam, war in Erlangen beteiligt am Aufbau der Psychosomatik (unter Prof. Joraschky, heute Dresden) und an der Geschäftsführung der PSAG. In Naumburg gab es 1993 ein Modellprojekt »Gemeindenahe Psychiatrie« – eines von zehn Modellvorhaben, die von der Bundesregierung in den neuen Ländern gefördert wurden. Ich hätte es gern gesehen, wenn sie dort eine Möglichkeit bekommen hätte, die Entwicklung der komplementären Versorgung mit zu gestalten. Dort führte aber kein Weg hinein. Im Sommer 1994 war die Situation so, dass ich für die Klinik unbedingt einen zweiten Facharzt brauchte und sie nach der letzten Babypause eine neue Stelle. So kam es dazu, dass sie seitdem als leitende Oberärztin an meiner Seite steht. Wir leiten die Klinik gemeinsam und teilen uns die Aufgaben. Ohne diese Unterstützung, ohne das Verständnis für Zwangslagen und Notsituationen hätte ich die schwierigen Jahre niemals durchstehen können.

Natürlich sind Schwierigkeiten und Rückschläge nicht spurlos an uns vorüber gegangen. Es gab Zeiten, in denen ich mich – mehr oder weniger halbherzig – nach einer anderen Stelle umgesehen habe; es gab Zeiten, in denen ich manifest depressiv erkrankt war und mich selbst antidepressiv behandelt habe, was nicht lege artis ist und nicht zur Nachahmung empfohlen werden soll. Immer wieder hat dann der Wunsch, das begonnene Projekt zu Ende zu führen und die Mitarbeiter nicht im Stich zu lassen, den Ausschlag gegeben, und ich hoffe, das wird auch in den kommenden zwölf Jahren noch so bleiben.

Warum ich doch kein Psychoanalytiker geworden bin

Prof. Dr. med. Martin Bohus

Tätigkeit   Prof. Dr. med. Martin Bohus ist Lehrstuhlinhaber für das Fach Psychosomatische Medizin und Psychotherapie an der Universität Heidelberg und Direktor der Klinik für Psychosomatische Medizin und Psychotherapie am Zentralinstitut für Seelische Gesundheit, Mannheim

Vita   55 Jahre, geboren in Erlangen; 1978 – 1985 Studium der Medizin und Philosophie an der Universität Freiburg, 1988 Promotion in Medizin an der Universität Freiburg, 2001 Habilitation für das Fach Psychiatrie und Psychotherapie in Freiburg; Stationen: Freiburg, Seattle, Basel, Mannheim

Ehrenamt   Präsident des Deutschen Dachverbandes DBT und Vorstandsmitglied der DGPPN

Familie   verheiratet, Vater von zwei Söhnen (27; 14) und einer Tochter (11)

Freizeit   Klettern, Mountainbike, Snow-boarding, Klarinette, Schreiben

Motto   If there is a difference between a book and a bird, believe the bird. (Chinesische Bauernweisheit)

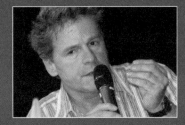

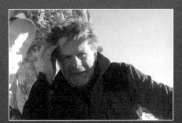

Natürlich war ich Marxist, und natürlich schwänzte ich die Schule, um vor den Fabriktoren in München den »Roten Morgen« zu verkaufen. Ich wollte wichtig sein, ich war leicht zu ideologisieren – ich hatte die besten Voraussetzungen, Psychoanalytiker zu werden. Es gab nur ein Problem– ich wollte immer schon etwas bewirken. Bis ich jedoch herausfand, dass das eine mit dem anderen nicht zu vereinbaren war, sollte ich viel Lehrgeld bezahlen…

Dabei fing das Ganze sehr hoffnungsvoll an: Ich war in den provinziellen Randgebieten der 68-er Generation aufgewachsen, hatte die üblichen Drogen genossen, den üblichen Ärger mit der elterlichen Fürsorge abgestreift, war dann durch Land-Kommunen getingelt, in der Überzeugung, durch das eigenhändige Scheren von Schafen, den Anbau von makrobiotischen Rettichen und das Rezitieren von Herbert Marcuse zur Weltrevolution beizutragen. Die damals neu geschaffenen Freiheiten der bayrischen Oberstufenreform ermöglichten es mir trotzdem ein einigermaßen erfolgreiches Abitur zu machen. Aber was studieren?

Schon während der Schulzeit hatte ich Heinar Kipphardt kennen gelernt. Er war zunächst Psychiater, dann Chefdramaturg an den Münchner Kammerspielen und galt als einer der führenden Vertreter des dokumentarischen Theaters (z. B. Die Ermittlung, In Sachen JF Oppenheimer, Bruder Eichmann, etc.). Dieser Kipphardt hatte gerade »März« geschrieben. Ein ideologisch und künstlerisch überhöhtes Drama, das auf sehr subtile und demagogische Weise die damals herrschende linke Schizophrenie-Theorie in Szene setzte: Der Schizophrene wird hier gesehen als ein hochsensibler Katalysator aller verdrängten und unterdrückten Widersprüche des kapitalistischen Systems. Das mag in heutigen Ohren absurd klingen – 1970 war dies eine ernst zu nehmende, viel diskutierte und leidenschaftlich umkämpfte Theorie, verbunden mit Namen wie R. Laing, T. Szasz und D. Cooper, die sich als »Antipsychiater« in Szene setzten. Die psychiatrischen Kliniken – dafür sorgten dann auch die Schriften von Michel Foucault – galten in dieser Sicht als Vollzugsanstalten der krankmachenden Norm, als Maßregelvollzüge des Kapitals, in welchen den zaghaften und verworrenen Versuchen der Patienten, der Wahrheit eine neue Sprache zu geben, mit Bromperidol zu Leibe gerückt wurde.

Die Entscheidung, in der damaligen »Landesnervenklinik« Haar den Zivildienst anzutreten, war also für mich als »Linken« schlüssig, ermöglichte sie mir doch den unmittelbaren Zugang zu den Kerkerzellen der Macht. Und schon der große Vorsitzende Mao Tsedong hatte in seiner Bibel gepredigt, dass man den Feind in seinem eigenen Felde studieren müsse, um ihn anschließend vernichtend zu schlagen…

Die ersten Wochen in diesem Krankenhaus-Dorf vor München waren dann auch entsprechend eindrücklich. Es war November, es regnete über den Feldern, die nach Kartoffelfeuern rochen und zwischen hohen Drahtverschlägen zogen Gruppen von grauen Patienten ihre Essenswagen durch den Nebel. An den Zäunen steckten zahnlose in Drillich gekleidete Menschen ihre Arme durch die Maschen, um Zigaretten zu schnorren. In den »chronischen Häusern« teilten sich bis zu 40 Patienten seit Jahren einen Schlafraum. Die Pfleger trugen Schlüsselbunde in der Größe von Kuhglocken, um sich von den Patienten zu unterscheiden, und fuhren abends mit dem Auto nach Hause.

Ich wurde der Arbeitstherapie zugeteilt. Hier wurden bunte Plastikfolien durch Tremor geplagte und nikotinverfärbte Hände in bunte Kalenderhüllen verwandelt. Dass die meisten Patienten wenig intrinsische Motivation zu dieser Tätigkeit mitbrachten, verstand ich zutiefst. Meine Aufgabe, selbige zu steigern, weniger. Seit dieser Zeit verbindet mich eine tiefe Abneigung mit jeder Form von Kalenderhüllen. Ich wurde subdepressiv, verbrachte viel Zeit auf der Toilette und freundete mich mit den anderen Rauchern an. Meiner doch sehr gut entwickelten Assimilationsfähigkeit war es zu verdanken, dass ich mich bald mit vielen Patienten hinreichend in Präpsychotisch verständigen konnte. Insbesondere Neologismen und tangentiales Denken hatten es mir angetan. Offensichtlich erweckte diese Ebene des Verständnisses jedoch bei den alt eingesessenen Sozialarbeitern, die dieser Arbeitstherapie seit über einhundert Jahren vorstanden, Neid und Eifersucht. Anders konnte ich mir nicht erklären, dass ich mich bald vor die Beamten des Kreiswehrersatzamtes gerufen und mit Kündigung bedroht sah – wegen Vernachlässigung der Dienstpflicht. Kündigung hieß für einen Zivildienstleistenden in diesem Falle Gefängnis. Nun, dazu kam es nicht und ich hatte, wie oft in meinem Leben, großes Glück.

Irgendein unbekannter Mensch, dem ich tatsächlich mein berufliches Schicksal verdanke, hatte die Idee, diesen verstörten langhaarigen »Zivi« quasi zur Rehabilitation auf »Haus 15« zu versetzen. »Hausfünfzehn« hatte damals in Haar einen legendären Ruf. War es doch das Stammhaus der neu gegründeten Abteilung »Soziotherapie« und damit das Sammellager der linken Antipsychiater und Sozialtherapeuten. Hierher kam Franco Basaglia, der große italienische Psychiatrie-Reformer vor seinem frühen Tod zu Besuch, hier trug man die Haare lang, rauchte schon mal einen Joint nach der Arbeit und setzte den Patienten die Neuroleptika ab. Und hier vollzogen sich wirklich heroische Therapieversuche. So hatte man sich nach monatelangen Diskussionen in einem Anfall von Pragmatik darauf geeinigt, dass die Laing'sche Schizophrenie-These (wir erinnern uns, die individuelle Psychose als Ausblühung des kollektiv normierten Wahnsinns) außer der Revolution wenig therapiebezogene Konsequenzen barg.

Als sinnhafte Alternative bot sich die sogenannte »Double-Bind Theorie« an, die heute auch niemand mehr anerkennt. (Irgendjemand widmete dieser Anekdote der Psychiatriegeschichte mehrere Seiten auf Wikipedia.) Es war Gregory Bateson, der mit dieser Theorie den Trend aufgriff, neuronale und intrapsychische Prozesse streng konstruktivistisch zu sehen und in den sozialen Kontext einzubinden. Damit baute Batesonder Kommunikationstheorie eine phantastische Plattform, von welcher schließlich sein Schüler Paul Watzlawick so elegant abheben konnte.

Die Schizophrenie, so vermittelte Bateson dem staunenden Publikum, entstehe durch eine kommunikative Falle, welche in aller Regel von der Mutter gestellt werde. Selbige vermittle zum Beispiel verbal ihrem Kind, dass es selbstständig handeln solle, um ihm gleichzeitig emotional zu vermitteln, dass es selbstständiges Handeln nicht überleben würde. Das dritte Axiom lautete dann, dass die Erkenntnis, dass diese beiden Bedingungen widersprüchlich seien, »verboten« ist. Nun, eigentlich ein recht einfacher Sachverhalt, eben eine konflikthafte Konstellation, in welcher sich verbale und nonverbale Intentionen widersprachen. Man

kann es heute nur als Ausdruck der damals vorherrschenden Hilflosigkeit verstehen, dass dieses-Kommunikationsproblem tatsächlich als ursächlich für die Entwicklung der Schizophrenie postuliert wurde. Leider hatte auch diese Theorie ihren Preis – und den zahlten, Sie ahnen es, zunächst die Mütter der schizophrenen Patienten.

Als »schizophrenogenic mothers« standen die Mütter unter Generalverdacht, unbewusst und durch Verleugnung ihrer aggressiven Anteile die Erkrankung ihres Kindes initiiert und aufrecht zu erhalten. Die folgerichtig zahlreich angesetzten Familientherapien zielten also zunächst darauf, die Schuldfrage zu klären, unbewusste und verleugnete aggressive Komponenten der Mütter zu identifizieren, offen zu legen und damit zu einer Verbesserung der Kommunikationsstrukturen beizutragen. Im positiven Sinne könnte man diese hilflosen Versuche als Vorläufer des heute evidenz-basierten Kommunikationstrainings für Familien mit Schizophrenen sehen. Oder aber als Missbrauch der Deutungshoheit und Bespiel für die unentrinnbaren Fallen tiefenpsychologischer Macht.

Definiert eine Hypothese einmal das Phänomen der Leugnung oder Verdrängung als pathogenetisch relevant, so ist diese Hypothese nicht mehr zu falsifizieren und damit im eigentlichen Sinne totalitär. Jeder Versuch etwa, darauf hinzuweisen, dass die Kommunikationssysteme innerhalb der Familie im großen Ganzen Ordnung waren, ja dass die Mutter sich sicher sei, das Kind geliebt zu haben, oder es sogar immer noch zu lieben, kann als Indikator für unbewusste Verleugnung tiefer liegender aggressiver Strömungen herangezogen werden, und dient damit als Beweis für die Richtigkeit der Hypothese bzw. die verleugnete Schuld der Mutter. Klingt hypothetisch? Nun, nicht für die betroffenen Mütter, die meist völlig überfordert und verzweifelt nach Erklärungszusammenhängen für die unverständliche Erkrankung ihres Kindes suchten und nur allzu bereitwillig eigene Fehler zugaben.

Trotz tiefer Reue und vieler Tränen der Angehörigen blieben die Patienten weiterhin psychotisch, was zumeist in den besonders hartnäckigen Widerständen der Mütter begründet wurde. Begriffe wie »Pseudo-Einsichten« machten die Runde, also der gemeine Versuch, gegenüber dem Therapeuten Einsicht zu heucheln, um dann nach der

Therapiestunde weiterhin verdeckte »double-bind« Kommunikation zu betreiben.

Ich fand diese Logik später wieder in Fallberichten analytischer Ausbildungs-Kollegen, die von »Flucht in die Gesundheit« sprachen, wenn ihre Patienten sich unerklärlich rasch von ihren Symptomen erholten, bevor die angesetzten 200 Therapiestunden ausgereizt waren. Und erst viel später sollte mir klar werden, dass die Übernahme von irrationaler Verantwortung eine zentrale Bewältigungsstrategie für den Umgang mit bedrohlichen und unkontrollierbaren Phänomenen darstellt. Offensichtlich ist die Schuld erträglicher als die Ohnmacht. Gerade weil ich die Faszination der Deutungshoheit sehr früh kennengelernt habe, bin ich heute sehr empfindlich gegenüber diesem von Analytikern immanent ausgeübten Machtmissbrauch.

Es geht nicht darum, den jeweiligen Kollegen böse Absichten zu unterstellen, es geht um das Prinzip einer totalitären Methode, die wirksam wird, indem sie das Ungleichgewicht ihrer Macht entfaltet. Und wenn man so will, liest sich mein beruflicher Entwicklungsprozess als permanente Auseinandersetzung mit dieser Problematik. Daher zunächst zurück in die Landesnervenkliniken der siebziger Jahre, noch einmal zurück in die Soziotherapie nach Haar, um die faszinierenden Seiten der invasiven Psychotherapie zu erleben.

Enttäuscht von den mageren Ergebnissen der Familientherapie, aber immer noch überzeugt von der Richtigkeit der Double-Bind-Theorie, setzte sich in den fortschrittlichsten analytischen Kreisen die Überzeugung durch, dass zur Behandlung der Schizophrenie eine tiefgreifende Revision der frühkindlichen bitteren schizophrenogenen Erfahrungen nötig – und möglich – sei. Es ging jedoch darum, die Kindheit nicht nur zu reaktivieren, sondern neu zu durchleben.

Um nun den sonst üblichen jahrelangen Prozess auf der Couch zu verkürzen, entschloss man sich unter stationären Bedingungen das Tempo etwas zu beschleunigen. Und so wurde ich Zeuge einer heroischen »rebirthing« – und »renurturing« Therapie, wie sie damals an verschiedenen Pionier-Einrichtungen durchgeführt wurden. Auserwählt wurde ein sehr netter, sanfter und liebenswürdiger Patient mit chronischer Schizophrenie, der seit vielen Jahren unter einer relativ hohen Dosis Haldoperidol sein Dasein fristete. Das Absetzen der Medikamente versetzte ihn in Unruhe, die Stimmen wurden lauter und unfreundlicher, was uns jedoch nur geringfügige Sorgen bereitete. Selbstverständlich wurde unser Patient, nennen wir ihn Herrn Orson, über das bevorstehende Prozedere aufgeklärt und zeigte sich einverstanden damit, dass wir bald die »Regressionsphase« einleiteten: Die Zuwendung wurde intensiviert, die Kommunikation jeden Tag etwas kindgerechter, nach einigen Wochen sprachen wir nur noch in einfachen, bildhaften Begriffen und zeigten ihm sein neues, hellblau tapeziertes Zimmer mit den vielen Spielsachen. Leider zeigte er nur beschränktes Interesse daran. Trotzdem konnten wir den vereinbarten Zeitplan einhalten und schon nach 8 Wochen die Fütter-Phase einleiten – verbunden mit einer Rund-um-die-Uhr-Betreuung. Das war anstrengend, denn Herr Orson beugte sich der fürsorglichen Belagerung und begann, den Erwartungen entsprechend, die Kontrolle über seine Schließmuskeln aufzugeben. Berauscht von der Zuversicht, kurz vor dem Durchbruch der Schizophrenie-Therapie zu stehen, wechselten wir die Windeln und stellten auf Flaschennahrung um. In der Nacht der »Geburt« verfolgten wir mit Tränen in den Augen, wie Herr Orson in den schaukelnden Armen eines sehr mütterlich veranlagten Soziotherapeuten aus den Tiefen einer wärmenden Wolldecke hervorkroch und den Klängen einer wohltemperierten Harfe lauschte. (Da ja auch Geburtraumata als Ursache der Schizophrenie diskutiert wurden, wollten wir sicherheitshalber diese Erfahrung ebenfalls positiv reskribieren.)

Die ersten Wochen im zweiten Leben von Herrn Orson waren geprägt von Nähe, Wärme, Versorgung, und ein wenig Haldoperidol. Denn leider entwickelte er unvorhersehbare aggressive Durchbrüche, die seine primäre Bezugsperson doch irgendwie beängstigten. Natürlich war jedes Milligramm Haloperidol eine fürchterliche Niederlage und wurde stundenlang diskutiert. Angesehene Analytiker wurden als externe Gutachter zu Rate gezogen, lauschten den Tonbandprotokollen der gutturalen Kommunikation, um verdeckte aggressive Schwingungen zu identifizieren, es half alles nichts, Herr Orson blieb etwas unberechenbar.

Dies verschlimmerte sich, als unsere Belegschaft beschloss, dass Herr Orson von der urethralen in die anale Phase wechseln sollte und damit seinem Über-Ich die Kontrolle über seine Fäkalien zu überantworten. Dies war, gelinde gesagt, eine schwierige und übelriechende Angelegenheit, die sich über einige Wochen hinzog und dann doch langsam die Frustrationstoleranz der Reformpsychiater überschritt. Als schließlich die erschöpfte Surrogatmutter in Form des Soziotherapeuten einen zweiwöchigen Urlaub antrat, eskalierte die Situation und das Experiment wurde als gescheitert erklärt. Die Haloperidol-Dosis wurde wieder auf das Ausgangsniveau gehoben und Herr Orson vorübergehend auf die geschlossene Intensivstation verlegt. Obgleich wir nur noch ungern über dieses Experiment sprachen, sollte zu unserer Ehrenrettung erwähnt werden, dass wir Herrn Orson verbunden blieben, nach einigen Monaten auch wieder übernahmen und schließlich in eine kleineres freundliches Heim für chronische Schizophrene verlegen konnten.

Natürlich lernten wir aus diesen Niederlagen und entwickelten realistischere Rehabilitationskonzepte; seltsamerweise tat dies unserer Überzeugung von der Richtigkeit der analytischen Theorien keinen Abbruch. Vielleicht lag dies ja in der Faszination begründet, die von den linken Psychoanalytikern ausging, die in der Verdrängung und Verleugnung sozial unerwünschter Triebanteile die Voraussetzung sahen für die Entwicklung eines sozialkonformen Charakters, eines willfährigen Büttels der Kapitalinteressen, eines Schergen in Auschwitz und Vietnam. Das Sichtbarmachen der verleugneten Triebinteressen, die Verbalisierung von Aggression und Sexualität in der Literatur, in der Kunst, im öffentlichen Diskurs, barg aus dieser Sicht heraus gewaltiges revolutionäres Potential. Auch der psychotherapeutische Prozess konnte so als ein emanzipativer und exemplarischer Ansatz zur Befreiung des Individuums vom Zugriff der rigiden Systeme gesehen werden. Vor diesem Hintergrund lässt sich meines Erachtens auch die unerklärlich anhaltende diffuse Sympathie der heutigen akademischen Linken mit der erzkonservativen Psychoanalyse verstehen.

In Haar wurde die Praxis zur revolutionären Theorie in den Balint-Gruppen umgesetzt. Noch heute gilt die Teilnahme an Balint-Gruppen als Bestandteil der psychotherapeutischen Ausbildung, obgleich keinerlei evidenz-basierte Daten vorliegen – aus gutem Grunde, wenn das Ziel eines Lernprozesses nicht definiert wird, kann es auch nicht gemessen werden.

Das Prinzip der Balint-Gruppen ist einfach. Man geht davon aus, dass Übertragungsprozesse die sich zwischen Therapeut und Patient abspielen, sich auch in der Gruppe abbilden, wenn der Therapeut über seinen Patienten berichtet. Die Gruppe »spürt« also, welche verdeckten Prozesse, Emotionen und Erwartungen sich zwischen Therapeut und Patient entwickeln. Und da der einzelne Therapeut oft »blinde Flecken« in seiner eigenen Wahrnehmung hat, also etwa Schwierigkeiten, aggressive Impulse des Patienten bei sich selbst in der Übertragung wahrzunehmen, spürt die Gruppe in der Ausgrenzung dieser Aspekte, also gerade im Nicht-Gesagten, die unbewussten Widerstände des Patienten gegen die allfälligen Veränderungsprozesse auf.

In der Praxis fordert der Leiter der Balint-Gruppe einen Therapeuten auf, über Schwierigkeiten in der Behandlung seines Patienten zu berichten, während die Gruppe zunächst zuhört und auf die jeweils eigenen Emotionen lauscht. Im anschließenden Frage-Antwort-Spiel versucht die Gruppe, in mehr oder weniger freier Assoziation den Problemen auf den Grund zu gehen: »…Ich spüre bei mir einen gewissen Ärger, den ich bei Ihnen so gar nicht spüre, kann es sein, dass Sie die verdeckte Wut ihres Patienten nicht so richtig… also ich meine…«. Je vehementer der Therapeut diese Problematik verneint, desto klarer verdichtet sich in der feixenden Gruppe die Überzeugung von der Richtigkeit dieser Hypothese– bis schließlich der Balint-Gruppenleiter die entscheidende Trumpfkarte ziehen darf...

In Haar hatten diese Balint-Gruppen etwas Mystisches und waren nur ausgewählten Mitarbeiter vorbehalten. So durfte ich erst nach einer Wartezeit von einigen Monaten und mehreren vertrauensbildenden Gesprächen teilnehmen. Die Schweigepflicht musste gewährt sein und ein gewisses Maß an persönlicher Reife. Man traf sich Freitagnachmittags in einem leicht abgedunkelten Hörsaal und wartete auf die Analytikerin, die mit gepflegter

Grandezza stets ein wenig zu spät den Saal betrat. In meinen spät-adoleszent verklärten Augen hatte Sie die Aura einer Magierin – gehüllt in dunkle Tücher und undurchdringliche Melancholie. Sie sprach wenig, doch wenn, dann brachte Sie in kehlig rauchigem Vibrato die Sache auf den Punkt: »… wenn ich ihnen zuhöre, dann spüre ich, dass die Sexualität bisher keinen Raum hatte. Kann es sein, dass wir hier den unbewussten Kontrollen unseres Patienten unterliegen, ich bitte Sie, ja ich fordere Sie auf, ihre sexuellen Assoziationen mit der Gruppe zu teilen, nur so kommen wir in der Sache weiter«. Ich war 19, und was dann folgte, das war wirklich groß. Anschließend waren alle froh, dass Wochenende war, und man sich ein paar Tage nicht mehr in die Augen sehen musste.

Nun, ich hoffe, ich konnte verdeutlichen, dass sich nach Beendigung des Zivildienstes die Gewissheit verdichtet hatte, dass es sich lohne Medizin zu studieren, um Psychoanalytiker zu werden.

Ein langer Weg, und ich muss gestehen, dass ich das hehre Ziel einige Male aus den Augen verloren hatte. Zwischendurch wollte ich mal Kinderarzt werden, die Immunologie hatte es mir angetan. Ich arbeitete dann zunächst drei Jahre unter relativ kargen finanziellen Bedingungen in der molekularbiologischen Grundlagenforschung, bis ich die erste Stelle als Assistenzarzt an der Psychiatrischen Klinik in Freiburg annehmen konnte. Meine Intentionen hatten sich jedoch nicht sehr verändert. Um die Ausbildung zum Psychoanalytiker zu finanzieren, brauchte man eine bezahlte Stelle. Dass ich diese gerade in der Hochburg der biologisch orientierten Psychiatrie, unter F. Holzboer fand, hatte lediglich den Haken, dass die Lehrjahre auf der Couch außerhalb der Dienstzeit stattzufinden hatten, und das hieß in der Regel um 6 Uhr morgens. Fünf Jahre, vier Stunden die Woche, jede Stunde 100 DM, machte zusammen ca. 80.000 DM. Hinzu kamen zwei bis drei Abende theoretische Ausbildung, Fallarbeit, und Supervision, die extra bezahlt werden mussten. Das war viel Geld für einen Assistenzarzt, der eine Familie zu ernähren hatte, und es war viel Zeit für einen Kliniker, der neben der Routine noch zwei große Forschungsprojekte am Hals, und einen ehrgeizigen Chef im Kreuz hatte. Aber es hatte auch etwas Heroisches. Deutlich unangenehmer war allerdings der Zwang des frühen Aufstehens, denn rein biologisch bin ich ein notorischer Langschläfer.

Heute stellt sich die Frage, weshalb ich sechs lange Jahre brauchte, um diese Ausbildung schließlich abzubrechen. Ich glaube, es gilt die einfache Regel: je mehr man in ein Projekt investiert hat, desto schwieriger ist der Ausstieg. Das betrifft die Finanzen, die Emotionen und den Selbstwert.

Dabei war es gar nicht so einfach, in die Riege der erlauchten Novizen aufgenommen zu werden. Zunächst verprellte ich die Lehranalytiker in den Bewerbungsgesprächen durch meinen jugendlichen Enthusiasmus, durch meine Begeisterung für die Forschung und die Utopie, Psychotherapie und biologische Prozesse »irgendwie« zusammen zu bringen. Vielleicht wirkte auch schlicht meine Energie beängstigend auf die Herren hinter der Couch. Jedenfalls stufte man mich als potentiellen »Überflieger« ein (so wurde das damals protokolliert), und empfahl mir zunächst ein Jahr Lehranalyse auf Probe, bevor man mich zur theoretischen Ausbildung zuließ.

Wenn dieser Ausbildungsplatz so schwer zu erringen war, so mussten wahrhaft Weisheit und Kraft aus deren Quellen fließen. Ich fühlte mich also von dieser ersten Ablehnung durchaus motiviert und fand bald »meinen« Lehranalytiker bzw. fühlte mich glücklich und erwählt, dass er sich meiner annahm. Um es von Anfang an klar zu stellen, an Herrn Abendroth hat es nicht gelegen. Liebenswürdig und geduldig rauchte er sein Pfeifchen hinter der Couch und ertrug schon früh morgens meine assoziativen Tiraden mit unerschütterlichem Vertrauen und nährender Zugewandtheit. Mitunter gab er mir auch praktische Tipps zum Umgang mit meinem neuen, ebenfalls sehr ehrgeizigen und fordernden Chef, was mir mehr Freiraum verschaffte. So lernte ich denn, dass ich nur jedes zweite Forschungsprojekt, welches er ersann, auch durchführen musste, und dass meine permanente Furcht, bei ihm in paroxysmale Ungnade zu fallen, von den etwas herben Erfahrungen mit meinem väterlichen Primärobjekt gespeist wurde. Ich lernte natürlich noch mehr, lotete mit Freude, Wehmut und Tränen die Tiefen und Untiefen meiner Biographie aus, aber nach etwa einem Jahr ging mir der Gesprächsstoff aus. Das, was ich erinnern konnte, hatte ich erzählt, und viel mehr wollte mir nicht gelingen. Zudem fand ich die Arbeit mit den Patienten wesentlich interessanter als meine eigene Vergangenheit, die ich ja im Wesentlichen kannte.

Die theoretischen Seminare am Psychoanalytischen Institut Freiburg beschäftigten sich (wir schreiben das Jahr 1993!) unter anderem mit den entwicklungstheoretischen Abhandlungen von Melanie Klein, in welchen die Bedeutung »paranoid-schizoider« und »depressiver« Entwicklungsphasen für die Entwicklung der Gegenübertragung diskutiert wurde. Psychotische Störungen wurden als »Fixierungen« zwischen eben diesen beiden Entwicklungsphasen interpretiert, was auch die unkontrollierbare Regressionsneigung und »psychotische Übertragungsphänomene« erklärte. Ich fühlte mich ein wenig an meine Erfahrungen in Haar erinnert.

Für die therapeutische Arbeit mit meinen Patienten erwiesen sich diese Spekulationen als weitgehend unbrauchbar. Wirklich erschreckend aber war die weitgehende Ignoranz und Unkenntnis der neueren klinisch psychologischen Literatur. Sie wurde, zumindest im Freiburger Seminar, schlicht nicht gelesen. Debatten zu evidenz-basierten Methoden fanden nicht statt, und wenn man seitens der Ausbildungsteilnehmer darauf zu sprechen kam, wurde dies milde lächelnd als randständig abgehandelt. Erst später wurde mir klar, dass diese vollkommene Abschottung vom wissenschaftlichen Diskurs hilfreich war, um den nachhaltigen »Identifikationsprozess« der Ausbildungsteilnehmer, der ja in dieser Ausbildung Vorrang hatte, in Ruhe voranzutreiben.

Um wenigstens etwas methodisches Rüstzeug zu erwerben, ergriff ich die Möglichkeit einer verhaltenstherapeutischen Weiterbildung, wie sie an der psychiatrischen Klinik für alle Assistenzärzte angeboten wurde. Natürlich wurde dieser Umstand von Seiten der Lehranalytiker kritisch diskutiert, befürchtete man doch erhebliche Störungen meines Identifikationsprozesses. Sie hatten Recht. Je besser ich die kognitive Verhaltenstherapie erlernte, desto größere Probleme erwuchsen mir auf der Couch. Den spekulativen Theorien aus der Vorkriegszeit konnte ich zunehmend weniger libidinöse Zuwendung angedeihen lassen, und die methodischen Aspekte oder gar technischen Raffinessen der Psychoanalyse erschlossen sich mir nur mühsam: »das

kann doch nicht alles gewesen sein, niemand kann für dieses jämmerliche Verfahren auch nur 5.000 DM hinlegen…« jammerte ich in den frühen Morgenstunden die Ohren meines Lehranalytikers voll und akzeptierte nur zu gerne dessen Widerstandsdeutungen. »Es muss an mir liegen, ich bin schlicht unfähig, mich den Geheimnissen der Analyse zu öffnen, es liegt an meinen histrionisch/narzisstischen Strukturen, an meiner Angst vor der Konfrontation mit meinen frühkindlichen Kränkungen und Zurückweisungen…«

Ich war bereit, alles hinzunehmen, um nur nicht den Tatsachen in die Augen zu sehen. Es ging mir nicht gut dabei, ich fühlte mich zerrissen und angespannt. Ich legte mir ein Konzept zurecht, dass die kognitive Verhaltenstherapie eine wirksame Behandlung für monosymptomatische Störungen wie Angsterkrankungen und Zwänge sei, die tiefergreifenden Probleme der Persönlichkeitsstörungen, für die ich mich immer schon interessierte, aber der Psychoanalyse vorbehalten blieben. Folgerichtig pilgerte ich zu Otto Kernberg, verschlang dessen objekttheoretische Konzepte und lernte Vokabeln wie »projektive Identifizierungen« zu deklinieren. Allein, meine klinische Praxis im Umgang mit Borderline-Patienten profitierte davon wenig. Das hätte sich wohl die nächsten Jahre so hingezogen, und vielleicht wäre ich tatsächlich Analytiker geworden, wenn nicht schließlich zwei Erfahrungen mich endgültig gezwungen hätten, eine klare Position zu beziehen.

Die erste Erfahrung entwickelte sich aus meinem Ringen um therapeutische Methodik. Ich hatte mich viel mit den neurobiologischen Grundlagen von emotionalen Lernprozessen beschäftigt und wusste, dass emotionale Aktivierung als conditio sine qua non des therapeutischen Prozesses gilt. Die Verhaltenstherapie nutzt hierzu expositionsbasierte Verfahren, die kognitiven Methoden entlehnen einiges aus der Gestalttherapie, die hypnotherapeutischen Verfahren verfügen über ein sehr ausgefeiltes, breites Repertoire der in-senso-Aktivierung, das ich bereits erlernt hatte.

Und die Psychoanalyse? Nun, man kann sicherlich von einem emotionsinduzierenden Setting sprechen, wenn man sich als Frau auf dem Rücken liegend den Blicken eines Mannes aussetzt, den man nicht sehen, und den man nicht kontrollieren kann. Dass dieses Setting, je nach Vorerfahrung, sexualisierte oder angstbesetzte, oder eben gemischte Assoziationen auslöst, ist nicht verwunderlich. Und dass der Analytiker dann jeweils in der Rolle des Aggressors, als erotisches Objekt, oder als schützende Instanz oder alles zusammen, attribuiert wird, ist intuitiv einsichtig.

Für Menschen, die genau in dieser Konstellation biographische Erfahrungen erlitten haben, mag dies eine perfekt passende Reaktivierung sein. Aber für alle anderen? Auch die geheimnisvolle Wunderwaffe der Deutung habe ich als schlichten Ebenen-Wechsel erlebt, als ein Umspringen von der aktualisierten emotionalen Ebene auf die Beziehungsebene bzw. auf die Reflexion der jeweiligen biographischen Erfahrungen. Diese Methodik wird in der Kognitiven Verhaltenstherapie im ersten Semester gelehrt. Und sonst? Wie gesagt, da Methodik in den Ausbildungsseminaren nicht vermittelt wurde, blieb lediglich die Selbsterfahrung im Rahmen der Lehranalyse als Quelle der Inspiration. Und, dass ich hier zunehmend weniger emotionale Aktivierung erlebte, lag an irgendwelchen unbewussten Widerständen meinerseits. Es sollte dann ein schlichter Zufall helfen, diesen Knoten zu lösen. Ein Freund hatte mich eingeladen, ein Bioenergetik-Seminar zu besuchen. Ein Blick in die Bücher von A. Lowen brachte mich rasch zur Überzeugung, dass es sich hier um esoterischen Humbug handeln müsste, aber neugierig war ich schon immer.

Dieser Humbug stellte sich dann als eine wuchtige Quelle Körper-und Gestalts-basierter Encounter-Techniken heraus. Die Therapeuten zeigten sich in der Lage, mittels gezielter körper-basierter Techniken und gut platzierter kognitiver Interventionen fröhlich kompensierte Normalbürger in hoch emotionalisierte, wütende oder angstbesetzte schreiende Energiebündel zu verwandeln, die ohne Schwierigkeiten ihre Primärobjekte aktualisierten und auf jeden übertrugen, der sich gerade im Raum befand und nicht davonlief. Ich war völlig sprachlos. Nach 5 Jahren und 800 Stunden auf der Couch erlebte ich in dieser schlichten Gymnastikhalle, wie zwei minimal ausgebildete Psychohandwerker mich innerhalb von drei Stunden in meine emotionalen Einzelteile zerlegten und wieder zusammensetzten. Überspringen wir die Inhalte, die ethischen Probleme und die Theorie der Bioenergetik, mir ging es schlicht darum, dass so etwas tatsächlich funktionierte. Am nächsten Morgen lag ich auf der Couch, und wusste endlich, dass nicht ich ein methodisches Problem hatte, sondern die Psychoanalyse.

Die zweite grundlegende Erfahrung betraf eher meine moralische Seite. Ich hatte einen Ausbildungsfall begonnen, der, wie sich bald herausstellte, an einer schwerwiegenden posttraumatischen Belastungsstörung (PTBS) litt. Der alkoholkranke Vater hatte meinen damals 12 jährigen Patienten mit gezücktem Messer wie von Sinnen brüllend durch die Wohnung verfolgt, um ihn abzustechen. In Todesangst war er vom Balkon aus dem 1. Stock gesprungen, hatte dann die Polizei verständigt, die schließlich die Wohnung aufbrach und den blutüberströmten Vater fand, der sich suizidiert hatte. Mein Patient litt seit Jahren unter den entsprechenden Albträumen, Intrusionen und Schuldgefühlen. Ich hatte in der psychiatrischen Klinik bereits mehrere Patienten mit PTBS erfolgreich behandelt und kannte die entsprechende Literatur. Entsprechend schlug ich meinem analytischen Supervisor vor, die PTBS in Angriff zu nehmen und expositionsbasierte Methoden einzusetzen. Man hielt jedoch nicht viel von diesen Methoden, man war eher geneigt, die ödipale Problematik in den Fokus zu nehmen und wies mich an, entsprechend den Regeln der Kunst auf die Wirksamkeit der freien Assoziation, der Übertragung und deren Deutung zu vertrauen. Als ich es endlich wagte, die Sache auf den Punkt zu bringen: »Verbieten Sie mir etwa, den Fall lege artis, entsprechend des Standes der Wissenschaft zu behandeln, nur weil dies ein Ausbildungsfall ist?«, bekam ich keine klare Antwort. Aber immerhin so viel Energie, die Türe des Instituts für immer hinter mir zu schließen.

Zwei Wochen später saß ich im Flugzeug nach Seattle, um Marsha Linehan und deren Dialektisch Behaviorale Therapie kennenzulernen. Doch dies ist eine andere Geschichte.

Was halten Sie von Psychiatern?

Prof. Dr. med. Simon Eickhoff

Tätigkeit   Prof. Dr. med. Simon B. Eickhoff ist Juniorprofessor für Translationale Hirnforschung in Psychiatrie und Neurologie am Universitätsklinikum Aachen

Vita   32 Jahre, geboren in Neuss; 1999 – 2006 Studium der Medizin an der RWTH Aachen, 2006 Promotion in Medizin an der Heinrich-Heine Universität Düsseldorf; Stationen: Jülich, Aachen

Ehrungen   Forschungsförderpreis der DGPPN 2009, Promotionspreis der Heinrich-Heine Universität Düsseldorf 2007

Persönliches liiert, keine Kinder

Freizeit   Sport, Reisen, Freunde & Familie, Philosophie

Motto   Lebe, als würdest du morgen sterben. Lerne, als würdest du ewig leben. (Mahatma Gandhi)

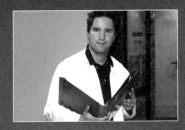

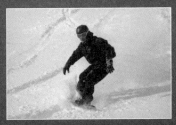

»Was machst Du jetzt für ein Fach? Neurologie?« Diese Frage an sich wäre noch nichts Schlimmes und sicher auch nicht bemerkenswert, wenn sie mir nicht von meinen Verwandten innerhalb des ersten Jahres der klinischen Tätigkeit als Psychiater mindestens einmal pro Woche gestellt worden wäre. Wobei das noch einer vorsichtigen Schätzung entspricht, da sie jedes Mal zum Programm gehörte, wenn ich etwas erzählte, worin das Wort Klinik oder Krankenhaus vorkam. Vor allem durch die einsetzende Gewohnheit kam nach den ersten paar Dutzend Durchgängen dieses Gespräches die Antwort meinerseits aber immer spontaner und automatisierter. »Nein, Psychiatrie. Nicht Neurologie.« Ja, diese Antwort war schon sehr eingeschliffen. Aber fast noch stereotyper war die Reaktion auf diese nicht neue, aber anscheinend immer wieder aufs Neue schockierende Antwort. »Ach nein, das ist doch kein schönes Fach! Wie kannst Du denn so etwas machen? Den ganzen Tag nur mit Verrückten...« Und in diesen Momenten wird einem jedes Mal wieder bewusst, dass die Psychiatrie sicher kein Fach wie jedes andere ist. Zumindest hätte ich noch nicht davon gehört, dass sich ein Internist oder Chirurg ähnlichen Bemerkungen ausgesetzt sieht. Und auch den nervenärztlichen Kollegen aus der Neurologie scheint es da deutlich besser zu gehen, wie man schon an der Eingangsfrage sieht.

Zugegeben, solche dramatischen Fälle von Verdrängung erlebt man nicht allzu oft und sie haben in ihrer rituellen Form schon ihren eigenen humoristischen Charakter. Allerdings hat man es auch nicht wirklich leicht, wenn man sich in gesellschaftlichen Situationen als Psychiater zu erkennen gibt. Bei der ersten Erörterung dieses Themas kann dabei die Differenzierung zur Psychologie und vor allem der Psychoanalyse oft hilfreich sein. »Nein, ich lege keine Leute auf die Couch. Und vor allem rede ich auch nicht mit ihnen über die Schwierigkeiten aufs Töpfchen zu gehen, die sie möglicherweise im Alter von 2 Jahren hatten. Daraus lässt sich nämlich nicht erklären, warum jemand heute an einer schweren Depression leidet.« Hierzu kommt dann in der Regel die überraschte Nachfrage, was man denn dann eigentlich machen würde. Dies lässt sich wohl am einfachsten an Beispielen, am besten aus Bereichen der Prominenz, verdeutlichen. Und schon hört man vom Gesprächspartner ein, im

Vergleich zur ersten Reaktion, wohlwollendes: »Ich weiß nicht, komisch ist das trotzdem. Hätte ich von Dir nie erwartet.«

Wenn jetzt der Eindruck entstehen sollte, dass es keine positive oder gar schöne Erfahrung ist, sich als Psychiater mit seinen Verwandten und Bekannten zu unterhalten – zu früh geschlussfolgert. So kann man sich zum einen fast sicher sein, dass einen spätestens eine viertel Stunde nach der oben geschilderten Episode jemand der Anwesenden zur Seite nimmt. Oder zumindest das Gespräch im kleineren Kreise fortsetzt. Und einem dann die (vermutlich) psychische Krankengeschichte eines Bekannten oder Familienmitgliedes erzählt. Der Betroffene war hierbei in der Regel entweder gar nicht beim Arzt (schon gar nicht beim Psychiater, der Neurologe hingegen scheint da noch das kleinere Übel zu sein) oder mit der dortigen Diagnose nicht einverstanden. In solchen Situationen wird deutlich, wie stark die Diskrepanz zwischen dem Stereotypen der Psychiatrie und der Häufigkeit seelischer Erkrankungen wirklich ist. Natürlich gibt es die durch Spielfilme und Serien geprägten Klischees des verschrobenen Psychiaters und der gefängnisartigen »Irrenhäuser«, über die man sich gut amüsieren kann. Statistisch gesehen erkrankt aber fast jeder Dritte im Laufe seines Lebens an einer psychiatrischen Störung. Und leider kann es dabei jeden treffen. Bekommt man aber mit, wie eine nahestehende Person unter einer solchen Erkrankung leidet, dann wird aus all dem Spaß, den man mit den Stereotypen gerne hat, schnell ernst. Oder andersherum gesagt, zumindest von den Verrückten sind wir jetzt weg, da es sich nun um jemanden aus dem persönlichen Bekanntenkreis handelt. Jetzt heißt es also den Ruf der Psychiatrie retten. Einer der wichtigsten Aspekte der Konsultation ist dabei oft der Abbau von Berührungsängsten. So kommt es durchaus vor, dass man auch zehn Mal versichern muss, dass ein Psychiater der richtige Ansprechpartner für Symptome wie depressive Stimmung, Panikattacken oder nächtliche Verwirrtheit bei älteren Personen ist. Wenn man sich hierbei von skeptischen Nachfragen mit sämtlichen Stereotypen von Freud bis zur Zwangsjacke nicht beirren lässt, sondern auf modernere Therapiekonzepte und deren gute Erfolgsaussichten verweist, erlebt man dann aber das gute Gefühl, jemandem geholfen zu haben, professionelle Behandlung zu suchen.

Eine zusätzliche wissenschaftliche Tätigkeit ist dabei oft ein großes Plus, da es als Forscher in der Psychiatrie, gerade im Bereich der funktionellen Bildgebung, viel leichter fällt zu erklären, was man eigentlich macht, vor allem, da man mit seinen Arbeitsschwerpunkten in der Regel auch auf allgemeines Interesse stößt. Und das sogar im Bereich der Grundlagenforschung! Spitzenreiter ist hierbei sicherlich die soziale Kognition. Wie und nach welchen Kriterien bewerten wir andere Menschen, wenn wir sie zum ersten Mal sehen? Wie entstehen Empathie oder Neid und was für Faktoren beeinflussen deren Ausprägung? Wieso gähnen alle, wenn einer in der Runde damit anfängt? Solche Fragestellungen sind jedem direkt und ohne größere Erklärungen geläufig. Und nicht nur das, sie scheinen auch bei medizinisch-psychologisch sonst wenig interessierten Gesprächspartnern auf Resonanz zu stoßen, da fast jeder eine Meinung oder eine Anekdote aus seiner eigenen Erfahrung zum entsprechenden Thema (oder zumindest etwas Ähnlichem) parat hat. Aber auch klassische Themen der Neuropsychologie verfehlen nie ihren Reiz. Wie arbeitet unser Gedächtnis? Lässt die Aufmerksamkeit im Alter nach? Abgesehen davon, dass letztgenanntes Thema leider unweigerlich Diskussionen über die Fahrkünste älterer Bekannter zur Folge hat, sind wir Neurowissenschaftler hier klar im Vorteil gegenüber anderen Disziplinen. Vor allem denen aus dem molekularen Bereich. Stellen Sie Sich vor, Sie untersuchen den Einfluss einer regulierenden Kinase auf den second-messenger Signalweg des Transkriptionsfaktors nf-kb. Wie mir mehrfach bestätigt wurde, tut man sich in einer solchen Situation in der Regel deutlich schwerer damit, Laien von seiner Arbeit zu erzählen. Natürlich käme hier die Aussage, ich forsche an der Entstehung von Krebs, in Betracht. Angesichts der Tatsache, dass die eigene Arbeit im Labor aber eigentlich zu Krebs überhaupt keinen Bezug hat, fällt eine solche Vereinfachung natürlich schwer. Und einen wirklichen Anknüpfungspunkt für eine weitere Unterhaltung bietet sie auch nicht oft. Ein klarer Pluspunkt für die Psychodisziplinen.

Nun ist aber psychiatrisch-psychologische Forschung keine Seifenoper. Und so gilt es, das allge-meine Interesse, das den entsprechenden Themen zu Teil wird, in den richtigen Kontext zu stellen. Natürlich ist noch viel Grundlagenforschung notwendig, bis wir verstehen, wie unser Gehirn arbeitet, bis wir nachvollziehen können, wie psychologische und kognitive Phänomene neuronal organisiert sind. Viele dieser Fragestellungen sind dabei jedoch klinisch motiviert und können entscheidend zu einem besseren Verständnis psychischer Erkrankungen beitragen. Denn obwohl die Behandlungsmöglichkeiten der immer häufiger werdenden seelischen Störungen in den letzten Jahrzehnten große Fortschritte gemacht haben, so sind viele Zusammenhänge im gesunden wir erkrankten Gehirn noch lange nicht vollständig verstanden. Jeder kennt das Phänomen, dass man sich, zum Beispiel im Wartezimmer eines Arztes oder vor einer Prüfung, von Stress und Nervosität durch Kreuzworträtsel (ältere Generation) oder Handyspiele (jüngere Generation) ablenken kann. Wie kommt dieses jedem gut bekannte Phänomen im Gehirn zu Stande? Eine Untersuchung, wie sich die Reaktion verschiedener Regionen im Gehirn auf emotionale Reize ändert, wenn die Probanden durch eine Gedächtnisaufgabe abgelenkt sind und wie diese Veränderungen durch eine dynamische Interaktion reguliert werden, kann Antworten auf solche Fragen geben. Auf der anderen Seite leiden aber Patienten mit psychischen Erkrankungen wie Depression oder Panikstörungen genau daran, dass sie Emotionen so schlecht regulieren können. Wie kommt es dazu? Welche Interaktionen sind im Gehirn verändert, welche Netzwerke zwischen Neuronen werden nicht mehr richtig reguliert? Um diese Fragen zu beantworten muss man zunächst verstehen, wie der normale Ablauf aussieht, um auf Grundlage diese Erkenntnisse dann zu verstehen, welche Veränderungen die unregulierten Emotionen auslösen, welche Patienten so stark belasten. Hieraus wiederum lassen sich dann Wirkmechanismen für neue Therapien ableiten oder bewährte aber noch wenig verstandene Konzepte wie die Verhaltenstherapie auf eine naturwissenschaftliche Grundlage stellen. Psychiatrische Forschung verbindet somit ein für fast alle Menschen interessantes besseres Verständnis unseres Fühlens und Denkens mit der Perspektive der Entwicklung neuer, besserer Behandlungsmöglichkeiten für unsere Patienten.

Jetzt kann man natürlich, zu Recht, anmerken, dass die geschilderten Episoden Einzelerfahrungen sind. Repräsentativ für die Lage und Stimmung gegenüber der Psychiatrie, im Positiven wie im Negativen, können sie daher schlecht sein, auch wenn viele Kollegen ähnliches schildern. Was für ein Bild wird den Menschen von der Psychiatrie vermittelt? Um dieser Frage nachzugehen wenden wir uns am besten den großen Massenmedien unseres Landes zu, wie beispielsweise einer überregionalen Boulevardzeitung mit großer Auflage und Verbreitung. Nur als Anmerkung, diese wird natürlich niemals von Akademikern gekauft, dafür aber umso fleißiger online gelesen, wie man leicht am Browserverlauf eines beliebigen Universitätscomputers feststellen kann. Macht man sich die Mühe mal für einige Tage die Schlagzeilen in dieser Zeitung und, der Vollständigkeit halber, auch in anderen Nachrichtenportalen von Zeitschriften und Fernsehsendern, durchzuschauen, so stellt man in vielerlei Hinsicht Erstaunliches fest.

Die wohl überraschendste Beobachtung macht man dabei direkt auf den Titel- beziehungsweise Startseiten: Psychiatrie ist alles andere als ein Tabuthema! So wenig sich psychische Probleme für gesellschaftlichen Smalltalk (außer im Rahmen spontaner Konsultationen wie oben beschrieben) oder den entspannten Plausch mit Bekannten eignen, so präsent sind sie doch in den Schlagzeilen. Eine Musikerin nimmt zum wiederholten Mal eine Entziehungskur in Angriff um dem Alkohol in Zukunft zu entsagen. Ein Filmstar stirbt, nachdem er sich jahrelang auf Grund einer Demenzerkrankung zurückgezogen hatte. Ein Sportler will (muss) aufgrund eines Burn-outs eine Auszeit nehmen. Zieht man den Promifaktor und die damit verbundene öffentliche Diskussion der Schicksale ab, lesen wir also auf den Titelseiten des Boulevards fast jeden Tag Geschichten aus dem klinischen Alltag eines Psychiaters. So finden sich auch in jeder beliebigen deutschen Klinik Patienten mit chronischen Abhängigkeitserkrankungen, die nach mehreren Rückfällen immer wieder aufs Neue versuchen wollen, den Suchtmitteln zu entsagen. Welcher Psychiater kennt nicht die Sorgen seiner Patienten vor einem Gedächtnisverlust im Alter auf der ei-

nen Seite und die vielfältige Hilfe, die man sowohl einem Patienten mit einer demenziellen Entwicklungen als auch dessen Angehörigen zu Teil werden lassen kann. Auch gehört es zu den ureigensten Aufgaben eines Psychiaters, Menschen, die auf Grund einer Depression mit den Anforderungen des Alltages nicht mehr fertig werden, Hilfe auf ihrem Weg zurück ins Leben zu geben. Dies sind alles Fälle aus der alltäglichen klinischen Arbeit in der Psychiatrie. Alles Fälle, die – selbst in den nicht immer für ihren sanften Ton bekannten Medien – in der Regel neutral und oft sogar sehr mitfühlend berichten. Alles Fälle, die verdeutlichen, wie sehr psychische Erkrankungen zum Leben gehören. Welche andere medizinische Disziplin kann das schon von sich behaupten?

Dem aufmerksamen Leser mag im letzten Abschnitt eine scheinbar kleine Ungenauigkeit aufgefallen sein. Der Sportler hat sich doch wegen eines Burn-outs behandeln lassen und nicht an einer Depression gelitten? Hier zeigt sich eine sehr interessante Diskrepanz in der öffentlichen Wahrnehmung seelischer Krankheiten, die für die Psychiatrie sowohl eine Herausforderung als auch eine Chance darstellt. Gerade durch positive und teilweise sogar wirklich einfühlsame Berichte in großen Nachrichtenmagazinen, oft sogar als Titelstory, und entsprechende Bearbeitung in seriösen Talkrunden im Fernsehen wurden seelische Leiden in den letzten Jahren immer stärker aus der Anonymität geholt. Dass sich Prominente, nach erfolgreicher Therapie, offen zu ihrer durchgemachten Erkrankung geäußert haben, stellt dabei einen nicht zu unterschätzenden Faktor dar. Dies bringt eine Erkrankung nicht nur in die Öffentlichkeit sondern gibt ihr auch ein Gesicht oder eine Geschichte, was die Kommunikation über Symptome erleichtert (»wie der Fußballer«). Und letztendlich kann man sich, ähnlich wie in der Werbung, auch ein gewisses Abfärben der öffentlichen Meinung und somit eine Entspannung der Vorbehalte erhoffen.

Oft sind es jedoch die auch heute noch negativ besetzten und damit stigmatisierenden Bezeichnungen psychischer Erkrankungen, die trotz aller hilfreicher Einflüsse noch immer eine enorm abschreckende Wirkung haben. Stellen Sie Sich vor, Sie haben in den letzten Wochen und Monaten fast ständig Ärger mit Kollegen und Vorgesetzten. Im-

7

mer dieses elende Gefühl, gegen Windmühlen zu kämpfen. Weil denen einfach alles egal ist. Natürlich könnte man es sich auch so einfach machen wie alle anderen, aber irgendwie will man doch vernünftige Ergebnisse liefern. Dass man dabei nicht gut drauf sein kann, ist doch verständlich. Und klar, schlägt so etwas auch auf die Stimmung, Freude ist mittlerweile ein Fremdwort geworden. Auch zu Hause. Vor allem, weil die Familie einfach nicht verstehen kann, wie anstrengend und aufreibend die Situation in der Firma ist. Dass man bei der ganzen schlechten Stimmung durchaus auch mal gereizt reagiert, kann dabei leider vorkommen. Aber dieser ganze Ärger schlägt mittlerweile nicht nur auf den Magen, sondern auch immer stärker auf den Schlaf, kaum noch eine Nacht die wirklich erholsam ist. Verständlich, dass man sich am nächsten Morgen wie gerädert fühlt und das Aufstehen fast unmöglich erscheint. Nach Motivation, Elan und einem positiven Blick in die Zukunft braucht man gar nicht mehr zu fragen. Wenn sich überhaupt etwas ändern sollte, wird es doch wahrscheinlich nur noch schlimmer. Da will und kann man einfach nicht mehr. Das klassische Burn-out.

Stellt sich ein solcher Patient in der Klinik vor, dann oft auch deshalb, weil er sich in entsprechenden Berichten der Medien wiederfindet und hierdurch ermutigt fühlt diesen wichtigen Schritt zu tun. Leider hat der behandelnde Psychiater nun ein gewisses Problem. Es stellt sich ein Patient mit Burn-out vor, der Hilfe sucht, diese braucht und natürlich bekommen soll. Nur leider existiert das Burn-out-Syndrom in der Klassifikation psychiatrischer Erkrankungen überhaupt nicht. Aber versuchen Sie mal, einem ausgebrannten Patienten vorsichtig die Diagnose einer Depression nahezubringen. Von einer Persönlichkeitsstörung brauchen wir erst gar nicht zu reden, was auch durchaus verständlich ist, denn wer hört schon gerne, dass er »gestört« ist? Hier würde einem die Nomenklatur überhaupt keine Chance lassen, ein gutes Verhältnis aufzubauen. Aber auch die Vermittlung einer Depression kann schwierig sein, auch wenn quasi alle diagnostischen Kriterien für eine depressive Episode in einem Fall wie dem eben geschilderten erfüllt sind: Gedrückte oder gereizte Stimmung – wobei gerade bei Männern die zweite Variante deutlich häufiger vorkommt. Antriebslosigkeit

und Motivationsverlust. Negativer Ausblick auf die Zukunft. Schlafschwierigkeiten und Störungen der Vitalgefühle. Hier wird die Bedeutung der Begrifflichkeiten und vor allem deren Konnotation sehr schmerzhaft deutlich. Die Depression wird immer noch als Leiden, oder schlimmer sogar, als charakterliche Schwäche wahrgenommen. Dies führt dann auch oft zu dem hilfreichen Hinweis aus dem Bekanntenkreis »reiß Dich doch mal zusammen«. Ein Burn-out hingegen ist nicht nur verzeihbar, weil es durch den konstanten, extremen Einsatz eines Leistungsträgers entsteht, sondern fast schon so etwas wie die Bestätigung dafür, dass man die Kraft und Disziplin hatte, an seine Grenzen zu gehen. Mit anderen Worten, die Depression ist eine individuelle Schwäche, das Burn-out die Folge von hohem Einsatz unter widrigen Bedingungen. Deutlicher kann das Dilemma der Stigmatisierung psychiatrischer Begriffe kaum sichtbar werden.

Letztendlich muss man dann aber auch festhalten: Ob ein Patient sich mit Depression oder Burn-out vorstellt und hierauf behandelt wird, ist am Ende doch völlig irrelevant. Wichtig ist vielmehr, dass er mit seinen Schwierigkeiten nicht mehr ohne Hilfe dasteht, sondern Zugang zu psychiatrisch-psychotherapeutischer Behandlung gefunden hat und die Erkrankung behandelt wird. Es gilt also wieder das alte Sprichwort, »wer heilt hat Recht« (auch wenn er es unter einem unkonventionellen diagnostischen Label tut). Und von dieser Perspektive aus kann man das Konzept des Burn-out gar nicht genug wertschätzen, da es vielen Menschen einen relativ niederschwelligen und wenig schambesetzten Zugang zur Psychiatrie und damit zu fachkundiger Hilfe erlaubt.

Angesichts der hohen Präsenz psychiatrischer Themen in den Medien, der in aller Regel objektiven bis wohlwollenden Berichterstattung und der mittlerweile steigenden Akzeptanz seelischer Leiden in der Gesellschaft (wenn auch unter neuen Labeln) macht sich dann doch eine gewisse Verwunderung breit. Warum ist unser Fach immer noch so ambivalent oder gar kritisch besetzt? Warum bleibt zumindest die intuitive Reaktion auf die Eröffnung, dass man Psychiater ist, so häufig skeptisch? Wird nicht quasi ununterbrochen auf eine Reduktion der Stigmatisierung psychiatrischer Erkrankungen hingearbeitet? Leider ist die Enttabuisierung der Depression über den Burn-out nur eine Seite des öffentlichen Bildes. Gerade in den Boulevardmedien sind viele prominente, und oft auch reißerische, Themen aus der forensischen Psychiatrie anzutreffen. »Wie wurde dieser nette Junge (neben dem Foto eines lachenden Kindes) zur brutalen Bestie?«, »Gutachter hielt ihn für ungefährlich« (über einen rückfälligen Mörder und Vergewaltiger). Oder auch das fast beiläufige »der Täter wurde in eine psychiatrische Klinik eingeliefert«, welches sich immer wieder am Ende vieler Berichte über die verschiedensten Gewalttaten findet. Aber auch die gegenseitige, öffentliche Demontage psychiatrischer Gutachter mit vollkommen unterschiedlichen Schlussfolgerungen zum selben Probanden in medienwirksamen Strafprozessen trägt sicherlich nicht dazu bei, die Psychiatrie einem breiteren Publikum vertrauenswürdig erscheinen zu lassen. Die Auswirkungen solcher Presse auf das öffentliche Bild unseres Faches kann man, etwas überspitzt, vielleicht so zusammenzufassen: »Psychiatrisch Kranke sind allesamt gestört und gefährlich. Psychiater reden geschwollen daher und haben doch keine Ahnung.« Wundert man sich da noch, warum man mit der Aussage, dass man Psychiater sei, Verwandte und Bekannte immer wieder schockieren kann?

Auf die Besonderheiten der forensischen Psychiatrie, Glaubwürdigkeitsgutachten oder Gefährdungseinschätzungen möchte ich dabei an dieser Stelle nicht weiter eingehen. Angemerkt sei hier nur, dass die Nachricht »Gewalttäter wurde als nicht mehr gefährlich eingestuft und hat auch keine Straftaten mehr begangen« nicht gerade eine Schlagzeile wert ist.

Man kann den Redakteuren dabei sicherlich keinen Vorwurf für die reißerische Darstellung dieses, viele Menschen bewegenden, Themas machen. Nachrichten, gerade im Bereich Boulevard, sind nun einmal auf das Erregen von Aufmerksamkeit und emotionale Beteiligung ausgerichtet. Letztendlich ist ein gewisser Gruselfaktor ja sogar auch ein Verkaufsargument. Problematisch für die Psychiatrie sind solche Nachrichten aber allemal. Vor allem dann, wenn Fälle (möglicherweise) psychiatrisch kranker Gewaltverbrecher öffentlich nicht von der alltäglichen Arbeit in der allgemeinpsychiatrischen Klinik oder Praxis abgegrenzt werden. Dann entsteht bei manchen Menschen schnell das Bild, als wäre jeder zweite Patient den man als Psychiater sieht ein Mörder, Vergewaltiger oder drogensüchtiger Schläger. Mindestens. Kein Wunder, dass Verwandte hoffen, man würde doch Neurologie machen. Das Fach wird einfach weniger mit Gewaltverbrechen in Verbindung gebracht. Und es wird auch verständlich, warum viele Patienten sich lange scheuen einen Psychiater aufzusuchen. Und wenn man sich dann doch dazu entschließt, dann auf keinen Fall den Psychiater vor Ort. Man stelle sich vor, Nachbarn oder Bekannte bekommen das mit, dass man zum Psychiater beziehungsweise Psychotherapeuten geht. Da riskiert man doch direkt mit Sexualverbrechen, oder zumindest entsprechenden Neigungen, assoziiert zu werden. Dieses leider real existierende Risiko wollen verständlicherweise nur wenige Patienten eingehen. Was wiederum dazu führt, dass viele Patienten dazu bereit sind, zu jedem Termin einen Anfahrtsweg von einer halben Stunde oder mehr in Kauf zu nehmen. Trotz Burn-out.

Wie sieht es mit der psychiatrischen Forschung in den Medien aus? Hervorragend. Zumindest wenn man die Suche nicht nur auf den Wissenschaftsteil beschränkt. Hier findet man zwar immer wieder Erkenntnisse aus der klinischen Forschung im Bereich Psychiatrie, wie zum Beispiel über die Möglichkeiten der früheren Diagnostik von Demenzen, neue Behandlungsansätze der Depression oder Neuigkeiten zu den genetischen Ursachen von Angsterkrankungen. Die meisten Erkenntnisse aus der psychologisch-psychiatrischen Forschung finden sich aber auf Seiten mit Überschriften wie »Panorama«, »Lifestyle«, »Ratgeber« oder »Aus aller Welt«. Wie schon im privaten Bereich bemerkt, finden sich dabei einige klare inhaltliche Schwerpunkte. Berichte zu den Bereichen Lernen, Gedächtnis und Intelligenz finden sich insbesondere dann in den Medien, wenn gerade Diskussionen um Schulreformen in den politischen Schlagzeilen sind – unabhängig davon wie alt die zu Grunde liegende Studie selber ist. Immer sehr beliebt sind auch wissenschaftliche Befunde zu Geschlechterunterschieden im Verhalten (warum können Männer keine Gefühle ausdrücken) oder in kognitiven Funktionen (Frauen und ihr Orientierungssinn). Die neuronalen Korrelate von Freude und Trauer.

Die Entstehung und Modulation von Neid oder Empathie im Gehirn. Und vor allem natürlich die Liebe. Was beeinflusst die Partnerwahl? Wer wird als attraktiv wahrgenommen? Wie ist Eheglück im Gehirn repräsentiert?

Alles Themen mitten aus dem Leben. Alles Themen, mit denen sich ein Leser ohne medizinisch-wissenschaftlichen Hintergrund gut identifizieren kann. Alles Themen, die Diskussionen anstoßen, weil jeder eine persönliche Meinung zu ihnen hat. Hier zeigt sich hervorragend, wie psychiatrisch-psychologische Forschung, gerade im Vergleich zu anderen Disziplinen, im Leben steht. Über die Regulation von Transkriptionsfaktoren in der Zelldifferenzierung kann man einfach nicht so gut streiten wie über Geschlechterunterschiede. Es wird jedoch vor allem deutlich, dass eigentlich fast jeder in der Bevölkerung ein gewisses Interesse oder zumindest eine Neugier in Bezug auf die »Psychothemen« hat und das, trotz aller möglicher Vorbehalte gegen die Psychiatrie-Psychotherapie. Vielleicht liegt es einfach in der Natur des Menschen sich und seine Mitmenschen verstehen zu wollen. In der Regel sind die Schlagzeilen dabei relativ lose Interpretationen der eigentlichen wissenschaftlichen Ergebnisse. Und als akademischer Purist könnte man sicher viele Punkte aufführen, warum man das so nicht formulieren kann, unter welchen Bedingungen man überhaupt so etwas schlussfolgern kann und welche potentiellen Einflussgrößen man berücksichtigen muss. Aber wer will das schon lesen?

Wo steht man also als Psychiater? Irgendwo zwischen dem in Filmen oft etwas schrullig dargestellten Therapeuten, dem Schuldigen für jeden Rückfall eines Gewaltverbrechers, dem Coach für ausgebrannte Leistungsträger und dem Geschichtslieferanten für den Panoramateil. Darüber hinaus ist man Arzt für viele Patienten mit Depressionen, Panikstörungen, Demenzen, Suchterkrankungen, Psychosen und anderen Erkrankungen, bei denen man oft beeindruckende Erfolge erleben kann. Man muss nur mitverfolgen, wie ein schwer depressiver Patient, der zuerst nur noch im Bett liegt und sterben möchte, wieder in sein Leben zurückkehrt. Vielleicht ist es aber auch gerade dieses Kaleidoskop, welches die Psychiatrie so einzigartig im Fächerkanon der klinischen Medizin macht. Im Guten wie im Schlechten steht unser Fach mitten im Leben und bildet damit auch die es umgebende Gesellschaft ab. So kommt es dazu, dass man mit vielfältigsten Aspekten der Menschen und ihres Lebens konfrontiert wird. In diesem breiten Spannungsfeld seine Rolle zu finden kann zweifelsohne eine Herausforderung sein, die jedoch niemals langweilig werden wird.

Am Anfang war das Interesse für das Gehirn

Prof. Dr. med. Peter Falkai

Tätigkeit	Prof. Dr. med. Peter Falkai ist Direktor der Klinik für Psychiatrie und Psychotherapie am Universitätsklinikum Göttingen
Vita	49 Jahre, geboren in Köln; 1981 – 1987 Medizinstudium Heinrich-Heine-Universität Düsseldorf, 1987 Promotion in Medizin, Heinrich-Heine-Universität Düsseldorf, 1992 Facharzt für Psychiatrie, Heinrich-Heine-Universität Düsseldorf, 1995 Habilitation in Medizin, Heinrich-Heine-Universität Düsseldorf; Stationen: Düsseldorf, London, Bonn, Homburg an der Saar, Göttingen
Ehrenamt	Präsident der Deutschen Gesellschaft für Biologische Psychiatrie von 2007 bis 2010 und Präsident der Deutschen Gesellschaft für Psychiatrie, Psychotherapie und Nervenheilkunde 2011 und 2012
Familie	verheiratet, 1 Sohn, 1 Tochter
Freizeit	Familie, Sport, Tanzen, Musik
Motto	Always look on the bright side of life! (Eric Idle)

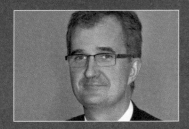

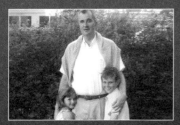

Die Neuroanatomievorlesung war das Spannendste im 1. Semester, was neben Chemie, Physik, medizinischer Terminologie und ähnlichen Fächern geboten wurde. Der Dozent, Professor Adolf Hopf, mein späterer Doktorvater, wusste anatomische Zusammenhänge noch wunderbar zu erklären, wobei er beidhändig mit der Kreide die verschiedenen Schaltkreise auf die Tafel bannte. In regelmäßigen Abständen stellte er Patienten aus der Klinik vor, die einen Schlaganfall aufwiesen oder andere neurologische Erkrankungen hatten. Gleich zu Beginn stand für mich fest, dass ich mich mit dem Gehirn des Menschen beschäftigen wollte und wahrscheinlich ein Spezialgebiet der Medizin einschlagen würde, in welchem dieses Organ eine zentrale Rolle spielt.

Wie der Zufall so wollte, besuchte ich dann aber ein neuroanatomisches Seminar und verfasste, ich glaube es war im 1. Semester, eine Arbeit zu Grundlagen und Therapie des Morbus Parkinson. Ich hatte hierzu zwar viel gelesen, würde aber heute rückblickend sagen, dass ich damals nur sehr wenig davon verstand. Trotzdem fesselte mich das Thema so sehr, dass ich schon im 2. Semester zu Prof. Hopf ging und ich ihn fragte, ob ich bei ihm oder einem seiner Assistenten eine Doktorarbeit beginnen könne. Er schien zwar etwas erstaunt über mein so frühzeitiges Interesse hieran, stellte aber den Kontakt zu Dr. Bernhard Bogerts her, der zu diesem Zeitpunkt auch zur Substantia nigra bei schizophrenen Psychosen forschte und publizierte. Diesem gefiel mein Eifer, allerdings seien seine Arbeiten zur Substantia nigra abgeschlossen und er habe sich nun schwerpunktmäßig der Erforschung limbischer Strukturen bei der Schizophrenie zugewandt, wozu ich beitragen könne. Gern willigte ich ein, den Hippocampus bei schizophrenen Patienten und Kontrollpersonen zytoarchitektonisch zu untersuchen.

■ **Die Doktorarbeit**

Das Cécile und Oskar-Vogt-Institut für Hirnforschung belegt zur Hälfte den 6. Stock eines vorklinischen Gebäudes der Universität Düsseldorf. Von Anfang an beeindruckten mich die sehr gute Betreuung durch meinen »Doktorassistenten« Bernhard Bogerts und die – wie er sagen würde – »kontemplative Ruhe« des Instituts. Ich sollte

untersuchen, ob die Volumenreduktion des Hippocampus bei schizophren erkrankten Patienten auf Zellverluste zurückzuführen sei. Meine wesentliche Aufgabe bestand darin, diese Struktur nicht nur in ihrem hinteren, sondern auch im vorderen Anteil reliabel in Unterkerngebiete abzugrenzen. Vier Wochen meiner Semesterferien verbrachte ich tagtäglich damit, mich in die Literatur einzulesen und an vorhandenen Hirnstamm-Präparaten ein Abgrenzungssystem zu entwickeln. Nach dessen Fertigstellung und nach den entsprechenden Interrater- und Retest-Reliabilitäten konnte ich loslegen. Von Anfang an war ich gefesselt vom Netzwerk der Nervenzellen, die durch die verschiedenen Färbungen so plastisch zur Darstellung kamen. Darüber hinaus beeindruckten mich die Diskrepanz zwischen der relativen Unauffälligkeit des histologischen Bildes bei den schizophrenen Patienten und deren teils dramatischen Krankengeschichten, die ich in den Zählpausen las. Auch interessierte mich, wie andere Krankheitsbilder im Bereich des Hippocampus aussahen, und so freute ich mich, die Serienschnitte von Patienten mit einer Alzheimer'schen Erkrankung oder damals noch mit der sogenannten Pick'schen Erkrankung vergleichen zu können. Hier waren die Krankheit und ihre Folgen sofort sichtbar. In einzelnen Fällen war der Hippocampus auf ein dünnes Band zusammengeschrumpft, wo sich nur vereinzelte Zellen und Gliazellennarben fanden. Von Beginn an aber interessierte mich in erster Linie die Schizophrenie. Sie betraf junge Menschen und schien alle wesentlichen Gehirnfunktionen zu beeinträchtigen. Die Patienten waren zwar wach und ansprechbar, litten aber unter furchtbaren Stimmen, Ängsten und äußerst bizarren Verfolgungsideen. Was verursachte diese Erkrankung? Wie konnte es sein, dass ein auf den ersten Blick unauffälliges Netzwerk aus Nervenzellen so schlimme Symptome hervorrief?

■ **Die Habilitationsschrift**

Nach Abschluss meiner Dissertation lenkte Bernhard Bogerts meine Aufmerksamkeit auf eine Publikation der Kollegen Jacob und Beckmann. Die Autoren berichteten von Hinweisen auf Entwicklungsstörungen in der Regio enthorinalis bei schizophrenen Patienten. Zu diesem Zeitpunkt interessierte ich mich ebenfalls für diese wichtige Relaisstation des Temporallappens, sodass sich mir der Text leicht erschloss. Hiermit brachten die Verfasser erstmals einen Nachweis für systematische zytoarchitektonische Abweichungen im Gehirn schizophrener Patienten und untermauerten so die Hypothese einer gestörten Gehirnentwicklung bei diesem Krankheitsbild. Also versuchten wir, selbige in der Regio enthorinalis zu quantifizieren, und tatsächlich gelang es uns, diesen Befund in zwei unterschiedlichen Stichproben zu bestätigen. Trotzdem beschäftigte mich weiterhin die Frage nach den Ursachen. Gab es einen gemeinsamen Mechanismus zur Erklärung dieser Veränderungen im Hippocampus und in der Regioenthorinalis? Da las ich eine interessante Arbeit von Dr. Helmut Steinmetz, damals fortgeschrittener Assistent oder junger Oberarzt der Klinik für Neurologie in Düsseldorf. Er hatte als einer der ersten das Planum temporale im Kernspintomogramm im Menschen vermessen, und die von Geschwind und Lewitzki[1] beschriebene Asymmetrie des Hörkortex in-vivo dargestellt. Hierzu fielen mir Arbeiten ein, die einen Zusammenhang zwischen akustischen Halluzinationen und dem Planum temporale hergestellt hatten. Bereits Penfield und Milner[2] hatten berichtet, dass eine Reizung des Hörkortex bei wachen Patienten zu akustischen Halluzinationen und ähnlichen Phänomenen führt. Ab jetzt schrillten meine Alarmglocken: Je mehr ich mich in die Literatur vertiefte, umso mehr war ich von der Kausalität einer gestörten zerebralen Asymmetrie für strukturelle und funktionelle Abweichungen bei der Schizophrenie überzeugt, was ein knapp einjähriger Aufenthalt in London bei Tim Crowe bekräftigte, den dieser Gedanke ja bis heute nicht verlassen hat. Mit einem zwar neuroanatomisch ausgebildeten Kollegen, der aber wie ich mittlerweile Oberassistent in der Klinik für Psychiatrie und Psychotherapie der Universität Düsseldorf war, vermaß ich die Sylvische Fissur bei Schizophrenen und gesunden Kontrollpersonen anhand von Fotografien, wobei wir eine tatsächlich gestörte physiologische Asym-

metrie feststellten. Infolge dessen bestimmte ich mit dem Team von Bernhard Bogerts das Volumen des Kortex unterhalb des Planum temporale und konnte auch hier eine Verminderung der Links-Rechts-Asymmetrie konstatieren. Die Befunde waren überzeugend genug, um sie in meiner Habilitationsschrift zusammenzuführen. Dies genügte mir jedoch nicht: Da ja Helmut Steinmetz mit seinen Kollegen die Planum temporale Asymmetrie an lebenden Patienten darstellte, wollte ich dieses ebenfalls in-vivo bei Patienten mit einer Schizophrenie nachvollziehen. Diesmal sollten es aber Patienten bei Erkrankungsbeginn sein, die möglichst noch keine Neuroleptika erhalten hatten. Also sprach ich auf unseren Stationen Patienten mit einer schizophrenen Erstmanifestation an und überredete sie, an der diesbezüglichen kernspintomographischen Untersuchung teilzunehmen. Helmut Steinmetz ermöglichte dies, indem er mir Messzeiten für diese Studie einräumte. Diese fanden meist abends statt, sodass ich die Patienten in mein Auto lud, und mit einem Zwischenstopp bei Mc Donalds zur Neurologischen Klinik in Düsseldorf fuhr, von der Psychiatrischen Klinik etwa 15 km stadteinwärts gelegen. Wir waren sehr glücklich, in überschaubarer Zeit ein ausreichend großes Kollektiv von Patienten und gesunden Kontrollpersonen eingeworben zu haben. Umso ernüchternder war das Resultat der Messungen von Andreas Kleinschmidt und Helmut Steinmetz bei den Patienten. Das Planum temporale wies die gleiche Asymmetrie auf wie das der Kontrollpersonen. Damit ebbte die Euphorie ab, für die Schizophrenie einen gemeinsamen Mechanismus für funktionelle und strukturelle Veränderungen gefunden zu haben. Übrigens erwies sich auch die Publikation dieses Negativbefundes als erstaunlich schwierig.

■ Die Familienstudie

Zwar stand hier die zerebrale Asymmetrie bei Psychosen für mich nicht mehr im Mittelpunkt des Interesses, dennoch lag mir daran, die strukturellen Veränderungen mit ätiologischen Faktoren sowie der Verhaltensebene zu verbinden. Als Design hierfür schien mir die Untersuchung von ein- bzw. mehrfach mit Schizophrenie affizierten Familien geeignet. Auf Anregung der Kollegen in Kanada, William Honer und Anne Bassett, begannen wir in

1 Geschwind N, Levitsky W. Human brain: left-right asymmetries in temporal speech region. Science 1968;261:186-187
2 Penfield W, Milner B. Memory deficit produced by bilateral lesions in the hippocampal zone. AMA ArchNeurolPsychiatry. 1958 79(5): 475-97

Düsseldorf initial mit dem Einschluss von Patienten mit einer Schizophrenie und ihrer erstgradigen Angehörigen. Wir hatten Glück, denn unser erster DFG-Antrag wurde bewilligt. Bis hierhin lief alles glatt, nur erwies sich der Einschluss geeigneter Familien schwerer als gedacht. Um aussagekräftige Resultate zu erhalten, mussten wir für diese Studie eine ausreichende Anzahl an Personen einschließen.

Die Auswertung der Kernspintomogramme ergab schließlich teils die zu erwartenden Resultate, darüber hinaus aber wurden wir auf einen ganz neuen Befund im Frontallappen aufmerksam. Bei der Auswertung des Verhältnisses zwischen grauer und weißer Substanz fand sich, dass dieses Verhältnis signifikant höhere Werte bei den schizophrenen Patienten als den Kontrollen ergab: Obwohl die Patienten eine kortikale Atrophie aufwiesen, schienen sie »mehr« graue Substanz aufzuweisen. Dies ließ sich nur mit einer veränderten Gyrifizierung im Verhältnis zwischen grauer und weißer Substanz erklären. Unter Anwendung des Gyrifizierungsindexes nach K. Zilles konnten wir anschließend einige interessante Befunde erarbeiten, die aufzeigten, dass bei der Schizophrenie insbesondere die frontale Gyrifizierungin der Tat Abnormalitäten aufweist, die auf eine frühe Entwicklungsstörung schließen lässt. Wir verfolgten diesen Aspekt allerdings nicht weiter, weil wir durch die automatisierte Auswertung keine reliablen Resultate erzielten. Letztendlich war die Familienstudie für unsere Arbeitsgruppe zwar sehr lehrreich, mir wurde aber ernüchternd bewusst, wie schwierig es ist, größere und gut charakterisierte Kollektive zusammen zu bringen, die zu zukunftsweisenden Ergebnissen führen.

- **Die Sportstudie**

Im Rahmen unserer regelmäßig stattfindenden Arbeitsgruppenbesprechungen, organisiert von dem Diplom-Mathematiker T. Schneider-Axmann und darum »Schnaxi-Treffen« genannt, ergab sich eine interessante Befundlage für unsere »Homburger Multi-Diagnosen-Studie«. Oliver Gruber initiierte in unserer Homburger Zeit den Ansatz, Patienten mit einer Schizophrenie, Patienten mit einer bipolaren Störung und Patienten mit einer Zwangsstörung gemeinsam klinisch und neurobiologisch im

Detail zu charakterisieren. Beabsichtigt war, auch hier eine Verbindung zwischen der klinischen Symptomatik über ZNS-Parameter hin zu Ursachenfaktoren zu schaffen. Bei der Untersuchung der Kernspintomogramme dieser drei Patientengruppen fand sich, dass die Ersterkrankten mit einer Schizophrenie eine linksgerichtete Volumenreduktion des Hippocampus und einen Verlust der Planum temporale Asymmetrie aufwiesen. Beide Befunde zeigten sich jedoch weder bei Patienten mit einer bipolaren Störung noch bei Patienten mit einer Zwangserkrankung. Noch interessanter war aber, dass die linksseitige Volumenreduktion bei den schizophren Ersterkrankten mit einer Störung des episodischen Gedächtnisses korrelierte. Auch dieser Zusammenhang fand sich nicht bei den anderen beiden Diagnosegruppen. Zu diesem Zeitpunkt hatte Andrea Schmitt unsere postmortem Untersuchungen mittels Stereologie soweit voran getrieben, dass wir auch für die mit Bernhard Bogerts in den 90er Jahren gesammelten Gehirne sagen konnten, dass der Hippocampus-Atrophie keine zellulären Verluste zugrunde lagen. Ebenso fand sich keinerlei Hinweis auf einen klassisch degenerativen Prozess, wie z. B. einer Astrogliose. Somit lag der Schluss nah, dass die neurobiologischen Veränderungen bei der Schizophrenie mit großer Wahrscheinlichkeit auf eine Störung synaptischer Plastizität zurückzuführen sind. In diese Datenlage passte der für uns überraschende Befund, dass ein dreimonatiges Training auf einem Fahrrad-Ergometer bei schizophrenen Patienten das episodische Gedächtnis verbesserte, die negative Symptomatik reduzierte, und darüber hinaus zu einer Volumenzunahme des Hippocampus von etwa 10 % führte. Die Sportstudie, die wir aufgrund experimenteller Vorbefunde initiiert hatten, brachte nun ein Ergebnis, was sehr schön in diesen Kontext der gestörten »Regenerationsfähigkeit des Gehirns bei der Schizophrenie« passte. Ebenfalls von Andrea Schmitt initiierte Genexpression-Studien wiesen in die gleiche Richtung, sodass im Augenblick eine Reihe ganz unterschiedlicher Ansätze aus unserer Klinik Befunde zeigen, die sich gut integrieren lassen.

Ich will an dieser Stelle aber nicht verhehlen, dass die Sportstudie eingangs von vielen als »Schnapsidee« angesehen und kritisiert wurde. In diesem Kontext fiel beispielsweise der Kommentar: »Was in der Maus klappt, klappt bei Menschen noch lange nicht!«. An dieser Stelle möchte ich aber erneut gut durchdachte und geplante klinische Studien verteidigen, die die umschriebene Fragestellung beantworten sollen. Ich glaube, wir müssen in der Psychiatrie aufpassen, nicht zu komplexe und ambitionierte Studien-Designs zu entwerfen, um etwa mit einem einzigen Experiment das Problem der Schizophrenie lösen zu können. Eine gut geplante Studie wird letztendlich nicht mehr als ein oder zwei Fragen definitiv beantworten können. Für mehr Antworten ist unser Untersuchungsgegenstand »psychische Erkrankungen« wahrscheinlich zu komplex.

■ **Untersuchung des longitudinalen Verlaufs**
Doch Kohortenstudien? Zum Abschluss meiner Überlegungen möchte ich andererseits aber durchaus auch eine Lanze brechen für die Schaffung größerer Kohorten, bei denen nicht nur im Querschnitt, sondern auch im Längsschnitt phänotypisiert wurde. Ich bin der festen Überzeugung, dass unsere klinischen Indikatoren zur Beschreibung des Verlaufs einer psychotischen Erkrankung eine Subtypisierung im Längsschnitt erlaubt, die die Identifizierung von neurobiologischen Subgruppen zur Folge hat. Wahrscheinlich sind die Effekte der Risikogene, aber auch einzelner Umweltfaktoren, so gering, dass sie in einer Querschnitts-Untersuchung nicht zu klaren Signalen führen.

Seit 1982 beschäftigt mich nun die Frage, welche hirnfunktionellen und strukturellen Veränderungen notwendig sind, um den Ausbruch und die Aufrechterhaltung einer schizophrenen Psychose zu erklären. Ich habe gelernt, wie wichtig es ist, ein Experiment sorgfältig zu planen und durchzuführen. Es gilt, klare Hypothesen zu formulieren, die für sich genommen sehr reduktionistisch sein müssen. Dahinter steht der Anspruch, Zusammenhänge in kleinen Schritten zu verstehen, auf diesem Weg aber mit großen Schritten voranzukommen. Ein Experiment sollte so gut konstruiert sein, dass es erlaubt, die Ausgangshypothese zu verwerfen oder eben zu bestätigen. Ich bin überzeugt, dass es diese sorgfältigen Untersuchungen sind, die letztlich zu einem besseren Verständnis der Pathophysiologie psychischer Erkrankungen führen werden. Allerdings gehe ich aber auch davon aus, dass gro-ße Durchbrüche wahrscheinlich eher zufällig stattfinden werden, auch wenn viele neue Erkenntnisse und Methoden bereits zu Innovationen geführt haben.

Die ersten Schritte

Prof. Dr. med. Euphrosyne Gouzoulis-Mayfrank

Tätigkeit   Prof. Dr. med. Euphrosyne Gouzoulis-Mayfrank ist ärztliche Direktorin der LVR-Klinik Köln, Fachklinik für Psychiatrie und Psychotherapie, Akademisches Krankenhaus der Universität zu Köln

Vita   49 Jahre, geboren in Athen, Griechenland; 1979 Abitur an der Deutschen Schule Athen, Dörpfeld-Gymnasium, 1979–1985 Studium der Medizin an der Universität Mainz, 1986 Promotion in Medizin an der Universität Mainz, 1999 Habilitation für das Fach Psychiatrie und Psychotherapie in Aachen; Stationen: Athen, Mainz, Freiburg, Aachen, Köln

Ehrenamt   Mitglied des Sachverständigenausschusses für Betäubungsmittel des Bundesinstitutes für Arzneimittel und Medizinprodukte (BfArM), Mitglied der Kommission Neues Entgeltsystem der Bundesdirektorenkonferenz (BDK)

Familie   geschieden, Mutter eines 16-jährigen Sohnes

Freizeit   Familie, Lesen, Kino, Skifahren

Motto   Man kann nicht den Kuchen ganz und den Hund satt haben. (Griechisches Sprichwort)

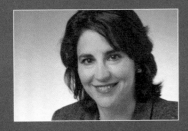

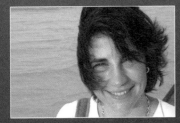

In der Psychiatrie unterscheiden wir bei der Erhebung der biographischen Anamnese zwischen der äußeren und der inneren Biographie. Bei der äußeren Biographie geht es um die Eckpunkte, um das, was von außen beobachtet und beurteilt werden kann, wie der sozio-ökonomische Hintergrund, Schul- und Berufsausbildung, erreichte Qualifikationen, berufliche Positionen, Familienstand und Ähnliches. Bei der inneren Biographie geht es darum, wie die Person selbst ihren Lebensweg, sich selbst, das Erreichte, ihre Beziehungen zu anderen Menschen und Ähnliches erlebt. Außen- und Innensicht können dabei manchmal erheblich voneinander abweichen.

So geht es mir bisweilen, wenn ich zurückdenke und mir meinen Berufsweg vor Augen führe. Von außen sieht alles geradlinig aus. Innerlich habe ich aber in der Zeit des Studiums und in den ersten Berufsjahren immer wieder geschwankt zwischen der Psychiatrie und der mir damals »handfester« erscheinenden organischen Medizin.

In der Schulzeit, die ich in meiner Heimatstadt Athen absolvierte, galt mein Interesse eher den Geisteswissenschaften, Kunst, Literatur und eben auch Psychologie. Mit Letzterer verband ich in meiner damaligen Vorstellung vor allem die Psychoanalyse und Psychotherapie. Ich las damals Freud, Fromm und Erikson und wollte Psychologie studieren. Mein Vater, selbst Maschinenbauingenieur, konnte sich über meine Pläne nicht begeistern. Am liebsten hätte er es gesehen, wenn ich auch Ingenieurwesen, Physik, Chemie oder etwas ähnlich »Handfestes« studiert hätte. Dafür war ich aber absolut nicht zu begeistern. Letztlich kamen wir als Kompromiss auf die Medizin.

Ich bewarb mich für das Medizinstudium an mehreren Universitäten in Deutschland und erhielt einen Studienplatz in Mainz. In der Studienzeit vergaß ich dann über einige Jahre mein früheres Liebäugeln mit der Psychologie. Es war alles interessant, die Grundlagen in den vorklinischen Semestern ebenso wie die darauffolgenden verschiedenen klinischen Fächer. Ich konnte mir damals gut vorstellen, später Kinder- oder Frauenärztin zu werden, und auch die Neurologie war spannend. Als aber die Psychiatrie mit dem Praktikum auf den verschiedenen psychiatrischen Stationen an die Reihe kam, da war ich von den Patienten regelrecht

fasziniert und es war mir schnell klar, dass dieses Fach für mich das Richtige war. Hier schloss sich der Kreis zu meinen früheren Interessen aus der Schulzeit.

Gegen Ende des Studiums hatte ich mich also entschlossen Psychiaterin zu werden. Ich nahm im Praktischen Jahr Psychiatrie als Wahlfach und absolvierte es an der Athener Universitätsklinik. Diese Zeit war sehr eindrucksvoll und lehrreich. Besonders lebhaft kann ich mich an zwei Patienten erinnern:

Der erste Patient war ein älterer Fischer aus Kos, einer kleinen Insel in der Ägäis. Herr A. Gekos hatte eine schwere, klassisch phasisch verlaufende Depression, ein Lehrbuchfall für das was wir früher eine endogene Depression genannt hatten. Die Erstmanifestation war etwa 30 Jahre zuvor gewesen. Er hatte in der Zwischenzeit noch zwei weitere Episoden gehabt, zwischendurch sei es ihm aber nach Auskunft der Angehörigen gut gegangen, er habe »ganz normal« gelebt. Das konnte ich mir erst mal kaum vorstellen. Er war sehr agitiert und verzweifelt, jammerte und stöhnte den größten Teil des Tages laut, »klebte« am Personal, und – was für mich damals ganz verblüffend war – er »bettelte« regelrecht nach einer Elektrokrampftherapie (EKT). Ich hatte damals durch Hörensagen und durch Eindrücke aus Szenen mancher Filme die Vorstellung bzw. das Vorurteil, dass die EKT eine brutale, ja regelrecht unmenschliche Methode sei. Nun hatte Herr Gekos bei seiner ersten und zweiten depressiven Episode die EKT erhalten und er war schnell wieder gesund geworden. Bei der letzten Episode war er mit Medikamenten behandelt worden und es hatte viel länger gedauert, bis die Erkrankungsphase remittierte.

Ich durfte als PJ-Studentin Herrn Gekos betreuen und sollte ihn davon überzeugen, erst einmal wieder eine medikamentöse Behandlung zu versuchen. Bei der Vorstellung, dass es mit den Medikamenten wieder so lange dauern könnte, wurde er panisch und flehte mich regelrecht an: »Meine Tochter, mach mir eine EKT und ich werde Dir immer frische Fische aus Kos bringen«. Schließlich gaben wir seinem Wunsch nach.

Mit zunächst großem Widerwillen sah ich bei den EKT-Sitzungen zu. Sie wurden mit mobilen Anästhesiegeräten, einem Anästhesisten und Anästhesieschwester gut organisiert direkt auf der Station durchgeführt und ich musste feststellen und zugeben, dass sie nichts Unmenschliches an sich hatten. Herr Gekos erhielt eine Kurznarkose und bekam nichts von der Stromapplikation und dem »Krampf« mit, der durch die Muskelrelaxation ohnehin nicht richtig im Sinne von Muskelkontraktionen zu sehen war. Mein Patient vertrug die EKT-Sitzungen gut und er war nach dem Aufwachen wieder schnell auf den Beinen. Bereits nach der zweiten Sitzung ging es ihm etwas besser. Nach der dritten Sitzung hatte das Jammern aufgehört, er konnte wieder schlafen und essen und war nicht mehr so gequält. Nach zwei Wochen und sechs EKT-Sitzungen war er praktisch remittiert, er war nicht wiederzuerkennen, ein freundlicher ruhiger Mann, der sich dankbar für seine gute Behandlung zeigte. In der dritten Woche erhielt er noch zwei Erhaltungssitzungen und konnte nach Hause entlassen werden.

Bis dahin hatte sich mein Bild von der Behandlungsmethode der EKT, aber auch allgemein von der psychiatrischen Behandlung, grundlegend gewandelt: Das, was ich ohne eigene Erfahrung durch Hörensagen und gewisse Szenen in bekannten, psychiatriekritischen Filmen mir als brutal vorgestellt hatte, hatte sich als schonend und schnell wirksam und damit eben als sehr patientenfreundlich herausgestellt. Es hatte mir eindrucksvoll gezeigt, wie biologisch zumindest manche schwere psychiatrische Störungen sind und wie offen wir sein müssen für Alles, was dem Patienten hilft.

Das Nachspiel war in diesem Fall auch schön: Etwa zwei Wochen nach seiner Entlassung klingelte es an der Tür der Station. Es war Herr Gekos, mein Ex-Patient, der nach mir fragte und mir mit strahlendem Lächeln einen Korb mit frischen Fischen überreichte.

Der zweite Patient, den ich aus meiner PJ-Zeit in lebhafter Erinnerung behalten habe, Herr T. Alexiou, war ein junger Physikstudent mit der Ersteposode einer paranoiden Psychose. Wir waren praktisch gleich alt und auch unsere Lebenssituation als Studenten war ähnlich. Er war schwer wahnhaft und von Vorstellungen über einen weit gespannten Komplott gegen ihn und Verfolgungsängsten geplagt, die er zum Teil auch auf das Klinikpersonal bezog. Ich habe ihn betreut und mir alle Mühe ge-

geben und sehr viel sowohl mit ihm als auch mit seinen Eltern gesprochen, die sich verständlicherweise enorme Sorgen machten. Nach einigen Tagen schien es ihm etwas besser zu gehen und ich hatte den Eindruck, dass er zu mir Vertrauen gefasst hatte. In der dritten oder vierten Behandlungswoche durfte ich mit ihm in den Garten der geschlossenen Station gehen, und er freute sich über diese Lockerung und die Möglichkeit an die frische Luft zu kommen. Zwischendurch war er aber weiterhin deutlich angespannt und zum Teil dem Personal gegenüber aggressiv.

Eines Tages wollte ich ihn aus seinem Zimmer holen und mit ihm wieder in den Garten gehen. Der Stationspfleger warnte mich, dass ich das Zimmer nicht alleine betreten solle, da er an diesem Morgen besonders angespannt sei. Ich hielt mich aber nicht daran, da ich mir nicht vorstellen konnte, dass mein Patient ausgerechnet mir gegenüber aggressiv werden könnte. Ich dachte, dass unser gutes Verhältnis und sein Vertrauen mir gegenüber als Schutz ausreichen würden. Sehr schnell musste ich feststellen, dass dies eine Fehleinschätzung war. An diesem Morgen konnte ich keinen Zugang zu ihm bekommen, er reagierte nicht auf meine Ansprache, schaute regelrecht »durch mich hindurch« und lief in seinem Zimmer angespannt auf und ab. Auf einmal schaute er mich intensiv, ja durchdringend an; blitzschnell hob er den schweren metallenen Nachttisch und schleuderte ihn in meine Richtung. Ich konnte gerade noch ausweichen und das Zimmer verlassen. Im Nachhinein betrachtet hatte er sich durch meine Anwesenheit in seinem Zimmer bedrängt und bedroht gefühlt, das paranoide Misstrauen hatte die Überhand gewonnen und er hatte mich als Teil des gefährlichen Komplotts gegen ihn erlebt.

Dies war ein sehr schockierendes Erlebnis: Ich musste feststellen, wie eine schwere Krankheit einen Menschen völlig verändert und die Gesetze und Voraussagbarkeit der zwischenmenschlichen Kommunikation auf den Kopf stellt. Es war eine eindrückliche Lektion in Sachen Einschätzung des richtigen Maßes an Nähe und Distanz zu den Patienten und es hat mir gezeigt, wie wichtig die Zusammenarbeit und der Austausch im Team und wie wertvoll die Beobachtungen von erfahrenen Pflegekräften auf der Station sind.

Ich kann mich noch erinnern, dass der Verlauf bei Herrn Alexiou protrahiert und schwer war. Glücklicherweise konnte ich aber noch in meinem PJ-Tertial erleben, dass er sich nach einigen Wochen besserte und seine Wahnvorstellungen als solche erkennen konnte. Wir hatten zwischenzeitlich (wieder) einen guten, vertrauensvollen Kontakt und ihm tat die Szene mit dem »fliegenden Nachttisch« richtig leid.

Nach den Erfahrungen im PJ stand nach dem Staatsexamen zunächst meine Entscheidung fest, Psychiaterin zu werden. Ich wollte aber meine Weiterbildung mit dem Neurologiejahr beginnen, um erst einmal die Grundlagen der organischen Medizin zu erlangen. Damals war es sehr schwer, eine Stelle im Krankenhaus zu bekommen und ich habe – genauso wie es die meisten Kommilitoninnen und Kommilitonen damals tun mussten – sehr viele Bewerbungen geschrieben und viele frustrierende Absagen erhalten.

Schließlich hatte ich aber meine erste Stelle in der Neurologie in der Uni Freiburg und ich fand das Fach so interessant und faszinierend, dass ich beinahe die Psychiatrie aus den Augen verlor. Ich empfand es als intellektuelle Herausforderung von der Kombination der Symptome und Ausfälle auf die Lokalisation der Hirnläsion rückschließen zu können. Die tägliche Arbeit auf der Station hatte etwas »Handfestes«, war aber auch geistig anspruchsvoll.

Allerdings war es etwas frustrierend und mit der Zeit empfand ich es als immer frustrierender, dass die therapeutischen Möglichkeiten in der Neurologie damals relativ beschränkt waren. Die Diagnostik war interessant, aber vielen Menschen, z.B. gerade den jungen Patienten mit multipler Sklerose, konnten wir wenig helfen. Auch bekam der klinische Alltag mit einiger Erfahrung etwas leicht »Mechanistisches«; ich wusste, was zu tun war, meldete die Untersuchungen an, hatte nach etwa drei Tagen alle Befunde zusammen, die wir für die Diagnose brauchten, und erlebte kaum noch Überraschungen.

Nach knapp drei Jahren in der Neurologie kam ich in die Rotation für das Psychiatrische Jahr im Rahmen der Facharztweiterbildung für Neurologie. Bereits im ersten Monat merkte ich, dass das doch meine Welt war und dass doch mein ursprünglicher Plan, Psychiaterin zu werden, der Richtige gewesen war. Entgegen weitverbreiteter Vorurteile merkte ich – gerade im Kontrast zur damaligen Neurologie –, dass den psychiatrischen Patienten oft sehr gut geholfen werden konnte, sei es durch medikamentöse Behandlungen oder durch Gespräche und Zuwendung. Viele Patienten machten während ihrer Behandlung große Fortschritte und waren dankbar für die Besserung.

Mein klinischer Alltag war wieder spannend. Jeder Patient mit seiner besonderen Geschichte war anders und trotz gleicher Krankheit waren die Erfordernisse an die Behandlung von Fall zu Fall je nach Biographie und Lebenssituation verschieden und ich war nicht nur mit meinem Fachwissen, sondern in gewisser Weise auch mit meiner ganzen Person, meiner Lebenserfahrung und meiner Intuition bei der Diagnostik und Behandlung, gefragt. Trotz des Stellenwertes dieser Intuition und der damit verbundenen Bedeutung der Subjektivität blieb aber in meiner Wahrnehmung auch das »Handfeste«, das »Medizinische« mit Bezug auf das Organ Gehirn als Sitz der psychiatrischen Erkrankungen bestehen.

Aus dem Beginn meiner Assistentenzeit in Freiburg kann ich mich besonders lebhaft an einen Patienten erinnern: Herr K. Bauer war ein Musiker mittleren Alters mit Parkinson´scher Krankheit. Als Komplikation seiner Anti-Parkinson Medikation entwickelte er psychotische Symptome und war wahnhaft eifersüchtig. Ich fand es besonders eindrucksvoll, dass wir ihn mit der Dosis seiner Anti-Parkinson Medikamente regelrecht in die Psychose hinein bzw. aus der Psychose heraus »titrieren« konnten. Es war eine sehr schwierige und empfindliche medikamentöse Einstellung und ich empfand diesen Fall als regelrecht dramatisch; denn Herr Bauer war über einige Zeit entweder klar im Kopf, dafür aber steif und unbeweglich und er konnte sein Instrument nicht spielen; oder seine Bewegungen waren wieder flüssiger und er konnte seine Musik machen, aber er war gequält und verzweifelt, weil er meinte, dass seine Frau ihn mit ihren jungen Schülern betrügen würde. Selten habe ich die hirnorganische Grundlage klassischer psychiatrischer Syndrome so klar gesehen wie bei diesem Fall.

Dennoch war es eindrucksvoll, dass für Herrn B. selbst nicht nur die biologisch/medikamentöse

Therapie, sondern auch der psychologisch/psycho-
therapeutische Zugang einen großen Stellenwert in
der Behandlung hatte und für die subjektive Verarbeitung und Integration seiner psychotischen Er-
lebnisweisen eine wichtige Rolle spielte; denn, dass
er überhaupt psychotisch wurde, das war eindeutig biologisch/neurochemisch determiniert und
das sah er selbst auch so, sobald die psychotischen
Symptome nachließen; aber wie die Psychose aus-
sah, welche Denkinhalte und Wahrnehmungen dabei im Vordergrund standen, d. h. warum gerade
diese Eifersuchtsgedanken und nicht irgendwelche
andere psychotischen Inhalte sich entwickelten, dafür spielten offenbar Faktoren aus der frühen Biographie und Erfahrungen in früheren Beziehungen
eine wichtige Rolle. Dies ließ sich natürlich nicht
»beweisen«, allerdings konnten wir in den Gesprächen außerhalb psychotischer Phasen solche
Zusammenhänge mit hoher Plausibilität und subjektiver Überzeugungskraft herausarbeiten. Diese
Zusammenhänge zu verstehen und zu bearbeiten
war für Herrn Bauer ein wertvolles Stück Selbsterkenntnis; und diese Erkenntnisse in das eigene
Selbstbild zu integrieren und die Problematik zu
»überwinden«, das hatte eine wichtige therapeutische Funktion und war subjektiv für ihn besonders
wertvoll und bedeutsam.

Dieser letzte Fall illustriert meines Erachtens
besonders deutlich, wie sich das psychiatrische
Fach zwischen organischer Medizin und Psychologie und Hermeneutik sowohl im Theoretischen als
auch als therapeutische Disziplin positioniert. Gerade diese Zwischenposition der Psychiatrie, ihre
Verwandtschaft mit den Geisteswissenschaften bei
gleichzeitig bestehender Verankerung innerhalb
der Naturwissenschaften, macht meines Erachtens
die besondere Faszination an diesem Fach aus, die
für mich nach über 20jähriger Praxis weiterhin an-
hält.

Wer bin ich? Ich bin ein Mensch, der so weit von der Heimat ist …

Esmer Gülveren

Tätigkeit	Esmer Gülveren ist Ärztin in der Psychiatrischen Instituts-ambulanz für fremdsprachige Mitbürger in Reutlingen am ZfP Südwürttemberg
Vita	34 Jahre, geboren in Baku, Aserbaidschan; 1994 – 2001 Studium der Medizin an der Medizinische Universität Baku, 2002 Promotion für das Fach Psychiatrie in Baku; Stationen: Baku (Aserbaidschan), Reutlingen
Ehrenamt	2002 – 2007 »Aserbaidschan Gender Assoziation«, 2006 – 2008 The Mental Health and HIV/AIDS Aserbaidschan Expert Zentrum
Familie	verheiratet, Mutter von einer Tochter
Freizeit	Literatur, Fotos, Pflanzen
Motto	Das Leben ist nicht die Tage, die wir erleben, sondern die Tage, die in Erinnerung bleiben. (Azeri Sprichwort)

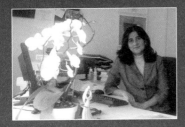

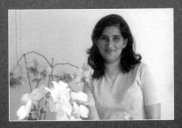

Kapitel 10 · Wer bin ich? Ich bin ein Mensch, der so weit von der Heimat ist ...

83   **10**

In der Medizin wählt jeder sein Fach völlig unterschiedlich: Für Einige ist eine bestimmte Fachrichtung durch die studentische Forschungsgruppe, für andere wiederum durch eine familiäre Tradition bestimmt. Manche gehen von merkantilen Überlegungen aus und Andere begegnen dem Fach einfach zufällig durch bestimmte Ereignisse. Der letzte Punkt ist sehr weit verbreitet.

Und wie ich eine Psychiaterin geworden bin, lässt sich leicht beantworten: Absolut zufällig. Geboren und aufgewachsen bin ich in Baku, der Hauptstadt des jetzt von Russland unabhängigen Staates Aserbaidschan im vorderen Kaukasus. Es gibt dort 8 Millionen Einwohner. Der Wunsch Zahnärztin zu werden, hat mich zur Medizinischen Universität des Landes gebracht. Da ich keine schlechten Noten hatte, wurde ich in die allgemeine Medizin aufgenommen. Zuerst war ich sehr traurig, dass mein Wunsch nicht in Erfüllung ging; eine solche Zuweisung war damals üblich. Dann habe ich gedacht, dass ich eine sehr gute Chirurgin werden könnte, da die sich beide Fachrichtungen stark ähnelten. Viele Berufe werden von außen häufig sehr einfach wahrgenommen. So war es auch bei mir mit der Chirurgie. Aber mit der Zeit habe ich die Schwierigkeiten der Chirurgie erkannt. Daraufhin wurde mir klar, dass dieses Fach mich physisch überfordert. Deshalb habe ich mich von dem Gedanken, eine Chirurgin zu werden, distanziert. Durch meine Teilnahme an einem Pflichtseminar über klinische Psychologie in einer psychiatrischen Klinik wurde mein Interesse für die Psychiatrie geweckt. Ich war natürlich nicht klüger als andere Studenten, aber meine Neugier für Psychiatrie hat dazu geführt, dass ich mich näher und tiefgründiger mit der Seele befasst habe. Als ich von meinen Mitstudenten hörte, dass das gleiche Seminar mit gleichem Lehrstoff auch von einem anderen, in diesem Fach sehr guten, Dozenten geleitet wird, entschloss ich mich, an seiner Vorlesung teilzunehmen. Seine Vorlesungen waren dichtgedrängt und es wurde alles anhand von sehr bunten und interessanten Fällen verdeutlicht. Ein Platz zu kriegen war häufig sehr mühsam. Doch um der Vorlesung überhaupt folgen zu können, gab ich mich mit einem sehr engen und unbequemen Sitzplatz am Fenster zufrieden. Damals wusste ich natürlich nicht, dass dies meine ersten Schritte auf dem psychiatrischen Weg waren.

Psychiatrie und mein Leben verknüpfen sich an vielen Punkten. Eigentlich gibt es viele Parodien über die Psychiater. So seien Psychiater komische, durch Gesichtsticks oder durch Stottern auffallende Menschen. Also mit verschiedenen »psychischen Defekten«. Selbstverständlich ist es möglich, dass eine Person solche Schwierigkeiten hat. Jedoch sind die Psychiater intelligente, hochqualifizierte, lebens- und berufserfahrene Fachleute. Außerdem haben sie zweifellos ein Humorvermögen. Aufgrund dieses gesellschaftlichen negativen Rufes wurde mir von Menschen aus meiner Umgebung davon abgeraten, den Beruf der Psychiaterin anzunehmen. Doch ich hielt an dem Beruf fest und wollte keinesfalls etwas anderes machen. Ich glaube daran, dass Psychiatrie ein großer Teil des Lebens ist. Dies habe ich in meinem 10. Semester noch intensiver wahrgenommen, als ich anfing, an Seminaren über klinische Psychologie teilzunehmen. Der Dozent, der mich sofort als »die immer am Fenster sitzende Studentin« identifizierte, hat mich mit seinen vorgestellten Fällen und seiner Erfahrung sehr fasziniert. Trotzdem hat alles seine Schwierigkeiten. Man sollte nicht alles durch die rosarote Brille sehen. Damals befand sich die psychiatrische Versorgung in Aserbaidschan in einer ganz schweren Phase. Es herrschte Ärztemangel, zudem waren die Versorgungsstrukturen auch keineswegs mit mitteleuropäischen Standards vergleichbar. Der Bedarf psychiatrisch-psychotherapeutischer Versorgung konnte nicht gedeckt werden.

Mit dem Hochschulabschluss bekam ich die Qualifikation zur Psychiaterin, eine Anstellung in der städtischen klinischen psychiatrischen Klinik Nr. 2 in Baku und somit die Erfüllung meines sehnlichsten Wunsches. Die Klinik befindet sich bis heute in einem der zentralen Bezirke von Baku in einer Straße, die durch ihren alten Namen »Nummer 40« bekannt ist. Daher stammt auch der Name der Klinik – »Klinik Nummer 40«. Zu meiner Zeit empfing die Klinik ihre Besucher durch eine schon wackelige Eingangstür. Die alten Hallen mit stark beschädigtem Putz und aufgeplatzten Holzböden waren mit Zigarettenrauch vollgesogen. Die kleinen Höfe zum herum laufen für die Patienten waren von drei Meter hohen Steinmauern umgeben.

Zwei oder drei Stationskatzen beschnupperten die Beine des Ankömmlings, der die Station betrat, wichen dann aber gelangweilt zurück und fingen die Tropfen auf, die aus der Wassertonne liefen. In jeder Abteilung gab es ein Arztzimmer, in welchem sich fünf oder mehr Ärzte gleichzeitig aufhielten. Es gab eine Menge Gesprächsstoff. Einerseits Gespräche über schwierige Patienten, Mangel an Medikamenten und Lebensmitteln in der Klinik, andererseits über Bilderausstellungen und über die Theateraufführung vom Vortag. Heute ist die Klinik komplett restauriert und die baulichen Mängel wurden alle behoben. In meiner Erinnerung ist sie jedoch eine andere Welt voller leidender Patienten, eine andere Welt, in der ich damals arbeiten durfte. Empfangen wurde ich von der Abteilungsleiterin – eine zierliche Frau mit aufmerksamen gutmütigen Augen –, die mit ihren knappen, aber immer wertvollen Ratschlägen uns frischgebackene Psychiatrieärzte angeführt hat. Jede Abteilung der Klinik ist damals wie heute eine praktische psychiatrische Abteilung der Medizinischen Universität des Landes. Über der Klinik und über allem, was Gespräch, Streit und Zustimmung fand, lag ein Schleier der Wissenschaft. Rückblickend betrachtet, hatte ich immer Glück mit meinen Lehrern. Eine junge, sportliche, stets beschäftigte und kluge Kollegin der Abteilung nahm uns, die ihren Weg in der Psychiatrie begonnen hatten, unter ihre Obhut. Sie lehrte, wie ich mit den Patienten umgehen sollte, nachdem eine notwendige Distanz geschaffen wurde, wie ich das Wesentliche im Krankheitsstatus des Patienten erkennen sollte, wie schnell und richtig eine Krankheitsanamnese, ein Tagesverlauf und eine Epikrise zu schreiben sei, wobei alle Schreibarbeiten grundsätzlich von Hand erledigt wurden. Mit der Zeit bekam ich eine größere Sicherheit beim Arbeiten. Es gab viele chronisch kranke Patienten, von denen ein Großteil viele Jahre zwischen den Wänden der Klinik verbrachte. Einer meiner ersten Patienten hatte eine schwere chronische Diagnose und ist mir seit meiner ersten Vorlesung in dieser Psychiatrie in Erinnerung.

Jeder Mensch hat positive und negative Eigenschaften, die bei psychischen Erkrankungen manchmal verborgen und nur schwer zu erkennen sind. Als Behandler muss man manchmal aus den Tiefen der Persönlichkeit des Gegenübers alle positiven Eigenschaften hervorholen und ein Gleichgewicht zwischen positiven und negativen Eigenschaften schaffen. So war es auch bei meinem Patienten. Auch wenn sein Denken stark beeinträchtigt war, versuchte er, mit Anderen in Kontakt zu treten. Er mochte die Ärzte. Besonders liebte er es, sich selbst als Engel vorzustellen, der vom Himmel herabgestiegen ist. Dabei zog er sein Sweatshirt aus und präsentierte seine mageren Schulterblätter in Form von zwei Flügeln als eine Art des unwiderlegbaren Beweises. Aus Angst, die schwache Seele zu verletzen, begann ich das Gespräch mit lange zurückliegenden und weniger schmerzhaften Themen.

Aus Leidenschaft für das Schreiben und Zeichnen versteckte er vor dem Personal Papier und Stifte in den Ablagen im Badezimmer, weshalb er von der Pflegeleiterin eine gutmütige Rüge erhielt. Wir fanden ständig Papier mit Satzbruchteilen und einzelnen Wörtern. Eines Tages kam er in unser Büro herein und zeigte uns wie immer ein neues Blatt. Wir waren neugierig zu erfahren, was darauf geschrieben stand. Ein großer Teil davon war meist zusammenhangslos und bruchstückhaft beschrieben. Mitten auf dem Blatt stand jedoch in einer schönen deutlichen Schrift »Die Katze trinkt Wasser.« Das war eine große Überraschung für alle. Der Patient hatte bis dahin nie ein vollständiger Satz zur Papier gebracht. Meine eher negativ eingestellten Kollegen lehnten die Möglichkeit eines korrekten Satzes ab, so dass wir darüber oft gestritten haben. Als der Patient in unser Büro zurückkam und wir ihm die Frage stellten, was er geschrieben habe, antwortete dieser ganz ruhig »was…was… die Katze trinkt hier Wasser«.

Langsam bekam ich praktische und wissenschaftliche Erfahrung und die Jahre als Psychiatrieärztin vergingen. Wenn ich heute die modernen psychiatrischen Kliniken in Deutschland betrete, inmitten von Rasen und Blumen statt «Höfen», erinnere ich mich an die Zeit und an die Menschen oder »Engel«, die irgendwann und irgendwo in der Psychiatrie meine Anfangszeit waren.

Manchmal führt das Leben den Menschen an ferne Orte, in ferne Regionen, zu anderen fremden Menschen. Bei mir war es so. Mein Lebensweg führte mich im Jahr 2008, im Alter von 31 Jahren, nach Deutschland. Ein anderes Land, eine ande-

Kapitel 10 · Wer bin ich? Ich bin ein Mensch, der so weit von der Heimat ist …

85   **10**

re Sprache und ein Neuanfang, der schwierig war und häufig über die eigene Kraft hinausging. Besonders dann, wenn von einer ärztlichen Tätigkeit die Rede ist. Man muss unheimlich viel Glück haben, um die Chance zu bekommen, sich beweisen zu dürfen. Durch Zufall lernte ich meinen ersten deutschen Chef kennen. Er war auf der Suche nach einem Psychiater mit türkischen Sprachkenntnissen. Die Bekanntschaft mit diesem von mir sehr geschätzten Mann war tatsächlich eine einmalige Chance für jemanden mit dem Wunsch neu anzufangen. Meine erste Begegnung war in einer gebrochenen deutschen Sprache und genau genommen in ihrer vollkommenen Abwesenheit. Ich frage mich bis heute, wie er mich verstanden hat. Wahrscheinlich braucht ein erfahrener Psychiater keine Sprache, um die Motivation und den Wunsch eines anderen Menschen zu verstehen. Nach dem ersten Gespräch bot er mir ein Praktikum in seiner Klinik an. Wie dankbar war ich ihm in diesem Moment! Nach einem Jahr des Nichtstun und der Distanzierung von meiner beruflichen Tätigkeit bedeutete dies für mich sehr viel. Jetzt hatte ich einen neuen Lebensinhalt. Ich war ein Jahr lang beschäftig mit Formalitäten, einem Integrationskurs und der Anpassung an die deutsche Alltagskultur.

Die Tätigkeit eines Psychiatriearztes ist ziemlich spezifisch und unterscheidet sich von der Arbeit der Ärzte anderer Fachrichtungen. Heute merke ich, dass es hierin keinen großen Unterschied gibt zwischen unseren Ländern. Ein Halbjahr verbrachte ich als Ärztin in meiner ersten Klinik. Hier hatte ich zuerst einen schweren Beginn und dann einen schweren Abschied. Mein erster Eindruck war eine große Klinik, ruhig auf der Schwäbischen Alb gelegen, dazwischen überall Grün. Es war eine multiprofessionelle Klinik. Meine fehlenden Sprachkenntnisse und die daraus resultierenden mangelnden Kommunikationsmöglichkeiten einerseits und andererseits der Wunsch, viel zu lernen, standen sich gegenüber. Geduld und Stringenz ist das, was man dabei zur Bewältigung des beruflichen Alltags benötigt. Und wenn jemand den Wunsch hat, sein Leben in die Hand zu nehmen sowie den Wunsch, von vorn anzufangen, muss er sich auf etwas Schwitzen gefasst machen.

Natürlich war es zu Beginn nur ein Praktikum und eine Bekanntschaft mit einer Psychiatrie, welche ich mit der verantwortungsbewussten Einstellung aus meinem früheren Berufsleben in Einklang brachte. Auch wenn seither keine lange Zeit vergangen ist, und der Kontakt zu vielen Kollegen der Klinik bis heute geblieben ist, kann ich die in der Klinik verbrachte Zeit als gute Erinnerung bezeichnen.

Eine der gegenwärtigsten Erinnerungen hängt mit einer Patientin der gerontopsychiatrischen Abteilung zusammen. Es handelte sich um meine zweite Woche des Praktikums in der Klinik. Die Station befand sich in der ersten Etage der Klinik und hatte helle, mit vielen Blumen ausgeschmückte Gänge. Die Patienten kamen zu Therapien zusammen, nahmen an der Gymnastik teil und in der Abteilung herrschte ein großes Interesse der Mitarbeiter an der Betreuung von Patienten. In der Freizeit lasen die Patienten, waren handwerklich tätig oder saßen in den kühlen Fluren der Abteilung, vertieft in ihre Gedanken. An einem solchen der ersten Tage beschloss ich, ein Gespräch mit einer Patientin zu suchen, die wie immer in einem breiten Sessel am Fenster saß. Natürlich war die Sprache ein großes Hindernis, aber mein Wunsch, dieses möglichst schnell zu überwinden, war stärker. Nachdem ich die Patientin um Erlaubnis gebeten hatte, setzte ich mich neben die anmutige, ungefähr 60-jährige Frau, die mir mit einen Lächeln darauf antwortete. Auf meine erste Frage nach ihrem Namen, antwortete sie gleich mit »Ich bin hee«. Ich stellte mich meinerseits vor und fragte, wie es der Dame ginge. Zu meiner nicht allzu großen Überraschung war jede weitere Antwort dieselbe. Mit dem Wunsch, die Aufmerksamkeit der Dame auf ein anderes Thema zu lenken, fragte ich sie, ob sie Wasser möchte. Die Frau nickte mir zustimmend zu. Ich eilte sogleich, das Wasser zu holen, um den Kontakt nicht abbrechen zu lassen, und bat das Personal um Wasser für Frau Hee. Eine junge Mitarbeiterin sah mich erstaunt an und entgegnete, dass es keine Frau Hee auf der Station gäbe. Aus Neugier kam sie mit. Als sie meine Gesprächspartnerin sah, lachte sie und klärte mich auf, dass es sich nicht um eine Frau Hee handelt, sondern um eine Patientin, die sich ständig beklage, dass es ihr schlecht ginge. An diesem Tag habe ich verstanden, dass ich in Baden-Württemberg auch der schwäbischen Sprache mächtig sein muss.

Die Tage im Praktikum vergingen und die Schwierigkeiten nahmen ab. Ich kann behaupten, dass ich am Ende des halbjährigen Praktikums bereits sehr viel verstanden habe und mich in einfacher Weise artikulieren konnte. Mittlerweile bin ich als Ärztin in einer psychiatrischen Ambulanz für fremdsprachige Mitbürger tätig. Ich kann nicht sagen, dass die Arbeit leicht ist. Aber wenn um einen herum gutherzige, offene Menschen sind unter denen einige eine ausländische Abstammung haben, kann man vieles schaffen. Man kann sich an das Land und an die neue Lebensart gewöhnen. Man kann die neue Sprache erlernen. Ich habe einen anstrengenden Weg hinter mir und vor mir. Viele Prüfungen und Hindernissen sind in den nächsten Jahren zu bewältigen. Es ist mir ein Anliegen mich bei allen Menschen, insbesondere auch bei meinem Ehemann, für die von mir dabei erfahrene alltägliche Unterstützung zu bedanken.

» …Diejenigen, welche sich die menschlichen Handlungen zu beurteilen üben, finden nirgends so viele Schwierigkeit, als wenn sie dieselben mit einander vergleichen und ihnen einerlei Anstrich geben wollen. Denn sie widersprechen gemeiniglich einander so sehr, dass sie dem Ansehen nach unmöglich sollten aus einerlei Werkstatt haben kommen können… Es mich manchmal befremdet, wenn ich sehe, dass sich verständige Leute Mühe geben, uns mit einander zu vergleichen, da ich doch die Unschließigkeit vor den allergemeinsten und sichtlichsten Fehler unserer Natur halte… Es ist wahrscheinlich, dass man von einem Menschen durch Hilfe der gemeinsten Handlungen in seinem Leben ein Urteil fällen kann. Aber in Betrachtung der natürlichen Unbeständigkeit unserer Sitten und unserer Meinungen hat mich oft gedünkt, selbst die guten Schriftsteller hätten Unrecht getan, wenn sie mit Gewalt eine sichere und gründliche Abbildung von uns haben machen wollen. Sie wählen eine allgemeine Gestalt. Nach dieser Vorstellung ordnen und erklären sie alle Handlungen eines Menschen, und rechnen diejenigen, welche sich nicht genug drehen lassen wollen, unter die verstellten… Gemeiniglich gehen wir unsern Neigungen nach links, rechts, Berg auf, Berg unter, nach dem uns der Wind der Gelegenheiten führt. Wir denken nicht eher an das was wir wollen, als in dem Augenblicke, da wir es wollen; und verändern uns wie jenes Tier, das die Farbe des Ortes annimmt, an welchen man es bringt. Wir ändern den einmal gefassten Vorsatz gar bald und kehren bald wieder um. Es ist nichts als Wanken und Unbestand… Wir gehen nicht, sondern werden fortgerissen, wie schwimmende Körper, bald still, bald heftig, nachdem das Wasser reißend oder still ist… «

* Sehr gerne hätte ich dieses Zitat selber verfasst, es stammt bereits aus dem Vierzehnten Jahrhundert von Michel de Montaigne. (*Michel de Montaigne Essais II –»Versuche« 1580)

Also wer bin ich? Ich bin ein von seiner Heimat ferner Mensch. Eine Ärztin, die einen Neuanfang wagt. Eine, die träumt… Eine, die sich bemüht… Eine, die lebt…

10

Freitag der 13.

Prof. em. Dr. Dr. Dres. h.c. Heinz Häfner

Tätigkeit Prof. em. Dr. Dr. Dres. h.c. Heinz Häfner für Psychiatrie der Universität Heidelberg ist Gründer und ehemaliger Direktor des Zentralinstituts für Seelische Gesundheit in Mannheim

Vita 85 Jahre, geboren in München; 1944 – 51 Studium der Medizin, Philosophie und Psychologie an der Universität München, 1951 – 56 Weiterbildung zum Facharzt für Neurologie, Psychiatrie und Psychotherapie an den Universitäten Tübingen, München und Heidelberg, 1958 – 67 Heidelberg, 1965 Abteilungsleiter (Heidelberg), 1968 – 1994 Lehrstuhlinhaber (Mannheim der Universität Heidelberg), 1975 – 1994 Direktor des Zentralinstituts für Seelische Gesundheit, 1994 Emeritierung, seit 1994 Leiter der Arbeits-gruppe Schizophrenieforschung am Zentralinstitut für Seelische Gesundheit; Stationen: München, Heidelberg, Tübingen

Ehrenamt stv. Vorsitzender der Sachverständigenkommission Psychiatrie 1970 – 1975 und anderer nationaler und internationaler Kommissionen, Mitglied des Wissenschaftsrats 1976 – 1983, Mitglied des WHO European Advisory Board for Biomedical Research 1971 – 1975; Ehrungen: Mehrere nationale und internationale Auszeichnungen, Bundesverdienstkreuz 1. Kl. (1983), Großes Verdienstkreuz des Verdienstordens der Bundesrepublik Deutschland (1994)

Familie verheiratet, drei Söhne, eine Tochter

Freizeit viele Interessen auf verbaler, musikalischer und sportlicher Ebene

Motto Suaviter in modo et fortiter in re | Gefällig in der Form, nachdrücklich in der Sache! (Papst Gregor VII)

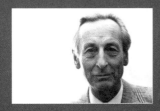

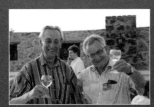

- **Eine Erinnerung an Prof. Michael Shepherd···
  (London)**

Die Einladung, einen persönlichen Beitrag zu einem »Viele-Leute-Buch« zu leisten, um den Lesern zu zeigen, welch unterschiedliche Menschen den Beruf des Psychiaters gewählt und ausgeübt haben, löst erst einmal Verlegenheit aus. Ein Bericht über das eigene Leben ist bei meiner zwei Generationen überschreitenden Berufsbiographie auf ein paar Seiten schlecht unterzubringen. So habe ich mich entschlossen, eine längere Kurzgeschichte zu erzählen, die mich mit meinem 1995 verstorbenen britischen Kollegen, Prof. Michael Shepherd (London), im Leben und etwas danach verband. Die Geschichte beginnt mit einer Anekdote in Heidelberg und endet mit einer traurigen Begebenheit in London, die dennoch den Charakter einer Anekdote trägt.

Psychiatrische Epidemiologie, eine Forschungsdisziplin, die durch ihr Methodenarsenal definiert und auf eine große Zahl von Krankheiten, Störungsmustern und ihre möglichen Ursachen anwendbar ist, habe ich in Heidelberg und später in Mannheim betrieben und ein wenig betreibe ich dieses Geschäft auch heute noch.

In Deutschland hatten Sozialmedizin und psychiatrische Epidemiologie in der Zwischenkriegszeit Pionierleistungen erbracht. Im »Dritten Reich« gingen sie in Erbgesundheitslehre, Rassenhygiene, Zwangssterilisation und Krankenmord unter. Einige führende Köpfe waren nach den USA emigriert und hatten das Forschungsgebiet an einigen führenden Universitäten, etwa in Gestalt der Harvard (Boston) und der Johns Hopkins School of Public Health (Baltimore), angesiedelt.

In den Nachkriegsjahren mit dem Wiederaufbau von Forschung in der deutschen Medizin hatten wir kaum Möglichkeiten, uns in Methodik und Praxis der Epidemiologie einzuarbeiten, weil das Fach hier nahezu ausgestorben war. Noch weniger konnten wir im Inland eine gründliche Ausbildung für unsere wissenschaftlichen Mitarbeiter anbieten, die wir auf diesem Forschungsgebiet dringend brauchten.

Anspruchsvolle Forschung in psychiatrischer Epidemiologie betrieb das angesehene Institute of Psychiatry in London, vor allem die Professoren Michael Shepherd und John K. Wing. Später, als wir in Mannheim ein wenig gewachsen waren, haben wir mit dem Institute of Psychiatry einen Wissenschaftleraustausch vereinbart. Damit konnten wir in den ersten Jahren des Zentralinstituts zwei Kollegen aus London nach Mannheim holen und vier wissenschaftliche Mitarbeiter aus Mannheim nach London für mindestens drei Monate entsenden.

Ab 1. Januar 1973, mehr als zwei Jahre vor Inbetriebnahme des Zentralinstituts, wurde unser erster Sonderforschungsbereich, 116 »Psychiatrische Epidemiologie«, finanziert. Zur Verstärkung unserer Forschungskapazität in der Epidemiologie bewilligte uns die Deutsche Forschungsgemeinschaft eine befristete Professur für Biomathematik, worauf wir Theo Gasser aus Zürich berufen konnten, und für Psychiatrische Epidemiologie, worauf wir auf Empfehlung von Prof. Shepherd seinen Mitarbeiter Brian Cooper aus London beriefen. Beide wurden schließlich als Professoren an die Medizinische Fakultät Mannheim der Universität Heidelberg berufen und zu Abteilungsleitern für Biomathematik bzw. Epidemiologische Psychiatrie am Zentralinstitut bestellt.

Zur Durchführung der ersten größeren epidemiologischen Studien, beispielsweise der Untersuchung der administrativen Inzidenz psychischer Störungen an der Bevölkerung der Stadt Mannheim[1], lehnten wir uns an das methodische Vorgehen großer Vorbilder an, etwa an die von Faris & Dunham (1939)[2] durchgeführte stadtepidemiologische Studie in Chicago. Wir ließen uns zusätzlich von unseren Londoner Kollegen Wing und Shepherd in Fragen von Methodik und Design beraten. So konnten wir bereits methodische Verbesserungen gegenüber unseren Vorbildern realisieren.

Mit den Ergebnissen einiger selbst entworfener größerer epidemiologischer Studien, etwa der deutschlandweiten Erfassung von Gewalttaten

---

1 Häfner H, Reimann H (1970). Spatial distribution of mental disorders in Mannheim 1965. In: Hare EH, Wing JK (eds) Psychiatric epidemiology. Oxford University Press, London, pp. 341-354.

2 Faris RE, Dunham W (1939). Mental disorders in urban areas. An ecological study of schizophrenia and other psychoses. University of Chicago Press, Chicago.

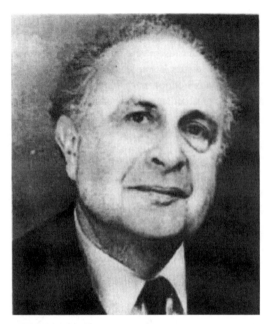

Abb. 11.1 Prof. Michael Shepherd

Geisteskranker[3], den Untersuchungen zum Suizidrisiko oder an der Schizophrenie, konnten wir zunehmend Forschungserfahrung und Methodenkompetenz in psychiatrischer Epidemiologie einbringen.

Mit dieser Skizze von den Anfängen psychiatrisch-epidemiologischer Forschung in Heidelberg und Mannheim ist der Einstieg in unsere Geschichte mit Prof. Michael Shepherd hinreichend vorbereitet.

Prof. Michael Shepherd, ein groß gewachsener, aufrechter Herr, mit leicht gekräuseltem Haar und einem klaren, manchmal durchdringenden Blick, sprach ein präzises Oxford-Englisch. Er vermittelte den Eindruck bewusster Identifikation mit der Kultur der englischen Oberschicht.

Geboren 1923 in Cardiff, studierte und promovierte der aus einer jüdischen Familie mit Wurzeln in Polen und Odessa stammende Michael Shepherd an der Universität Oxford. Nach seiner Ausbildung als Psychiater wurde er 1956 Senior Lecturer am Institute of Psychiatry in London. Prof. Shepherd war einer der einflussreichsten Psychiater seiner Zeit. Er war Mitbegründer des Royal College of Psychiatrists. Er hat die Zeitschrift »Psychological Medicine« gegründet, die er von 1969 bis 1993 als Editor leitete. Diese Zeitschrift sollte der stereotypen Vereinheitlichung von Beiträgen in den üblichen Fachzeitschriften, die zu Verarmung an Theorie, Einsicht und Übersicht führen, etwas Sinnvolles entgegensetzen. Anthony Clare schrieb in einem Nachruf auf seinen Lehrer Michael Shepherd im »Independent« (London) am 30.08.1995, die »Psychological Medicine« sei »arguably the finest psychiatric journal in the English speakingworld«.

1967 wurde Michel Shepherd als erster Professor für Epidemiologische Psychiatrie weltweit am Institute of Psychiatry und am Maudsley Hospital in London berufen.

Schon vorher hatte er durch seine epidemiologischen Arbeiten über Versorgung und Verlauf leichter psychischer Störungen und durch sein 1966 publiziertes Buch »Psychiatric illness in general practice«[4] unsere Aufmerksamkeit gefunden.

Prof. Shepherd hat am Institute of Psychiatry bis zu seiner Emeritierung gelehrt und geforscht. Einer seiner besonderen Verdienste war der Anstoß zur Übernahme der Versorgung leichter psychischer Störungen in die Allgemeinpraxis und die Ausbildung der Ärzte für diese Aufgabe. Diese Versorgungspolitik wurde frühzeitig von der WHO weltweit aufgenommen und von Prof. David Goldberg weiter entwickelt und gefördert.

Prof. Shepherd war in seinem Bekenntnis zur Rationalität in Wissenschaft und Alltag ein scharfer Gegner aller spekulativen Theorien. Er schätzte die »Allgemeine Psychopathologie« von Karl Jaspers (1913)[5], die erst spät in die englische Sprache übersetzt worden war. Am Maudsley Hospital, an dem er die psychiatrische Ausbildung junger Ärzte aus vielen Ländern koordinierte, hat er von den späten 1950er Jahren an ein wesentlich auf Jaspers Werk gründendes Seminar in Psychopathologie gehalten.

3 Böker W, Häfner H (1973). Gewalttaten Geistesgestörter. Eine psychiatrisch-epidemiologische Untersuchung in der Bundesrepublik Deutschland. Springer, Berlin Heidelberg New York.

4 Shepherd M (1966). Psychiatric illness in general practice. Oxford University Press, London.

5 Jaspers K (1913). Allgemeine Psychopathologie. 5. unveränderte Aufl. 1948. Springer, Berlin.

Michael Shepherd schätzte an diesem Autor, dessen Person und Werk wir mehrfach miteinander diskutierten, das konsequente Bemühen um Klarheit der Begriffe und den philosophischen Hintergrund. Den aber vermochte ich, wahrscheinlich wegen verbliebener Überzeugungsreste aus meinem Philosophiestudium, nicht uneingeschränkt zu teilen.

Aus den zahlreichen Schülern Michael Shepherds ist eine beachtliche Zahl von Psychiatern in leitenden Positionen in Groß-Britannien, aber auch in Asien, Afrika und den beiden Amerikas hervorgegangen. Auf unserer Reise in Indien wurde er von vielen Kollegen, die in London ausgebildet worden waren, herzlich begrüßt, was mir natürlich nicht in vergleichbarer Weise zuteilwurde.

Meine Begegnungen mit Michael Shepherd und die Teilnahme an Vorträgen und Diskussionen am Institute of Psychiatry waren auf ihre Weise prägend. Michael Shepherd pflegte die Schwächen eines Vortags glasklar anzusprechen. Eine solche präzise Diskussion hatte ich nur in philosophischen Seminaren während meines Studiums erfahren. Der Diskussionsstil am ganzen Institute of Psychiatry war, durch ihn geprägt, konsequent rational, klar und mitunter mitleidlos. Wir waren, die wir uns häufig in London aufhielten, davon beeindruckt und haben einiges nach Mannheim mitgenommen.

■ **Erster Besuch Prof. Shepherds in Heidelberg**

Die Deutsche Forschungsgemeinschaft ermöglichte uns, internationale Experten zu Vorträgen und zur Beratung einzuladen. Ich hatte neben dem Lehrstuhl für Psychiatrie in Mannheim noch die Leitung der Abteilung für Sozialpsychiatrie an der Universität Heidelberg inne.

Als wir 1974 Prof. Michael Shepherd erstmals nach Heidelberg eingeladen hatten, begrüßte ich ihn im Hörsaal der Klinik und stellte ihn mit einer kurzen Darstellung seines Werdegangs, seiner Position und seiner wissenschaftlichen Leistungen in meinem dürftigen Englisch den Hörern vor. Prof. Shepherd bedankte sich in prononciert gesprochenem Oxford-Englisch. Am Ende seiner Dankadresse sagte er: »I greatly deplore not to be able to present my talk in the international language of science, which is broken English«. Glücklicherweise hat er mein gebrochenes Englisch in der Diskussion doch verstanden.

■ **Jahre der Kooperation**

In den Folgejahren waren wir uns in der Weltgesundheitsorganisation, in der Europäischen Gemeinschaft und bei anderen internationalen Institutionen begegnet. Eine für die damalige Zeit charakteristische Erfahrung machten wir beide in einer Expertengruppe für Versorgungsforschung der Europäischen Kommission, deren Vorsitz in meinen Händen lag.

Wir sollten Forschungsprojekte europäischer Gruppen stimulieren und gegebenenfalls zur Finanzierung empfehlen. Wir versuchten, erfahrene Forschergruppen zur Etablierung von aussichtsreichen Multi-Centre-Projekten zu gewinnen. Als uns schließlich ein sehr guter Antrag von führenden Arbeitsgruppen aus mittel-, west- und nordeuropäischen Staaten vorlag, empfahlen wir die Förderung. Wir hatten das Mahl ohne den Wirt bereitet. Ein leitender EU-Beamter machte mir klar, dass mindestens ein südliches Land beteiligt werden müsse. Die Gruppe, die uns dafür empfohlen wurde, kannten wir. Sie waren anspruchsvoller Forschung auf diesem Gebiet nicht gewachsen. Prof. Shepherd empfahl, die Südeuropäer aufzufordern, uns ihre erwünschte Mitwirkung als Projektantrag vorzulegen. Aber dann bekamen wir mehrere Anträge südlicher Gruppen, die »auf gut Glück« in das Projekt integriert werden mussten. Daran litt schließlich die Qualität des ganzen Projekts.

Unsere Erfolgserlebnisse nach sechs Jahren Arbeit auf dem Gebiet der Versorgungsforschung mit der EU waren auch sonst nicht überwältigend.

1969 waren wir in Mannheim langsam zu Ansehen in der wissenschaftlichen Gemeinschaft der psychiatrisch-epidemiologischen Forschung gelangt und während einer Tagung zu diesem Arbeitsfeld in Aberdeen in das Section Committee-Epidemiology and Public Health der WPA aufgenommen worden. Präsident war damals J. K. Wing. Ich war zum Sekretär bestellt worden. In dieser Position organisierte ich mit meinen Mannheimer Kollegen im Juli 1972 das internationale Symposion für Psychiatrische Epidemiologie der WPA erstmals in Mannheim[6]. Es fand noch in den Hörsälen der städtischen Krankenanstalten statt, weil weder der Institutsbau fertig gestellt noch der Ausbau des Krankenhauses zu einem Universitätsklinikum wesentlich gediehen war. Die beiden auf dem Gebiet der psychiatrischen Epidemiologie tätigen Forschergruppen am Institute of Psychiatry in London unter Prof. Shepherd und unter Prof. Wing leisteten neben einigen Amerikanern und Skandinaviern die wichtigsten Beiträge. 1977 organisierten wir mit beachtlichem Erfolg das erste europäische Symposion für Sozialpsychiatrie unter dem Titel »Epidemiology and the estimation of need for mental health services«. Prof. J. K. Wing wurde bei dieser Gelegenheit mit dem Dr. h.c. der Universität Heidelberg ausgezeichnet. Zusammen mit J.K. Wing und Erik Strömgren gründete ich auf diesem Symposion die Europäische Arbeitsgemeinschaft für Psychiatrische Epidemiologie, die von da an alle 2–3 Jahre ein solches Symposion in europäischen Zentren, z.B. Aarhus, Opatija und Kopenhagen, organisierte und später in das Section Committee Psychiatric Epidemiology and Social Psychiatry der EPA überführt wurde.

▪ Begegnungen in der Ferne

1992 waren Prof. Shepherd und ich zu Vorträgen auf dem »XIII World Congress of Social Psychiatry« der World Association for Social Psychiatry (WASP) in Neu-Delhi geladen. Auch hier nahm die psychiatrische Epidemiologie einen wesentlichen Teil des wissenschaftlichen Programms ein.

Wir nutzten unseren Aufenthalt auch, um herausragende Baudenkmäler in Alt- und Neu-Delhi zu besichtigen, etwa das Rote Fort, mehrere Paläste, Gräber und Tempel. Wir nahmen an Empfängen und Diners einiger indischer Kollegen teil. Wir führten mit unseren Gastgebern Gespräche, auch über politische Fragen, die uns manchmal weit weg von unseren, noch von der Fabian Society beeinflussten, internationalen Friedenshoffnungen führten.

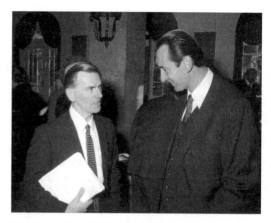

❑ **Abb. 11.2** Prof. J.K. Wing und der Autor 1977

Beide waren wir von unseren indischen Kollegen unter der Initiative von Dr. S. Rajkumar in Madras (Chennai) und Dr. Srinivasa Murthy in Bangalore nach dem Kongress in Delhi zu Vorträgen an den Mental Health-Zentren dieser Orte eingeladen. Prof. Shepherd hatte außerdem Vortragseinladungen vom British Council und ich solche vom Max-Mueller-Bhavan, der Niederlassung des deutschen Goethe-Instituts in Indien, erhalten. Wir wurden an beiden Orten mit großer Herzlichkeit aufgenommen und hielten bei der Indischen Gesellschaft für Schizophrenieforschung (Schizophrenia Research Foundation – India) und beim Mental Health Institute in Bangalore Vorträge aus unseren Arbeitsgebieten. Wir absolvierten festlich dekorierte Empfänge in wundervollen Gärten.

Ich hatte durch die Vermittlung von Prof. Shepherd auch eine Vortragseinladung vom British Council in Madras erhalten. Ich machte dort eine merkwürdige Erfahrung. Vor den versammelten Ärzten und Laien trug ich die Ergebnisse der mit Armin Schmidtke durchgeführten Studie über die Folgen eines Fernsehsuizidmodells in Deutschland vor (die Serie »Tod eines Schülers« im Zweiten Deutschen Fernsehen)[7]. Die Studie war methodisch hochinteressant. Sie konnte mit realen Zahlen der beiden Risikobevölkerungen, mit präzisen Informationen über Zeitpunkt, Alter und Geschlecht des eingetretenen Risikos (Eisenbahnsuizid oder

---

6 Wing JK, Häfner H (eds) (1973). Roots of evaluation. The epidemiological basis for planning psychiatric services. Proceedings of the International Symposium held at Mannheim 26-29 July 1972. Oxford University Press, London New York Toronto.

---

7 Schmidtke A, Häfner H (1986). Die Vermittlung von Selbstmordmotivation und Selbstmordhandlung durch fiktive Modelle. Nervenarzt 57, 502-510.

Suizidversuch) bei der ersten Ausstrahlung und bei einer Wiederholungssendung und an langen Vergleichsfristen vorher, dazwischen und nachher durchgeführt werden. Damit war die selten mögliche Prüfung kausaler Hypothesen gelungen. Wir hatten Ergebnisse dieser Studie in Deutschland mehrfach vorgetragen und erhebliche Aufmerksamkeit gefunden. Meine nach dem Indienaufenthalt in Australien präsentierten Vorträge über diese Studie hatten mit mehreren Berichten und Interviews im Hörfunk und im Fernsehen noch stärkere Reaktionen hervorgerufen.

Indien war anders. Nach meinem Vortrag kam erst eine Verlegenheitspause und dann die Frage, weshalb wir die Suizide überhaupt untersucht hätten: »Diese Leute wollten doch sterben. Warum geben Sie sich damit nicht zufrieden?« Prof. Shepherd meinte, das Verhältnis zum Tod sei in Indien selbstverständlicher und deshalb mit weniger Interesse belegt als in europäischen Bevölkerungen. Ob das heute noch genauso ist?

Unvergessen bleibt mir unsere gemeinsame Reise zu etlichen Höhepunkten indischer Kultur und Geschichte, zu der uns unsere Gastgeber in Madras, Dr. S. Rajkumar (Director of Research) und Kollegen, eingeladen hatten. Wir bekamen eine bequeme Limousine mit Chauffeur und eine Reiseleiterin gestellt. Diese Reiseleiterin, eine Sozialarbeiterin aus dem psychiatrischen Zentrum in Madras, war eine kluge, mit beachtlichem Wissen ausgerüstete junge Frau. Sie hatte, aber das erfuhren wir erst am Ende unserer Reise, die Absicht, nach England auszuwandern und in ihrem Beruf Arbeit zu finden. Insofern war Prof. Michael Shepherd mit seinen vielfältigen Beziehungen zum National Health Service der ideale Gast für sie.

Wir verbrachten zwei Wochen auf dieser eindrucksvollen Reise. Wir besichtigten, um nur ein paar Details zu erwähnen, die großartigen Granitreliefs und die Tempel an der Küste in Mahabalipuram nahe Madras. Wir besichtigten einen vorbuddhistischen Schrein auf einem gewaltigen Granitkegel, der von einer aus dem Granit gehauenen monolithischen Kolossalstatue gekrönt war. Wir besuchten den unvorstellbar bunten Basar in Mysore und übernachteten im Sommerpalast des Maharadschas. Wir fuhren zu den großartigen Tempeln der Hoisala-Kultur mit ihren unzähligen, bis

ins letzte Detail ausgearbeiteten menschlichen und tierischen Figuren in den Wandreliefs. Wir wurden von der Familie unserer Führerin, Seidenhändler in Madras, eingeladen und bekamen beide je eine Seidenkrawatte überreicht.

Ich bin nur wenigen Menschen begegnet, mit denen ich mich so weitgreifend, intensiv und kenntnisreich unterhalten konnte wie mit Prof. Shepherd. Er verfügte über eine Bildung, die weit über unser Fach hinausreichte, und über Kenntnisse einer beachtlichen Zahl deutscher Schriftsteller und Werke deutscher Lyrik. Wir saßen bei allen Mahlzeiten und Abend für Abend zusammen und unterhielten uns letztlich auch über das schreckliche Schicksal, das den jüdischen Familienangehörigen Michael Shepherds durch das nationalsozialistische Deutschland widerfahren war. Für Michael Shepherd stand ein ernster Konflikt dahinter. Er war ein Bewunderer des deutschen Geistes. Er hatte aber auch von niemandem so schlimme Verluste zugefügt bekommen wie von den Deutschen im Nationalsozialismus. So hatte er verständlicherweise auch eine tiefe Abneigung gegen Irrationalität und gegen fanatische Nationalismen entwickelt.

Mit jedem Menschen, mit dem ich eine solche Reise unternommen, so viel gemeinsame Erfahrungen gesammelt und so viel persönlichen Austausch vollzogen hätte, wäre ich wahrscheinlich in eine Freundschaft eingetreten. Das aber war nicht die Neigung Prof. Shepherds. Ich nahm seine Offenheit in persönlichen Dingen mir gegenüber wahr. Als wir uns verabschiedeten, bevor er nach London und ich nach Sydney weiterflogen, verneigte er sich ein wenig, reichte mir die Hand und sah mich mit einer für ihn ungewöhnlichen Wärme in die Augen und sprach: »Prof. Häfner, we had a very interesting time together. Goodbye.« Es war die höfliche Distanz, die Prof. Shepherd wahrscheinlich selten in seinem Leben überschritt.

■ Taiwan und die Kritik an Emil Kraepelin

Unser letztes intensives Gespräch ereignete sich im Dezember 1994. Wir waren beide, zusammen mit einer kleinen Gruppe von Experten aus mehreren Ländern, vom Präsidenten der Republik China (Taiwan), Prof. Lee Teng-hui, zur Beratung für den Bereich Psychiatrie und Neurowissenschaften beim Aufbau einer nationalen Akademie der Medizinischen Wissenschaften geladen. Wir wurden zur Besichtigung eines Neubaus und fertiger Labors in Taipei geführt und bekamen Gelegenheit, längere Gespräche mit den Wissenschaftlern zu führen, die mit dem Aufbau der medizinischen Akademie beauftragt waren. Dann wurden wir zum Palast des Präsidenten geführt, in seinen Arbeitsraum geleitet und feierlich empfangen. Nach einer Darstellung der bereits realisierten und der noch geplanten Vorhaben trug jeder von uns seine Vorschläge und Perspektiven vor. Prof. Shepherd skizzierte die Idee eines Systems moderner psychiatrischer Versorgung und Forschung. Nachdem wir alle unsere Sichtweisen vorgetragen hatten, kam es zu einer konzentrierten Diskussion. Danach wurden wir sehr höflich verabschiedet und bekamen aus den Händen des Präsidenten je eine Sammlung von taiwanesischen Briefmarken überreicht.

Die ersten drei Tage unseres Aufenthaltes in Taipei waren für Museumsbesuche gewährt worden. Chian Kai-chek hatte bei seiner Flucht vom chinesischen Festland den Kaiserschatz mit nach Taiwan gebracht. Taiwan verfügt damit über unvorstellbare Schätze von Kunstwerken aus allen Perioden der chinesischen Geschichte. Sie sind in atomsicheren Bunkern untergebracht. Zur Ausstellung in den beiden nationalen Museen Taipeis kann jeweils nur ein kleiner Anteil des Bestands der Magazine kommen.

Eindrucksvoll war auch der Besuch des Fisch- und Schlangenmarkts von Taipei. Die Atmosphäre war unbeschreiblich. Wir bekamen eine nicht unbeträchtliche Zahl von geschmacklich interessanten, unterschiedlich zubereiteten Schlangengerichten zum Essen aufgetischt, nachdem wir zuvor die Aufbereitung – von Schlachtung kann man hier nicht sprechen – lebender Schlangen für die Küche gesehen hatten; eine gewöhnungsbedürftige Erfahrung. Sie ähnelte gelegentlich der heimatlichen Zubereitung von Wurstaufschnitt, nur dass unsere Würste nicht lebendig sind.

Von Taipei flogen wir nach Kaoshiung, der südlichsten Großstadt von Taiwan, wo wir zur Teilnahme an einem internationalen psychiatrischen Symposium geladen waren. Dort präsentierte Prof. Shepherd einen Vortrag über Emil Kraepelin, den er auch am Institute of Psychiatry, London, gehalten und später unter dem Titel »Two faces of Kraepe-

lin« in dem »British Journal of Psychiatry« (1995)[8] publiziert hat. Seine historische Analyse des Werks, der Persönlichkeit und der Gedanken von Emil Kraepelin überzeichnete einige Perspektiven ganz erheblich. Shepherd kritisierte den naiven Nationalismus Kraepelins, seine Identifikation mit dem deutschen Kaiser Wilhelm II. und mit dessen militärischer Weltsicht. Er kritisierte Kraepelins Sozialdarwinismus, seine eugenischen Gedanken und antisemitischen Äußerungen. So weit, so gut. Ein fragwürdiges Ergebnis dieser kritischen Biographie Kraepelins aber war, dass Prof. Shepherd ihn als geistigen Wegbereiter für Adolf Hitler sah.

Ich beteiligte mich nach dem Vortrag nicht an der öffentlichen Diskussion, hatte aber danach ein 1 1/2-stündiges Gespräch mit Prof. Shepherd unter vier Augen. Der schärfste Gegensatz unserer Meinungen knüpfte an Michael Shepherds Aussage an, Kraepelin habe mit seinen irrational nationalistischen und teilweise eugenisch-rassistischen Überzeugungen den Weg für Hitler bereitet. Michael Shepherd wusste, dass ich selbst unter dem NS-System zu leiden hatte, wenn auch vergleichsweise gering. Ich erinnerte daran, dass der Sozialdarwinismus in Kraepelins Lebensepoche eine weitverbreitete Weltanschauung der gebildeten Schichten in Europa war und dass der germanische Rassismus in Houston Stewart Chamberlain und Herbert Spencer einflussreiche Vorläufer hatte. Zweifellos haben der engstirnige Nationalismus und die sozialdarwinistische Weltanschauung jener Epoche Hitlers Ideologie mit vorbereitet. Aber kann man Kraepelin dafür verantwortlich machen, dass er seine risikobelastete Sichtweise nicht mehr änderte, weil er 1926 starb und daher die Folgen dieser Ideologie nicht mehr erfahren hatte? Beispiele für Wandel aus Einsicht gibt es.

Prof. Shepherd fragte mich auch, ob ich Kraepelins Gedichte gelesen hätte. Tatsächlich kannte ich einige und hatte auch Gedichte von Kurt Schneider gelesen. Doch von einem schlechten Geschmack bei eigener lyrischer Produktion, der in der gebildeten Bevölkerung der Zeit weit verbreitet war und monarchische Vorbilder hatte, kann man noch nicht auf den Charakter des Autors schlie-

---

8 Shepherd M (1995). Two faces of Kraepelin. Br J Psychiatry 167, 174-183.

ßen. Dem wiederum konnte Prof. Shepherd nicht zustimmen. Er meinte, ein Mann mit Kraepelins Intelligenz und wissenschaftlichem Rang hätte erkennen müssen, wohin seine rassistische Ideologie die Menschen bringen könne.

Mir war klar geworden, dass Michael Shepherd einen hohen Anspruch kritischer Reflexion und ein unbestechliches persönliches Ethos von all jenen forderte, denen die Natur Intelligenz und die Gesellschaft eine anspruchsvolle Position gewährt hatte. Diesen Anspruch hatte er auch an sich selbst gestellt. Aber konnte man auch alle anderen Menschen an diesem Maß messen?

■ Das »Michael Shepherd Memorial Symposium« in London

Am 21. August 1995 ist Prof. Michael Shepherd verstorben. Am Freitag, dem 13. März 1996, fand das Michael Shepherd Memorial Symposium am Institute of Psychiatry in London statt, auf dem eine Reihe bedeutender internationaler Psychiater und seine Nachfolger am Institut, Prof. David Goldberg und Prof. Anthony Mann, seine Verdienste würdigten. Prof. Goldberg hat sowohl die Forschungstradition als auch die Anwendung der Forschungsergebnisse Michael Shepherds erfolgreich fortgesetzt. Er betrieb mit Unterstützung der WHO den Aufbau der Versorgung psychischer Störungen in der Allgemeinpraxis mit praktikablen Ausbildungsangeboten in zahlreichen Ländern. Prof. Anthony Mann hat den Lehrstuhl Prof. Shepherds übernommen und seine epidemiologische Forschungsrichtung erfolgreich weitergeführt.

Mir war bei diesem Symposion der Auftrag zugefallen, dem Gedächtnis an Prof. Michael Shepherd eine »After Dinner Memorial Speech« zu widmen. Ich sollte Prof. Shepherd sowohl aus internationaler Ferne, als auch aus persönlicher Nähe als Wissenschaftler und akademischen Lehrer würdigen. Es war mir klar, dass ich dem hohen intellektuellen Anspruch, dem hintergründigen, zuweilen auch offensiven Humor und dem gepflegten Sprachstil des Verstorbenen kaum gerecht werden konnte. Dennoch konnte ich meinen britischen Kollegen diese Bitte nicht abschlagen. Ich bat sie um ein paar Eindrücke und Erfahrungen mit Michael Shepherd aus dem kollegialen Alltag am Institut. Ich erfuhr einiges, was hilfreich war. Übereinstimmend berichtete man mir, dass Prof. Shepherd eine außerordentliche Fähigkeit besessen habe, andere Menschen zu durchschauen und dabei mit besonderer Klarheit alles Negative zu erblicken. Das war kein ausgesprochen positiver Gedanke für die Würdigung eines Verstorbenen. Ich habe dennoch versucht, die Sicht meiner Kollegen in den Tenor meiner Ansprache einfließen zu lassen.

Für Freitag den 13. März 1996 hatte ich einen frühen Flug nach London gebucht. Ich war mit dem Wagen von Heidelberg zum Flughafen Frankfurt gekommen. Als ich einchecken wollte, realisierte ich mit Entsetzen, dass ich meine Geldbörse, die auch das Flugticket enthielt, vergessen hatte. Glücklicherweise bekam ich noch für den frühen Nachmittag einen Flug nach London reserviert. Dann wollte ich rasch nach Heidelberg fahren, um zu Hause meine Börse und meine Papiere abzuholen.

Als ich aus dem Parkhaus ausfahren wollte und kein Geld bei mir hatte, erklärte mir der Parkwächter, dass er niemand ohne ein bezahltes Ticket ausfahren lassen könne. Ich bot ihm meine Armbanduhr als Pfand, aber die wollte er nicht. Ich drohte mit der Polizei. Das machte keinen Eindruck auf ihn, zumal weit und breit kein Polizist zu sehen war. Das war ein verzweifelter Moment ohne sichtbaren Ausweg. Schließlich fiel mir nichts Besseres ein, als energisch den Namen des Mannes zu verlangen und zu fordern, er solle mich mit dem Chef der Betreibergesellschaft seiner Garage telefonisch verbinden. Auch das stieß zunächst auf Ablehnung. Erst als ich ihm klarmachte, dass ich den Vorstandsvorsitzenden in jedem Falle von seinem Telefon oder von der Polizei aus anrufen werde, war er bereit, die Telefonverbindung herzustellen. Ich bekam einen vernünftigen Mann zu sprechen, der sich als Vorstandsassistent bezeichnete. Ich schilderte ihm meine Situation. Er tröstete mich mit freundlichen Worten und bat mich, den Parkwächter ans Telefon zu holen. Nach diesem Telefongespräch bekam ich unverzüglich Ausfahrterlaubnis.

Etwas über der erlaubten Höchstgeschwindigkeit fuhr ich nach Heidelberg, holte das Vergessene und erschien gerade noch rechtzeitig in Frankfurt und an Bord des reservierten Fluges. In Heathrow angekommen, stieg ich in die bereitstehende »Tube« und rechnete mir aus, dass ich eine gewisse Chance hätte, vor dem Dessert beim »Memorial Dinner« einzutreffen. Es kam anders. In Hammersmith blieb die Bahn über die Zeit stehen. Ich erkundigte mich und erfuhr, dass eine der automatischen Türen nicht mehr schließe und damit die Abfahrt blockiert sei. Nach einer halben Stunde war der Schaden behoben, und die Reise ging weiter. Ich befürchtete nun, erst bei Aufbruch der Gäste einzutreffen.

Unerwartet habe ich dann das Institute of Psychiatry doch noch zu dem Zeitpunkt erreicht, als die letzten Reste des Desserts gerade verzehrt wurden. Von den Veranstaltern, besonders von meinen Kollegen Anthony Mann und David Goldberg, wurde ich wie ein Gast aus dem Jenseits begrüßt. Keiner hatte mich mehr erwartet. Die Geschichte meiner Verspätung konnte ich nicht mehr erzählen. Ich hatte das Dessert zur Seite zu schieben und meine »After Dinner Speech« zu beginnen. Ich habe die Gedächtnisrede glücklicherweise ordentlich über die Runden gebracht und meine Achtung, Wertschätzung und Bewunderung des Verstorbenen deutlich zum Ausdruck bringen können. Die kritischen Spuren in meiner Rede, die vornehmlich den Gefühlen meiner Gastgeber geschuldet waren, verliehen dem Ganzen eine achtbare Wirklichkeitsnähe. Selbst die Familienmitglieder des Verstorbenen waren dankbar. Wahrscheinlich waren alle Dinnergäste erleichtert, als ich im letzten Augenblick noch aufgetaucht war und vernünftig gesprochen hatte. Im Hinblick auf meine Nöte, diese besondere Würdigung eines hochgeschätzten Kollegen zu formulieren, im Hinblick auf die Verzögerungen bei meiner Anreise und im Hinblick auf das Datum, Freitag den 13., war bis dahin doch alles noch recht gut gegangen.

Es war spät geworden. Prof. Anthony Mann brachte mich nach der Verabschiedung im Wagen zu meinem Hotel. Ich checkte ein und ging auf mein Zimmer. Ich wollte eben den Mantel ablegen, da ertönte laut eine Sirene: Feueralarm. Ich nahm Mantel und Köfferchen, verließ das Zimmer und begab mich in Begleitung einer zunehmenden Zahl unterschiedlich bekleideter Leute ins Freie. Nur: Feuer sah und roch man nicht. Auf meine Frage, was passiert sei, bekam ich nur die Antwort, wir müssten warten, bis uns die Feuerwehr mitteile, was wir zu tun hätten. Es war Mitte März und noch ziemlich kalt. Schließlich konnte ich einem Hotelboy die Auskunft entlocken, ein britischer Gentleman habe seine Zigarre etwas zu nahe unter den Rauchmelder gehalten. Nahezu eine Viertelstunde hat es gedauert, bis die Feuerwehr kam, das Haus besichtigte und uns dann auch erlaubte, in unsere Zimmer zurückzukehren.

Mittlerweile war Freitag der 13. in Samstag den 14. März übergegangen. Von da an ging alles gut. Aber die dankbare Erinnerung an Prof. Michael Shepherd, der uns in der Aufbauphase epidemiologischer Forschung in Mannheim viel geholfen, aber auch andere reiche Gedächtnisspuren hinterlassen hatte, lebt weiter.

Psychiatrie, das ist Begegnung

Ursula Hämmerer

Tätigkeit	Ursula Hämmerer ist Assistenzärztin an der Klinik für Psychiatrie, Verhaltensmedizin und Psychosomatik des Klinikum Chemnitz gGmbH
Vita	34 Jahre, geboren in Frankfurt/Main; 1997 – 2005 Studium der Medizin an der Universität Mainz; Stationen: Mainz, Salt Lake City (Utah, USA), Dijon (Frankreich), Chemnitz
Persönliches	ledig
Freizeit	Kochen, Freunde, Lesen
Motto	Wir irren allesamt, nur jeder irret anders. (G.C. Lichtenberg)

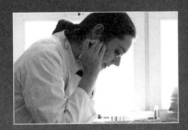

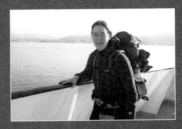

■ Begegnung mit der Psychiatrie

Ich arbeite erst seit Mai 2006 in der Psychiatrie, in einem Versorgungskrankenhaus mit einem Einzugsgebiet, in dem ungefähr 350.000 Menschen leben. Nachdem ich zuerst in der Neurologie gearbeitet hatte und mit den begrenzten Möglichkeiten, sich den kranken Menschen zuzuwenden immer unzufriedener wurde, habe ich in der Psychiatrie den Ort gefunden, an dem Medizin auf eine Art und Weise praktizierbar ist, wie ich es mir zu Beginn des Studiums erträumt hatte. In der Psychiatrie kümmern wir uns um den ganzen Menschen. Natürlich in allererster Linie um seine psychiatrischen Probleme, aber noch vor der ersten Medikamentengabe steht die ausführliche körperliche Untersuchung, vor der Diagnosestellung eine laborchemische und bildgebende Diagnostik. Wenn dann nach einer ausreichend langen Zeit mit Beobachtung der Psychopathologie eine Diagnose steht, wird die Zusammenarbeit mit den Angehörigen intensiviert und auch über die soziale Zukunft des Betroffenen nachgedacht. Der Psychiater geht nicht morgens aus dem Haus und rettet am laufenden Band auf heldenhafte Art und Weise Leben, aber er kehrt abends mit dem Gefühl heim, das Leben einiger Menschen wieder lebenswerter gemacht zu haben. Und das ist etwas Wundervolles.

■ Begegnung mit Psychiatern

So konnte ich allerdings in den wenigen Jahren schon beobachten, dass es zwei Arten von Psychiatern gibt. Jene, die im Laufe des Berufslebens Sicherheit darin finden, die Menschen zu kategorisieren, Muster in den Lebensentwürfen entdecken und aus dieser Erfahrung heraus keine positive Entwicklung für die Menschen mehr erhoffen können, zynisch werden. Zum Glück sind dies Einzelfälle, wie sie überall im Leben vorkommen. Und dann wieder jene, und ich hoffe immer dieser Gruppe anzugehören, die mit jeder neuen Begegnung die Probleme der Menschen besser verstehen lernen, sich von der Art und Weise, wie Menschen denken, verwundern und beeindrucken lassen, zu einer tieferen Liebe zu dem Menschen »hinter« der Krankheit finden.

Landläufig wird behauptet, dass nur Menschen Psychiater werden, die selber schon in die Abgründe geblickt haben, die eine psychische Erkrankung

vor den Menschen auftut. Das weiß ich nicht. Was ich jedoch beobachtet habe, an mir und an meinen Kollegen, ist, dass wir gegenüber Ideen und Verhaltensweisen, die wir nicht verstehen, erst einmal toleranter sind. Es wird zuerst beobachtet und zugehört, dann Stellung bezogen. Besonders bewusst wurde mir dies, als ich mich bei einem Gespräch mit einem erfahrenen Psychiater einmal sehr umständlich und missverständlich ausdrückte. Ruhig schaute er mich fragend an und lies mich solange reden, bis deutlicher wurde, wovon ich sprach. Hätte mir ein Neurologe so viel Zeit gegeben. Vielleicht wirken Psychiater auf Andere so sonderlich, weil sie gelernt haben intensiv zuzuhören und sich und den eigenen Besonderheiten gegenüber toleranter sind als die meisten Menschen.

■ Begegnung mit den großen Denkern in Vergangenheit und Gegenwart

In meiner bisherigen Ausbildung hat mich der Wiener Psychiater Viktor F. Frankl sehr beeinflusst und ich versuche seine Erkenntnisse in jede Begegnung mit Patienten einfließen zu lassen.

Die für mich wichtigste Idee ist, dass die unzerstörbare geistige Person eines Menschen von körperlicher und psychischer Krankheit verschüttet werden kann. So lenken uns die therapeutische Ambivalenz Suchtkranker, die Verlorenheit der Demenzkranken, die fordernde Art der Menschen mit der Diagnose Persönlichkeitsstörung von der Existenz der geistigen Person ab, blockieren den Zugang. Sie bleibt jedoch unzerstörbar. Jeder von uns hat schon solche Begegnungen gehabt, in denen die eigene geistige Person in Kontakt tritt zur geistigen Person des Gegenübers. Das sind die Gespräche zwischen Freunden, an die man sich noch lange gerne erinnert, in denen man das Gefühl hatte, wahrhaft verstanden worden zu sein, in denen man sich dem anderen ganz nahe gefühlt hat. Dies ist auch, ohne die angemessene therapeutische Distanz zu verlieren, mit den Menschen möglich, denen wir in Klinik und Praxis begegnen. Es ist keine besondere »Technik«, man muss auch keinen teuren Kurs besuchen. Es reicht aus, sich der Tatsache der unzerstörbaren geistigen Person bewusst zu sein und damit zu rechnen, dieser auch in einem kranken Menschen zu begegnen. Natürlich kann nicht jede Begegnung so intensiv sein. Gelingt es, ist es sehr heilsam.

Ein weiterer positiver Aspekt unserer Fachrichtung unterstützt meiner Meinung nach diese Begegnungen. Aufgrund des doch geringeren Patientendurchlaufes als in den somatischen Fächern ist es dem Psychiater möglich sich eine fundierte philosophische Bildung anzueignen und sich auch in den aktuellen gesellschaftlichen Diskussionen auf dem Laufenden zu halten. Es ist nicht nur die Gelegenheit da, es besteht meiner Meinung nach auch die Pflicht. Wir Psychiater stehen zwischen der Gesellschaft und den Menschen, die nicht mehr mitkommen. Wir werden um Erklärungen für gesellschaftspolitische Phänomene gefragt. Für unsere Patienten mit Psychosen stehen wir buchstäblich zwischen Licht und Dunkel. Da können wir nicht mit irgendwelchen Floskeln kommen. Der uns Befragende muss merken, dass wir uns in einer Gesellschaft, in der es nur um Leistung geht, noch dafür interessieren, wie es den Menschen geht, was die Entwicklungen der Gesellschaft mit dem Menschen machen. Um ernst genommen zu werden, müssen diese Antworten fundiert sein.

■ **Begegnungen mit Menschen, die etwas über psychische Erkrankungen erfahren möchten**

Große Freude machen mir Vorträge, die ich in regelmäßigen Abständen in Kirchengemeinden und Selbsthilfegruppen halte. Ich erkläre die Krankheit Depression, wie sich Betroffene fühlen, wie man als Angehöriger helfen kann, spreche auch über die Gefahr des Suizids. Dabei verzichte ich so weit wie möglich auf medizinische Fachbegriffe. Ich merke an den Gesichtern der Zuhörer, wie befreiend es ist, wenn diese Dinge angesprochen werden. Die Schwelle zu einem Vortrag zu gehen ist doch noch niedriger, als einen Psychiater oder Psychologen aufzusuchen.

Eine weitere Möglichkeit die grundlegenden Ideen der Psychohygiene und des Krankheitswissens einer möglichst großen Gruppe von Menschen zugänglich zu machen ist für mich das Unterrichten an einer Schule für Logopäden. Natürlich müssen ein paar Sachen besprochen werden, die ich dann später auch abprüfen kann. Den Schwerpunkt lege ich aber darauf, mit verschiedenen Mitteln, wie Poesie, filmischem Material, dem Anfertigen einer persönlichen Notfallkiste gegen Depressionen, einigen Einheiten aus dem metakognitiven Training und dem Ausfüllen einer Patientenverfügung, den Schülern ein Gefühl dafür zu geben, wie sich ein Mensch mit einer psychiatrischen Erkrankung fühlen könnte. Zu jeder Lehreinheit gibt es dann praktische Tipps und die entsprechenden Anlaufstellen in unserer Klinik und beim Gesundheitsamt. In den letzten Jahren ist es so schon gelungen vielen jungen Menschen die Scheu zu nehmen, für sich und andere Hilfe zu suchen.

■ **Begegnungen mit Menschen, die Hilfe in der Psychiatrie suchen**
■■ **Was sind nun Begegnungen, die mir im Gedächtnis geblieben sind?**

Da ist der 45-jährige Mann, der an einer paranoiden Schizophrenie litt. Im Rahmen des Hausbesuchsdienstes unserer Institutsambulanz habe ich ihn einige Jahre regelmäßig besucht. Nach ungefähr zwei Jahren hatten wir uns gut genug kennen gelernt, dass auch andere Themen besprochen werden konnten, als sein Wahnsystem und die Depotspritze. So kam das Gespräch einmal darauf, dass er mit seinem Gewicht unzufrieden sei. Nun hatte er jedoch aufgrund seiner Residualsymptomatik große Schwierigkeiten, sein gewohntes Umfeld zu verlassen und Spaziergänge waren so keine Option. So schlug ich ihm vor, dass er sich doch bei der nächsten Gelegenheit ein Trimm-dich-Fahrrad schenken lassen könnte. Als wir ihn das nächste Mal besuchten, war mir das Gespräch nicht mehr sofort in Erinnerung und so war ich überrascht, als er uns mit den Worten: »Ich war beim grünen Eber« (eine Gaststätte in ungefähr 3 km Entfernung von seiner Wohnung) an der Tür begrüßte. So hatte er sich innerhalb von 14 Tagen ein Trimm-dich-Fahrrad organisiert und hatte sich überlegt, dass er, wenn er darauf einige Minuten fährt, doch sicherlich an der Gaststätte ankommen würde. Ich habe mich sehr gefreut und gelernt, dass man keinen Patienten unterschätzen sollte. Auch habe ich über das nachgedacht, was das Leben schön macht. Für ihn ist es, selbstständig in einer eigenen Wohnung zu leben. Er brauchte nicht viel mehr. Wie schön, dass wir ihm das mit unserem Hausbesuchsdienst ermöglichen konnten. Im letzten Jahr ist er verstorben.

Eine weitere besondere Begegnung habe ich im Rahmen meiner ambulanten Psychotherapiestunden erlebt. So kommt regelmäßig eine 50-jährige Frau zu mir, die seit Jahren unter lebensmüden Gedanken leidet. Intensiv haben wir logotherapeutisch (Existenz- und Sinnanalyse nach Frankl) gearbeitet. Es ist inzwischen eine Stabilisierung eingetreten. Die lebensmüden Gedanken kommen immer wieder. Das ist meiner Meinung auch die Aufgabe eines Psychiaters, dass gemeinsam mit dem Patienten auszuhalten, eine Struktur im Leben zu bieten, nicht die schnelle Lösung zu verlangen. Wenn die Gedanken überwältigend werden, stelle ich ihr die Frage: »Es macht also nichts mehr Sinn in ihrem Leben, macht diese Stunde hier auch keinen Sinn?« Bis jetzt hat sie die immer wieder geantwortet:« Doch es macht Sinn, sich jede Woche wieder den Fragen zu stellen, die das Leben an uns richtet.«

Über drei Jahre lang kam eine Frau mit einer im 60. Lebensjahr, nach dem Tod der dementen Mutter, ausgebrochenen Depression in die Sprechstunde der Psychiatrischen Institutsambulanz. Initial erhielt sie im Anschluss an eine tagesklinische Behandlung nur kurze Arztgespräche und regelmäßige antidepressive Medikation. Im Rahmen meiner Ausbildung in Verhaltenstherapie bot ich ihr eine Intensivierung unseres Kontaktes an. Unter regelmäßiger Supervision arbeiteten wir streng verhaltenstherapeutisch. Es wurde Krankheitswissen vermittelt, Grundannahmen identifiziert und überprüft, Übungen fanden statt. Aufgrund des mangelnden Fortschrittes der Therapie begann die Patientin die Hoffnung mehr und mehr zu verlieren. Eine stationäre Aufnahme und begleiteter Aktivitätsaufbau wurden veranlasst. Gleichzeitig sah ich, nach einer ausreichend langen und ausreichend hochdosierten Psychopharmakotherapie die Zeit für eine Elektroheilbehandlung (EKT) gekommen. So erhielt sie drei Sitzungen EKT in der Woche. In den Tagen dazwischen sprachen wir über das Erlebte und kochten zum Aktivitätsaufbau kleine Gerichte miteinander. Im Verlauf besserte sich ihr Zustand merklich. Die ehemals sehr gepflegte Frau begann sich wieder neue Kleider zu kaufen, ging auch zum Friseur. Jedoch erst, als sie mich beim Zubereiten eines Kartoffelsalates für meine ungleichmäßig geschnittenen Kartoffelstücke rüg-

te, wusste ich, dass aus der depressiven, verängstigten Frau wieder die durchsetzungsstarke Köchin geworden war. Was hat nun geholfen?

- ■ **Begegnung mit mir selbst**

Nach Frankl ist der Mensch zu Freiheit und Verantwortlichkeit verurteilt. Kurz vor dem Facharzt meine ich begriffen zu haben, dass neben all der Psychopathologie, dem PsychKG und der Pharmakologie das Folgende eine der wichtigsten Lektionen ist: Der Mensch erkrankt am Schwindel der Freiheit (Kierkegaard). Diese Unsicherheit macht vielen das Leben schwer. Angst- und Zwangsstörungen entstehen. Ein weiteres Problem ist die Verantwortung. Wir sind zu ihr verurteilt. Einige der Depressionen sind drauf zurückzuführen. Der Mensch entdeckt, dass er seiner Verantwortung im Leben nicht nachkommt, dass er seine Werte nicht lebt oder leben kann. So entsteht Sinnleere, die Ursache der noogenen Neurose.

Wir sind für uns verantwortlich. Die Verantwortung für Andere geht jedoch selbst in unserem Beruf nur bis an eine gewisse Grenze. Frankl hat einmal gesagt, dass der Patient die Freiheit hat, sich umzubringen, der Psychiater jedoch auch die Freiheit, alles Menschenmögliche dagegen zu tun – ja, alles Menschenmögliche, nicht mehr! Morgens gehe ich aus dem Haus und gebe mein Bestes, versuche so viele intensive Begegnungen mit Menschen zu haben wie möglich. Es gelingt mir natürlich nicht immer. Manchmal schäme ich mich, manchmal ärgere ich mich, aber ich versuche es jeden Tag von Neuem. Daraus entsteht die Zufriedenheit mit mir selbst, mit der Qualität der menschlichen Begegnungen des Tages. Das ist die Kür auf der Basis von Psychopathologie und Pharmakologie.

Auch das ist anstrengend und zehrend. Durch Beobachtung von Patienten und Kollegen habe ich für mich ein kleines Modell entwickelt, das mir hilft gesund zu bleiben. Ich nenne es den Tempel der psychischen Gesundheit. Jeden Tag sollte aus jedem dieser vier Bereiche (◧ Abb. 12.1) etwas für die persönliche Psychohygiene getan werden. So kennen alle Verhaltenstherapeuten den Begriff der »positiven Aktivität«. Ich nenne es für mich auch »etwas nur für mich tun«. Das muss nichts Großartiges sein. Eine Massage der Kopfhaut mit

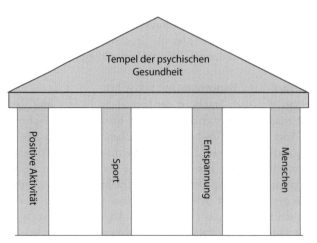

◼ **Abb. 12.1** Tempel der psychischen Gesundheit

einer Bürste, ein Stück Schokolade, eine duftende Creme… der Phantasie sind kaum Grenzen gesetzt.

Obwohl ich kein sportlicher Mensch bin, versuche ich einmal am Tag die Leistungsfähigkeit meines Körpers zu spüren. So habe ich natürlich das Glück, dass unsere Klinik auf einem Berg liegt und ich so mit meinem Fahrrad ordentlich ins Schwitzen komme. Wenn man darüber nachdenkt, wird jeder eine Möglichkeit in seinem Alltag finden, diese herrliche Erschöpfung zu fühlen. Im Rahmen unserer Ausbildung lernen wir Entspannungsverfahren. Nutzen wir doch dieses Wissen auch für uns! Entspannung kann bei religiösen Menschen jedoch auch das regelmäßige Gebet sein.

Mit der Säule Menschen meine ich eine Begegnung zwischen Menschen, die nicht zu unserer Kernfamilie und auch nicht zu unseren Kollegen gehören. Das muss nicht gleich ein Besuch sein. Wir haben doch so viele Möglichkeiten: Email, Telefon und auch ein Brief auf schönem Papier. Wer all dies einmal täglich tut, wird lange gesund bleiben.

Dass es einfach ist, hat keiner behauptet.

Immer, wenn meine Klassen- kameraden über mich reden, sagen sie, was für große Prophezeiungen ich gemacht habe …

Prof. Dr. med. Andreas Heinz

Tätigkeit	Prof. Dr. med. Andreas Heinz ist Direktor an der Klinik für Psychiatrie u. Psychotherapie CCM
Vita	51 Jahre, geboren in Stuttgart; 1980 – 1988 Studium der Medizin, Promotion, Habilitation Ruhr-Universität Bochum, FU Berlin, 1988 – 1996 Studium der Philosophie, Anthropologie FU Berlin, Howard University, 1998 Habilitation im Fach Psychiatrie und Psychotherapie; Stationen: Neurologische Universitätsklinik Bochum (St. Joseph Hospital), Psychiatrische Klinik u. Poliklinik der FU Berlin, National Institute of Mental Health (Washington), Chefarzt Neurologie (Feldberg), ZI Mannheim
Ehrungen	2000 Wilhelm-Feuerlein-Forschungspreis, 2007 – 2011 Sprecher der Lehrstuhlinhaber für Psychiatrie und Psychotherapie, 2011 Leibniz Chair
Familie	verheiratet, 2 Kinder

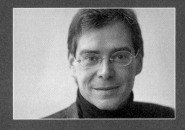

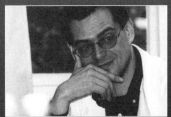

Herr Seibold war schon häufig in der Psychiatrie gewesen. Seit Ausbruch seiner Psychose, die die vorbehandelnde Klinik als schizoaffektiv eingestuft hatte, zu Beginn des 19. Lebensjahres bereits rund sechsmal im Abstand von jeweils ca. einem halben Jahr. Jetzt war er nach einem Umzug erstmals in Berlin aufgenommen worden. Ich war damals ein relativ junger Assistenzarzt. »Herr Heinz«, sagte Herr Seibold, »ich war jetzt seit Jahren über Weihnachten im Krankenhaus. Wenn ich noch einmal Weihnachtssterne basteln muss, bringe ich mich um!« Bei Herrn Seibold war bereits im Kindesalter ein Aufmerksamkeitsdefizitsyndrom diagnostiziert worden, im Rahmen der Trennung seiner Eltern und familiärer Konflikte wurde er in einem Internat untergebracht. Er war überdurchschnittlich intelligent, witzig und schlagfertig. Im Rahmen seiner Psychose erlebte er intensive Halluzinationen, meist akustisch, aber auch szenisch. Im Vordergrund stand die Wahrnehmung zu einer Vielzahl von Umweltreizen, die ihm verkündeten, welch wichtige Prophezeiungen er bereits im Schulalter auf dem Internat gemacht habe. Er habe gehört, wie seine Klassenkameraden über ihn redeten, offenbar wüssten die darüber Bescheid, dass er schon damals vorhergesagt habe, welche Hits heute im Radio gespielt würden. Irgendetwas führten sie aber gegen ihn im Schilde, deswegen würde ihm die ganze Wahrheit nicht erzählt werden. Zeitweise wurde das psychotische Erleben so stark, dass Alltagsverrichtungen kaum noch möglich waren. Herr Seibold war sympathisch, mitreißend, begeisternd in seiner Suche nach einem Verständnis seiner psychotischen Symptomatik. Aber das war nicht der Hauptgrund, warum er mir in Erinnerung geblieben ist. Sein eigenes Bemühen um das Verständnis seiner Psychose hat ihm wie mir geholfen, die Entstehung psychotischer Symptome besser zu verstehen.

▪ Psychosen und die Flut der Bedeutungen

Im Rahmen seiner ersten stationären Behandlung bei uns erholte sich Herr Seibold rasch von seiner Psychose. Allerdings kam er, wie in den vorherigen Jahren auch, bereits nach wenigen Monaten wieder akut psychotisch zur stationären Aufnahme. Wieder war er auf seine Klassenkameraden getroffen, hatte geargwöhnt, dass diese etwas Wichtiges über

ihn kommunizieren und war nachfolgend dekompensiert. Dieses Mal traf die Krankengeschichte der Vorbehandlung in Süddeutschland ein. Aus ihr war zu entnehmen, dass Herr Seibold während seines Internatsaufenthaltes über Jahre einen sexuellen Missbrauch durch einen älteren Schüler erlebt hatte. Das Thema und seine individuelle Bedeutung konnten wir in den nächsten Wochen vorsichtig miteinander besprechen. Fragen des Respekts und der Würde eines Menschen kamen dabei manchmal sehr abstrakt, manchmal konkret ins Gespräch. Offenbar dekompensierte Herr Seibold jedes Mal, wenn er auf seine ehemaligen Klassenkameraden traf und fürchtete, sie könnten über ihn reden. Es ist bekannt, dass in solchen Stresssituationen Botenstoffsysteme wie das dopaminerge System verstärkt aktiviert werden. Eine solche Dopaminausschüttung soll mit der Hervorhebung von Umweltreizen als besonders bedeutsam einhergehen.[1][2] Die Wahnstimmung, in der die emotional aufgewühlten Patienten eine Vielzahl von Umweltreizen als bedeutsam erleben[3], könnte so ihr neurobiologisches Korrelat und Erklärungsmuster finden. Herrn Seibolds Reflektion über seine eigene Erkrankung und sein Bemühen, diese zu verstehen, haben geholfen, ein Erklärungsmodell dopaminerger Funktionsstörungen, das im Bereich der Suchtmedizin länger bekannt war, auf die Erklärung schizophrener Psychosen zu übertragen. Denn bereits 1993 hatten Robinson und Berridge postuliert, dass eine kurzzeitige Dopaminausschüttung, wie sie beispielsweise auch durch Drogen hervorgerufen wird, nicht einfach angenehm oder lustvoll ist. Dopamin wäre demnach eben gerade keine »Belohnungssubstanz«, sondern ein Botenstoff, der immer dann ausgeschüttet wird, wenn etwas überraschend Wichtiges auftritt. Seine Funktion ist dementsprechend nicht eine der Belohnung, sondern der »Bedeu-

---

1   Schultz W, Apicella P, Ljungberg T. Responses of monkey dopamine neurons to reward and conditioned stimuli during successive steps of learning a delayed response task. J Neurosci 1993; 13(3):900-913.

2   Heinz A. Dopaminergic dysfunction in alcoholism and schizophrenia – psychopathological and behavioral correlates. Eur Psychiatry 2002; 17(1):9-16.

3   Conrad C. Die beginnende Schizophrenie. Stuttgart, New York: Thieme, 1992.

tungszuschreibung«. Robinson und Berridge hatten dies zur Erklärung von Suchterkrankungen verwendet und postuliert, dass abhängig kranke Menschen immer dann Dopamin ausschütten, wenn sie Drogen konsumieren. Denn alle bekannten Drogen mit Abhängigkeitspotenzial führen zu einer solchen Dopaminausschüttung. Die Dopaminausschüttung wiederum bewirkt dann, dass Menschen nach dem Drogenkonsum nicht nur die Wirkung der Droge als besonders wichtig einschätzen, sondern sich auch alle Umweltreize besonders einprägen, die mit dem Konsum der Droge verbunden sind. Einer meiner alkoholabhängigen Patienten hat mir dies in sehr klarer Weise geschildert:»Wenn es Abend wird, der Himmel ist grau und ich fühle mich etwas allein und gehe durch die Straßen, dann sehe ich plötzlich dieses warme gelbe Licht aus den Kneipen dringen – wenn ich dann noch das Klingen der Gläser höre, bin ich verloren.« Bei Suchterkrankungen sind die als bedeutsam hervorgehobenen Reize jedoch vorhersehbar: Es sind eben genau jene Umweltreize, die mit dem Alkohol- oder Drogenkonsum verbunden sind und bei erneutem Auftreten die Motivation auslösen, die Droge auch einzunehmen. Denn die Dopaminausschüttung soll nicht nur die Bedeutung bestimmter Umweltreize hervorheben, sondern auch dazu motivieren, diesbezüglich etwas zu unternehmen. Wenn dopaminerge Funktionsstörungen im Rahmen von schizophrenen Psychosen aber stressabhängig oder chaotisch auftreten, dann können wahrscheinlich auch vermeintlich unwichtige oder nebensächliche Umweltreize plötzlich als bedeutungsschwanger erscheinen. Herrn Seibolds Fall illustriert, wie eine individuell traumatisierende Erfahrung offenbar immer wieder dazu führen kann, dass Umweltreize wie das wahrscheinlich harmlose Gespräch der ehemaligen Mitschüler als bedeutsam und bedrohlich für die betroffene Person wahrgenommen werden. Denn wenn die Begegnung mit den Mitschülern aufgrund des früher erlebten sexuellen Missbrauchs psychisch belastend ist, dann ist es sehr plausibel, dass eine solche Situation zu einer verstärkten Dopaminausschüttung führt und eine Vielzahl von Umweltreizen (wie z. B. Gesprächsfetzen der Klassenkameraden, Blicke, Gelächter oder einzelne Worte) als be-

deutungsschwer erlebt werden. Tatsächlich zeigten bildgebende Studien, dass eine dopaminerge Überfunktion in der akuten, unbehandelten Psychose mit solchen Symptomen verbunden ist[4]. Bei akuten Psychosen könnte also die chaotische oder stressabhängige dopaminerge Aktivierung dazu beitragen, dass vermeintlich harmlose Gespräche ehemaliger Freunde als bedeutungsschwangere Botschaften von Herrn Seibold erlebt wurden. Die Erfahrung des sexuellen Missbrauchs war für Herrn Seibold offenbar so belastend, dass er sie auch in den therapeutischen Gesprächen nur sehr zögerlich und vorsichtig ansprechen konnte. Im Vordergrund stand hingegen seine Verkehrung der vermeintlichen Botschaft der Klassenkameraden ins Gegenteil: Sie würden nicht etwa darüber sprechen, was ihm widerfahren sei, sondern seine besondere Begabung zur Vorhersage aktueller Radiohits betonen. Was hier am Werk ist, sind wahrscheinlich psychologisch sehr verständliche Mechanismen der Abwehr belastender Erlebnisse. Eine besondere, auch neurobiologisch verankerte Empfindlichkeit gegenüber Umweltreizen, insbesondere im Rahmen traumatischer und als traumatisierend erlebter Ereignisse kann aber dazu beitragen, dass die betroffenen Menschen diese Erlebnisse als unkontrollierbar und drohend empfinden. Möglicherweise spielen hier dopaminerge Funktionsstörungen in Hirnregionen, welche eher für die Verarbeitung aversiver und bedrohlicher Reize zuständig sind und zu denen beispielsweise die Amygdala (der Mandelkern) gehört, eine Rolle[5][6]. An der Wiege der Theorie, dass dopaminerge Funktionsstörungen in akuten Psychosen zur irregulären Zuschreibung von Bedeutung zu an-

---

4   Heinz A, Schlagenhauf F. Dopaminergic Dysfunction in Schizophrenia: Salience Attribution Revisited. Schizophr Bull. Mai 2010, 1-14.

5   Kumakura Y, Cumming P, Vernaleken I, Buchholz HG, Siessmeier T, Heinz A et al. Elevated [18F]fluorodopamine turnover in brain of patients with schizophrenia: an [18F]fluorodopa/positron emission tomography study. J Neurosci 2007; 27(30):8080-8087.

6   Kienast T, Siessmeier T, Wrase J, Braus DF, Smolka MN, Buchholz HG et al. Ratio of dopamine synthesis capacity to D2 receptor availability in ventral striatum correlates with central processing of affective stimuli. Eur J Nucl Med Mol Imaging 2008; 35(6):1147-1158

sonsten neutralen Umweltreizen führen[7] [8], stand also das individuelle Bemühen Herrn Seibolds, der den Mut hatte, seine eigene Psychose besser verstehen zu wollen.

■ **Ausblick**

Nach Umstellung der bisherigen Medikation auf Clozapin und unseren Gesprächen war Herr Seibold für lange Zeit stabil. Mehrere Jahre kam er nicht wieder ins Krankenhaus. Im weiteren Krankheitsverlauf dekompensierte er noch zweimal psychotisch. Das erste Mal, als er sich verliebte. Aus seinen Schilderungen wurde deutlich, wie nahe auch eine nicht-psychotische Verliebtheit der Wahnstimmung kommt: Lächelte sie ihn an, weil sie sich in ihn verliebt hatte oder einfach nur deshalb, weil sie freundlich war? Kleine Bewegungen wie Gesten mussten interpretiert und zugeordnet werden. Herr Seibold war sich sicher, dass sie ihn liebte, dann wieder zweifelte er an der Bedeutung ihrer Gesten und Verhaltensweisen. Schließlich fragte er nach und wurde enttäuscht. Eine weitere psychotische Dekompensation trat ein, als Herr Seibold aus der festen Anbindung an eine therapeutische Kontaktperson in der Ambulanz in das allgemein-versorgende Gesundheitssystem überwiesen wurde. Soziale Isolation ist einer der wichtigsten Stressfaktoren beim Menschen. Der Verlust einer konstanten Bezugsperson, die Herr Seibold lange kannte und die seine Rehabilitation über Jahre begleitet hatte, war als Stressfaktor offenbar so belastend, dass ein Rezidiv auftrat. Schließlich schaffte Herr Seibold den Übergang zu einem niedergelassenen Kollegen und wollte studieren. Ob er es geschafft hat, weiß ich nicht. In diesen Jahren ging ich in die USA und arbeitete dort weiter in der Grundlagenforschung zu psychotischen und Suchterkrankungen. Die Begegnung mit Herrn Seibold aber zeigt, wie wichtig die Sicht der Patienten und Patientinnen auf ihre Symptome ist. Sie helfen uns nicht nur zu verstehen, was die betroffenen Menschen bewegt, sie tragen auch dazu bei, dies in an-gemessene Konzepte zu fassen oder dies zumindest zu versuchen.

---

7   Heinz A. Dopaminergic dysfunction in alcoholism and schizophrenia--psychopathological and behavioral corre-lates. Eur Psychiatry 2002; 17(1):9-16.

8   Kapur S. Psychosis as a state of aberrant salience: a frame-work linking biology, phenomenology, and pharmacology in schizophrenia. Am J Psychiatry 2003; 160(1):13-23.

Nachkriegsdeutschland: Mein Weg zur Psychiatrie

Prof. em. Dr. med. Hanns Hippius

Tätigkeit Prof. em. Dr. med. Hanns Hippius ist ehemaliger Direktor der Psychiatrischen Klinik der Ludwig-Maximilians-Universität München

Vita 86 Jahre, geboren in Mühlhausen (Thüringen); 1944 – 1956 Studium der Medizin und Chemie in Freiburg, Marburg, Berlin (FU), 1950 Promotion in Medizin an der Freien Universität Berlin, 1963 Habilitation für Psychiatrie und Neurologie in Berlin, seit 1994 emeritiert; Stationen: Marburg (Lahn), Berlin, München

Ehrenamt Gründungsmitglied und Präsident des Collegium Internationale Neuropsychopharma-cologicum (CINP, 1957 und 1972 – 1974), Präsident der »Deutschen Gesellschaft für Psychiatrie und Nervenheilkunde« (DGPN, 1973 – 1974), Ehrenmitglied der »Deutschen Gesellschaft für Psychiatrie, Psychotherapie und Nervenheilkunde« (DGPPN, 2004)

Familie verheiratet, 4 Kinder, 5 Enkel

Freizeit Familie, Freunde. Früher Skifahren und Bergwandern, Theater und Oper. Jetzt immer noch: Konzerte und Lesen, Lesen, Lesen

Motto The older I get, the more vivid are my recollections on things and events never happened. (Mark Twain – Michael Shepherd)

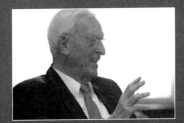

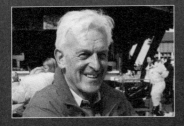

■ **1945 – 1952**

Der erste Teil des Wegs zur Psychiatrie dauerte sieben Jahre, war nicht sehr geradlinig und wurde im Wesentlichen an einem Ort – in Marburg an der Lahn – zurückgelegt. Auf dieser Wegstrecke wurde die Psychiatrie zwar immer wieder einmal berührt, ohne dass dadurch bei mir der Plan entstand, dieses Fach später zum Berufsziel zu wählen.

Aufgewachsen bin ich in einer Thüringer Kleinstadt. Unmittelbar nach dem Abitur wurde ich 1943 zum Arbeits- und dann zum Kriegsdienst einberufen. Als der Krieg im Mai 1945 zu Ende war, war ich 20 Jahre alt. In den ersten Maitagen kam ich 1945 aus der Nähe von Swinemünde nach Kopenhagen. Ein pommerscher Fischer und seine Familie nahmen mich auf einem kleinen Fischerboot mit: Diese Familie wollte von Usedom über die Ostsee nach Dänemark kommen. Die Fahrt dauerte drei Tage. So entkam ich drohender russischer Gefangenschaft, wurde in Kopenhagen von den Engländern am ersten Tag nach Kriegsende interniert und in den »Gefangenengroßraum« Neustadt-Fehmarn in Holstein transportiert. Von den Engländern wurde ich schon Mitte Juli 1945 in die amerikanische Besatzungszone entlassen. Meine Heimatstadt in Thüringen war zwar am Ende des Kriegs von amerikanischen Truppen besetzt worden, doch die zogen sich im Juli 1945 zurück, weil Teile Thüringens im »Austausch für Berlin«, der späteren »Viermächtestadt«, den Sowjets übergeben werden musste.

Bereits im Wintersemester 1945/46 nahmen einige wenige Universitäten in Deutschland in den vier Besatzungszonen den Lehrbetrieb wieder auf. Bei den Immatrikulationen wurden – zu Recht – alle bevorzugt, die viele Jahre durch Kriegsdienst verloren hatten. So setzte zum Beispiel die Universität Göttingen fest, dass nur die Jahrgänge 1924 und älter zur Immatrikulation zugelassen wurden. Für Göttingen war ich zu jung. Am 2. November 1945 stand ich im hessischen Marburg in einer langen Warteschlange auf der Treppe eines Universitätsgebäudes, in dem das Immatrikulationsbüro untergebracht war. Viele aus der Warteschlange wurden – ohne Rücksicht auf ihr Alter – auf einer Liste für »Studienanfänger« eingetragen und erst einmal vertröstet. Als ich an der Reihe war, wurde ich nach bereits absolvierten Studiensemestern gefragt. Ich konnte ein Freiburger Studienbuch mit Testaten für das Sommersemester 1944 vorweisen (Nach Freiburg war ich als Soldat im Frühjahr 1944 von der Marine für ein Semester abkommandiert worden.). »Sie sind kein Studienanfänger – Sie können sich immatrikulieren. Für welche Fächer?« »Medizin und Chemie.« Ich wurde »stud. med. et phil.«! Gleichzeitig wurde ich darauf hingewiesen, dass ich in der Medizin Vorlesungen und Praktika so belegen sollte, dass ich bereits nach dem Wintersemester 1945/46 den ersten Teil und dann nach zwei weiteren Semestern am Ende des Wintersemesters 1946/47 den zweiten Teil der medizinischen Vorprüfung (Vorphysikum und Physikum) ablegen könnte; es müsste immer möglichst schnell Platz für nachfolgende Studiensemester geschaffen werden. Das bedeutete: Ich musste unverzüglich damit beginnen, mich auf die erste der beiden Prüfungen vorzubereiten.

So dicht besetzt der Stundenplan für die Medizin war – viele Studenten wollten nach dem Krieg wenigstens eine Ahnung von akademischer Freiheit bekommen und besuchten deswegen auch schon einzelne klinische Vorlesungen und Vorlesungen anderer Fakultäten. So besuchte ich mit einigen Kommilitonen – auch wenn der Weg vom Instituts- und Klinikviertel zur Nervenklinik auf den Ortenberg ziemlich weit war und Zeit beanspruchte – auch Vorlesungen von Ernst Kretschmer, der damals noch die Marburger Nervenklinik leitete. Von Kretschmer hatte ich schon gehört, sogar auch schon einiges gelesen. (»Geniale Menschen«, »Körperbau und Charakter«). So angetan ich von Kretschmer's Schreibstil gewesen war – sein Vortrag in der Vorlesung und seine Vorstellungen von Patienten mit neurologischen oder psychiatrischen Krankheiten waren wenig fesselnd, manchmal sogar langweilig. So verlief der erste Kontakt zur Psychiatrie enttäuschend für mich. Das kleine Häuflein neugieriger Vorkliniker ging da lieber einmal in eine chirurgische Vorlesung oder hörte Vorlesungen von Dozenten anderer Fakultäten (z. B. bei dem Kunsthistoriker Richard Hamann oder dem Philosophen Julius Ebbinghaus).

Marburg hatte schon bald nach dem Krieg wieder die Atmosphäre einer deutschen Universitätsstadt mit verhältnismäßig fleißigen Studenten und einem sich allmählich wieder erholenden Bürgertum. Nazi-Zeit und Krieg waren vorüber. Wieder-

14

aufbau von bürgerlichen Existenzen, Sicherung finanzieller Grundlagen, Verbesserung der Wohnverhältnisse und Beschaffung von Lebensmitteln waren zentrale Themen. Der Blick sollte nur nach vorne in die erhoffte bessere Zukunft gerichtet sein. Über die Nazi- und Kriegszeit wurde nicht gesprochen; allenfalls persönliche Erinnerungen an diese Jahre kamen zur Sprache. Das galt vor allem für Angehörige der alteingesessenen Marburger Bevölkerung (soweit man als junger Student z. B. über die Vermieter von »Studentenbuden« Kontakte zu Marburgern bekam). Aber auch bei den meisten Studenten bestand – aus was für Gründen auch immer – Scheu oder sogar Ablehnung über eigene Erlebnisse und Erfahrungen in der Nazi-Zeit zu sprechen. Das blieb auch so, als allmählich im gesamten Deutschland öffentlich-politisches Leben wieder erwachte. Marburg lebte (»im Westen«) in einer eigentümlich abgeschotteten Welt. Auch als dann die »Nürnberger Prozesse« begannen und zum Anlass wurden, in Zeitungen und Radio darüber zu berichten, war die Resonanz darauf in Marburg gering. Nur die von den Amerikanern eingeleiteten und durchgeführten »Entnazifizierungsverfahren« verbreiteten immer wieder einmal Unruhe, vor allem dann, wenn prominente Universitätsangehörige davon betroffen waren. Insgesamt waren die meisten Marburger Studenten in den ersten Nachkriegsjahren an aktuellen politischen Fragen und an kritisch-fragender Rückschau auf die Nazi-Zeit nicht sonderlich interessiert. Daran änderten auch einzelne Ereignisse nichts. Dazu gehörten z. B. Vorträge von Gustav Heinemann (dem späteren Bundespräsidenten), der in Marburg studiert hatte oder von Martin Niemöller, der als Repräsentant der evangelischen »Bekennenden Kirche« bis April 1945 jahrelang im KZ in Sachsenhausen und Dachau inhaftiert gewesen war, darüber vor uns Studenten im Philippshaus und den Marburger Bürgern und über die Schuld Deutschlands an zwei Weltkriegen sprach und damit heftige Diskussionen auslöste. Unverständlich blieben mir in der damaligen Zeit Demonstrationszüge von Studenten, die durch die amerikanischen Besatzungsbehörden die Autonomie der »Deutschen Universität« bedroht sahen.

Ich erlebte als Student den Einfluss der Amerikaner völlig anders. In der Schulzeit und in den letzten Kriegsjahren hatte die Nazi-Propaganda mit Horror-Szenarien für das Schicksal aller Deutschen im Falle eines verlorenen Kriegs die Erwartungen stärker beeinflusst als man wahrhaben wollte. Umso mehr überraschten die Erfahrungen in der unmittelbaren Nachkriegszeit. In Marburg haben die US-amerikanischen Behörden die sehr frühe Wiedereröffnung der Universität ermöglicht; sie unterstützten auch das wieder aufkeimende Studentenleben, in dem sie beschlagnahmte Verbindungshäuser an sich entwickelnde studentische Gruppierungen vermieteten. Dort wurden gemeinsame Mittagstische organisiert; die Räume wurden für Vortrags- und Diskussionsabende genutzt, zu denen immer häufiger auch jüngere Professoren und Dozenten der Universität kamen. Es fanden Klavierabende und Kammerkonzerte, aber auch von uns einstudierte Theateraufführungen, statt. Man begann wieder zu feiern und konnte abends auch einmal bei einem Glas Marburger Bier zusammensitzen.

Nachdem nach der Währungsreform die Verbindungshäuser an die ursprünglichen Besitzer zurückgegeben worden waren, wurde das Verbindungswesen wieder tonangebend – und manche studentischen Gruppen wurden heimatlos. Mein Freundeskreis wurde im »Amerikahaus« aufgenommen. Das Marburger »Amerikahaus« in der Ketzerbach hatte mit seinen Veranstaltungen für viele meiner Generation schon seit dem Winter 1945/46 eine wichtige Rolle gespielt – auch wenn die etwas Älteren und vor allem die Marburger Bürger dem »Amerikahaus« gegenüber noch längere Zeit zurückhaltend blieben.

Erstaunlich war allerdings die Aufgeschlossenheit der alteingesessenen Marburger Bürger für die Sorgen und Probleme der studentischen Nachkriegsgeneration. So wurde ich in einem kleinen Handwerksbetrieb als »Mädchen für Alles« beschäftigt und mit Lebensmitteln versorgt. Dabei fand ich Gefallen am regelmäßigen Holzhacken, weil dabei immer auch so viel Holz abfiel, dass die mit einem Philologie-Studenten zusammen bewohnte »Studentenbude« stets gut beheizt werden konnte.

In der Erinnerung ist die unmittelbare Nachkriegszeit – trotz mancher Einschränkungen – eine überwältigende Zeit, in der man Zugang zu bislang

Unbekanntem, zu verfemter Literatur und Kunst bekam. Man lebte ziemlich sorglos in ungeahnter Freiheit und konnte kaum alles bewältigen, was auf einen zuströmte. Man konnte zwar nur sehr begrenzt (und überhaupt nur in den drei »West-zonen«, anfangs nicht einmal in die »französische Zone«) reisen. Doch der Marburger Universitäts-betrieb wurde immer vielfältiger und brachte im-mer neue Anregungen. So kehrten einige Wissen-schaftler (z. B. Germanisten wie Werner Milch und der Geschichtsphilosoph Franz Borkenau) aus der Emigration nach Deutschland zurück und hielten ihre Vorlesungen in Marburg. Eine besondere At-traktion war die Rückkehr des Theater-Regisseurs Erwin Piscator, der in Marburg mit einem sich bil-denden Ensemble alle Bühnenwerke von Georg Büchner inszenierte.

Trotz aller Ablenkungen – das Physikum muss-te geschafft und das Chemiestudium wenigstens weiter betrieben werden! Nach dem Physikum im Frühjahr 1947 begannen die klinischen Semester. Da wurde auch die Neugier auf die Psychiatrie wieder wach – auch wenn die damals noch zusam-mengehörenden Fächer »Psychiatrie und Neurolo-gie« allgemein unter den Studenten nicht hoch im Kurs standen. Das lag für die meisten Studenten daran, dass im Staatsexamen nach sechs klinischen Semestern beide Fächer zusammen nur mit insge-samt einem Punkt bewertet wurden – im Vergleich zur Inneren Medizin, Chirurgie und Frauenheil-kunde mit je 6 Punkten! In der »Nervenklinik« am Ortenberg war inzwischen Werner Villinger – aus Tübingen nach Marburg kommend – Nachfolger von Ernst Kretschmer geworden. Villinger's Kran-kenvorstellungen, sein vorsichtiger, rücksichtsvol-ler Umgang mit psychiatrischen Patienten in der Vorlesung haben mich damals sehr beeindruckt und beeinflusst, später die »Nervenheilkunde« als Berufsziel in Erwägung zu ziehen.

Im Rückblick auf diesen Einfluss des beein-druckenden akademischen Lehrers Villinger war es dann für mich und viele andere schockierend, als 1961 bekannt wurde, dass Villinger als Gutach-ter für Erbgesundheitsgerichte in die Verbrechen an psychisch Kranken in der Nazi-Zeit verstrickt war. Um seine mögliche Mitwirkung am national-sozialistischen Euthanasieprogramm (T4-Aktion) aufzuklären, wurde er 1961 von Ermittlungsinstan-

zen in Marburg mehrfach vernommen. Als er im Juli 1961 erneut vor dem Amtsgericht in Marburg gehört werden sollte, nahm Villinger an einem kinderpsychiatrischen Kongress in Innsbruck teil. Dort verunglückte er am 8. August 1961 tödlich bei einer Bergwanderung am Hafelekar. So konnte sei-ne Rolle im Rahmen der psychiatrischen Nazi-Ver-brechen nie vollständig aufgeklärt werden.

Villinger hatte sich schon in den zwanziger Jah-ren in Hamburg und dann ab 1934 als Leiter der Bodelschwingh'schen Anstalten in Bethel bei Biele-feld sehr früh für die Entwicklung einer eigenstän-digen Kinder- und Jugendpsychiatrie eingesetzt. Dieses Ziel erreichte er später in seiner Marbur-ger Zeit, als an der »Nervenklinik« ein Institut für ärztlich-pädagogische Jugendhilfe und eine Abtei-lung für Kinder- und Jugendpsychiatrie eingerich-tet wurden, aus der dann die für Deutschland erste Universitätsklinik für Kinder- und Jugendpsychia-trie hervorging. Villingers richtungsweisende Im-pulse für die Psychiatrie in den zwanziger Jahren einerseits und dann später das Übernehmen von unmenschlichen nationalsozialistischen Maximen für die Praxis der Psychiatrie andererseits wurde nach Villingers Tod für mich ein Thema, über das ich oft mit älteren Fachkollegen und Freunden ge-stritten habe, wenn sie Villinger weitgehend vorbe-haltlos in Schutz nahmen.

Nach bestandenem Physikum erschien die Zeit von drei Jahren bis zum nächsten Examen unend-lich lang. Es gab viele Ablenkungen. Ich begann mein Chemie-Studium zu verbummeln. Durch die für einen »cand. med.« viel zu früh besuchten Vor-lesungen von Villinger (»Nervenheilkunde« sollte an sich erst im letzten klinischen Semester belegt werden) war mein Interesse an der Psychiatrie – nach der Kretschmer'schen Enttäuschung – wie-der belebt worden. Deswegen bewarb ich mich für die Ferien nach dem Wintersemester 1947/48 um die Stelle eines Famulus an der Marburger Klinik. Der Oberarzt, der dem Bewerber die vierwöchige Famulatur nach einem längeren Gespräch zusag-te, hieß Klaus Conrad. So lernte ich den Psychia-ter kennen, den ich auch heute noch für einen der bedeutendsten deutschen Psychiater in der zweiten Hälfte des 20. Jahrhunderts ansehe. Als die Famu-laturzeit dem Ende zuging, fragte ich ihn, ob ich von ihm ein Thema für eine Dissertation bekommen könnte. Da Conrad erfahren hatte, dass ich bei dem Kunsthistoriker Richard Hamann zwei Semester Vorlesungen gehört hatte, kam er auf die Idee, dass sich das in meiner Doktorarbeit niederschlagen müsse. Conrad war umfassend gebildet, sehr musikalisch und außerordentlich belesen. Bei seinen vielseitigen Interessen – auch für alte und moderne bildende Kunst – war er auf einen Maler aus der Zeit Rembrandts gestoßen, dessen Gemälde im Laufe seiner Schaffenszeit immer kleinere Formate angenommen hatten. Ich bekam die Aufgabe, herauszufinden, ob bei Hercules Seghers womöglich eine psychische oder auch eine neurologische Krankheit (z. B. M. Parkinson) eine Rolle gespielt haben könnte. Ich machte mich an die Arbeit, verbrachte viel Zeit in der Universitätsbibliothek, in der Bibliothek des Kunsthistorischen Seminars, konnte auch einmal mit Richard Hamann zu dem Thema persönlich sprechen, wurde aber von ihm an seinen Sohn Richard Hamann-MacLean, der ebenfalls in Marburg Kunsthistoriker war, verwiesen: Über Hercules Seghers war aber auch mit dessen Unterstützung nicht viel in Erfahrung zu bringen.

Als ich zu Klaus Conrad zur Berichterstattung kam, kam ich nicht zu Wort: Conrad hatte kurz zuvor einen Ruf auf den Lehrstuhl für Psychiatrie an der Universität des Saarlandes bekommen und wollte Marburg in Kürze verlassen. Um bei »meinem« Doktorvater bleiben zu können, hätte ich einen Studienplatz an der Saar-Universität bekommen müssen. Das war nicht möglich – das Saarland stand unter französischer Verwaltung. Conrad riet mir, ich solle mich möglichst bald an seinen Nachfolger auf der Marburger Oberarztstelle wenden, der den Doktoranden mit der in Angriff genommenen Doktorarbeit sicherlich gern übernehmen würde. Das war Helmut Selbach.

Das Vorstellungsgespräch mit Selbach verlief für mich enttäuschend: Das Thema »Hercules Seghers« sei sicherlich interessant – doch nicht für ihn! Bevor ich mich auf die Suche nach einem neuen potentiellen Doktorvater machte, äußerte Selbach bei einer Krankenvisite gegenüber Mitarbeitern der Klinik (Detlev Ploog, Hanscarl Leuner) und einer Famula, dass er gern Doktorarbeiten an Studenten mit naturwissenschaftlichen Interessen vergeben würde, doch die gäbe es nicht. Da wur-

de ihm mitgeteilt, dass er einen solchen Studenten kürzlich ablehnend weggeschickt habe. Daraufhin lud mich Selbach zu einem Gespräch ein, das länger dauerte, als ich erwartet hatte. Selbach machte mir klar, dass ich mein inzwischen vernachlässigtes Chemiestudium unbedingt fortsetzen solle: Die Zukunft der Psychiatrie sei naturwissenschaftliche Grundlagenforschung! Ich solle bei ihm im Labor der Klinik arbeiten und ein Dissertationsthema bearbeiten (Biochemische Veränderungen im Gehirn nach epileptischen Krampfanfällen). Ich willigte ein, begann mit Vorarbeiten zur Entwicklung von Methoden (Bestimmung von zwei- und von dreiwertigem Eisen im Gehirn von vor und nach Krampfanfällen getöteten Tieren). Bald stellte es sich heraus, dass die gestellte Aufgabe nicht lösbar war. Da ich aber meine Dissertationsarbeit vor dem Medizinischen Staatsexamen verfasst haben wollte, bat ich Selbach um ein – möglichst mit klinischen Mitteln – zu bewältigendes Thema. Er ließ mich Patienten untersuchen, bei denen es womöglich aufgrund von Rh-Inkompatibilitäten zu extrapyramidalmotorischen Störungen gekommen war. Diese Untersuchungen schloss ich ab und plante mich unmittelbar nach dem Staatsexamen im Sommer 1950 zur Promotionsprüfung zu melden. Dann bekam Selbach Ende 1949 einen Ruf auf den neu errichteten Lehrstuhl für Psychiatrie und Neurologie an der Freien Universität in Berlin, dem er zu Beginn des Jahres folgte. Ich machte nun nach dem Wintersemester 1949/50 mein Staatsexamen in Marburg, legte die Promotionsprüfung aber im Juli 1950 an der Berliner FU ab. Dabei konnte ich erstmals einen Eindruck von der geteilten Stadt bekommen, in der ich später meine Ausbildung zum Psychiater bekam und 18 Jahre gearbeitet habe. Eine Übersiedlung nach Berlin kam 1950 nicht in Betracht, weil Selbach zwar (mit Patienten aus den Wittenauer Heilstätten) Vorlesungen halten konnte, aber keine Klinik hatte und es auch keine Stellen und Arbeitsplätze für Mitarbeiter gab. Selbach hatte nur einen »nackten« Lehrstuhl.

Als Conrad die Marburger Klinik verlassen hatte und Selbach noch nicht dessen Oberarzt-Position übernommen hatte, wollte ich die klinische Psychiatrie noch aus einer anderen Perspektive als aus der der Marburger Klinik kennen lernen. Deswegen bewarb ich mich für die Sommerferien 1948 in Hamburg an der Klinik von Hans Bürger-Prinz um eine Famulatur-Stelle. Ich bekam eine Zusage, fand Unterkunft bei Verwandten in Hamburg und stellte am ersten Tag in der Eppendorfer Klinik zu meiner Überraschung fest, dass ich der einzige Famulus war. Dabei blieb es für sechs Wochen. Diese eigentümliche Ausnahmesituation hatte zur Folge, dass ich vom ersten Tag an, an allen ärztlichen und wissenschaftlichen Konferenzen teilnehmen durfte. Bürger-Prinz betitelte mich sofort als den »jungen Herrn Kollegen« und widmete mir viel Zeit. Offensichtlich fehlten ihm in der vorlesungsfreien Zeit aufmerksame Studenten. Ich habe erst später Vorlesungen von ihm gehört; mit seiner umfassenden Bildung, seiner unglaublichen Eloquenz und Schlagfertigkeit war er ein außerordentlich beeindruckender Rhetor und Dozent. In den Sommerferien – in meiner Famulaturzeit – war ich offensichtlich Ersatz für das ihm fehlende studentische Auditorium. Meine Begeisterung für die Psychiatrie wuchs erheblich, zumal »B.-P.« (wie man in Hamburg von ihm sprach) mich auf einer Station einteilte, die von einem seiner engsten Mitarbeiter geleitet wurde: Hans-Joachim Bochnik. Auch von ihm habe ich viel gelernt. So haben Bürger-Prinz und Bochnik viel dazu beigetragen, meinen Weg in die Psychiatrie zu verfestigen. Die kurze Zeit im Sommer 1948 in der Großstadt Hamburg – unmittelbar nach der Währungsreform – war so interessant und anregend verlaufen, dass ich ein Jahr später im Sommer 1949 ein zweites Mal für eine (an sich als Examensvoraussetzung nicht mehr notwendige) mehrwöchige Famulatur nach Hamburg ging.

Für meine spätere Entwicklung sind die Famulaturzeiten an der Hamburger Klinik sehr wichtig gewesen – vor allem auch wegen des großen Eindrucks, den Bürger-Prinz auf mich gemacht hatte. Doch meine Erinnerung an ihn ist heute zwiegespalten.

Damals – als ich Famulus an der Hamburger Klinik war – wurde in Hamburg bei Gesprächen oft hervorgehoben, dass es vor allem Bürger-Prinz zu verdanken gewesen sei, dass sich die Hamburger Klinik in der Nazi-Zeit – im Unterschied zu den meisten anderen Psychiatrischen Universitätskliniken – nicht in Verbrechen an psychisch Kranken hätte einbeziehen lassen. Das trifft nach neu-

eren Forschungen aber nicht zu. Für die untadelige und mutige Haltung von Bürger-Prinz wurde besonders angeführt, dass es 1944 seiner Aussage vor dem Volksgerichtshof im Prozess gegen seine Fakultätskollegen, den Hamburger Pädiater Rudolf Degkwitz, zu verdanken gewesen sei, dass dieser wegen »Defaitismus« und »Wehrkraftzersetzung« nicht zum Tode sondern zu sieben Jahren Zuchthaus verurteilt worden sei und dadurch überlebte. Doch die in den Nachkriegsjahren immer wieder behauptete große Distanz von Bürger-Prinz zum Nationalsozialismus hat nicht bestanden. Er hat es wohl eher vermocht, enge Beziehungen zu wichtigen Vertretern des Nationalsozialismus zu pflegen und auszunutzen.

Für mich ist im Rückblick vor allem aber seine Rolle im »Fall Dr. Fritz Sawade« unverständlich und nicht entschuldbar.

Der Würzburger Psychiater Werner Heyde hatte den Namen Dr. Sawade nach dem Krieg angenommen. Heyde war der Hauptverantwortliche für die sog. T4-Aktion, die von Hitler Ende 1939 angeordnete, perfiderweise auf den Tag des Kriegsbeginns rückdatierte Genehmigung zur Tötung von Geisteskranken. Heyde war 1947 verhaftet worden und saß in Untersuchungshaft in Frankfurt/Main. Er sollte im Nürnberger Ärzteprozess vernommen werden. Auf einem Rücktransport zwischen Verhandlungsort und Gefängnis gelang es Heyde zu fliehen. Er tauchte unter, gelangte nach Schleswig-Holstein, wurde unter dem Namen Dr. Fritz Sawade wieder als Psychiater tätig und übte eine umfangreiche Gutachter-Tätigkeit aus. Bei mehreren Gerichtsverhandlungen traf er mit dem ebenfalls als Gutachter in gleichen Verfahren tätigen Bürger-Prinz zusammen. Bürger-Prinz bewahrte Stillschweigen darüber, dass er in Dr. Sawade seinen steckbrieflich gesuchten Würzburger Kollegen Heyde erkannt hatte. Als der vermeintliche Dr. Sawade schließlich 1959 als Werner Heyde identifiziert werden konnte, wurde er verhaftet und im Gefängnis Butzbach untergebracht. Es wurde Anklage erhoben. Die Vorbereitungen für den Prozess zogen sich lange hin. Vor Prozessbeginn hat sich Heyde im Gefängnis Butzbach suizidiert. Bürger-Prinz rechtfertigte 1959 sein Verhalten mit dem Argument, dass sein Schweigen für ihn eine Frage selbstverständlicher Kollegialität gegenüber Heyde gewesen sei.

In der Zeit meines Studiums, also bevor ich 1950 das Medizinische Staatsexamen ablegte, wurde mehr und mehr bekannt, dass Psychiater in der Nazi-Zeit unvorstellbaren Anteil an Verbrechen an psychisch Kranken hatten. Darüber wurde aber weder an der Marburger, noch an der Hamburger Klinik geredet. Zumindest erfuhr ich davon nichts. Dabei waren es die Jahre, in denen in Zeitungen und im Radio über den Nürnberger Ärzteprozess berichtet wurde, in dem das Urteil im August 1957 verkündet wurde. Wenigstens im Kreis von jüngeren Studenten wurde darüber aber zunehmend mehr diskutiert. Dennoch haben wir damals das Naheliegende versäumt, mit Älteren, den Chefs, den Oberärzten und Assistenten, mit Angehörigen des Pflegepersonals darüber zu sprechen. Wir hätten sie danach befragen müssen, wie sie – die in der Nazi-Zeit an psychiatrischen Kliniken gearbeitet hatten – diese Zeit erlebt hätten, an was sie sich noch erinnern würden. Damals lebten und arbeiteten noch viele Zeitzeugen.

Auch ich selbst habe in dieser Hinsicht vieles versäumt. Ich lernte noch viele »Zeitzeugen« persönlich kennen und habe es weitgehend unterlassen, solche Zeitzeugen nach ihren Erinnerungen zu befragen. Um mir dann selbst ein Bild zu machen, hätte ich ausreichend Gelegenheit gehabt, da ich bei einem Zeitzeugen promoviert und dann fast 20 Jahre mit ihm eng zusammengearbeitet hatte! Über 20 Jahre hinweg bestand intensiver persönlicher Kontakt zu meinem »Doktorvater« und späteren Chef Helmut Selbach. Er war als knapp 30-jähriger Assistent an der Kölner Nervenklinik geworden, die seit 1935 von dem Österreicher Max de Crinis geleitet wurde. 1938 wurde de Crinis – auf Druck der Nazis, wahrscheinlich auf Geheiß von Hitler persönlich – als Nachfolger von Bonhoeffer auf den Berliner Lehrstuhl für Psychiatrie und Nervenheilkunde berufen und zum Leiter der Charité ernannt. De Crinis führte den inoffiziellen »chrenvollen« Titel »Dozent des Führers« und war maßgeblich an der Planung der Euthanasie-Morde beteiligt. De Crinis nahm Selbach aus Köln mit nach Berlin und ermöglichte ihm wissenschaftliches Arbeiten am Kaiser-Wilhelm-Institut für Hirnforschung in Ber-

lin und habilitierte ihn. De Crinis suizidierte sich in Berlin in den ersten Maitagen 1945.

Wenn wir – die Assistenten der Berliner FU-Klinik – unseren Chef nach de Crinis und zu der Zeit an der Charité und am KWI fragten, bekamen wir nur sehr vage Auskünfte. Dass wir es dabei beließen, sehe ich heute als ein bedauerliches Versäumnis an.

Am Rande möchte ich noch eine Episode erwähnen, die für mich im Rückblick auch ein Versäumnis war. Am Ende des Jahres 1954 lernte ich Fred Mielke kennen, einen wenig älteren Assistenten der Züricher Psychiatrischen Klinik. Er – in Zürich – und ich hatten – unabhängig voneinander – klinische Untersuchungen über die Wirksamkeit von Reserpin bei der Behandlung der Schizophrenie durchgeführt und kamen bei der Vorbereitung unserer Publikationen darüber ins Gespräch. Von Fred Mielke erfuhr ich, dass er als Heidelberger Student nach Kriegsende Mitarbeiter von Alexander Mitscherlich geworden war. Zusammen mit Mitscherlich wurde Mielke 1946/47 – im Auftrag der sog. Arbeitsgemeinschaft Westdeutscher Ärztekammern – Prozessbeobachter und Berichterstatter beim Nürnberger Ärzteprozess. Mitscherlich und Mielke legten 1949 den erschütternden Abschlussbericht vor (»Wissenschaft ohne Menschlichkeit«). Dieser Bericht wurde nur in einer begrenzten Auflage gedruckt und stand den Ärztekammern zur Verfügung. Ich habe damals versäumt, mich näher zu informieren. Mielke und ich redeten fast nur über die Anfang der 1950er Jahre entdeckten Psychopharmaka zur Behandlung der Schizophrenie, insbesondere über Reserpin. Fred Mielke starb 1959 – sehr jung. Der von ihm, zusammen mit Mitscherlich verfasste Bericht, wurde erst nach Mielkes Tod einem größeren Leserkreis bekannt, als ihn Mitscherlich (elf Jahre nach der Erstveröffentlichung!) im Fischer-Verlag unter dem Titel »Medizin ohne Menschlichkeit« publizieren konnte.

Nach dem Staatsexamen hätte ich – da Selbach in Berlin noch keine Klinik hatte – in Hamburg eine Medizinalassistenten-Stelle bekommen können. Doch nun wollte ich erst mein Chemie-Studium in Marburg fortsetzen. Das konnte ich verknüpfen mit einer – zwar unbezahlten, aber teilweise für die Medizinalassistenzzeit anrechenbaren – Tätigkeit im Hygiene-Institut der Universität Marburg. Ich bekam einen Arbeitsplatz bei dem damals noch nicht emeritierten Hygiene-Professor Hans Schmidt, dessen schlechtbesuchte, mich aber fesselnden Vorlesungen über Bakteriologie, Serologie und Immunologie ich als Student gehört hatte. Als er emeritiert wurde, wurde für ihn ein kleines Forschungsinstitut an den Marburger Behringwerken eingerichtet: Das »Institut für Experimentelle Therapie Emil von Behring«. Er nahm mich dorthin mit und ich war bei ihm mehr als zwei Jahre Assistent. Wir waren nur drei wissenschaftliche Assistenten. Täglich war er im Labor mit uns zusammen. Ich lernte wissenschaftliches Arbeiten und Denken.

Hans Schmidt hatte 1914 – 1918 am Lister-Institut in London als internierter deutscher Wissenschaftler arbeiten können. Seit dieser Zeit hatte er immer – sogar während des Zweiten Weltkriegs – internationale Kontakte gepflegt. Das veranlasste ihn, auch uns – seinen jungen Mitarbeitern in der Nachkriegszeit – einzuschärfen, dass internationale Kontakte für jeden Wissenschaftler unbedingt notwendig seien. Rückblickend war Hans Schmidt für mich einer meiner wichtigsten Lehrer.

1952 bestand ich in Marburg die Chemie-Vordiplomprüfung und bekam von Selbach aus Berlin das Angebot, in der inzwischen durch den Ankauf von einer alten psychiatrischen Privatklinik im Berliner Westend durch die FU errichtete »Universitätsklinik für Psychiatrie und Neurologie« ein Forschungslabor aufzubauen. Und diese Position sollte von Beginn an mit dem Gehalt für eine »halbe Stelle« ausgestattet werden. Das war ein – für damalige Zeiten – beachtliches Angebot. Hans Schmidt, der Selbach noch aus dessen Marburger Zeit kannte, verhandelte mit ihm und mit mir, dass es für meine Entwicklung besser sei, wenn ich noch längere Zeit in der Grundlagenforschung verbringen würde. Er willigte dann aber schließlich ein, dass ich sein Labor verließ.

Hans Schmidt hatte keine hohe Meinung von wissenschaftlicher Forschung in der Psychiatrie. Doch er – ein Leser von vielen Fachzeitschriften – hat mir noch viele Jahre Informationen über Publikationen geschickt, von denen er meinte, sie könnten einem aus der Grundlagenforschung »Geflüchteten«, nun aber in der Psychiatrie um Wissenschaft bemühten ehemaligen Mitarbeiter von ihm eine Hilfe sein!

Mein Arbeitsbeginn in Berlin sollte der 1. Oktober 1952 sein. Damit ich noch einige Untersuchungen bei Hans Schmidt abschließen konnte, war Selbach damit einverstanden, dass ich meinen Dienst in Berlin erst am 1. Dezember 1952 antrat. Ich reiste von Marburg aus in der Nacht mit einem Bus nach Berlin und kam in den frühen Morgenstunden an. Ich wusste, dass ich in der Morgenkonferenz um 8.15 Uhr in den »Kuranstalten Westend« von Selbach dem Mitarbeiterkreis vorgestellt werden sollte. Mit einem Linienbus kam ich kurz vor 8.00 Uhr nach Westend. Es war strahlendes Berliner Winterwetter und hatte geschneit. Straßen und Gehwege wurden gerade geräumt. Im Eiltempo rannte ich eine der Westend-Alleen entlang und hatte als Ziel die »Nußbaumallee«, wusste aber nicht sicher Bescheid. Ich fragte einen schneeschippenden Straßenarbeiter: »Wo geht es zur Nervenklinik?« Der unterbrach seine Arbeit, stützte sich auf die Schneeschippe, guckte mich aufmerksam an und sagte: »Na, Männiken, is et denn so weit?« Das war meine »Begrüßung« in Berlin! Wenige Minuten später saß ich atemlos – gerade noch vor dem Eintreffen Selbachs – am Konferenztisch der Berliner Klinik. Der siebenjährige Weg **zur** Psychiatrie war beendet. Jetzt folgten 42 Jahre **in** der Psychiatrie (1952 – 1970 Berlin, 1971 – 1994 München).

Amalia und Hans

Prof. Dr. med Vjera A. Holthoff

Tätigkeit	Prof. Dr. med. Vjera A. Holthoff arbeitet im Bereich Geronto-psychiatrie und kognitive Neuropsychiatrie der Klinik und Poliklinik für Psychiatrie und Psychotherapie des Universitäts-klinikums Carl Gustav Carus; Technische Universität Dresden
Vita	49 Jahre, geboren in Bonn; 1980 – 1987 Studium der Humanmedizin an der Universität zu Köln, 1987 Promotion an der Universität zu Köln, 2000 Habilitation an der Technischen Universität Dresden; Stationen: Köln, Ann Arbor (USA), Dresden
Familie	verheiratet, Mutter eines Sohnes
Freizeit	Literatur, Musik, Malerei, Garten, Kochen
Motto	Die echte Freiheit ist nicht eine Freiheit von etwas, sondern eine Freiheit zu etwas. (Johann Heinrich Pestalozzi)

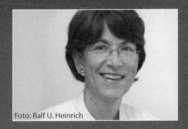

Foto: Ralf U. Heinrich

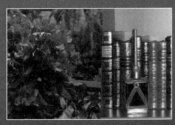

Meine erste Begegnung mit Amalia und Hans ist einer Gefälligkeit geschuldet, die ich einer sehr beständig zuweisenden hausärztlichen Kollegin erweisen wollte. Ein von ihr seit Jahren hausärztlich betreutes Ehepaar sei völlig verstritten, nachdem die Ehefrau ganz plötzlich für den Ehemann unträgbare Verdächtigungen ausgesprochen hatte, die meine Kollegin als wahnhaft beschrieb. Ich bestellte das Ehepaar daher kurzfristig ein.

Das war vor 6 Jahren. Mein Sprechzimmer betrat eine farbenfroh und modisch gekleidete, grazile 77-jährige Frau am Arm eines weißhaarigen Mannes. Ich nenne sie Amalia und Hans.

Amalia folgte dem Gespräch, das nur Hans mit mir führte, mit aufmerksamen und kritischen Augen. Hans sah dabei verzweifelt zu mir und ängstlich zu seiner Frau. Er war angespannt und sprach hastig. Er berichtete in eloquente Umschreibungen verpackt und durchaus schwer für mich zu verstehen, davon, dass Amalia und er sich plötzlich häufig stritten. Sie sei gereizt und beschimpfe ihn mit Worten wie ‚Lügner‘, ‚Betrüger‘, was für ihn gleichermaßen unverständlich wie kränkend sei. Sie lasse ihn nicht mehr aus den Augen. Plötzlich stehe sie hinter ihm, wenn er am PC sitze. Sie verdächtige ihn, anderen Frauen zu schreiben und diese auch zu besuchen, wenn er das Haus verlasse. Sie schleiche ihm hinterher und verlaufe sich, so dass er sie verzweifelt suchen müsse. Er traue sich daher nicht mehr ohne sie aus dem Haus. Das Zusammensein sei aber unerträglich geworden, nach vielen Jahrzehnten einer glücklichen und vertrauensvollen Ehe. Hans sagte:

» Wir kennen uns seit 64 Jahren, seitdem wir 13 Jahre alt sind. Ich durfte nie zu Zirkusvorstellungen, mein Vater hatte es nicht erlaubt. Als er 1941 im Krieg war, ging ich zum ersten Mal heimlich hin. Da saß Amalia neben ihrer Mutter, die mir die Karte verkaufte. Sie war das schönste Mädchen, das ich je gesehen hatte. Wir haben kein Wort miteinander gesprochen. Amalia, Du hattest mich gar nicht wahrgenommen! Eine Woche später, als sei es Vorsehung, stand sie neben ihrer Mutter vor unserer Haustür. Meine Mutter vermietete 2 Zimmer unter, um uns zu ernähren, nachdem mein Vater eingezogen worden war. Der Zirkus hatte sich wegen der Kriegswirren aufgelöst.

Amalias Mutter suchte nach einer neuen Tätigkeit. So lebten sie beide für 4 Wochen bei uns. Wir waren beide scheu, aber es zerriss mir das Herz, als sie mit ihrer Mutter weiter zog: Diese hatte eine neue Anstellung außerhalb von Dresden gefunden und brauchte eine nähergelegene Unterkunft. «

Hans hatte Amalia nach dem Krieg bei einem Tanzfest in Dresden wieder getroffen. Da habe sie plötzlich wieder vor ihm gestanden, in einem wunderschönen Kleid, das sie sich selber genäht hatte. Sie hatte sich zu einer Schneiderlehre entschlossen und er sei fast mit seiner Ausbildung zum Buchhalter fertig gewesen. Als er seine erste Anstellung bekommen hatte, habe er um ihre Hand angehalten.

Amalia setzte den Ausführungen charmant und deutlich ein Ende. Das Gespräch mit mir sei reizend, aber wenn sie sich die Offenheit erlauben dürfe, unnötig, da mich das alles sicher nicht interessiere. Sie fühle sich gesundheitlich sehr gut, was mir sicherlich nicht entgangen sei. Sie wolle meine kostbare Zeit nicht in Anspruch nehmen. Hans schwieg daraufhin. Ich war von dieser klaren Ansage von Amalia überrascht und sagte:

» Da ich das Gespräch mit Ihnen und Ihrem Mann ebenso reizend empfunden habe und Frau Dr. Zimmermann uns zusammen gebracht hatte, würde ich mich freuen, wenn Sie nächste Woche noch einmal Zeit für mich hätten. Ich habe mit meinen Eltern viele Jahre neben einem Feld gewohnt, auf dem einmal jährlich ein Zirkus gastierte. Sie haben mir schöne Kindheitserinnerungen zurückgebracht. «

Amalia schaute mich mitleidig an. Eine Woche später erschien sie jedoch wieder am Arm von Hans.

Sie erkannte mich nicht und stellte sich vor. Sie sah sich in meinem Sprechzimmer um und lobte meinen geschmackvollen Blumenstrauß auf dem runden Tisch vor sich und die Farben meines Arztzimmers, das in blau und gelb gehalten ist. Ich erwiderte ihr: »Sie haben einen Blick für diese Dinge. Diese Liebe zum Detail haben Sie in ihrem Beruf als Schneiderin immer gebraucht.«

Sie berichtete davon, wie sie für sich und später für ihre vier Kinder immer alles selber geschneidert hatte. Die Kinder hätten immer schöne Kleidung tragen sollen. Noch zuletzt habe sie für ihre Kinder Jäckchen und Kleidchen genäht. Hans fügte hinzu, dass Amalia das immer wunderbar gemacht habe, dass es ihr Stolz gewesen sei, die Kinder und sich so schön zu kleiden. Ihrer Tochter sei aufgefallen, dass die Beinlängen nicht mehr gleich seien, wenn sie die Mutter um Änderungen gebeten hätte. Beim ersten Urenkel sei es ihr schwer gefallen den Stoff zuzuschneiden und sie habe nicht mehr gewusst, wie sie die Nähmaschine bedienen sollte.

Amalia schaute Hans entrüstet an und entgegnete ihm, dass seine Freundin das wohl alles besser könnte als sie. Sie war sehr erzürnt und entschuldigte sich bei mir, dass ich nun von der Geschichte erfahre. Ihr Mann habe eine Freundin und seitdem genüge sie ihm nicht mehr, nach all den Jahren. Ich fragte sie, wie sie zu diesem Eindruck gekommen sei. Sie schaute mich ratlos an und antwortete mir nicht. Hans beantwortete meine Frage. Es sei mit einem albernen Spruch losgegangen, den die Enkelkinder beim Geburtstag der Tochter vor 5 Monaten gemacht hätten. Hans habe Amalia am Haus der Tochter mitten in der Stadt abgesetzt und habe erst etwas weiter entfernt einen Parkplatz gefunden, um das Auto abzustellen. Als er zu der Geburtstagsrunde hinzugekommen sei, habe Anton gerufen: ‚Na Opa, Du warst wohl noch bei Deiner Freundin.‘ Später habe er erfahren, dass Amalia die Zeit seiner Abwesenheit so lang vorgekommen sei und mehrfach nachgefragt habe, wo er denn bleibe. Da hätten die Enkel angefangen die Scherze um ihn und eine Geliebte zu machen. Für Amalia sei es aber kein Scherz gewesen. Amalia unterbrach ihn bestimmt und bat darum sich frisch machen zu dürfen und das Gespräch vielleicht bei anderer Gelegenheit fortzusetzen.

Beim nächsten Besuch erschien sie strahlend am Arm ihres Ehemanns. Sie stellte sich vor, war sich jedoch nicht sicher, ob wir uns nicht schon einmal begegnet waren. Sie schaute sich in meinem Arbeitszimmer um. Als ihr Blick auf eines meiner Bilder fiel, auf dem der Kölner Dom abgebildet war, verharrte ihr Blick und ich erklärte: »Das ist der Kölner Dom und da ich aus Köln komme, möchte ich ihn sehen können. Man sagt, dass dem Kölner das Herz höher schlägt, wenn er den Dom sieht, deswegen hängt hier der Dom für mich.«

Sie antwortete mir, dass die Türme dem Himmel nahe seien. Erst später erklärte mir Hans, welche Bedeutung diese Worte für Amalia hatten. Ich fragte Amalia: »Sie fragten mich vorhin bei unserer Begrüßung, ob wir uns kennen würden. Passiert das manchmal, dass Ihr Gedächtnis nicht so zuverlässig ist wie früher?« Sie räumte ein, dass ihr Namen manchmal nicht mehr einfielen und dass sie viel suche, aber immer wieder finde. Das sei noch nicht so lange und auch kein Wunder bei ihrem gesegneten Alter. Wir konnten uns darauf einigen, dass ich gerne ihr Gedächtnis untersuchen würde. Ich fügte hinzu: »Bei unserer letzten Begegnung hatte ich den Eindruck, als hätten sie Sorge um ihren Mann und ihre Ehe.«

Amalia begann lebhaft zu berichten und schaute ihren Mann dabei scharf an. Hans widerspreche ihr ständig und habe sich verändert. Sie ertappe ihn fast täglich an seinem Computer und er schreibe Briefe. Er behaupte, es seien Überweisungen und er finde immer neue Ausreden dafür, dass er sich erst an den Computer setze, wenn sie zu Bett gegangen sei. Hans führte verteidigend und leise an, dass er doch nur so in Ruhe die Angelegenheiten am Computer erledigen könne, da Amalia ihm neuerdings auf Schritt und Tritt folge. Hans sage ihr nicht mehr Bescheid, wenn er das Haus verlasse, sie wisse neuerdings nicht mehr, wo er sich aufhalte. Hans schaute sehr betroffen und ich sagte:

» Ich habe gemerkt, dass nach so vielen Jahrzehnten der Haussegen bei Ihnen beiden schief hängt und dass sie beide sehr unglücklich darüber sind. Das sehe ich Ihnen beiden an und das höre ich aus Ihren Worten heraus. Wir werden uns wegen der Gedächtnisuntersuchungen in der nächsten Zeit häufiger sehen. Ich werde mich freuen, wenn ich von Ihnen erfahre, wie es Ihnen beiden miteinander geht. »Hans berichtete später, dass Amalia oft von ihren Eltern erzählt habe. Amalias Vater sei ein schöner und charmanter Mann gewesen. Ihre Mutter sei immer sehr eifersüchtig auf die Assistentinnen von ihm gewesen und sie habe sich immer große Mühe gegeben, ihm zu gefallen; habe sich sehr schön gekleidet. Seine Schwiegermutter sei in der Eifel aufgewachsen und entstammte einer religiösen Familie. In sehr jungem Alter habe sie sich bei der

Durchreise des Zirkus in einen Artisten, Amalias
Vater, verliebt und sei mit ihm durchgebrannt.
Amalias Vater sei tödlich verunglückt, als Amalia 5
Jahre alt gewesen sei. Die Mutter habe sich nicht
anders zu helfen gewusst, als sich dem Zirkus
weiter anzuschließen. Seine Schwiegermutter
hätte der 5jährigen Amalia oft nach dem Tod
des Vaters berichtet, dass ihr Vater und sie eine
wunderschöne Hochzeit gehabt hätten. Amalia
hätte diese Geschichte geliebt. Sie hätte ihren
Vater sehr vermisst und ihre Mutter hätte sie dann
mit den Worten getröstet ›Weißt Du, die Türme
unserer Hochzeitskirche waren dem Himmel ganz
nahe und auf einer Turmspitze sitzt jetzt Dein Vater
und schaut Dir zu.‹ Wir diagnostizierten bei Amalia
eine Demenz vom Alzheimertyp und unter der
medikamentösen Behandlung der Demenz traten
die Verdächtigungen gegen Hans nicht mehr auf.
Hans versuchte das Leben so zu gestalten, dass
Amalia sich noch darin zurechtfinden konnte. Sie
ging leidenschaftlich gerne Kleidung einkaufen,
so fand Hans sie auch, wenn sie alleine die
Wohnung verließ. Sie kleidete sich noch lange
alleine und sehr ausgewählt. In einer Phase
begann sie, die Nachbarin zu verdächtigen, ihr
ihre Lieblingsstücke zu stehlen, die sie in ihrem
Kleiderschrank nicht mehr finden konnte. Sie
erklärte mir, dass diese Nachbarin immer schon
neidisch auf sie gewesen sei, weil Hans ihr gefallen
habe. Sie war sich jedoch der Treue ihres Mannes
genauso sicher, wie der List der Nachbarin, die sich
unbemerkt in die Wohnung schleiche. Hans lernte,
das verständnisvoll zur Kenntnis zu nehmen. **«**

Ich erlebte ein liebevoll zugewandtes Paar, das
dankbar in vergangenen Erinnerungen lebte. Die
Kinder drängten den Vater, die Pflege seiner Frau
abzugeben, da sie in Sorge um seine Gesundheit
waren. Die Sorge war berechtigt. Erst als Hans eine
Parkinsonerkrankung entwickelte, nahm er zusätzliche Hilfen an.

Hans starb vor wenigen Monaten an einer
Pneumonie. Amalia lebt in einer Wohngemeinschaft mit anderen demenzerkrankten Damen und
erzählt gerne und unverändert lebhaft von einem
Hans, der schon früh ein Auge auf sie geworfen
hatte.

Eigentlich wollte ich Allgemeinmedizinerin oder Kinderärztin werden …

Prof. Dr. med. Anette Kersting

Tätigkeit   Prof. Dr. med. Anette Kersting ist Direktorin der Klinik und Poliklinik für Psychosomatische Medizin und Psychotherapie des Universitätsklinikums Leipzig

Vita   50 Jahre; 1979 – 1885 Studium der Humanmedizin an der Medizinischen Hochschule Hannover, 1985 Promotion an der Medizinischen Hochschule Hannover, 2003 Venia Legendi für Psychosomatik, Psychiatrie und Psychotherapie; Stationen: Wunstorf, Hannover, Kiel, Münster, Leipzig

Ehrenamt   Leiterin des Gender-Referates der Deutschen Gesellschaft für Psychiatrie, Psychotherapie und Nervenheilkunde (DGPPN), Leiterin des Wissenschaftlichen Arbeitskreises der Langeooger Psychotherapiewoche der Ärztekammer Niedersachsen

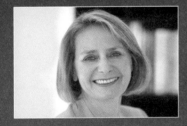

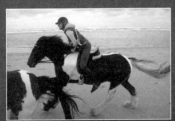

… aber das liegt sehr lange zurück. Im 11. Lebensjahr wurde ich wegen einer Appendektomie erstmalig in einem Krankenhaus behandelt – und verließ das Krankenhaus mit dem Wunsch, Hausärztin oder Kinderärztin zu werden. Da ich nicht wusste, ob meine Abiturnote für den Numerus Clausus reichen würde, hatte ich mich parallel zu meiner Bewerbung bei der ZVS um eine Ausbildungsstelle als Krankenschwester bemüht, die ich dann mit der Zuteilung des Studienplatzes absagen konnte.

Das Studium war interessant, noch spannender waren jedoch die praktischen Erfahrungen im Krankenhaus. In den Semesterferien arbeitete ich regelmäßig auf der chirurgischen Station eines kleinen Krankenhauses im Pflegedienst. Die Arbeit war anstrengend, aber spannend. Den meisten Patienten ging es wenige Tage nach der Operation schon deutlich besser. Ich wurde in ein nettes Team aufgenommen und arbeitete dort in allen Semesterferien bis zum Ende des Studiums.

Eine Weichenstellung erfolgte durch einen Freund der Familie, der sich, im Rahmen seiner psychiatrisch-psychotherapeutischen Weiterbildung, für psychodynamische Psychotherapie interessierte und mir die entsprechende Grundlagenliteratur näher brachte. Als Erstes las ich »Grundformen der Angst – Eine tiefenpsychologische Studie« von Fritz Riemann, ein leicht verständliches Buch, das sich mit den in der Neurosenlehre beschriebenen Persönlichkeitstypologien beschäftigt. Heute noch faszinieren mich die Zusammenhänge zwischen der Biographie eines Menschen, seinem aktuellen Erleben, seinen aktuellen Lebenskonflikten und seiner psychischen Krankheit. Damals fand ich es auch bestechend beim Lesen viele meiner Mitmenschen (und mich ebenfalls) wiederzuerkennen.

Weitere Literaturempfehlungen folgten und so arbeitete ich mich parallel zum Studium in die psychoanalytische Literatur der Entwicklungspsychologie und der Selbstpsychologie ein.

Die psychoanalytische Krankheitslehre geht davon aus, dass die Symptome einer psychischen Erkrankung Folgen zugrunde liegender seelischer Prozesse sind. Dabei werden die Ursachen der Symptome zum einen in der psychobiologischen Konstitution eines Menschen gesehen, andererseits aber auch in seiner individuellen Psychodynamik. Biologisches und Psychosoziales ergänzen und

beeinflussen sich so wechselseitig. Dabei sind die wesentlichen Determinanten die lebensgeschichtlichen Erfahrungen in zwischenmenschlichen Beziehungen. So entstehen bei jedem Menschen aufgrund der prägenden frühen Beziehungen (oft zu den frühen Beziehungspersonen) innerpsychische Konflikte, die entweder gelöst werden oder bei suboptimaler Lösungskompetenz bestehen bleiben und zu Krankheitssymptomen führen können.

Auf der Suche nach einem Promotionsthema stieß ich, angeregt durch ein Praktikum im Suchtbereich eines psychiatrischen Landeskrankenhauses, auf die Thematik der Alkoholabhängigkeit im Maßregelvollzug, also der Behandlung von verurteilten, psychisch kranken Straftätern. Ich beschäftigte mich während meiner Doktorarbeit mit den zum Teil sehr bewegenden Lebensgeschichten von Patienten, die unter Alkoholeinfluss straffällig wurden und in den Maßregelvollzug zur Therapie eingewiesen worden waren. Viele Patienten waren im Verlauf der Gerichtsverfahren psychiatrisch begutachtet worden. Die Aufgabe der Gutachter bestand darin, Stellung zu der Frage zu nehmen, ob die Patienten unter einer psychiatrischen Erkrankung leiden und sich zum Tatzeitpunkt erkrankungsbedingt in einem Zustand einer erheblich eingeschränkten Einsichts- und Steuerungsfähigkeit befanden, was sich auf die Schuldfähigkeit auswirkte. In den Gutachten wurde eine ausführliche biographische Anamnese erhoben, aus der oft hervorging, dass die Patienten nach schwierigen Startbedingungen, das heißt einer belasteten Kindheit, bereits früh angefangen hatten, Alkohol zu trinken. Häufig hatten sie eine schlechte Schulbildung und keine Berufsausbildung und bereits mehrere erfolglose Alkoholbehandlungen absolviert.

Die Auseinandersetzung mit der psychotherapeutischen Literatur und den Lebensgeschichten der Probanden meiner Doktorarbeit hatten dazu geführt, dass ich meinen Berufswunsch änderte: Ich wollte ärztliche Psychotherapeutin werden. Nachdem ich meine Promotion im letzten Studienjahr abgeschlossen hatte, hatte ich die Entscheidung für ein Wahlfach im praktischen Jahr zu treffen. Das praktische Jahr (PJ) ist die letzte, einjährige Phase im Medizinstudium, bei der man in verschiedenen klinischen Fachbereichen arbeitet. Da ich nach dem Studium eine psychiatrische oder psychosomatische Ausbildung anstrebte, dachte ich, es sei sinnvoll vorher zu lernen, mit medizinischen Notfallsituationen umzugehen. Deshalb gab ich als 1. Wahl das Fach Anästhesie an und erst an zweiter Stelle Psychosomatik. Offenbar war Anästhesie jedoch unter den Studierenden im Praktischen Jahr ein häufig gefragtes Fach, sodass ich einen PJ-Platz in der Psychosomatik in der Medizinischen Hochschule in Hannover erhielt.

In der Klinik für Psychosomatische Medizin und Psychotherapie der Medizinischen Hochschule Hannover hatte Herr Prof. H. Freyberger ein spezifisches Modell des studentischen Konsiliardienstes ins Leben gerufen. Dies bedeutete, dass wir Studenten unter einer engmaschigen Supervision Patienten im Konsiliardienst behandeln durften. Jeder von uns erhielt zwei Patienten zugewiesen, bei denen wir im Gespräch einen psychosomatischen Befund erhoben, eine Diagnose stellten und weitere begleitende Gespräche führten. Unsere Aktivitäten wurden täglich von Herrn Freyberger in der Gruppe der Studenten supervidiert. Dies bedeutete, dass wir von unseren Patienten berichteten und gemeinsam das weitere Vorgehen besprachen. Jeder Patient wurde auch mindestens einmal zu einem Gespräch eingeladen, das Herr Freyberger dann in unserem Beisein mit dem Patienten oder der Patientin führte. Wir waren alle sehr motiviert und fühlten uns außerordentlich wertgeschätzt durch diese Vorgehensweise, die von den festangestellten Mitarbeitern der Klinik durchaus kritisch gesehen wurde. Darüber hinaus frühstückten wir auch jeden Vormittag gemeinsam in der Gruppe mit Herrn Freyberger, während wir unsere Aktivitäten berichteten.

So kam ich dazu, meine erste Patientin zu betreuen. Es handelte sich um eine junge Frau, die in der internistischen Klinik der Medizinischen Hochschule Hannover behandelt wurde und an einer komorbiden depressiven Episode litt. Dies bedeutet, dass sie neben einer internistischen Erkrankung auch unter einer psychischen Erkrankung, einer Depression, litt. Im Zusammenhang mit dieser Betreuung erinnere ich eine Erfahrung, die meinen weiteren beruflichen Weg geprägt hat.

Ein psychologischer Mitarbeiter der Klinik für Psychosomatische Medizin führte in Vertretung von Herrn Freyberger mit meiner Patientin ein Gespräch, um einen Einblick in den Stand der Therapie zu erhalten. Von der Gesprächstechnik, die ich nun miterleben konnte, war ich fasziniert. Der Mitarbeiter war einfühlsam und humorvoll, gleichzeitig aber auch vorsichtig konfrontierend, jedoch nie bedrängend oder verletzend. Ich wollte so gerne lernen, Arzt-Patienten-Gespräche auf diese einfühlsame Weise zu führen. Zum Abschied schenkte mir meine Patientin übrigens eine kleine weiße Porzellanfigur – die Darstellung eines indischen Magiers. Dies entsprach zwar nicht meiner Einschätzung meines Könnens, war aber ein Hinweis auf eine positive Arzt-Patienten-Beziehung, die, wie wir heute wissen, einen der wichtigsten Wirkfaktoren für eine erfolgreiche psychotherapeutische Behandlung darstellt.

Neben dem Konsiliardienst lernte ich im PJ die systemische Familientherapie kennen. Anders als die eher pathologieorientierten psychodynamischen Psychotherapieverfahren sieht die systemische Therapie eine psychische Krankheit als kreative Lösungsstrategie eines Problems im System wie z. B. einer Familie. Die systemtherapeutischen Theorien und Techniken beschäftigen sich mit der Frage, wie in sozialen Systemen Menschen gemeinsam ihre Wirklichkeit erzeugen, welche Prämissen ihrem Denken und Erleben zugrunde liegen und welche Möglichkeiten es gibt, diese Prämissen zu hinterfragen und zu verändern. Man geht davon aus, dass ähnlich wie bei einem Bach, der nicht fließen kann, weil ein Hindernis den Weg versperrt, ein System an seiner weiteren Entwicklung gehindert wird. In der systemischen Therapie geht es darum, das System wieder in einen Zustand zu versetzen, der es ihm erlaubt, sich wieder selbst zu verändern und weiterzuentwickeln.

Wir führten Therapien nach dem »Mailänder Setting« durch, was bedeutete, dass zwei Therapeuten mit der Familie arbeiteten während das Team hinter einer Einwegscheibe saß und die Sitzung beobachtete. Das Team konnte die Sitzung unterbrechen, wenn es den Eindruck hatte, dass die Therapeuten etwas Wichtiges übersehen hatten oder von der Systemdynamik gefangen genommen wurden. Das ausdrückliche und vorrangige Ziel der Therapie war nicht auf eine einzelne Person gerichtet. Es ging nicht darum, den Symptomträger, d. h. das erkrankte Familienmitglied, zu verändern, sondern das Familienzusammenspiel aus dem Gleichgewicht zu bringen, so dass Veränderungen möglich sind und die Regeln, nach denen die familiäre Interaktion organisiert ist, zu verändern.

Nach dem Ende des Praktischen Jahres begann ich eine Ausbildung in systemischer Therapie und arbeitete weiterhin in der Arbeitsgruppe der systemischen Familientherapie mit.

Nach meinen sehr guten Erfahrungen in der Klinik für Psychosomatische Medizin an der Medizinischen Hochschule war es mein großer Wunsch, eine Stelle in der dortigen Klinik zu bekommen. Eine Einstellungsvoraussetzung bestand darin, parallel zur Arbeit in der Klinik eine psychoanalytische Weiterbildung zu absolvieren. Um einen Ausbildungsplatz an einem Weiterbildungsinstitut zu erhalten, war aber ein Mindestalter erforderlich, das ich noch nicht erreicht hatte. Auch gab es damals, anders als heute, auch deutlich mehr Bewerber als Ausbildungsplätze, so dass unklar war, ob ich in absehbarer Zeit einen Ausbildungsplatz erhalten könnte. Meine erste Stelle erhielt ich im Psychiatrischen Landeskrankenhaus Wunstorf, der Klinik meines Doktorvaters, Herrn Prof. Dr. A. Finzen. Ich begann als Assistenzärztin in der Fachabteilung Bad Rehburg, der Suchtabteilung des Landeskrankenhauses Wunstorf mit ca. 250 Betten. Nachdem ich mich in meiner Promotion mit den im Maßregelvollzug untergebrachten alkoholkranken Patienten beschäftigt hatte, machte ich nun Erfahrungen mit der Behandlung alkoholabhängiger Patienten, die sich in der Regel freiwillig in Behandlung begeben hatten. Das erste Jahr arbeitete ich auf der Aufnahmestation. Ich lernte schwerstkranke alkoholabhängige Patientinnen und Patienten kennen und musste mich schon bald damit auseinandersetzen, welche Hilfen ich anzubieten hatte. Schnell wurde ich auch mit den frustrierenden Aspekten der Behandlung von Alkoholkranken konfrontiert. Es kamen oft sehr kranke, stark alkoholisierte Patienten zur Aufnahme, die sich in einem schlechten Allgemeinzustand befanden und aus meiner Sicht glaubhaft versicherten, nun alkoholabstinent leben zu wollen. Kam ich am nächsten Tag in die Klinik, sah ich schon an ihrem Blick, dass sie, nun in nüchternem Zustand und oft auch mit einer beginnenden Entzugssymptomatik, ein starkes Verlangen nach Alkohol hatten. Viele dieser Patienten ließen

sich gegen meinen ärztlichen Rat entlassen – nicht ohne zu beteuern, dass sie es auch alleine schaffen würden, nicht weiter zu trinken. Ich wusste jedoch, dass die meisten von ihnen nicht über den Kiosk am Ende der Zufahrtsstraße zur Fachabteilung hinauskommen würden, wo sie sich das nächste Bier oder den nächsten »Flachmann« kaufen würden.

Es war nicht leicht, dieses autodestruktive Verhalten, auf das ich so wenig Einfluss zu haben schien, zu begleiten. Ich erkannte bald, dass es bei vielen dieser Patienten nicht das Ziel sein konnte, eine dauerhafte Abstinenz zu erreichen. Stattdessen nahm ich mir zusammen mit den Patienten vor, das Intervall bis zur nächsten stationären Aufnahme in die Klinik zu verlängern. Meine nächste Station der Klinik war eine Therapiestation, auf der 4 ½-monatige Entwöhnungsbehandlungen durchgeführt wurden. Hier konnte ich mit einem spezifischen Therapiekonzept psychotherapeutisch arbeiten. Aufgrund eines unvorhergesehenen Personalwechsels wurde ich nach noch nicht einmal einem Jahr Funktionsoberärztin und gebe zu, auch stolz gewesen zu sein, so früh so viel Verantwortung tragen zu dürfen.

Im Rahmen der psychiatrischen Facharztweiterbildung wechselte ich später in das »Mutterhaus«, das Landeskrankenhaus Wunstorf, wo ich auf der geschlossenen Aufnahmestation arbeitete.

Die Akutpsychiatrie des Landeskrankenhauses Wunstorf arbeitete nach einem sozialpsychiatrischen Konzept. Inhaltlich bedeutete dies, dass neben den biologischen Ursachen psychischer Erkrankungen auch die psychosozialen Einflussfaktoren als bedeutsam für die Entstehung und Behandlung psychischer Erkrankungen angesehen wurden. Für das Personal stand der Kontakt zu den Patienten im Vordergrund der Arbeit. So war es z. B. üblich, dass sich die Krankenschwestern und -pfleger zu den Patienten in den Aufenthaltsraum setzten, wenn keine konkreten pflegerischen Arbeiten anstanden. Auf diese Weise erhielten sie viele Informationen über den Krankheitszustand der Patienten und standen für die Probleme der Patienten zur Verfügung. Im Übrigen war Wunstorf eine Kleinstadt, und viele Patienten traf man nach der Entlassung in der Stadt wieder. Bei manchen chronisch kranken Patienten konnte man schon erahnen, dass die nächste Aufnahme bald wieder bevorstand.

Ich erinnere ein Erlebnis auf der geschlossenen Aufnahmesituation. Ein junger Mann wurde mit einem gerichtlichen Unterbringungsbeschluss (Psych KG) auf unsere Station eingewiesen. Er hatte seinen Vater mit einem Samuraischwert bedroht. Es bestand der Verdacht auf eine psychotische Entwicklung, weitere Informationen gab es zunächst nicht. Der relativ große, athletische Patient kam in angespanntem und aggressivem Zustand auf die Station. Eine körperliche Untersuchung verweigerte er ebenso wie eine sedierende Medikation. Im Aufenthaltsraum der Station stand eine Tischtennisplatte, auf die sich sein Blick richtete. Das sah ich und bot ihm zunächst ein kleines Tischtennismatch an, bei dem er sich als geschickter und wendiger Tischtennisspieler erwies. Nach einer Weile kamen wir miteinander ins Gespräch. Er war zwar weiterhin angespannt, ließ dann aber widerwillig eine Untersuchung zu und konnte sich auch später dazu entschließen, Medikamente einzunehmen. Wir einigten uns darauf, dass er im Moment aufgrund des Gerichtsbeschlusses nicht entlassen werden konnte, und er stimmte zu, die weitere Situation in den nächsten Tagen gemeinsam zu klären.

Mittlerweile hatte ich auch einen Ausbildungsplatz am Lehrinstitut für Psychoanalyse und Psychotherapie in Hannover erhalten und erfüllte nun die Voraussetzungen für eine Bewerbung in der Klinik für Psychosomatische Medizin an der Medizinischen Hochschule, wo ich nach 4 ½ Jahren Arbeit in einem psychiatrischen Landeskrankenhaus, um viele Erfahrungen reicher, die gewünschte Stelle erhielt. Ich führte psychodynamische Gruppentherapien durch, arbeitete lange auf der Station, aber auch in der Ambulanz bzw. im Konsiliardienst und beteiligte mich an der Lehre für die Studierenden.

Nach dem Abschluss der psychoanalytischen Ausbildung bewarb ich mich um ein Habilitationsstipendium des Niedersächsischen Wissenschaftsministeriums. Das Ziel des Forschungsprojekts bestand darin, ein ambulantes psychotherapeutisches Behandlungskonzept für psychosomatisch erkrankte Mütter mit kleinen Kindern zu entwickeln und seine Wirksamkeit zu untersuchen. In der klinischen Versorgung war mir aufgefallen, dass sich Mütter mit psychischen Erkrankungen, die kleine Kinder haben, oft nicht zu einer stationären psychosomatischen Behandlung entschließen konnten, weil dies in der Regel mit einer Trennung von ihren Kindern verbunden ist. Nur wenige Kliniken bieten die Möglichkeit einer gemeinsamen Aufnahme von Müttern und Kindern, die Krankenkassen bezahlen dies in der Regel nicht. Das Besondere meines Behandlungskonzeptes bestand darin, dass es von der Intensität her einer stationären Behandlung entsprach. Die wesentlichen Therapieelemente waren jedoch auf die Vormittagsstunden von montags bis freitags beschränkt. Darüber hinaus wurde eine Betreuung der Kinder für den Therapiezeitraum angeboten. Ich erhielt das Habilitationsstipendium und begann nun Mütter mit psychischen Erkrankungen zu behandeln.

Nach 1 ½ Jahren gab ich das Stipendium zurück, es hatte beim Start in eine wissenschaftliche Karriere sehr geholfen. Herr Prof. Freyberger war mittlerweile emeritiert worden und ich hatte mich um eine wissenschaftliche Assistentenstelle an der Klinik für Psychotherapie und Psychosomatik des Universitätsklinikums Kiel bei Herrn Prof. Speidel beworben. Mit den restlichen Geldern meines Stipendiums konnte nun weiteren Wissenschaftlerinnen in einer ähnlichen Situation geholfen werden.

In Kiel konnte ich das Projekt weiterführen. Ich behandelte nun Kieler Mütter und konnte so den Behandlungteil meines Habilitationsprojektes abschließen. Die spätere Evaluation des Behandlungskonzeptes zeigte, dass die Behandlung zu signifikanten Verbesserungen der Beschwerden führte, die darüber hinaus auch noch zwei Jahre nach Therapiebeginn nachweisbar waren.

Während meiner Kieler Zeit wurde ich von Herrn Prof. Dr. V. Arolt, der einen Ruf auf den Lehrstuhl für Psychiatrie und Psychotherapie in Münster erhalten hatte, gefragt, ob ich mit ihm nach Münster gehen wolle. Meine Aufgabe sollte darin bestehen, in der psychiatrischen Klinik des Universitätsklinikums Münster einen Bereich mit psychotherapeutischem Schwerpunkt aufzubauen. Ich stimmte zu und es wurden elf kreative, konstruktive und interessante Jahre daraus. In ihm fand ich einen verständnisvollen und fördernden Chef, der mich darin unterstützte, die vielfältigen Möglichkeiten, die die Psychiatrie insbesondere auch unter Forschungsaspekten bietet, zu nutzen. Dank des kollegialen Klimas unter den Oberärzten, die so ausgesucht waren, dass jeder spezifische Untersuchungs- und Forschungsverfahren beherrschte und vertrat, hatte ich optimale Kooperationsmöglichkeiten.

Neben der Entwicklung spezifischer Behandlungskonzepte für den Bereich Psychotherapie der Psychiatrischen Universitätsklinik in Münster und weiterer Therapieausbildungen (Psychotherapie zur Behandlung traumatischer Störungen und Interpersonelle Therapie) beschäftigte ich mich mit einem weiteren Forschungsbereich: der Bewältigung von Verlusterlebnissen. Trauerprozesse sind ubiquitäre Phänomene, mit denen die meisten Menschen im Verlauf ihres Lebens konfrontiert werden. Als Oberärztin wurde ich im Konsiliardienst zu einer Frau gerufen, die in der Nacht zuvor ein totes Kind zur Welt gebracht hatte. Die Patientin war verzweifelt, sie konnte kaum fassen, dass ihr Kind verstorben war und berichtete von Trauerhalluzinationen. So hörte sie ihr Baby im Nebenraum weinen, obwohl sie wusste, dass es in der Nacht zuvor verstorben war. Solche Halluzinationen sind nicht Teil einer Wahnsymptomatik, sondern Ausdruck eines intensiven seelischen Schmerzes und der Sehnsucht nach dem verstorbenen Baby. Ich machte die Erfahrung, dass wir als Ärzte in unseren Ausbildungen nicht immer darauf vorbereitet wurden, mit solchen Situationen angemessen umzugehen. So hatte auch ich in den Aus-und Weiterbildungen gelernt, psychische Erkrankungen zu behandeln. Aber die Trauer über den Verlust eines nahestehenden Menschen ist per se keine psychische Erkrankung. Manche Menschen können allerdings nach einem Verlusterlebnis, das sie nicht bewältigen, psychisch erkranken. In dieser Situation im Konsiliardienst fühlte ich mich zunächst hilflos, da ich erkannte, dass das Einzige, was der Patientin wirklich helfen könnte darin bestand, das verstorbene Kind wieder zum Leben zu erwecken. Alles was ich tun konnte, war die Patientin und ihren Mann einfühlsam und stützend in ihrer Trauer zu begleiten.

Nach diesem Erlebnis beschloss ich mich im Rahmen eines Forschungsschwerpunkts mit der Bewältigung von Verlusten in der Schwangerschaft zu beschäftigen. Zusammen mit meiner Arbeitsgruppe führten wir verschiedene Studien durch, in denen wir zeigen konnten, dass Frauen auch noch Jahre nach dem Verlust, intensiv um das verlorene Baby trauerten. In einer längerfristigen, prospektiven Studie, in der wir die Frauen 14 Monate lang begleiteten, zeigte sich, dass ca. 17 % 14 Monate nach dem Verlust ihres Kindes an einer manifesten psychischen Erkrankung, in der Regel an einer Depression oder einer Angsterkrankung, litten.

Wir entwickelten für diese Eltern spezifische Behandlungskonzepte, zunächst im herkömmlichen Arzt-Patienten-Setting. Es zeigte sich jedoch, dass viele Eltern nicht an der Therapie teilnehmen konnten, weil sie entweder kleine Kinder hatten und sich einen Babysitter für die Zeit der Therapiestunde nicht leisten konnten oder zu weit vom Klinikum entfernt wohnten. Vor diesem Hintergrund kam ich auf die Idee, ein Internettherapieprojekt zu entwickeln, mit dem wir bundesweit Eltern erreichen konnten, deren Kind während einer Schwangerschaft verstorben war.

Standen in den vergangenen Jahren meine psychotherapeutischen Forschungs- und Behandlungsinteressen im Vordergrund, so konnte ich diese nun um die Möglichkeiten biologischer Forschung erweitern. Zusammen mit meinen Oberarztkollegen führten wir genetische Untersuchungen durch, in denen wir zeigen konnten, dass es Zusammenhänge zwischen pathologischen Trauerverläufen und einer genetischen Vulnerabilität gibt. In einer anderen grundlagenorientierten Studie konnten wir zeigen, dass Trauergefühle von Frauen, die ein Kind während der Schwangerschaft verloren haben, mit spezifischen Aktivierungsmustern im Gehirn verbunden sind, die dieselben Regionen betreffen, die auch bei körperlichem Schmerz aktiviert werden.

Besonders interessant finde ich die neuesten Entwicklungen in der Forschung, die Zusammenhänge zwischen aktuellen und früheren Lebensereignissen mit biologischen Faktoren und einem erhöhten Erkrankungsrisiko für psychische Erkrankungen zeigen. In einer aktuellen Studie wiesen Lederbogen und seine Arbeitsgruppe[1] (2011)

---

1   Lederbogen F, Kirsch P, Haddad L, Streit F, Tost H, Schuch P, Wüst S, Pruessner S, Rietschel M, Deuschle M, MeyeröLindenberg A (2011) City living and urban upringing affect neural social stress processing in humans. Nature 474: 498-500

nach, dass bestimmte Hirnstrukturen, die mit dem Erleben von Ängsten zu tun haben, bei Menschen, die in der Stadt aufgewachsen sind, aktiver sind, im Vergleich zu Menschen, die ihre Kindheit auf dem Land verbracht haben. So war die Amygdala, eine Hirnregion, die mit dem Angstzentrum im limbischen System in Verbindung gebracht wird, umso aktiver, je größer die Stadt war, die der Proband bewohnte. Die Aktivität einer weiteren Hirnstruktur (des perigenualen anterioren cingulären Cortex, PACC) zeigte einen Zusammenhang mit der Dauer des Zeitraums, den der Untersuchte während seiner Kindheit in einer Großstadt verbracht hatte. Aus anderen Studien[2] (Peen et al. 2010) wissen wir, dass das Risiko, an einer Angsterkrankung zu erkranken in den Städten um 21 % höher ist als auf dem Land. Die Forscher konnten somit zeigen, dass eine städtische Umgebung in der Kindheit zu spezifischen Aktivierungsmustern in den Hirnstrukturen der Erwachsenen führt, die mit einem Risiko für bestimmte psychische Erkrankungen verbunden sein können. Allerdings können diese Studienergebnisse bisher noch nichts über die ursächlichen Zusammenhänge aussagen. Es besteht also weiterhin ein großer Forschungsbedarf.

Wie bereits zu Beginn des Studiums bin ich immer noch von der Einzigartigkeit psychotherapeutischer Arbeit fasziniert. Die Beziehung zu anderen Menschen steht im Mittelpunkt meiner Arbeit, und so geht es in den Behandlungen häufig um die Beziehungen der Patienten zu ihren Familien und anderen bedeutsamen Bezugspersonen.

Die Bedeutsamkeit befriedigender sozialer Beziehungen haben aktuelle Forschungsergebnisse unterstrichen. In einer Metaanalyse, die 148 Studien und 308.849 Probanden einschloss, konnten Holt-Lunstad und ihre Arbeitsgruppe[3] (2010) zeigen, dass die Studienteilnehmer, die über befriedigende soziale Beziehungen verfügten, eine um 50 % erhöhte Wahrscheinlichkeit einer längeren Lebensdauer aufwiesen. Dabei weisen die Autoren darauf

hin, dass das Ausmaß des Effekts (des Mangels an Beziehungen) dem anderer bekannter Risikofaktoren, wie Nikotin, Adipositas und Bewegungsmangel, entspricht.

Eine Besonderheit der psychotherapeutischen Tätigkeit besteht darin, dass, anders als in anderen ärztlichen Berufen, in denen aufwändige technische Untersuchungsverfahren bei der Diagnostik und Behandlung von Krankheiten eingesetzt werden, Psychotherapeuten im Wesentlichen ihr eigenes Untersuchungs- und Therapieinstrument sind. Um diese Arbeit verantwortlich und kompetent ausführen zu können, ist eine aufwändige Psychotherapieausbildung, die neben praktischen Techniken und Theorien auch einen großen Selbsterfahrungsanteil umfasst, notwendig. Dies ist sinnvoll, um nicht die eigenen Probleme mit denen der Patienten zu verwechseln und sie nicht stellvertretend bei den Patienten zu behandeln.

So lernen Psychotherapeuten in ihrer Ausbildung auch mit der eigenen hohen emotionalen Beanspruchung, die mit einer psychotherapeutischen Arbeit verbunden sein kann, professionell umzugehen. Psychotherapeuten müssen emotional erreichbar sein und sich in die Patienten einfühlen können. Gleichzeitig müssen sie sich aber in angemessener Weise abgrenzen können, um nicht die therapeutische Distanz zu verlieren, die für eine Behandlung notwendig ist.

Die psychotherapeutische Arbeit ist in der Regel mit vielen intensiven professionellen Beziehungen zu Patienten verbunden. Hiermit kann die Gefahr einhergehen, darüber andere private Beziehungen zu Freunden, zur eigenen Familie oder auch Freizeitinteressen zu vernachlässigen. Auch wenn Psychotherapien intensive Beziehungen zwischen Ärzten und Patienten voraussetzen, ersetzen sie doch keine privaten Beziehungen. Zufriedenheit und Ausgeglichenheit sind wichtige Voraussetzungen, um diesen Beruf gut ausüben zu können.

2   Peen J. Schoevers RA, Beekman AT, Dekker J (2010) The current status of urbarural differences in psychiatric disorders. Acta Psychiatr Scand 121, 84-93

3   Holt-Lunstad J, Smith t, Layton B (2010)Social relationships and mortality risk: a meta-analytic review. PLOS Medicine 7:71-20

Neurowissenschaften hautnah – als Doktorandin und Famulantin in der Psychiatrie

Xenia Kobeleva

Tätigkeit	Xenia Kobeleva ist Medizinstudentin im Praktischen Jahr an der RWTH Aachen und Doktorandin im Internationalen Graduiertenkolleg 1328 »Schizophrenia and Autism« in der Klinik für Psychiatrie, Psychotherapie und Psychosomatik am Universitätsklinikum Aachen
Vita	24 Jahre, geboren in Moskau; seit 2005 Studium der Medizin an der RWTH Aachen; Stationen: Aachen
Ehrungen	Travel Grant zum ENS (European Neurological Society) Kongress 2011 in Lissabon, Stipendiantin des Graduiertenkollegs »IRTG 1328 Schizophrenia and Autism«
Familie	ledig, eine Schwester
Freizeit	Klettern, Reisen, Kino, Theater, Zeichnen
Motto	Willst du glücklich sein im Leben, dann sei es. (Leo Tolstoi)

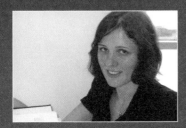

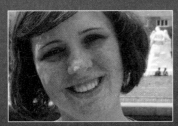

Ich bin Medizinstudentin kurz vor meinem letzten Examen des Studiums, dem sogenannten Hammerexamen. Ich stehe nun vor der Qual der Wahl, welche Facharztrichtung ich bald einschlagen werde. Dabei ist der Facharzt für Psychiatrie und Psychotherapie Nummer eins auf der Liste.

Meinen ersten Kontakt zur Psychiatrie habe ich durch das Wahlfach »Klinische Neurowissenschaften« im vierten Semester bekommen. Dort brachten die Ärzte immer Patienten ins Seminar mit und wir Studenten durften eine Anamnese durchführen, das heißt, die Patienten zur ihrer Krankheitsgeschichte befragen. Ich fand es damals erstaunlich, wie offen die Patienten mit uns über sehr intime Dinge wie Selbstmordgedanken oder Wahnvorstellungen sprachen. Dabei hielt ich eigentlich niemanden für »verrückt« oder gefährlich, sondern ich empfand eher immer ein Mitgefühl für die oftmals harten Schicksalsschläge und schwierigen Lebensumstände der Patienten und die bestehende psychische Erkrankung. Am meisten im Gedächtnis ist mir ein 30-jähriger verängstigter Mann geblieben, der sich von 30 Meter großen Spinnen verfolgt fühlte. Er hatte Wahnvorstellungen, in dem Sinne, dass er felsenfest davon überzeugt war – auch wenn dies aus objektiver Sicht nie im Leben wahr sein könnte. Deswegen ging er vor der Aufnahme in die Psychiatrie auch gar nicht mehr aus dem Haus, sondern verschanzte sich in seinem Zimmer und schaltete das Telefon aus Angst vor Abhörversuchen ab. Er öffnete noch nicht einmal seinen besorgten Eltern die Tür, sodass sie den Notruf verständigten und er ins Aachener Universitätskrankenhaus gebracht wurde. Seine Diagnose lautete: Schizophrene Psychose. Die Wahnvorstellungen lassen sich heutzutage zum Glück gut behandeln, sodass der Patient bald weniger ängstlich leben kann.

Schon damals habe ich mich gefragt, wie es dazu kommt, dass Menschen psychisch krank werden. Heutzutage geht man von zahlreichen Umständen aus, die durch ein komplexes Zusammenspiel das Entstehen einer psychischen Erkrankung bedingen. Dazu gehören zum Beispiel die genetische, die biologische Ausstattung, ein verändertes Botenstoffgleichgewicht im Gehirn, das soziale Umfeld und auch stressreiche Lebensereignisse.

Vor allem die Frage der Krankheitsentstehung im Seminar weckte mein Interesse. Deswegen bewarb ich mich für eine Doktorarbeit in der Psychiatrie bei dem Internationalen Graduiertenkolleg 1328 »Schizophrenia and Autism«, welches durch eine Kooperation der RWTH Aachen mit der University of Pennsylvania zustande gekommen ist und bei dem Doktoranden aus aller Welt und aller Fächer vertreten sind. Die Doktoranden werden mit einem Stipendium unterstützt, nehmen an wöchentlichen Seminaren teil und haben auch die Möglichkeit, einen Teil der Forschungsarbeit in den USA durchzuführen. Im Rahmen meiner Doktorarbeit habe ich viele Patienten mit der Borderline-Persönlichkeitsstörung befragt und untersucht, wie sich ihre Beziehungen zu anderen Personen von denen psychisch gesunder Menschen unterscheiden. Die Borderline-Persönlichkeitsstörung zeichnet sich durch sehr instabile Beziehungen, starke Gefühlsschwankungen, Impulsivität und ein gestörtes Selbstbild aus. Dies ist also kein harmloses Krankheitsbild, sondern die Betroffenen und deren Angehörige leiden sehr darunter. Die Patienten verletzen sich durch den hohen emotionalen Druck oft selbst und ein Zeugnis dafür sind oftmals die tiefen Narben an den Armen und Beinen. Nicht wenige haben in besonders schweren Momenten in ihrem Leben auch einen Suizid versucht. Was ihr Verhältnis zu anderen Personen angeht, so gilt das Motto »mal Hü, mal Hott« und das betrifft nicht nur ihre Liebschaften, sondern auch ihr Verhältnis zum Arzt oder eben zu mir als Doktorandin. Mal haben sie sich mir als »Außenstehender« vollständig geöffnet, mal waren sie depressiv, mal eher aggressiv. Nichtsdestotrotz standen die »Borderliner« meiner Forschungsarbeit sehr positiv gegenüber. Schließlich kann man nur durch Forschung neue diagnostische Verfahren und neue Therapien entwickeln. Ich hoffe, ich habe einen kleinen Teil dazu beigetragen, denn ich habe den praktischen Teil meiner Doktorarbeit abgeschlossen, die statistische Auswertung durchgeführt und den ersten Entwurf der englischsprachigen Publikation fertiggestellt.

Vor allem die Früherkennung von psychischen Erkrankungen halte ich für ein besonders wichtiges Feld in der Forschung. Hier kann man ja, analog zur Krebsfrüherkennung in anderen Fachbereichen der Medizin, durch eine frühe Diagnosestellung dem Menschen am besten helfen. Ich bin fest davon überzeugt, dass man irgendwann mit einem Bluttest, einem speziellen Computertest oder einem Bild vom Gehirn, z. B. während es arbeitet, beispielsweise eine Demenz frühzeitig erkennen und dann durch neue Medikamente den Krankheitsverlauf verlangsamen oder stoppen kann.

Als ich meinen Eltern mitteilte, ich würde meine Doktorarbeit in der Psychiatrie absolvieren, waren sie zunächst besorgt, aber ich konnte sie zum Glück schnell beruhigen. Anscheinend werden psychiatrische Patienten, egal mit welcher Diagnose, in der Allgemeinbevölkerung für unberechenbar und gefährlich gehalten und die Medien tragen immens dazu bei. Dabei sorgen solche Vorurteile dafür, dass psychisch kranke Menschen auch aus Schamgefühl verspätet oder gar keine Hilfe aufsuchen, erschweren die Reintegration der Patienten nach einer langen Krankheitsphase und auch ihre Verwandte leiden darunter. Psychisch krank zu sein ist immer noch ein Stigma in unserer Gesellschaft und das erschwert dementsprechend auch die ärztliche Arbeit.

Während meiner Doktorarbeit nutzte ich auch die Zeit für eine Famulatur im Aachener Klinikum und ich durfte die Ärzte begleiten, wenn sich psychiatrische Notfallpatienten in der Klinik vorstellten. Das war Akut-Psychiatrie pur. Ich sah eine 40-jährige erfolgreiche, mitten im Leben stehende Frau, die in ihrem Beruf als leitende Angestellte einer Bank immer 200 Prozent leistete, trotz des Mobbings durch neidende Kolleginnen. Eines Tages brach sie zusammen und hatte keine Kraft mehr zur Arbeit zu gehen. Sie sprach zu Hause weinend davon, dass es einfacher wäre, wenn sie sich das Leben nehmen würde. Ihr Lebensgefährte brachte sie sofort zu uns. Wegen ihren Suizidgedanken war eine stationäre Einweisung erforderlich. Sie war damit einverstanden. Daher wurde gar nicht diskutiert, ob sie auch gegen ihren Willen auf eine geschlossene Station oder – wie es heute heißt – Intensivstation gekommen wäre. Eine Behandlung gegen den eigenen Willen im Rahmen einer Zwangseinweisung oder einer Zwangsmedikation bei Suizidrisiko oder Gefährdung anderer steht im Gegensatz zur Unantastbarkeit einer Person – ein ethischer Konflikt, den ich für ganz wichtig halte. Aufgefallen ist mir in der Psychiatrie, dass man nicht nach Schema F

arbeitet, sondern … es gibt viele moralische Konflikte, schwere Entscheidungen und Kommunikationsprobleme mit den Patienten, die es zu lösen gilt. Gerade letzteres halte ich für ein spannendes Feld. Zum einen vertraut der Patient dem Psychiater sehr vertrauliche Informationen an, die kaum ein anderer Mensch weiß. Dieser muss jedoch einen guten Mittelweg finden zwischen Mitgefühl und Teilhabe sowie einer notwendigen therapeutischen Distanz. Wer sich zu sehr betroffen fühlt, kann den Beruf nicht gut sein Leben lang machen und wer sich zu sehr distanziert, schafft ein zu unterkühltes Arzt-Patienten-Verhältnis.

Des Weiteren gibt es eine Vielfalt an Therapiemöglichkeiten: Von Medikamenten über Verhaltenstherapie und Psychodynamische Therapie bis zu biologischen Verfahren wie der Elektrokrampftherapie. Dabei hat der Therapeut das wichtigste Instrument für die Therapie bei sich – seinen Kopf. Der wird bei der Arbeit intensiv beansprucht, ein guter Psychiater behält jedoch auch in brenzligen Situationen einen kühlen Kopf. Ich habe bisher noch nicht viel Erfahrung mit psychiatrischen Patienten, aber ich muss sagen, dass ich auch großen Respekt vor der emotionalen Beanspruchung der Therapeuten in Psychiatrie und Psychotherapie habe.

Deswegen gibt es in der fachärztlichen Weiterbildung auch viele Seminare und Praktika für Ärzte, um sich für schwierige Situationen zu wappnen, den Umgang mit diesen zu lernen und für den Klinikalltag richtig gut vorbereitet zu sein. Zum Beispiel Selbsterfahrungssitzungen, bei denen man die eigene Wirkung auf andere besser kennen lernen kann, oder Balint-Gruppenarbeit, bei der man mit anderen Ärzten im Team schwierige Fälle bespricht. Ich habe den Eindruck, dass die Psychiatrie wirklich in die Tiefe geht und selten oberflächlich bleibt. Das macht sie so spannend für mich.

Im Praktikum, das in Aachen gemeinsam für die Themen Psychiatrie, Kinder- und Jugendpsychiatrie und Psychosomatik angeboten wird, haben sich die Ärzte nicht nur auf die jetzigen Beschwerden konzentrieren müssen, sondern auch der sozialmedizinische Aspekt spielte oftmals eine große Rolle. Schließlich gehören psychische Erkrankungen auch zu den häufigsten Ursachen von Berufsunfähigkeit. Deswegen ist es ein wichtiger Schritt im Rahmen der Genesung, den Patienten beruflich zu rehabilitieren, soweit dies möglich ist. Auch wenn es heißt, dass er vielleicht woanders oder weniger oder in beschützter Umgebung arbeitet. Auch das soziale Umfeld ist wichtig. Der Psychiater hilft beispielsweise durch Angehörigengespräche oder vermittelt Selbsthilfegruppen oder Kontakte für ambulante Angebote für psychisch Kranke. Manche Patienten gehen zum Übergang aus dem vollstationären Rahmen oder gleich zu Beginn der Behandlung in Tageskliniken. Während meines Praktikums konnte ich also beobachten, wie die Psychiater mit Familie, Freunden, Hausarzt, ambulanten Therapeuten und vielen weiteren Personen in Kontakt standen und vermittelten, um dem Patienten den Wiedereinstieg in den Alltag zu erleichtern. Das macht Spaß, hier kann man sehr viel bewegen.

Nicht nur in der psychiatrischen Notaufnahme begegnete ich Menschen mit psychischen Erkrankungen, sondern auch fächerübergreifend in den verschiedenen Kliniken. Während eines Praktikum in der Inneren Medizin in einem kleineren Krankenhaus habe ich feststellen können, wie häufig doch psychische Erkrankungen bei Patienten aller Fachrichtungen vorkommen und wie sehr sich die Psyche auf die Genesung auswirkt. Ob es nun die ältere Dame ist, die mit einer Demenz noch alleine zu Hause wohnt und nun ins Krankenhaus eingeliefert wird, weil sie nichts mehr aß und trank und dadurch verwirrt geworden ist oder ob ein 17-jähriges Mädchen in die Notaufnahme gebracht wird, weil sie aus Liebeskummer Schmerztabletten geschluckt hat und internistisch überwacht und psychiatrisch behandelt werden muss. Der konsiliarisch tätige Psychiater war dann gleich vor Ort – und das, obwohl er das gesamte Krankenhaus versorgte. Menschen jeden Alters und jeder Herkunft können psychisch erkranken und dementsprechend ist das Patientengut sehr bunt durchmischt.

Ich habe mich natürlich über die Arbeitsbedingungen eines Arztes in der Psychiatrie informiert. Man hat die Qual der Wahl, ob man später in einer psychiatrischen Fachklinik arbeiten möchte, sich mit einer eigenen Praxis niederlassen möchte oder in einer Uniklinik Forschung mit Patientenarbeit verbindet – alles ist möglich. Bei Familienwunsch ist auch eine Halbtagsstelle realistisch; die Überstunden halten sich in der Regel auch in Grenzen.

Arbeitslos wird man als Psychiater sicher nicht. Das finde ich gut.

Trotz des bevorstehenden Hammerexamens blicke ich gelassen und freudig in meine berufliche Zukunft. Ich kann nur sagen, dass meine Erfahrungen in der Welt der Psychiatrie sehr hilfreich waren und sie mein ärztliches Denken und Handeln nur positiv beeinflussen werden. Eine Arbeit als Psychiaterin kann ich mir für mich sehr gut vorstellen.

Die Entwicklung der Psychiatrie im Nachkriegsdeutschland (West), die Folgen des Nationalsozialismus und mein beruflicher Weg

Prof. Dr. med Heinrich Kunze

Tätigkeit	Prof. Dr. med Heinrich Kunze war bis März 2007 Ärztl. Direktor der Klinik für Psychiatrie und Psychotherapie Merxhausen mit Standorten in Bad Emstal, Kassel und Hofgeismar & RPK Guxhagen; Vitos Kurhessen gGmbH
Vita	71 Jahre, geboren in Kreuztal (Kreis Siegen); 1959 – 1966 Medizin-studium an den Universitäten Bonn, Göttingen, Tübingen, Zürich, Tübingen; 1960: 6 Monate Werksemester Ev, Studienwerk Villigst/ Schwerte, 1966 Promotion in Medizin, Tübingen, 1969 Diplom in Soziologie an der FU Berlin, 1981 Habilitation (extern: Dr. med. habil.) für das Fach Psychiatrie in Heidelberg, 1982 Umhabilitation (Privatdozent) nach Göttingen, 1990 apl. Professor; Stationen: Berlin, München, Denver (USA), London, Weinsberg/Heilbronn, Kassel
Ehrenamt	stellv. Vorsitzender der Aktion Psychisch Kranke e. V., Bonn (seit 1992), Bundesverdienstkreuz 1. Klasse (2009)
Familie	verheiratet, 1 Sohn und 2 Töchter, 6 Enkel
Freizeit	Familie, Wandern, Musik, auch aktiv Waldhorn
Motto	Kühner, als das Unbekannte zu erforschen, kann es sein, das Bekannte zu bezweifeln. (Watzlawick)

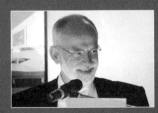

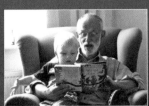

Mein Leben begann 1940, als die Nazis durch Krieg und »Euthanasie« Leben massenhaft vernichteten. Als ich 5 Jahre alt war, wurde der NS-Staat zwar militärisch besiegt, aber die geistigen und gesellschaftlichen Folgen waren noch Jahrzehnte wirksam. Diese beeinflussten die Entwicklung des Fachgebietes Psychiatrie und des Versorgungssystems sowie meinen Berufsweg stark. Als Antithese zur totalen Entwertung von Menschen mit schweren Beeinträchtigungen wurde für mich, der ich in einem evangelischen Elternhaus aufgewachsen war, der Wert und die Würde dieser benachteiligten Menschen besonders wichtig. Das war ein zentraler Punkt, weshalb mich die Psychiatrie mehr als andere somatische Fächer der Medizin interessierte. Deshalb wurde für mich der humane Umgang mit Patienten und die dafür notwendigen Reformen des Versorgungssystems zum zentralen Thema.

■ Medizinstudium

Als Medizin-Student seit 1959 begegnete mir die Thematik »Medizin im Nationalsozialismus« nicht in Vorlesungen und Medizin-Büchern, wohl aber als Leser von Publikationen außerhalb der Medizin. Mitscherlich/Mielke: »Medizin ohne Menschlichkeit«, erstmals 1960 im Fischer-Taschenbuch-Verlag erschienen, und G. Schmidt: »Selektion in der Heilanstalt«, Erstausgabe beim Evangelischen Verlagswerk Stuttgart 1965.

Die Geschicke beider Bücher zeigen, dass die Aufarbeitung der Verbrechen in der Psychiatrie (und Medizin) unter dem Einfluss der Siegermächte nach einem kurzen Zeitfenster dann in den Nachkriegsjahren schnell der Tabuisierung, einer »Verdrängung« wich, die erst in den 1980-er Jahren überwunden wurde.

Im Vorwort zur Ausgabe als Taschenbuch »Von der Absicht dieser Chronik« geht Mitscherlich auch auf das »bisherige seltsame Schicksal dieses Buches« ein. Er berichtet, »dass keiner der damals prominenten Ärzte sich bereitfand«, die Aufgabe der Berichterstattung vom Nürnberger Prozess im Auftrag der Arbeitsgemeinschaft der Westdeutschen Ärztekammern und entsprechend dem Beschluss des 51. Ärztetages zu übernehmen, sodass schließlich er (Mitscherlich) als junger Privatdozent und sein Mitarbeiter Mielke beauftragt wurden. Weiter in der Einleitung: »10 000 Exem-

plare gingen an die Arbeitsgemeinschaft der Westdeutschen Ärztekammern zur Verteilung an die Ärzteschaft. Im Gegensatz zur Broschüre »Diktat der Menschenverachtung« blieb jetzt die Wirkung völlig aus. Nahezu nirgends wurde das Buch bekannt, keine Rezension, keine Zuschriften aus dem Leserkreis ... keiner der das Buch kannte ... als ob das Buch nie erschienen wäre.« Erst 1960 wurde es wieder zugänglich, aber nicht in einem Medizinverlag. G. Schmidt wurde als junger Psychiater von der amerikanischen Besatzung im Juni 1945 zum Kommissarischen Direktor der Heil- und Pflegeanstalt Eglfing/Haar bei München bestellt und erarbeitete »eine Dokumentation der ersten Stunde« über die Vorgänge von 1939 – 1945 in der NS-Musteranstalt. »Wir sehen in das Räderwerk der Selektion für den Nationalsozialistischen Mord an Geisteskranken, Schwachsinnigen und anderen Anstaltspfleglingen«, so auch den »perfekten Mord auf der Kinderfachabteilung«, kündigt der Klappentext der Suhrkamp-Ausgabe an. Mir geht es hier um die Reaktionen gegenüber Schmidt und seiner Dokumentation, davon berichtet er ausführlich in seinem Nachwort zu der Ausgabe als Suhrkamp Taschenbuch von 1983:

Im November 1945 sprach er als erster unter den deutschen Psychiatern darüber im Bayrischen Rundfunk. Doch dann verzögerte sich das Erscheinen des Buches. Verleger rieten ihm 1946 ab, die Publikation komme zu früh. »Nicht Öl ins Feuer gießen, mahnten honorige Professoren.« Im März 1947 legte Schmidt der Medizinischen Fakultät Hamburg das Manuskript vor, »um die Dozentur nachzuholen, ... nach über zwei Jahren des Zirkulierens ... (war das Manuskript) verschwunden.« 20 Jahre nach Kriegsende publizierte schließlich ein evangelischer Verlag das Buch, die Nachfrage blieb »reserviert«. Und bis zum Suhrkamp Taschenbuch vergingen nochmal fast 20 Jahre. G. Schmidt brachte es dann doch zum Ordinarius für Psychiatrie in Lübeck und wurde von der DGPPN 1986 während des Jahreskongresses mit der Griesinger-Medaille für seine Verdienste um die Aufarbeitung der NS-Verbrechen geehrt. Ich hörte seinen bewegenden Vortrag zu diesen Erfahrungen, der im Kongressband abgedruckt ist.

Als Medizinstudent las ich (im offiziellen Studienplan kam das auch nicht vor) A. Jores, V. v. Weizsäcker, A. Mitscherlich. Mit beginnendem Interesse an Psychiatrie und Psychotherapie fand ich keine positiven Vorbilder, außer Prof. Walter Schulte, als ich nach dem Physikum nach Tübingen wechselte. Dort erfuhr ich erstmals von einem Gastdozenten aus den USA einiges über Entwicklungen der Psychiatrie dort (Integration von Psychotherapie und Gemeindepsychiatrie), zu denen die Emigranten aus dem deutschen Sprachraum maßgeblich beigetragen hatten. Mit Prof. Schulte vereinbarte ich eine Doktorarbeit am Burghölzli in Zürich, weil ich von dieser Klinik sehr Positives gehört hatte, und ich studierte 3 klinische Semester dort. Eine schöne und prägende Zeit. Meine Dissertation entstand dann am neuen, benachbarten Hinforschungsinstitut unter der Leitung von Prof. K. Akert, der gerade aus den USA zurückgekommen war. Am Burghölzli lernte ich in den Vorlesungen von Prof. Manfred Bleuler den humanen, beziehungsorientierten Umgang mit Patienten und die Integration der Psychotherapie in die Psychiatrie kennen, die dort schon eine lange Tradition hatte. C. G. Jung war als Oberarzt zu Eugen Bleuler ans Burghölzli gegangen.

Als Indikator für das Verhältnis zwischen der damals üblichen »Schulpsychiatrie« und Psychotherapie in Deutschland will ich folgendes berichten: An den meisten (Uni-)Kliniken in Deutschland mussten bis in die 1970-er Jahre junge Assistenten, die sich auch psychotherapeutisch qualifizieren wollten, dies ihrem Chef verheimlichen. Mir bekannt gewordene Ausnahmen waren die Universitäts-Nervenklinik Tübingen, Heidelberg (W. v. Baeyer, H. Häfner, A. Mitscherlich u. a.) sowie Göttingen (J.-E. Meyer u. a.), wo Psychiater und Psychoanalytiker schon in den 1960er Jahren gemeinsame Institute gegründet hatten. Dies berichte ich als ein Beispiel für das geistige Klima in einem Land, das kritische Psychiater und Psychotherapeuten vertrieben oder umgebracht hatte und Jahrzehnte brauchte, um den Anschluss an den internationalen Standard wieder zu erreichen.

■ Lehr- und Wanderjahre

Nach Abschluss des Medizinstudiums 1966 ging mein Interesse über den kleinen Tellerrand der durch die NS-Zeit rückständig gewordenen deutschen Psychiatrie hinaus. Ich studierte Soziologie an der FU Berlin, damit lernte ich auch die angelsächsischen Untersuchungen, z. B. zur Soziologie der psychiatrischen Anstalten kennen (z. B. von E. Goffman)

Die Facharzt-Weiterbildung begann ich 1969 in der neuen Landesnervenklinik Spandau, Tagesklinik, und wurde Mitglied der wissenschaftlichen Fachgesellschaft, der damals so bezeichneten Deutschen Gesellschaft für Psychiatrie und Nervenheilkunde (DGPN). Das Fachgebiet Psychiatrie war unter jungen Ärzten sehr begehrt, aber viele wollten die therapeutischen Beziehungen, anders als nach den alten Mustern, psychotherapeutisch reflektiert und orientiert an dem Paradigma der »Therapeutischen Gemeinschaft« (M. Jones) gestalten. Eine Gruppe von jungen Ärzten in der Psychiatrie (dazu gehörte ich auch) verabredete sich zu versuchen, beim Nauheimer Kongress der DGPN Prof. C. Kulenkampff als Reform-orientierten Kandidaten zum Vorsitzenden zu wählen, gegen den Kandidaten des Establishments von Ordinarien und Anstaltsleitern aus der alten Zeit. Kulenkampff erhielt die erforderliche Mehrheit der Stimmen, doch wurde seine Wahl nachträglich für ungültig erklärt. In der Satzung soll es eine Regelung gegeben haben, die ermöglichte, die Stimmen von neu eingetretenen Mitgliedern für ungültig zu erklären. Nach meiner Erinnerung hieß es, diese Annulierung sei maßgeblich von Prof. Helmut Ehrhardt, Marburg, betrieben worden, der bald selber Präsident der DGPN wurde.

Da die DGPN damals nicht bereit war, sich mit den Ideen der jungen Generation auseinander zu setzen, suchten wir andere Formen, uns mit den Anliegen zu befassen, die uns damals bewegten: Humanisierung des Umgangs mit Patienten sowie ihrer Lebensverhältnisse zu Hause und in den Anstalten. Psychiatrie von zu Hause aus erreichbar organisieren, mehrdimensionale Behandlung (Medikamente, psychotherapeutischer Umgang, Sozialtherapie, Einbeziehung der Angehörigen). Die multiprofessionelle Zusammenarbeit war uns wichtig statt Kultivierung ärztlicher Hierarchien.

Diese Bewegung und Ziele können verstanden werden als Konkretion der Anliegen der 68-er Bewegung für den Bereich der psychiatrischen Behandlung. Erstmals traf sich im Mai 1970 (und dann jährlich) der Mannheimer Kreis als loses Netzwerk, ein halbes Jahr später wurde die Deutsche Gesellschaft für Soziale Psychiatrie (DGSP) gegründet, der ich auch beitrat. Die DGSP versteht sich als eine Gesellschaft, in der die Mitglieder verschiedener Berufsgruppen und auch interessierte Laien an der Entwicklung einer kommunalen Psychiatrie zusammenarbeiten, die an den Bedürfnissen psychisch kranker Menschen orientiert ist.

1971/72 wechselten meine Frau und ich in die Psychiatrische Klinik (für Erwachsene) des Max-Planck-Instituts in München (als MPI-Stipendiaten). Das war ein sehr gutes Jahr: Psychiatrie, Verhaltenstherapie und Psychoanalyse unter einem Dach, internationale Gäste gingen ein und aus; ich habe viel gelernt. Von dort aus besuchte ich im Sommer 1972 den Kongress des Zentralinstituts für Seelische Gesundheit in Mannheim mit allen Spitzen der englischen wissenschaftlichen Sozialpsychiatrie.

Dann erhielt ich über das Evang. Studienwerk ein VW-Stipendium für 1 Jahr Weiterbildung im Ausland. Wir zogen (mit Kind) nach Denver, Col. USA an das neue State Mental Hospital »Fort Logan Mental Health Center« und weiter für 3 Monate an die Tagesklinik am Maudsley-Hospital in London. Der Leiter der Tagesklinik, Dr. Douglas Bennett, vermittelte uns auch Besuche in den damals fortschrittlichen psychiatrischen Zentren Englands.

Die Psychiatriereform in England, den USA und einigen anderen Ländern begann 15–20 Jahre früher als in Deutschland. So hatte ich bei unserem Auslandsjahr nicht nur Gelegenheit, die Behandlung von Patienten unter den reformierten Rahmenbedingungen kennen zu lernen. Ich konnte auch erleben und dies als Soziologe reflektieren, wie Versorgungssysteme im Reformprozess funktionieren. Und darüber gab es reichlich Ergebnisse der Versorgungsforschung, z. B. des Maudsley Hospitals/Institute of Psychiatry auf der Basis des Fallregisters zum Stadtbezirk Camberwell in London. Das Fallregister dokumentierte personenbezogen alle psychiatrischen Behandlungen von Bewohnern aus diesem Stadtbezirk, egal ob die Versorgung im Stadtbezirk oder außerhalb, meist wohnortfern, in psychiatrischen Anstalten erfolgte. Auf dieser Grundlage wurden seit 1964 in zahlreichen Untersuchungen die gemeindepsychiatrischen Veränderungen der psychiatrischen Versorgung evaluiert. (siehe Hinweis auf Kongress in Mannheim 1972)

Mit der Rückkehr nach Deutschland November 1973 arbeiteten meine Frau und ich am Psychiatrischen Landeskrankenhaus in Weinsberg bei Heilbronn und wir konnten viele der mitgebrachten Erfahrungen für gute Psychiatrie dort einbringen. Insbesondere unterstützte Prof. Fritz Reimer mich bei meiner Habilitation mit einer Untersuchung zum Schicksal der in 5 Jahren aus dem Psychiatrischen Landeskrankenhaus Weinsberg in Heime und Übergangseinrichtungen entlassenen Patienten. Für die Konzeption der Untersuchung orientierte ich mich an Vorbildern der Evaluationsforschung in England und den USA. Die meisten dieser Patienten waren irgendwo in Heime, meist weit weg in den Schwarzwald, »verlegt« worden. Als sog. »Pflegefälle« verschwanden sie aus dem Interessen- und Zuständigkeitsbereich der Psychiatrie, sowohl fachlich als auch räumlich, »ins Abseits« ausgegrenzt, als hoffnungslos abgeschrieben. Sie fristeten ein auf Grundversorgung reduziertes Dasein in sozialer Isolation, viele von ihnen medikamentös stark sediert. Erst ein kleiner Teil dieser entlassenen Patienten konnte schon gemeindepsychiatrisch in Heilbronn betreut werden.

In der Reform-Euphorie der 1970-er Jahre wollte die Psychiatrie mit den heilbaren psychisch Kranken ein gleichberechtigtes Fach der Medizin werden und so deren Standard der Ausstattung und Qualität sowie Ansehen in der Gesellschaft erreichen.

Die wissenschaftliche Erkenntnis vor allem aus den angelsächsischen Ländern, dass wesentliche Anteile der schweren Beeinträchtigungen der Langzeitpatienten in den psychiatrischen Anstalten nicht die Folge der Krankheit, sondern des jahrelangen Lebens unter Anstaltsbedingungen waren, wurde in der deutschen Psychiatrie erst sehr verspätet aufgegriffen. Mit dem Konzept der Enthospitalisierung der Patienten (und der kognitiven Enthospitalisierung des therapeutischen Personals) in die Gemeinden, wurde dieser Personenkreis in den 1980/90-er Jahren aus dem »Abseits« wieder in die Verantwortung der Psychiatrie zurück geholt. Das gilt z. T. auch für in Heime verlegte Patienten. Die Unterscheidung von heilbaren und unheilbaren Patienten wurde zwar in der NS-Zeit besonders grauenvoll exekutiert, aber das Versorgungskonzept der »Heil- und Pflegeanstalt« stammt schon aus dem 19. Jahrhundert. Jedoch ist die entsprechende Ideologie weiter virulent in anderem Gewand. Z. B. gibt es heute immer noch die Verlegung von chronischen Patienten in wohnortferne Heime, wenn sie nicht in das »gemeindepsychiatrische« Angebot passen. »Gemeindepsychiatrie« darf sich nur so nennen, wenn sie dafür sorgt, dass auch die schwierigsten Patienten die Hilfen erhalten, die sie benötigen, um in ihrem Kreis/ihrer Stadt weiter wohnen und leben zu können.

Regionale Aktivitäten zur Aufarbeitung

1978 wechselte ich nach Kassel in die Hauptverwaltung des Landeswohlfahrtsverbandes, dem Träger der Psychiatrischen Fachkrankenhäuser und als überörtlicher Sozialhilfeträger zuständig für die Pflegesätze von Heimen und anderen Einrichtungen für chronisch psychisch Kranke. NS-Psychiatrie in Hessen, Zwangssterilisation, Ermordung von Menschen mit schweren psychischen Erkrankungen und geistigen Behinderungen, war zu der Zeit kein Thema, wie in anderen Bundesländern auch nicht. Wer sich damals mit Hadamar (der Vernichtungsanstalt bei Limburg) beschäftigte, lief Gefahr, als Nestbeschmutzer belangt zu werden. Die Signalwirkung des Buches des Psychiaters Prof. Klaus Dörner et al. »Der Krieg gegen die Psychisch Kranken« (1980) führte aber langsam zu mehr Offenheit für das Thema. 1984 wurde die jährliche Gütersloher Fortbildungswoche – Thema »Fortschritte der Psychiatrie im Umgang mit Menschen« – erstmals ganz der Auseinandersetzung mit der NS-Psychiatrie gewidmet. 1989 bereitete die Ärztekammer Berlin zusammen mit der Bundesärztekammer zum 92. Deutschen Ärztetag in Berlin (West) eine Ausstellung vor: Der Wert des Menschen – Medizin in Deutschland 1918–1945, die 1989 als Buch erschien.

1984 wurde ich Ärztlicher Direktor des Psychiatrischen Krankenhauses Merxhausen in Emstal (heute Vitos Kurhessen, mit verschiedenen Standorten in Nordhessen). Die Tabuisierung in Hessen wurde erst Ende der 80-er Jahre offiziell beendet, als Frau Irmgard Gaertner, Mutter einer Tochter mit geistiger Behinderung, als Landesdirektorin an die Spitze des LWV-Hessen gewählt wurde. Auf die Pressemeldungen zu einer Gedenkfeier mit ihr in unserer Klinik meldeten sich verschiedene Personen, die zum ersten Male nach dem Schicksal ihrer Verwandten in der Anstalt Merxhausen während der Nazi-Zeit fragten.

Eine Frau ist mir besonders im Gedächtnis geblieben. Sie fragte, wie ihre Mutter denn zu Tode gekommen sei; das sei immer ein Familiengeheimnis gewesen. Die Krankengeschichte fand sich im Archiv und ich besprach die Einträge mit ihr: Die Mutter war nicht deportiert und vergast worden, sondern in der Anstalt Merxhausen an den Folgen einer traumatischen Epilepsie gestorben. Die Tochter erzählte dann, dass sie geglaubt habe, psychische Erkrankungen seien erblich und ohne Hoffnung. Sie habe deshalb auf Kinder verzichtet, aber mit niemand darüber gesprochen. Als sie verstand, dass ihre Mutter keine Erbkrankheit gehabt hatte und die Therapiemöglichkeiten positiv sind, war sie sehr betroffen, weil sie nun für eigene Kinder schon zu alt war. Ihre pessimistische Auffassung von psychischen Erkrankungen zeigt das Fortwirken der pseudo-wissenschaftlichen Lehrmeinung der Nazizeit als nicht hinterfragtes Vorurteil in der Bevölkerung noch Jahrzehnte nach der militärischen Beendigung des »Dritten Reiches«. In der Klinikkonferenz wurden diese Nachfragen intensiv besprochen, Psychiatrie in der NS-Zeit wurde Thema der Weiterbildung.

Aber eine verhältnismäßig frühe Aufarbeitung der Vorgänge während der Nazi-Zeit in Nordhessen, in den »Landesheilanstalten« Merxhausen (seit der Reformation zuständig für Frauen aus Nordhessen) und in Haina (zuständig für Männer aus Nordhessen), hat Manfred Klüppel geschrieben, 1984 publiziert in einer Schriftenreihe der Gesamthochschule Kassel. Einige situative Umstände begünstigten dies. M. Klüppel war im Ort, zu dem das Psychiatrische Krankenhaus Merxhausen gehörte, aufgewachsen und hatte dort seinen Zivildienst absolviert (der Ort heißt heute Bad Emstal). Er suchte ein Thema für seine Examensarbeit als Lehrer. An der Hochschule Kassel war Prof. Krause-Vilmar tätig, der die Arbeit betreute. Sein Schwerpunkt: Regionalgeschichte »Nationalsozialismus in Nordhessen«. Der Verwaltungsdirektor des Psychiatrischen Krankenhauses von Merxhausen unterstützte die Arbeit von M. Klüppel, weil sein Vater als Bürgermeister eines kleinen Ortes bei Kassel von den Nazis im örtlichen KZ interniert worden war. Der LWV unterstützte die Archivarbeit.

In Gebäuden der damals als regionales KZ genutzten historischen Anlage in Guxhagen, einer Gemeinde am südöstlichen Rand von Kassel (gehört heute zu Vitos Kurhessen, LWV) sind jetzt beheimatet: eine Gedenkstätte zur Regionalgeschichte in der NS-Zeit (mit der Universität Kassel), eine Rehabilitationseinrichtung für psychisch kranke Menschen (RPK) und ein Wohn- und Pflegeheim für Menschen mit psychischen Behinderungen.

Aus dem Klüppel-Büchlein: Vor Beginn des »Frankreichfeldzugs« (in dem mein eigener Vater als Soldat beteiligt war) wurden 1939 die Anstalten Merzig und Homburg im Saarland geräumt und für ein Feldlazarett vorbereitet. Die Frauen wurden überwiegend nach Merxhausen, die Männer nach Haina »deportiert«, zusammen ca. 500 Patientinnen und Patienten (andere aus Merzig nach Wunsdorf/Hannover). Die Belegung in Merxhausen stieg von ca. 880 Patientinnen auf über 1300 (auch noch aus anderen konfessionellen Anstalten z. B. für Menschen mit geistiger Behinderung), 1945 waren es nur noch ca. 400 Patientinnen. Über 500 Frauen, auch viele aus dem Saarland, wurden in Hadamar in der Gaskammer ermordet. Diese Zahlen sollen auch verdeutlichen, dass eine ganze Generation von chronisch psychisch Kranken und geistig behinderten Menschen überwiegend ausgelöscht wurde. Es dauerte mehrere Jahrzehnte, bis dieser Anteil von Personen in der psychiatrischen und Behinderten-Versorgung wieder »normal« wurde.

Als wir in der zweiten Hälfte der 1980er Jahre mit der qualifizierten Enthospitalisierung begannen und mit den Langzeitpatientinnen nach Anknüpfungspunkten in ihrer Biographie suchten, fanden wir auch noch Überlebende aus dem Saarland.

In den 80-er Jahren entstand eine Bewegung, die die meisten psychiatrischen Krankenhäuser (sowie Einrichtungen für Menschen mit geistiger Behinderung und Erziehungseinrichtungen) erreichte. Eher die Jüngeren setzen sich gegen die Bedenken der meist Älteren durch, sich mit der Geschichte der eigenen Institution und Region auseinanderzusetzen. Als besonderes Beispiel – stellvertretend für viele kreative Beispiele in anderen Regionen – sei auf »Erinnern und Gedenken – Das Mahnmal Weissenau und die Erinnerungskultur in Ravensburg« hingewiesen (als Buch dokumentiert). Zwei

stilisierte Busse (für die Deportation) aus Beton gegossen werden als Blickfang verwendet. Der eine steht dauerhaft in einem Ausfahrtstor des Geländes der Weissenau, der andere wechselt an Orte und Regionen mit Gedenkveranstaltungen. So stand er auch einige Monate vor der Philharmonie in Berlin, wo das Haus mit der Adresse Tiergartenstraße 4 vor der Zerstörung seinen Platz hatte, von dem aus die T4-Aktion organisiert wurde.

Wirtschaftlichkeitsprüfung 1937 – zur Vorbereitung des Krieges und des »Euthanasie«-Programms: In den Archiv-Unterlagen, die Klüppel auswertete, gibt es eine »Wirtschaftlichkeits- und Organisationsprüfung der Landesheilanstalt Merxhausen bei Kassel« vom September 1937 durch die WIBERA = »Wirtschaftsberatung Deutscher Gemeinden Aktiengesellschaft Berlin W 35, Tiergartenstr. 8 d« (vgl. die Adresse der T4-Organisation: Tiergartenstraße 4.) Darin: Die Empfehlungen haben »ihren Grund in der neuzeitlichen Einstellung der Volksgemeinschaft zu der Höhe der Aufwendungen für erbbiologisch minderwertige Mitmenschen.« Das Gutachten unterscheidet zwischen den »Heilbaren« und »denjenigen, bei denen leider keine Aussichten auf Heilung mehr bestehen. Hier sind alle Bemühungen ärztlicher und therapeutischer Art aussichtslos, die Aufwendungen daher überflüssig«.

Eine weitere Empfehlung: Die Pfleglinge aus nichtstaatlichen Einrichtungen seien in die »öffentliche Fürsorge (zu) überführen«, auch zur »Erfassung derjenigen Kranken, die sich nicht in der Anstalt befinden und infolgedessen der Sterilisierung entziehen.« In Merxhausen könne die Patientenzahl von ca. 880 auf rund 1.100 gesteigert werden (es wurden 1300) in vorhandenen Räumen; Personalbemessung z. B. Ärztl. Direktor + 4 Ärzte, Pflege: »normalerweise mit 4 Kräften im Oberpflegedienst einschließlich Beschäftigungstherapie«, Bestand »98 Pflegerinnen, davon 81 Lernpflegerinnen«, Wochenarbeitszeit 60 Stunden. Fazit des Gutachtens 1937: »Zusammenfassend ist zu sagen, dass die Anstalt wirtschaftlich geführt wird.« Dies war die Vorbereitung für die Räumung der Anstalten Merzig und Homberg im Saarland, als Vorbereitung auf den Krieg gegen Frankreich.

Klüppel zitiert den zum Professor aufgestiegenen »Altmeister der nationalsozialistischen Rassenhygiene« Alfred Ploetz: »Direkt rassenhygie-

nisch müssten wir uns bestreben, die kontraselek-
torische Wirkung eines Krieges durch Erhöhung
der Ausmerzquote wettzumachen.« Mit dieser
Empfehlung schloss er seinen Vortrag zum Thema
»Rassenhygiene und Krieg« in Berlin 1935.

■ **Die Verspätung der Psychiatriereform in
Deutschland**

In den USA und England begann die Psychiatriereform um 1960. Die Psychiatrie in Deutschland hatte durch Emigration, Vertreibung und Ermordung
eine ganze Generation der besten Köpfe verloren.
Sie hatte sich von der internationalen »scienti-
fic community« isoliert, und diese Isolierung und
der «brain drain« wurden erst in Jahrzehnten allmählich überwunden. Die im Gewand der Wissenschaft verkleidete Ideologie der Nazi-Zeit, dass
psychische Erkrankungen überwiegend genetisch
determiniert seien, und die damit verbundene therapeutische Hoffnungslosigkeit und Entwertung
von Menschen mit schweren psychischen Beeinträchtigungen prägten noch Jahrzehnte die Vorstellungen von Psychiatern und der Bevölkerung in
Deutschland.

Deshalb fehlten auch die Kenntnisse und persönlichen Erfahrungen mit besseren Versorgungs-
formen aus Ländern, die mit der Psychiatriereform
früher begonnen hatten. Insbesondere fehlte die
Erkenntnis, dass wesentliche Anteile der Beeinträchtigungen bei chronisch psychisch kranken
Menschen nicht durch die Krankheit, sondern
durch den jahrelangen Aufenthalt in einer psychiatrischen Anstalt unter den früheren Bedingungen
verursacht waren: »Iatrogene« Schädigung, auch
genannt »Hospitalismus«, nicht zu verwechseln
mit im Krankenhaus erworbenen Infektionser-
krankungen. Allgemein formuliert geht es um die
erworbene Lebensuntüchtigkeit und Perspektivlosigkeit, den Verlust der Beziehungen zum früheren
sozialen Umfeld, insbesondere zu Angehörigen.
– Deshalb suchten sich viele junge Psychiater, wie
meine Frau und ich, Ende der 1960-er/Anfang der
70-er Jahre Vorbilder in England und USA, in Hol-
land und Skandinavischen Ländern.

Wenn die schweren Beeinträchtigungen von
Langzeitpatienten nur der Krankheit zugeschrieben werden, dann ist die fehlende Besserung die
logische Begründung für die weitere Unterbringung in der Pflegeanstalt. Diese Schäden durch die
jahrelange Hospitalisierung lassen sich aber vermeiden durch Vermeidung von langen Hospitali-
sierungen. Die Konsequenz daraus ist: Stationäre
Krankenhausbehandlung so wohnortnah und kurz
wie möglich bei gut entwickelten Alternativen von
multiprofessioneller Behandlung durch eine Klinik (teilstationär und ambulant), psychiatrisch-
psychotherapeutische Fachpraxen oder andere Institutionen und unterstützende Dienste im Kreis /
der Stadt, in der die Patienten wohnen. M. Leipert,
langjähriger Ärztlicher Direktor der Rheinischen
Landesklinik in Langenfeld, bezeichnete die Psychiatrischen Krankenhäuser in der Zeit vor der Psychiatrie-Enquete (1975) als »medizinische Armen-
häuser« und berichtete, dass in der erinnerungs-
belasteten Nachkriegsperiode sich »die Psychiater
hinter ihre Mauern zurückzogen und klaglos den
Mangel und das Elend des therapeutischen Alltags
verwalteten«.

Ich möchte auf die verbreitete Tendenz der
Unterdrückung von Kritik sowie von Schönfärberei hinweisen, die z. T. subjektiv gut gemeint war,
nämlich Menschen mit psychischen Erkrankungen
nicht noch davon abzuschrecken, Behandlungen zu
akzeptieren. Der Autor des folgenden Absatzes war
stellvertretender Landesdirektor des Landeswohlfahrtsverbandes Hessen, Dr. Friedrich Stöffler, kein
Nazi sondern ein humanistisch gebildeter Gymna-
siallehrer, der Albert Schweitzer verehrte. In seinem Bericht über die Situation der Landesheilanstalten 1954 leitete er die besondere Verpflichtung
für psychisch kranke Menschen aus den Verbrechen an ihnen im »Dritten Reich« her »… so wird
der Kulturstand eines Volkes allgemein danach beurteilt, wie es zu alten Menschen, zu Kranken und
Hilfsbedürftigen steht.« Die Zahlen in dem Bericht
lassen überdeutlich die »medizinischen Armen-
häuser« (Leipert) erkennen. Aus der starken Ver-
trauenskrise der Öffentlichkeit den Psychiatrischen
Krankenanstalten gegenüber leitete er die Notwendigkeit ab, das verständliche Misstrauen abzubau-
en und »in unermüdlicher, mühevoller Arbeit das
Vertrauen der Öffentlichkeit in diese Krankenanstalten wieder zu gewinnen«. Doch er versuchte es
mit Schönfärberei. Dann hat die Politik auch keinen Grund, eingreifende Reformen auf den Weg zu
bringen:

18

Auf einem Bild wird ein Zwei-Bett-Zimmer gezeigt, von entwürdigenden großen Schlafsälen ist bemerkenswerter Weise keine Rede. »Wer heute, ohne mit der Materie vertraut zu sein, ein Krankenhaus für psychisch kranke Menschen betritt, wird erstaunt sein, dass das sich ihnen bietende Bild nicht mit den Vorstellungen übereinstimmt, die er sich gemacht hat. Das Psychiatrische Krankenhaus unterscheidet sich kaum von einem anderen Krankenhaus. Es hat helle, luftige und freundliche Krankenräume, vorbildliche hygienische und sanitäre Anlagen, moderne ärztliche Geräte für Diagnostik und Therapie, gut eingerichtete Laboratorien und Behandlungsräume in den Krankenabteilungen herrscht im allgemeinen Ruhe. Die Folge der modernen Therapie ist ein gesteigerter Durchgang an Kranken und eine verminderte Verweildauer im Krankenhaus, wie sich überhaupt die Bevölkerung von dem Gedanken frei machen muss, psychisch kranken Menschen müssten zeitlebens in einer Anstalt verwahrt werden …«

Ich zitiere den Mannheimer Psychiatrieprofessor H. Häfner als Zeitzeugen, der bei dem Kongress der Aktion Psychisch Kranke zum 25-jährigen Jubiläum der Psychiatrie-Enquete (2000) als einer der maßgeblichen Gestalter der Psychiatrie-Enquete zurück blickte: »1949 war ich als Doktorand in die Psychiatrische Klinik der Universität München eingetreten. Als ich zum ersten Mal die unruhige Männerstation betrat, der ich zugeteilt war, konnte ich meine Erschütterung kaum verbergen. Männer jeglichen Alters lagen oder saßen mangels ausreichender Sitzgelegenheiten auf ihren Betten. Einige schrien laut, rüttelten an der Tür oder bedrängten den mich begleitenden Stationsarzt mit Entlassungswünschen. Die Stimmung auf der Station schwankte zwischen Resignation und Aggression. Zeitweilig konnten die Pfleger den Saal nur mit vorgehaltener Matratze betreten. Wer aus der Generation unserer Tage die freie Atmosphäre einer Tagesklinik, offenen mitunter persönlich engagierten Behandlungsstil eines Psychiatrischen Krankenhauses erlebt oder gar an der ungeschminkten Diskussion mit selbstsicheren Angehörigen oder Psychiatrieerfahrenen teilgenommen hat, wird kaum verstehen, wie es zu dem ganzen Ausmaß der Vernachlässigung von Bürgerinnen und Bürgern einer Kulturnation kommen konnte, nur weil diese Menschen psychisch erkrankt waren.« Häfner betont, dass die Psychiatrie-Enquete nicht nur die Verbesserung des psychiatrischen Versorgungssystems forderte, sondern damit eine tief greifende Wende zur Humanität gegenüber psychisch kranken Menschen einleitete.

Was für ein Unterschied zwischen Stöffler und Häfner in der Wahrnehmung von Verhältnissen, die nur wenige Jahre Abstand hatten. Da liegt wohl nicht an den Unterschieden in der Realität, sondern an Unterschieden der Bewertungsmaßstäbe zur Wahrnehmung der Realität, dass die Verhältnisse in der renommierten Universitätsklinik unmenschlich und in den Anstalten auf dem Lande idyllisch erschienen?

Häfner gehörte zu einem Kreis jüngerer Psychiater um Prof. Walter Ritter von Baeyer, Heidelberg, die schon in den frühen 1960-er Jahren Vorstellungen zur Psychiatrie-Reform entwickelten, angeregt durch die Vorbilder im Ausland. Weitere Namen dieses Kreises sind C. Kulenkampff und K.-P. Kisker.

Prof. v. Baeyer war der Psychiater im »Aktionsausschuss zur Verbesserung der Hilfe für psychisch Kranke« des Deutschen Vereins für öffentliche und private Fürsorge, der seit 1959 arbeitete. Die entscheidende Prämisse dieses Aktionskreises war die Distanzierung von der Therapiestrategie der Isolierung: »Die Empfehlung, Satellitenkrankenhäuser bzw. entsprechende Abteilungen einzurichten, entspricht dem international anerkannten Bemühen, große Teile der klinischen Psychiatrie aus Gründen ungleich besserer Rehabilitationschancen in die Bevölkerungszentren selbst zu platzieren … im Idealfalle sollte der Satellit auf dem Gelände des Städtischen Allgemeinen Krankenhauses stehen…«

1964 diskutierte das LWV-Parlament, beraten von den Ärztlichen Direktoren des Verbandes, auch diese Empfehlungen und lehnte sie ab: »Kaum zu verwirklichendes Fernziel oder aber auch als für uns nicht verwendbar«. Wer keine andere Realität kennt, steht in der Gefahr, diese für die einzig mögliche zu halten.

Es ist bemerkenswert für die Psychiatrie-Reform, wie lange es dauerte, bis Vorstellungen des kleinen Kreises von Reformpsychiatern der 1960-er Jahre über eine bessere Psychiatrie zum Maßstab wurden, um auf bundespolitischer Ebene die

Verhältnisse in den »Heil- und Pflegeanstalten« als »brutale Realität« öffentlich anzuprangern: Im Zwischenbericht zur Enquete 1973 an den Bundestag. Ende der 1960-er Jahre hatte sich das kritische Bewusstsein gegenüber dem Althergebrachten verschärft: Der Deutsche Bundestag beschloss 1971 den Auftrag, eine Enquete zur Lage der Psychiatrie in der Bundesrepublik Deutschland zu erstellen. Mit der Durchführung wurde die dazu 1971 gegründete Aktion Psychisch Kranke e. V. (APK) beauftragt. Die Expertenkommission leitete Prof. Kulenkampff, Stellvertreter waren Prof. H. Häfner und Prof. H. Hippius. Seitdem verfolgt die APK das Ziel der Verbesserung der psychiatrischen Versorgung mit politischen Mitteln (www.apk-ev.de). Als stellvertretender Vorsitzender bin ich seit fast zwei Jahrzehnten in dieser Organisation im Vorstand tätig, zusammen mit Abgeordneten des Deutschen Bundestages und Fachleuten aus der Psychiatrie und vielen Personen, denen es um dasselbe Anliegen geht.

Am Schluss der Präambel der Psychiatrie-Enquete steht der Satz: »Auch in Zeiten knapp bemessener Mittel muss sich eine Gesellschaft der Frage stellen, wie viel sie einsetzen will, um das Schicksal derer zu erleichtern, die als psychisch Kranke oder Behinderte auf Hilfe angewiesen sind.«

Mit dem »Euthanasie«-Programm im Nationalsozialismus hatte der Wert von Menschen mit schweren Beeinträchtigungen den absoluten Tiefpunkt erreicht. Die UN-Behindertenrechtskonvention konkretisiert die Menschenrechte für die durch Behinderung benachteiligten Menschen und erhebt die soziale Inklusion zum individuellen Rechtsanspruch. Ein großer Teil der UN-Staaten hat die UN-Konvention ratifiziert, so auch Deutschland 2009. Damit wird den Menschen mit schweren psychischen und anderen Beeinträchtigungen, die in der NS-Zeit vom Staat ermordet wurden, heute das Recht auf Leben mit Teilhabe am Leben in der Gesellschaft zugesprochen. In den letzten Jahrzehnten ist in Deutschland schon viel erreicht worden. Mit einem nationalen Aktionsplan soll regelmäßig und systematisch überprüft werden, welche Defizite es noch gibt und wie diese konkret behoben werden können.

Die Reform der Versorgung psychisch Kranker hat eine größere gesellschaftliche Bedeutung als die Verbesserung der Behandlung in den Fachgebieten Chirurgie, Innere Medizin oder dergleichen. Meine Berufswahl zum Psychiater hat mich in einen besonders interessanten Bereich der medizinischen und sozialen Versorgung gelenkt. Die vielen, oft mühsamen, »gefühlt« zu langsamen Reformschritte kommen im Ergebnis über 40 Jahre einer Revolution gleich.

Aber alles Erreichte ist in einem labilen Gleichgewicht. Ein warnendes Beispiel sind für mich die USA. Dort habe ich vor 40 Jahren die Psychiatriereform auf gutem Weg kennen gelernt. Aber die Abschaffung der alten Anstalten wurde nicht von dem Aufbau langfristig verlässlicher Alternativen für die schwer und chronisch Kranken begleitet. Damals war der Kampf gegen die Zwangsbehandlung in psychiatrischen Anstalten ein Teil der Bürgerrechtsbewegung. Heute kämpfen psychisch Kranke um das Recht, in einer psychiatrischen Klinik stationär behandelt zu werden. Und wer das nicht schafft, begeht manchmal eine Straftat, um wenigstens die rudimentäre Behandlung in einem Gefängniskrankenhaus zu erzwingen. Soziale Unterstützung für psychisch kranke Menschen mit sozialen Folgeproblemen ist in vielen Bundestaaten so unzureichend, dass viele psychisch Kranke obdachlos geworden sind und z. B. mehr Personen mit psychischen Erkrankungen sich in Gefängnissen befinden als in psychiatrischen Kliniken.

Im Bereich der Psychiatrie sind in besonderem Maße gesellschaftliche Vorstellungen und dominante Herrschaftsformen von zentraler Bedeutung. Die kontinuierliche Psychiatrie-Reform ist zentral für die Demokratisierung und Humanisierung einer Gesellschaft in einem besonders sensiblen Bereich.

18

Ganz andere Leute? Was mich meine obdachlosen Patienten gelehrt haben

Prof. Dr. med. Gerhard Längle

Tätigkeit	Prof. Dr. med. Gerhard Längle ist Medizinischer Direktor und stellvertretender Geschäftsführer der Zentren für Psychiatrie Südwürttemberg
Vita	51 Jahre alt, geboren in Heilbronn; 1980 – 1982 Studium der Sozialpädagogik (Esslingen), später Geschichte und Biologie (Tübingen), 1983 – 1985 Studium der Humanmedizin in Essen, 1985 – 1990 Fortsetzung des Studiums in Tübingen, 1990 Promotion über Langzeitverläufe bei Suchtpatienten an der Universität Tübingen, 2001 Habilitation für das Fach Psychiatrie und Psychotherapie an der Universität Tübingen; Stationen: Reutlingen, Tübingen, Zwiefalten, Bad Schussenried/Reutlingen
Ehrenamt	Vorsitzender des Vereins Baden-Württembergischer Krankenhauspsychiater, damit verbunden Sprecher der Landesdirektorenkonferenz seit 2006, Vorsitzender des Hilfsvereins für seelische Gesundheit Baden-Württemberg
Familie	verheiratet seit 1984, drei (fast) erwachsene Kinder.
Freizeit	Motorradfahren, Bücher, Musik, Spaziergänge, Garten, Politisieren, Wohnwagenurlaub
Motto	Man muss sich einmischen – und kann etwas bewirken!

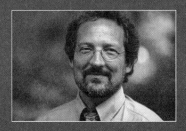

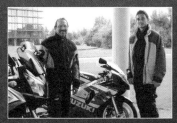

Kapitel 19 · Ganz andere Leute? Was mich meine obdachlosen Patienten gelehrt haben

151   **19**

- **Erzählen will ich von drei Männern:**

Fritz, Johnny und Herrn Becker, die ich in einem Obdachlosenheim der Universitätsstadt Tübingen Ende der 90-er Jahre kennen gelernt habe. Zusammengenommen konnten die drei Männer, damals zwischen 30 und 50 Jahre alt, auf rund 15 Jahre Hafterfahrung, einen ähnlichen Zeitraum stationär-psychiatrischer Behandlung und viele Jahre der Obdachlosigkeit zurückschauen. Alle drei stammten aus dem Großraum »Mittlerer Neckar« in Württemberg und waren auf ganz eigenen Wegen nach Tübingen gekommen. Die Gespräche mit diesen drei Männern haben mein Verständnis der Arzt-Patienten-Beziehung stark beeinflusst und mir mancherlei Anregungen für meine weitere Tätigkeit als Psychiater und Psychotherapeut gegeben.

Doch davon später. Ich will sie zunächst vorstellen. Die Erlaubnis dazu haben mir zwei von ihnen ausdrücklich gegeben. Der Dritte, Johnny, ist leider vor einigen Jahren verstorben, war aber auch früher bereit, seine Lebensgeschichte im Studentenunterricht zu erzählen, so dass ich mir seiner Zustimmung sicher bin. Dennoch werde ich die Details der Lebensgeschichte aller drei Personen so modifizieren, dass eine Zuordnung zu den realen Personen nicht möglich ist.

- **Zunächst also »Fritz«:**

Alle nannten ihn so. Seinen richtigen Namen wussten die wenigsten in der Obdachlosenunterkunft. Auch die Sozialbetreuer für Obdachlose (und unter der Hand auch die MitarbeiterInnen des Sozialamtes) verkehrten mit ihm unter diesem Namen. Auch ich führe ihn deshalb unter diesem Namen ein, wenngleich wir beiden über die Jahre eine spezielle Sprachregelung hatten: Ich nannte Fritz konsequent »Herr Nohrer« und »Sie«, während er mich mit »Doc« ansprach und ebenso konsequent über Jahre duzte. Dies tat der gegenseitigen Wertschätzung jedoch keinen Abbruch. Für mich gehört es zur selbstverständlichen Achtung der Würde jedes Patienten, ihn mit »Sie« anzusprechen, für ihn war es genauso selbstverständlich ihm vertraute Personen zu duzen.

Fritz – oder besser Herr Nohrer – hatte den Hauptschulabschluss mit einiger Mühe in einer Jugendhaftanstalt nachgeholt, doch nie einen Beruf erlernt. Die wenigen Jahre seiner beruflichen Tätig-

keit war er als Kohleträger in einem Heizstoffhandel beschäftigt. Er konnte interessante Anekdoten über bekannte Tübinger Familien erzählen, deren Kohlekeller er befüllte. (Und sollten sie auch zum größten Teil erfunden gewesen sein, so waren sie doch sehr unterhaltsam…) In frühen Jahren kam es immer wieder zu kleineren Delikten wie der Benutzung öffentlicher Verkehrsmittel ohne Fahrkarte oder kleinen Betrügereien, die ihm aber im Verlauf der Zeit mehrere Jahre Haft einbrachten. Am Beispiel von Herrn Nohrer kann man sehr gut sehen, mit welch unbarmherziger Strenge hierzulande kleine Eigentumsdelikte geahndet werden, während man andere, die in großem Stil Steuern hinterziehen oder Gelder veruntreuen, nahezu ungeschoren davon kommen lässt. Ein psychiatrisches Gutachten zur Frage der Schuldfähigkeit war vom Amtsrichter nie angefordert worden. Herr Nohrer hatte, wenn überhaupt, auch keine so aufmerksamen Verteidiger, dass sie auf diese Idee gekommen wären. So verbrachte er einige Jahre seines jungen Erwachsenenlebens in der Haft. Der dort erreichte Hauptschulabschluss machte ihn stolz, wie er überhaupt in Haft relativ gut »zurecht« kam.

Um das 22. Lebensjahr herum traten erste Akutsymptome einer schizophrenen Psychose (Verfolgungsideen, Größenwahn, akustische Halluzinationen, Denkstörungen) auf, es kam zur ersten stationär-psychiatrischen Behandlung. Im weiteren Lebenslauf wechselten sich Haftaufenthalte mit langen Klinikaufenthalten ab. Zwischenzeitlich lebte er auf der Straße oder kam bei Bekannten unter, die ihn oft genug ausnutzten. Eine Familie, zu der er hätte gehen können, gab es nicht. Ein geregeltes Leben im bürgerlichen Sinne hat er, abgesehen von der kurzen Zeit seiner Berufstätigkeit, nie geführt. In den Jahren vor Aufnahme der ambulanten Behandlung im Obdachlosenheim, die wir im Rahmen der Universitäts-Poliklinik (natürlich nie ausreichend finanziert, sondern eher als Ehrenamt) durchführten, war Herr Nohrer jeweils rund die Hälfte des Jahres in stationär psychiatrischer Behandlung gewesen. Die übrige Zeit hatte er auf der Straße oder in der Notunterkunft verbracht, bis ihm dann letztlich ein Zimmer in einer städtischen Obdachlosenunterkunft zugewiesen wurde. Durch die von mir initiierte und später durch zwei Kollegen fortgeführte aufsuchende Sprechstunde wurde eine erstmalige längerfristige ambulante Behandlung möglich, da Herr Nohrer sich in den Jahren zuvor nie dazu aufraffen konnte zu einem niedergelassenen Psychiater zu gehen.

Schon der rein äußerliche Erfolg war für uns alle erstaunlich: Nach Beginn der ambulanten Behandlung wurden innerhalb von zwei Jahren lediglich zwei Wochen stationäre Behandlung notwendig. Dies ergab für die Krankenkasse im Vergleich zu den beiden Vorjahren eine Ersparnis von rund 60 000 Euro. Selbst eine hervorragende Finanzierung der ambulanten Behandlung hätte sich also für die Krankenkasse gelohnt – aber so ist unser Finanzierungssystem leider nicht aufgebaut und so rechnen Krankenkassen nicht. Im Gegenteil: Für vergleichbare Behandlungen, die mittlerweile im Rahmen von psychiatrischen Institutsbehandlungen möglich sind, erhalten wir pro Quartal eine Pauschale von 270 Euro.

Zurück zu Herrn Nohrer: Entscheidend für diese positive Entwicklung bezüglich der stationären Wiederaufnahmen waren zwei Komponenten:

Die regelmäßige Depot-Medikation mit einem Antipsychotikum, wodurch die akute wahnhafte Symptomatik, die Denkstörungen, immer wieder auftretende Halluzinationen und ausgeprägte Ängste soweit reduziert werden konnten, dass ein Leben außerhalb der Klinik möglich war. Nicht beeinflussen konnte die Medikation, wie dies leider auch sonst oft der Fall ist, die sog. Negativsymptome, d.h. eine Antriebsminderung, sozialen Rückzug, Schwierigkeiten, den Tagesablauf zu gestalten, usw. Auch Herrn Nohrers schon über viele Jahre bestehendes Wahnsystem, das ihn gedanklich sehr beschäftigte, konnte medikamentös nur in gewissen Grenzen beeinflusst werden.

Der persönliche Kontakt, das nachgehende, aufsuchende, zuverlässige Gespräch, in der Regel einmal in der Woche, spätestens aber alle 14 Tage. Dabei war der Gesprächsinhalt manchmal recht skurril und ich habe mich oft gefragt, was ein zufälliger Zuhörer wohl darüber gedacht hätte. Eine gewisse Zeit war immer reserviert für die Inhalte der »Wahnwelt«. Herr Nohrer präsentierte viele vollgeschriebene Zettel, in denen er die Welträtsel löste, Verschwörungstheorien darlegte, in der Regel nur in Stichworten und in Skizzen, die dann aber jeden Quadratzentimeter des Zettels füllten. Er berichtete über frühere Lebensabschnitte, in denen er Großes geleistet habe, häufig zwar eher im Bereich des gehobenen Verbrechens (als Mafia-Beauftragter oder ähnliches), aber eben in deutlicher Abgrenzung zu seinem ja doch sehr bescheidenen und an Erfolgserlebnissen armen realen Leben. Leicht erkennbar war hier die Kompensation des Realen durch den Wahn – oder die kreative Phantasie, manchmal war dies nicht klar zu trennen. Ein Stück Selbstwertgefühl konnte sich Herr Nohrer so sichern. So hat bei manchen Patienten ein Wahninhalt eine enge Beziehung zur Person des Erkrankten, ist nicht einfach nur »aus der Luft gegriffen«. Wenn man sich die Mühe macht, den Wahninhalten an Schizophrenie Erkrankter mit diesen gemeinsam nachzuspüren, dann werden biographische Zusammenhänge oder eine gewisse Funktion des Wahnerlebens häufig erkennbar und sind für die Behandlung nutzbar zu machen. Mit Herrn Nohrer war es manchmal möglich, gemeinsam eine gewisse ironische Distanz zu den Erzählungen zu entwickeln und die gelegentlich durchaus bluttriefenden Storys damit zu relativieren.

Nach einem solchen Einstieg über die Wahnwelt und die damit erreichte Stabilisierung des Selbstwertes war dann ein Gespräch über die alltägliche Lebenssituation, die körperliche Gesundheit, die Kontakte mit anderen, seine finanzielle Situation, das Wetter, manchmal auch die Fußballergebnisse u.a. möglich. Das normale Leben also, das eben nicht so viele Höhepunkte bot wie das Wahnerleben. Ich wäre auch mit dem Gespräch über dieses bescheidenere Leben zufrieden gewesen, aber diesbezügliche Versuche hat Herr Nohrer konsequent unterlaufen, indem er spätestens vor der Verabschiedung dann noch seine »Storys« erzählt hat. Offensichtlich waren sie ihm wichtig.

Kleinere gesundheitliche Probleme wurden im Rahmen der Sprechstunde sofort erledigt, bei ernsthafteren Problemen an den Hausarzt um die Ecke verwiesen, der Gott sei Dank bereit war, auch Obdachlose zu behandeln. Auffällig war in diesem Zusammenhang, dass körperliche Erkrankungen bei Herrn Nohrer immer eine erkennbare Verschlechterung des psychischen Befindens nach sich zogen – ein bemerkenswertes Beispiel für die psychophysische Einheit des Menschen. Schon ein leichter grippaler Infekt konnte eine Veränderung

Kapitel 19 · Ganz andere Leute? Was mich meine obdachlosen Patienten gelehrt haben

153

19

der Stimmungslage, des Antriebs und auch der sozialen Interaktion bewirken. Dies weist uns Psychiater/Psychotherapeuten darauf hin, wie wichtig es ist, beide Seiten, die körperliche und die psychische, zu beachten. Die rein psychische Sichtweise greift oft ebenso zu kurz, wie die in der Medizin ja leider noch gelegentlich vorhandene rein Somatische. Beides wird dem Menschen in seiner Vielfalt nicht gerecht. Und als sozialpsychiatrisch geprägtem Psychiater ist mir auch die dritte Dimension, der soziale Kontext und das Beziehungsgefüge in dem ein Patient lebt, wichtig. Wenn es uns gelingt, diese drei Aspekte gleichermaßen zu berücksichtigen, dann kann unsere Behandlung im besten Sinne »ganzheitlich« genannt werden.

Zur schizophrenen Psychose kam bei Herrn Nohrer erschwerend ein jahrzehntelanger Missbrauch von Suchtmitteln hinzu, in der Regel Alkohol, gelegentlich Tranquilizer, extrem selten Cannabis und eine ausgeprägte Tabakabhängigkeit. Der Konsum wurde u. a. durch die finanzielle Situation im Rahmen gehalten. Mit dem Mindestsatz an Sozialhilfe sind diesbezüglich keine großen Sprünge zu machen.

Dennoch war Herr Nohrer mit seinem Leben zufrieden. Dies war für mich zunächst kaum vorstellbar, aber ich habe ihn, in unterschiedlichen Gesprächssituationen, immer wieder gefragt, und er hat es immer wieder glaubhaft versichert. Wir haben ähnliches in eigenen Untersuchungen häufig gefunden und andere Schizophrenieforscher berichten dasselbe: Menschen mit einer langjährigen, chronischen Psychose und – aus unserer Sicht – deutlich eingeschränkter Lebensqualität, sind oft mit ihrem Leben zufrieden. Nicht selten zufriedener als die Normalbevölkerung. Es wird unter Experten sehr kontrovers diskutiert, ob es sich dabei um eine »resignative Zufriedenheit« handelt, die sich eben mit den Gegebenheiten abfindet, ob ein »Hospitalismuseffekt« vorliegt, d.h. eine Minderung von Antrieb, Interesse und Erwartungen an das Leben durch den langjährigen Aufenthalt in Institutionen entsteht, oder ob es eben ein Symptom der Krankheit ist, die eigenen Verhältnisse nicht ausreichend kritisch wahrnehmen und bewerten zu können. Aber wenn ich Herrn Nohrer anschaue, scheint mir diese Diskussion sehr theoretisch und die einzelnen Argumente wenig stichhaltig. Er hat sich in seinem Leben eingerichtet. Sein Zimmer war gelb vor Tabakrauch, die Wände beschmiert, das Bett schmuddelig, ein Tisch, ein Stuhl, viele Zettel und Schreibgerät, wenig persönliche Utensilien. Ein altes Radio, ein noch älterer Fernseher; vor der Tür oft betrunkene Mitbewohner. Aber es war sein zu Hause, sein Reich und er war zufrieden! Alle Versuche, über eine stundenweise Beschäftigung in einem Arbeitsprojekt wieder eine Tagesstruktur zu entwickeln, in intensiveren Kontakt mit anderen Menschen zu kommen oder in die Tagesstätte des gemeindepsychiatrischen Zentrums zu gehen, in eine andere Form des betreuten Wohnens zu wechseln u. a.m. misslangen. Jede von mir angeregte »Rehabilitationsplanung« scheiterte letztlich zum einen an der krankheitsbedingten Einschränkung der Leistungsfähigkeit, zum anderen aber auch an Herrn Nohrers Zufriedenheit mit dem Status quo.

Fritz/Herr Nohrer hat mir gezeigt, dass es Lebensentwürfe und Lebenszufriedenheiten gibt, die fern unserer bürgerlichen Vorstellungen sind – und die es zu respektieren gilt. Meine Aufgabe in der ambulanten Behandlung war es, zu stützen und zu stabilisieren, als freundlicher Begleiter zur Verfügung zu stehen, der hie und da soziale Probleme zu bereinigen hilft, der frühzeitig eine beginnende Verschlechterung erkennt und hilft, akutstationäre Aufenthalte zu vermeiden. Ein sachkundiger Berater, der versucht, mit Herrn Nohrer einen einigermaßen sinnvollen Umgang mit Suchtmitteln zu erarbeiten – und der ansonsten als verlässlicher Gesprächspartner zur Verfügung steht und sich nicht abschütteln lässt. Eine solche ärztliche und psychiatrische Tätigkeit ist nicht weniger anspruchsvoll – und auch nicht weniger befriedigend – als die Durchführung einer hochspeziellen standardisierten manualisierten psychotherapeutischen Intervention.

Letztlich ist es ja immer der spezifische Hilfebedarf des einzelnen Patienten, der unser therapeutisches Handeln und die Wahl unserer Methoden bestimmen sollte, nie eine Therapieschule oder ein schematisches theoretisches Konstrukt.

- **»Johnny«:**

Auch er wurde von allen Mitbewohnern so genannt. Johnny war schwer alkoholabhängig, hatte phasenweise Drogen konsumiert und litt an einer Borderline-Persönlichkeitsstörung. Dies ist eine psychische Erkrankung, die für den Betreffenden und seine Umwelt große Schwierigkeiten durch die Art der Beziehungsgestaltung hervorruft. Impulsive, bisweilen aggressive Durchbrüche sind möglich und führen dann bei Männern nicht selten zu gewalttätigen Handlungsweisen, bei Frauen oft zur Selbstverletzung. Das Kontaktverhalten ist oft geprägt durch widersprüchliche Bestrebungen: Dem Wunsch nach großer Nähe, nach einer vertrauten Beziehung und gleichzeitig der Unfähigkeit eine solche aushalten zu können. Dies kann einerseits zu starken inneren Spannungen und andererseits auch zu Problemen mit anderen Menschen führen. Johnny, für mich (und ab jetzt auch hier) Herr Zelkin, war in einer broken-home-Situation aufgewachsen, der Vater unbekannt, die allein erziehende Mutter nicht verlässlich, mit wechselnden Tätigkeiten auch im Rotlichtmilieu. Herr Zelkin war früh auf sich allein gestellt. Seine »Erziehung« erhielt er im Wesentlichen durch die Mitglieder der Hell´s Angels, einer Motorradgang, in der er einerseits verlässliche Beziehungen, ein soziales Netz, aber andererseits auch eine ausgeprägte Hierarchie, Gewalttätigkeit innerhalb der Gruppe und gegenüber anderen und den massiven Alkoholkonsum kennen gelernt hat. Als junger Erwachsener wurde er wegen eines Totschlagdeliktes für viele Jahre inhaftiert. Danach trennte er sich von den Hell´s Angels, hatte wechselnde Jobs und schlug sich durch, bis er dann in der Obdachlosigkeit landete. Groß, breit, muskulös, Achtung (und bei Bedarf Angst) einflößend war sein äußeres Erscheinungsbild. Hinter dieser imposanten Fassade verbarg sich ein im Grunde eher weicher Mensch mit dem Wunsch nach einer dauerhaften Paarbeziehung, nach der Erfüllung kleinbürgerlicher Ideale wie einer eigenen Wohnung, einer geregelten (und gut bezahlten) Arbeit, einer Familie. Eine hohe Verletzlichkeit war gepaart mit der Gefahr des aggressiven impulsiven Ausbruchs. Dies war auch in den regelmäßigen Therapiegesprächen immer eine Gefahr. Wenn psychiatrisch – psychotherapeutische Gespräche nicht ganz an der Oberfläche bleiben (und dann sind es keine), dann gehen sie mit Emotionen einher, werfen Fragen auf, haben mit dem Menschen selbst zu tun. Auch wenn diese Gespräche sehr be-

hutsam geführt werden, kann es zu einer inneren Anspannung, zu Angst oder Wutgefühlen kommen. In seinem Fall eine nicht ganz unproblematische Situation. Wir vereinbarten deshalb eine einfache Strategie: Wenn es für ihn in Gesprächen »zu eng« würde, sollte und wollte er nicht – wie früher bei solchen Gefühlen – zuschlagen um sich so aus der Situation und der inneren Anspannung zu befreien, sondern er wollte wortlos und ohne weitere Kommentierung nach draußen gehen. Dies würde von mir entsprechend verstanden und sei in Ordnung.

Auf dieser Basis konnten wir auch kritische Gespräche über Gefühle, Beziehungsthemen, Probleme im Obdachlosenheim und seine Bemühung um eine Kontrolle des Alkoholkonsums gut führen. Zweimal hat Herr Zelkin ein solches Gespräch in der oben beschriebenen Weise verlassen. Ich bin bis heute dankbar, dass er diese Alternative gewählt hat und nicht in seine gewohnten Verhaltensweisen zurück fiel!

Bei Herrn Zelkin war die komplette Abstinenz als Therapieziel nicht verhandelbar. Er konnte sich keinesfalls vorstellen, längerfristig keine Alkoholika zu konsumieren. Wir konnten uns aber auf einen Kompromiss einigen: Nur Bier, keinen Schnaps! Fußend auf der Erfahrung, dass seine Aggressivität insbesondere unter Schnapskonsum verstärkt auftrat und er dann auch keinerlei Grenze mehr im Alkoholkonsum fand und bis zur Bewusstlosigkeit weiter trank, war dies auch sein Ziel. Es mag dies als Ko-alkoholisches Verhalten erscheinen und entspricht sicher nicht der reinen Lehre, nach der Abstinenz das einzige und oberste Ziel einer Alkoholismusbehandlung sein soll. Im Gegenteil, es erinnert mich an die Empfehlungen mancher staatlicher Stellen Ende des 19. Jahrhunderts, dass man doch statt Schnaps lieber Bier trinken solle... Und doch war es bei Herrn Zelkin die einzige für ihn akzeptable Zielsetzung. Dieses Ziel hat er dann eine gewisse Zeit lang auch erreicht. Wir konnten in dieser Zeit viele intensive, psychotherapeutische Gespräche führen, gelegentlich war eine unterstützende entspannte Medikation mit niederpotenten Antipsychotika hilfreich, eine Dauerbehandlung medikamentöser Art war nicht notwendig. Mehrere Versuche der beruflichen Integration scheiterten. Herr Zelkin hat seine Sozi-

155 **19**

Kapitel 19 · Ganz andere Leute? Was mich meine obdachlosen Patienten gelehrt haben

alhilfe aber durch »Flohmarktaktivitäten« legaler Art soweit aufgebessert, dass er einen für ihn zufrieden stellenden Lebensstandard erreichen konnte. Der Auszug aus der vertrauten Atmosphäre des Obdachlosenheimes, mit all seinen sozialen Problemen, wurde mehrfach geplant. Das Angebot des »betreuten Wohnens« mit gelegentlichen Besuchen durch einen Sozialarbeiter, wurde von ihm verworfen. Er wollte eine eigene Wohnung anmieten. Dies scheiterte jedoch mehrfach während der konkreten Vorbereitungsphase, einerseits an der Angst vor der Eigenständigkeit, andererseits an doch immer wieder auftretenden Trinkphasen. Es kam zu zwei notfallmäßigen Krankenhauseinweisungen als er – dann doch schwer rückfällig mit hochprozentigen Alkoholika – komatös und in desolatem Zustand von mir in seinem Zimmer aufgefunden wurde.

Letztlich war es wohl doch die Beziehungslosigkeit, das nicht erreichbare Ideal einer normalen Familie, die ihn in eine anhaltende Frustration und damit verbunden in massive Alkoholexzesse führte, die dann zu einem ausgeprägten körperlichen Abbau über einige Monate führten. Eine weitere notfallmäßige Einweisung wurde notwendig, während dieser kam es dann zum plötzlichen Multiorganversagen mit tödlichem Ausgang. Letztlich hat Herr Zelkin – und ich mit ihm – den Kampf gegen die Erkrankung, gegen die Perspektivlosigkeit und die immer wiederkehrenden Frustrationen verloren. Zuletzt waren sein Lebenswille und seine Kampfbereitschaft erkennbar gebrochen. Die Beerdigung in Begleitung vieler Bewohner des Obdachlosenheimes und der professionellen Helfer werde ich nie vergessen.

Fragen, ob ich frühzeitig eine Zwangsbehandlung hätte einleiten sollen, bleiben bestehen. Sie wurden während der mehrjährigen Behandlungsphase immer wieder im Kollegenkreis diskutiert, auch im Zusammenhang mit den stationären Aufenthalten. Letztlich gebot immer der Respekt vor der Selbstbestimmung des Patienten auf solche Zwangsmaßnahmen zu verzichten, die von Herrn Zelkin nie akzeptiert worden wären und nach unserer Einschätzung eher zu einem früheren Rückzug aus dem Leben geführt hätten.

Deutlich wurde mir an diesem Beispiel die oft schmerzliche Begrenzung der Einflussmöglichkeiten von uns Therapeuten und die in manchen Fällen tödliche Gefahr durch eine psychische Erkrankung, die der durch eine Krebserkrankung in nichts nach steht, indem sie den Lebensmut einer Person überwuchern und letztlich erdrücken kann. Und doch verbietet auch in einem solchen Fall das Recht auf Selbstbestimmung des Einzelnen, aus der Sorge und der Hilflosigkeit heraus übergriffig zu werden, auch nicht mit dem besten Willen und Wunsch für den Betreffenden. Die rechtliche Vorgabe des Unterbringungsgesetzes, dass wir nur bei akuter – und zwar wirklich akuter und erkennbarer Fremd- oder Selbstgefährdung, die aus der psychischen Erkrankung entsteht, gegen den Willen eines Patienten handeln können und behandeln dürfen, ist zurecht so eng gefasst und muss von uns strengstens beachtet werden. Die Gefahr, dass jemand im Laufe seiner Suchterkrankung grundsätzlich an dieser versterben kann, rechtfertigt keine Zwangsmaßnahmen zu einem beliebigen Zeitpunkt.

■ **Herr Becker:**

Der dritte Patient von dem ich berichten will, Herr Becker, war bei unserem Erstkontakt mit knapp 30 Jahren der jüngste der drei. Aufgewachsen in kleinbürgerlichem Milieu im Großraum Stuttgart hat er sich zu Hause selten wohl gefühlt, geriet frühzeitig in Kontakt mit illegalen Drogen, zunächst Cannabis, dann Heroin und hat seine Tage zwischen dem 14. und 18. Lebensjahr im Wesentlichen auf der Straße mit der Suche nach Finanzierungsmöglichkeiten für seine rasch eingetretene Abhängigkeit verbracht. Den Hauptschulabschluss hat er noch erreicht, eine geplante Ausbildung als Fensterbauer hat er aufgrund seiner Abhängigkeitserkrankung vorzeitig abgebrochen. Um das 18. Lebensjahr wurde ergänzend erstmals eine schizophrene Psychose diagnostiziert. Verschiedene Haftaufenthalte und Resozialisierungsmaßnahmen führten letztlich in die Obdachlosigkeit. Aus dem Obdachlosenheim wurde er im Rahmen einer akuten Phase seiner schizophrenen Psychose zu einer Behandlung in die Universitätsklinik für Psychiatrie und Psychotherapie aufgenommen. Zu diesem Zeitpunkt waren, nach einer entsprechenden Behandlung, bereits längere drogenfreie Phasen möglich gewesen, gelegentlicher Alkohol- oder Cannabiskonsum ausgenommen.

Obwohl Herr Becker neben der im Zentrum der Behandlung stehenden Psychose noch an einer zusätzlichen Abhängigkeitserkrankung litt, gelang es, das Team der allgemeinpsychiatrischen Tagesklinik zu überzeugen, dass eine Behandlung dort über einige Zeit sinnvoll und notwendig sei. So konnte ich Herrn Becker aus der stationären in die tagesklinische Behandlung und im weiteren Verlauf in die ambulante Behandlung im Obdachlosenheim übernehmen. Bei stabilisierter schizophrener Erkrankung und weitgehender Suchtmittelfreiheit trat nach der tagesklinischen Behandlung eine bis dahin verdeckte und in früheren Jahren mit Alkohol und Drogen selbstmedizierte ausgeprägte Panikerkrankung in den Vordergrund, die innerhalb eines Jahres zu 15 Notarzteinsätzen und stationären Wiederaufnahmen führte. Bei einer dieser stationären Aufnahmen kam es zu einer ausgeprägten und von mir in dieser Weise sonst nie mehr gesehenen Regression, bis hin zur vollständigen Pflegebedürftigkeit. Herr Becker hatte quasi mit dem Eintreten in die Klinik sämtliche Verantwortung für sich abgegeben und sich den Ansprüchen an seine erwachsene Person vollständig verweigert. Nachdem diese Situation durch einen längeren Klinikaufenthalt überwunden werden konnte, vereinbarten wir mit Herrn Becker, ihn nach Notfallaufnahmen möglichst rasch in die ambulante Weiterbehandlung zu entlassen, um solche Entwicklungen künftig zu vermeiden. Im Laufe der Zeit gelang es, die Panikstörung gut zu behandeln, bzw. Herrn Becker zu einem anderen Umgang mit seinen Ängsten zu verhelfen. Dies führte letztlich dazu, dass er bei einer Angstattacke nicht in Begleitung des Notarztes, sondern selbständig zu Fuß die Klinik aufsuchte, nach einer dort verbrachten Nacht wieder in sein Zimmer im Obdachlosenheim zurückkehrte und die ambulanten Gespräche in Anspruch nahm. Herr Becker lernte mittels verhaltenstherapeutischer Intervention mit seinen Ängsten und Panikattacken umzugehen und die Ängste weitgehend zu bewältigen. Im Folgejahr waren so nur noch zwei Notfallbehandlungen über Nacht notwendig. Nach Eindämmung der akutpsychotischen Symptomatik bei weitgehender Suchtmittelabstinenz und nachdem Herr Becker den Umgang mit den Panikattacken erlernt hatte, stand therapeutisch die Alltagsgestaltung und die Reintegration in das »normale Leben« im Vordergrund. Über vorsichtig angebahnte Arbeitsversuche mit zunächst einstündiger Tätigkeit pro Tag konnte Herr Becker im Verlauf halbtags in einer Werkstatt für behinderte Menschen arbeiten. Der damit verbundene Status als Arbeitnehmer mit einem kleinen Verdienst und regelmäßiger Einzahlung in alle Sozialversicherungen war für ihn ein sehr wichtiger Schritt in die Normalität. Vom Obdachlosenwohnheim war dann der Übergang in eine Wohngruppe des ambulant betreuten Wohnens nach langer Vorbereitung und vielen Krisensituationen möglich und längerfristig erfolgreich. Kernproblem blieb neben den immer wieder für Schwierigkeiten sorgenden Krankheitssymptomen vor allem aber die große innere Leere, die der Patient beklagte. Außerhalb der Werkstatttätigkeit, am Nachmittag, an Wochenenden und auch in Urlaubszeiten war es ihm kaum möglich, dieses Gefühl der Leere zu bewältigen und die restliche Zeit des Tages zu füllen. Grundlegende Fähigkeiten der Selbstbeschäftigung, der Alltagsgestaltung aber auch der Kommunikation mit anderen waren von ihm aufgrund des massiven Drogenkonsums im Jugendalter nicht erlernt worden und behinderten die Lebensgestaltung von Herrn Becker nachhaltig. Über die Jahre konnte er jedoch, trotz gelegentlicher Suchtmittelrückfälle und gelegentlich auftretender Akutsymptome der schizophrenen Psychose, auch diesbezüglich eine Verbesserung und Stabilisierung erreichen. Der Stolz auf das Erreichte prägte dann auch meine späteren gelegentlichen Kontakte mit Herrn Becker.

- **Grundsätzliches:**

Soweit meine Erzählung über diese drei Patienten. Ihre Krankheitsverläufe sind natürlich nicht typisch für psychische Krankheiten. Im Gegenteil: Die meisten psychischen Erkrankungen sind sehr gut behandelbar, oft heilbar. Die Erfolgsquoten in der Suchtkrankenbehandlung, der Depressionsbehandlung, bei Angststörungen und Belastungsreaktionen sind besser als in den meisten somatischen Fächern. Dies ist wichtig zu wissen und freut den Psychiater natürlich. Menschen zur Gesundung zu verhelfen ist schön. Dennoch ist es nach meinen Erfahrungen auch sehr befriedigend und genauso »ärztliche Tätigkeit« im engeren Sinne, Menschen in ihrer chronischen Erkrankung zu begleiten, zu

Kapitel 19 · Ganz andere Leute? Was mich meine obdachlosen Patienten gelehrt haben

157　**19**

betreuen, zu behandeln, zu beraten und mit ihnen gemeinsam zu erarbeiten, welche Lebensgestaltung sie mit und trotz ihrer Erkrankung wählen und welche Ziele sie für sich erreichen wollen.

In der Klinik geschieht die Behandlung immer eingebettet in ein Team von unterschiedlichen Therapeuten, die ihre ganz speziellen Kenntnisse und Fähigkeiten einbringen wie Psychologen, Sozialpädagogen, die Pflegedienstmitarbeiter, aber auch die Kreativtherapeuten aus Ergotherapie, Musiktherapie und Bewegungstherapie. Nur gemeinsam können wir den umfassenden Hilfebedarf und alle Aspekte der Erkrankung, aber auch der Ressourcen eines Patienten erfassen und sinnvoll aufgreifen. Im ambulanten Bereich und, wie bei den o.g. Patienten, im »setting« eines Obdachlosenheimes, sind weitere wichtige Ansprechpartner die Mitarbeiter des Sozialamtes, Streetworker, Hausärzte, Mitarbeiter der Werkstatt für behinderte Menschen oder der Tagesstätte, des sozialpsychiatrischen Dienstes u.a.m.

Die Einzelbehandlung in der Praxis gibt es auch und sie hilft in vielen Fällen. Nicht überall besteht ein komplexer Hilfebedarf, der nur durch ein multiprofessionelles Team angemessen gedeckt werden kann. Die größte Zahl der psychisch Erkrankten kann in der Praxis eines/r Niedergelassenen ausreichend und erfolgreich behandelt werden. Die wenigsten brauchen stationäre Behandlung und noch viel weniger die dauerhafte Unterstützung durch ein komplexes Angebot gemeindepsychiatrischer Institutionen. Und auch die Arbeit in der Praxis kann interessant und erfüllend sein.

Ich selbst allerdings bevorzuge die Arbeit im Team und in der Institution. Der Austausch mit den Kollegen der anderen Berufsgruppen ist bereichernd, das gemeinsame Bemühen um den Patienten spannend.

Nun aber noch einmal zurück zu Johnny, Fritz und Herrn Becker. Die geschilderten Erfahrungen aus meiner frühen Facharztzeit prägen auch heute als Ärztlicher Direktor einer Klinik für Psychiatrie und Psychotherapie und Mitglied der Geschäftsleitung unseres Zentrums für Psychiatrie meine Haltung zu den Patienten. Es geht mir darum, in der Klinik und auch im gesamten Versorgungssystem unserer Region dazu beizutragen, dass nicht nur für die akut Erkrankten sondern auch für die

chronisch Kranken, für diejenigen, die nicht ausreichend für sich selbst sorgen können, die Hilfen zur Verfügung gestellt werden, die für ein gelingendes Leben notwendig sind. Hier muss Psychiatrie dann auch politisch werden, sich einmischen, der Psychiater als Lobbyist für die Patienten tätig sein, denn diese können Ihre Interessen oft selbst nicht ausreichend nachhaltig vertreten.

Es gibt keinerlei Grund beim Einzelnen oder bei einer Gruppe von Patienten den Mut zu verlieren. Es kann »immer wieder gut« werden, die Krankheits- und Behandlungsverläufe sind nicht vorhersehbar. Dieses Wissen kann den Patienten und uns als Therapeuten helfen, immer wieder, auch nach massiven Rückschlägen, von neuem anzufangen. Auf der anderen Seite wird die Ernsthaftigkeit der Erkrankung daran deutlich, dass sie auch nicht selten zum Tode führt. Durch Suizid, durch Aufgabe des Lebenswillens, durch körperliche Folgeschäden von Substanzkonsum. Dies fordert von uns alle Anstrengungen, dieses Leben zu retten. Sowohl in der Behandlung selbst, als auch in der Auseinandersetzung mit Kostenträgern oder der Politik, die die Notwendigkeit intensiver Behandlungsmaßnahmen bei psychischen Erkrankungen oft weniger leicht nachvollziehen können und wollen als bei somatischen Krankheiten.

Beides sollte die Haltung des Psychiaters m.E. prägen: das intensive Bemühen um die Gesundung des Patienten sowie die Bereitschaft zur streitbaren Auseinandersetzung mit den Kostenträgern und den politisch Verantwortlichen, um die Ressourcen für die Behandlung der chronisch Kranken zu sichern.

Wir müssen dafür sorgen, dass die Achtung vor jedem einzelnen, gerade auch jedem psychisch Kranken oder psychisch Behinderten, jederzeit gewahrt bleibt – auch wenn deren Lebensentwürfe, wie bei den drei Patienten oben, möglicherweise von denen der Allgemeinheit abweichen.

Ich persönlich bin leider aufgrund meiner Funktion mittlerweile in der Alltagsarbeit weit weg vom Patienten. Aber auch bei meiner aktuellen Tätigkeit, in der es darum geht, die Rahmenbedingungen für gute Behandlung zu gestalten, dafür zu sorgen, dass neue Konzepte erprobt und finanziert werden, dass mit den Menschen in unserer Klinik freundlich und entgegenkommend umgegangen wird. Auch in dieser stetigen Auseinandersetzung mit der Administration und der Politik ist und bleibt das Fachgebiet der Psychiatrie und Psychotherapie für mich das interessanteste, faszinierendste und am meisten befriedigende in der Medizin überhaupt.

Wo die eigentlichen Wurzeln für dieses Interesse zu finden sind, kann ich nicht sicher sagen. Wohl bin ich aufgewachsen, als Sohn eines Psychiaters, zwischen einem psychiatrischen Krankenhaus und einer großen diakonischen Einrichtung für mehrfach behinderte Menschen. Ich kenne schon aus der frühen Kindheit Menschen, die rufend hinter einem (damals noch) vergitterten Fenster stehen, andere die erkennbar durch ihre Krankheit gezeichnet in der Stadt unterwegs sind, mit manchmal recht skurrilen Verhaltensweisen. Ich habe die Entwicklung der Psychiatrie von ihrer eher kustodialen Ausprägung Ende der 60-er Jahre mit dem ganzen Auf- und Umbruch in die Gemeindepsychiatrie als Kind und Jugendlicher miterlebt, die Modernisierung der Kliniken, die Enthospitalisierung, die Einrichtung der ersten psychiatrischen Tagesklinik in Baden-Württemberg und immer wieder (sozusagen mit dem Mittagessen parallel aufgeschlürft) die Diskussionen um Ärger mit den Kostenträgern, die Mühe, verbesserte Bedingungen für die Kranken und die Mitarbeiter durchzusetzen, mitbekommen. Ich habe auch im Elternhaus erlebt, wie wertschätzend und offen der Kontakt mit schwer psychisch Kranken gepflegt wurde und dass ein Psychiater im Gegenüber immer vor allem den Menschen und erst in zweiter Linie den Kranken sehen muss. Das alles hat mir sicher erleichtert, später selbst Psychiater zu werden. Zunächst hat es aber eher bewirkt, etwas anderes auszuprobieren. Und so bin ich erst auf dem Weg zum Allgemeinmediziner und Betriebsarzt im Rahmen einer für maximal zwei Jahre geplanten Tätigkeit in der Psychiatrie »hängen« geblieben. Ich denke, dann waren es letztlich die Patienten, der Umgang mit ihnen, ihr Vertrauen, ihre interessanten Lebensgeschichten und der Wunsch ihnen zu helfen, der mich am Ende doch beim Fachgebiet Psychiatrie und Psychotherapie meine berufliche Heimat finden ließ.

Tiergartenstraße 4

Dipl.-Kfm. Matthias Liebermann

Tätigkeit	Dipl.-Kfm. Matthias Liebermann ist geschäftsführender Gesellschafter einer Gesellschaft, die generationenübergreifend Nachlassplanungen und Testamentsvollstreckungen für Privatpersonen europaweit steuert
Vita	42 Jahre, geboren in Hamburg; 1990 – 1996 Studium der Wirtschaftswissenschaften in Hamburg und Salamanca, 1988 – 1994 Studium der Religionswissenschaften in Salamanca; Stationen: Hamburg (Komplementär Familiengesellschaft), Lugano (Unternehmens-berater), Wiesbaden (Unternehmensberater), Münster (Unternehmensberater), Hamburg
Familie	ledig
Freizeit	Deutsche Kunst des 19. und 20. Jahrhunderts
Motto	Mach es wie die Sonnenuhr, zähl die heiteren Stunden nur …

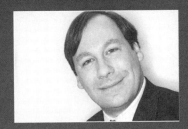

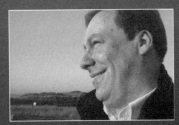

■ **Prolog**

Es ist sicher ungewöhnlich, für einen verstorbenen Menschen den Themenkomplex zu erörtern, was dessen Biografie mit der Wahl seines Berufes zu tun habe. Es gab viele Gespräche zwischen uns, meinem Vater und mir, gerade auch über seine Berufswahl. Sein Leben und der berufliche Werdegang sind stark vom Nationalsozialismus beeinflusst worden. Neben meinen Erinnerungen an die Gespräche stütze mich auf seine eigenen Aufzeichnungen über seine ersten 25 Lebensjahre.

■ **Die Kindheit**

Mein Vater wurde an einem kalten Novembertag des Jahres 1921 in Berlin-Schöneberg als Zwilling in der Kinderklinik des damals berühmten Frauenarztes Prof. Dr. Strassmann geboren. Mein Großvater, ein sehr gutmütiger, etwas introvertierter Gelehrter, Professor für Organische Chemie an der Technischen Hochschule Berlin, und sein um zehn Jahre älterer Onkel Heinz, holten gemeinsam meine Großmutter nach siebentägigem Klinikaufenthalt aus der Klinik ab und fuhren in die damalige Berliner Wohnung in der Nymphenburger Straße. Mein Großvater und mein Onkel trugen je einen der Zwillinge in einem großen Steckkissen auf dem Arm. Das Haus besaß einen der älteren Berliner Fahrstühle. Da das meinem Großvater zugehörige Kind diesem offensichtlich mit der Zeit zu schwer wurde, setzte er es mit dem Steckkissen zwecks Entlastung auf den Ecksitz des Fahrstuhls. Nach Erreichen des gewünschten 2. Stockwerkes stellte mein Onkel Heinz leider fest, dass mein Großvater versehentlich sein Kind im Steckkissen mit dem Kopf zuunterst auf dem Klappsitz abgestellt hatte. Sollte auch der Kopfstand sicher nicht zu einer bleibenden Schädigung geführt haben, behauptete mein älterer Onkel später, mein Vater sei das Kopfstandkind gewesen. Erstens sei mein Vater kleiner und zweitens dümmer geworden. Als Beweis wurden angeführt: Der Größenunterschied von 3 cm – mein Onkel 193 cm, mein Vater 190 cm – und zweitens sein zweimaliges Durchlaufen der Quarta, während mein Onkel quasi zu den Musterschülern gehörte.

Vor dem älteren Bruder hatten die Zwillinge stets großen Respekt, weit mehr als vor den Eltern. Beispielsweise nahm der ältere Onkel Heinz

den Telefonhörer ab, führte ein Gespräch mit der Polizei mit der Bemerkung/dem Kommentar, dass man meinen Vater oder Zwilling Manfred möglichst umgehend zur Wache abholen sollte. Häufig endeten diese Drohungen mit einem fürchterlichen Geheule von den Zwillingen. Während meine Großmutter um Hilfe gerufen wurde, beschimpfte diese meinen älteren Onkel und fragte sich, warum der ältere Lümmel die Kleinen immer ärgern musste.

Zirka 1925 erwarb mein Großvater Hans eine Villa in Berlin-Wilmersdorf in der Binger Straße. In dem Haus kamen die kostbaren Möbel, Bilder und Ostasiatika gut zur Geltung, die aus dem Erbe meines Ur-Großvaters Georg, dem Bruder des Malers Max Liebermann, stammten. Hauptsächlich aber erwarb mein Großvater das Haus deshalb, weil meiner Großmutter der große Kupferwaschkessel im Keller so gut gefiel. Andererseits war ihm ein Einzug in die berühmte ererbte Liegenschaft Tiergartenstraße 4 nicht Recht, da das Haus diesem unbescheiden erschien und es somit vermietet wurde.

Erbaut wurde das Haus von meinem Urgroßvater Georg Liebermann, dem Bruder Max Liebermanns, der sich gerne nach Aussagen meines Vaters über dieses Haus in Renomeelage darstellte. Es war sehr verspielt und prächtig in der Ausgestaltung, es mag einen an ein französisches Schloss an der Loire erinnern…

Georg bewohnte dieses Haus mit seiner Frau Else, der Schwester der Ehefrau Max Liebermanns. Else war im Gegensatz zu ihrem Mann für eine extrem bescheidene Lebensführung bekannt.

Begleitet wurden die Zwillinge beim Spielen im Freien meist von den beiden Hunden Männe und Lux. Seinem Namen Ehre machte der Dackel Männe, damals schon zwölf Jahre alt, trotzdem sehr lebendig und frech. Er war der Liebling meiner Großmutter; ruhte sie nachmittags eine Stunde auf dem Sofa, lag Männe stets an ihrem Fußende, quasi zu ihrer Bewachung. Um ihn zu ärgern, näherten sich die Zwillinge häufig dem Sofa, wurden dann durch ein langsam anschwellendes Knurren, verbunden häufig mit Zähnefletschen, zum Rückzug gezwungen. Typische Dackelmanieren zeigte Männe beim Spazierengehen. Beim Überqueren eines Fahrdammes blieb er mitten auf der Straße liegen, so dass meine Großmutter ihn unter Schimpfen immer auf den Arm nehmen musste, um ihn vor anfahrenden Autos zu schützen. Lux, unser Schäferhund, war dagegen die Gutmütigkeit in Person; er ließ alles mit sich geschehen und wurde niemals böse.

Männe und Lux waren die besten Freunde. Als der Dackel im Alter von vierzehn Jahren an einem Nachmittag plötzlich starb, wurde er bis zum kommenden Morgen in den Keller gelegt. Lux gab seiner Trauer dadurch Ausdruck, dass er während der ganzen Nacht unruhig vor der Kellertür hin und her lief und ständig wimmerte. Durch das frühe Zusammenwachsen mit den beiden Hunden ist meinem Vater die Liebe zu Tieren in die Wiege gelegt worden. Später ist ihm auch klargeworden, dass ein Tier niemals so schlecht sein konnte wie ein Mensch.

Krank waren die Zwillinge in ihrer Kindheit zum Glück nur selten. Bei Erkältungen verabreichte ihnen die Mutter Wadenwickel und Brustumschläge aus Guttapercha. Als zusätzliche Hilfe gab es dann zum Mittagbrot noch eine Taube, der die Mutter wohl eine besondere Heilkraft zuordnete. Kleine Verletzungen beim Spielen wurden wenig beachtet, zumal seine Eltern, speziell mein Großvater, selbst sehr wenig schmerzempfindlich waren.

- **Die Schulzeit**

Die beiden ersten Schuljahre verbrachten die Zwillinge in einer Berliner Privatschule im Westen Berlins. Es waren nur wenig Schüler, im Unterricht herrschte ein angenehmer familiärer Ton. In Erinnerung geblieben sind meinem Vater aus dieser Zeit vor allem die Weihnachtsfeiern; die Kinder konnten gegen ein kleines Entgelt aus Pappe bestehende Figuren der Weihnachtskrippe käuflich erwerben und selbst auf das Krippengelände kleben. Die heiligen drei Könige, Maria und Josef waren die teuersten Figuren, die Schafe und die anderen kleinen Tiere im Stall die billigeren. Die fertige, beleuchtete Krippe erstrahlte in wunderbarem Licht und wurde nach dem Weihnachtsfest an die Schüler verlost.

1930 wurden die Zwillinge auf Empfehlung der Direktorin, weil diese angeblich zu gesund für eine Privatschule waren, auf die 19. Volksschule in der Offenbacher Straße umgeschult. Der wahre Grund war jedoch die deutsch-nationale Einstellung der Privatschulleitung, die zur damaligen Zeit genügend entsprechende Schüler finden konnte. Die Zwillinge fühlten sich in der Offenbacher Volksschule ebenfalls sehr wohl und der Sportunterricht gefiel ihnen besonders gut.

1932 kamen die Zwillinge in die Sexta des Friedenauer Gymnasiums am Meybachplatz. Der erste Direktor – ein bekannter Pädagoge, so mein Vater – wurde circa 1938 durch einen widerwärtigen Kollegen ersetzt, der damals durch das »Rasseamt« der Gestapo quasi eingeschleust wurde. Dieser Mann, der sich als typischer Germane ausgab, sah den Stürmerfiguren des Herrn Streicher sehr ähnlich (fliehende Stirn, Prognathie, Schmierbauch). Zu den Morgenandachten erschien dieser Mann stets in gelber Parteiuniform. Auf dem Schulhof musste ihm ein ergrauter Oberstudienrat mit erhobenem rechten Arm stets die Zahl der in Reih und Glied angetretenen Schüler des Gymnasiums melden. 1940 streuten unbekannte Schüler vor dem Direktoriumszimmer kleine Zettel mit der Aufschrift: »Der Schmierbauch mit der kahlen Platte, sein Anblick stimmt zart und mild, er sieht in der geschwollenen Ratte sein ganz natürlich Ebenbild«. Man konnte meinen, Goethe hätte bei Kenntnis dieses Schulmannes den zweiten Teil des Faust geschrieben, bestände da nicht der beträchtliche Zeitunterschied. Einmal musste mein Vater sich von diesem Herrn auf dem Schulhof sagen lassen, dass dieser später einmal als kleiner »Koofmich« arbeiten könnte, jedoch selbstverständlich als Halbjude nicht studieren dürfe.

Mit fast allen Mitschülern hatte mein Vater bis zum Abitur ein freundschaftliches Verhältnis, kaum einer ließ diesen die zunehmenden NS-Verfolgungsmaßnahmen spüren. Da war zum Beispiel Peter, der Sohn des Direktors der Inneren Mission, oder auch Berthold, genannt »Bofke«, nach den Anfangsbuchstaben seiner zahlreichen Vornamen (Berthold, Otto, Friedrich, Karl), dessen Vater Mitarbeiter des berühmten Tuberkuloseforschers Koch gewesen war. Mit Armin, Sohn eines leitenden Ministerialdirektors, war mein Vater bis zu dessen Tode 1994, befreundet.

Onkel Heinz, 1911 in Berlin geboren, hatte noch als sogenannter Mischling 1. Grades das medizinische Staatsexamen 1934 in Berlin ablegen können, jedoch anschließend auf Grund der NS-Gesetze nicht mehr die vorgeschriebene Medizinalassistentenzeit absolvieren dürfen. Obwohl ihm damals Geheimrat Professor Sauerbruch zum Verbleib in Deutschland riet, da nach dessen Ansicht der »Nazispuk« nur kurze Zeit dauern sollte, arbeitete Onkel Heinz zwei Jahre als Hilfsassistent in der Schweiz, promovierte in Bern 1935 und emigrierte 1936 endgültig nach Südafrika. Dort musste er noch einmal mehrere Semester studieren, konnte dann nach nochmaligem Examen als Pathologe und praktischer Arzt in der Südafrikanischen Union arbeiten.

Das zwischenmenschliche Verhältnis unserer Familie zu der meines Urgroßonkels Max, der als Maler Berühmtheit erlangte, war nach Aussagen meines Vaters seit dem 1. Weltkrieg getrübt. Grund hierfür war nach dem Bericht meines Vaters ein Erlebnis aus dem Jahre 1917. Danach besuchte mein Großvater während seines Fronturlaubes seinen Onkel Max, den jüngeren Bruder seines Vaters in Berlin, erwähnte dabei den bereits damals schon vorausschaubaren ungünstigen Kriegsausgang für Deutschland. Aufgrund seiner Kaisertreue, und wohl auch wegen der gezeichneten Kriegsanleihen, geriet Onkel Max in Wut. Er bezeichnete meinen Großvater als »vaterlandslosen Gesellen« und warf ihn aus dem Haus, das er danach nie wieder betrat. Vielleicht wird sich mein Urgroßonkel Max 1933 beim Einmarsch durch das Brandenburger Tor vom Fenster seines Hauses am Pariser Platz an sein damaliges Verhalten erinnert haben ?, so mein Vater.

Die Entlassung meines Großvaters Hans 1935 auf Grund der NS-Beamtengesetze nach fast 20-jähriger Lehrtätigkeit an der Technischen Hochschule Berlin – und der damit verbundene Zwang zur Untätigkeit sowie die anschließenden diskriminierenden zunehmenden Verfolgungsmaßnahmen, empfand er als Kriegsfreiwilliger des Ersten Weltkrieges mit EK II Auszeichnung besonders schmerzlich, zudem er auch erst nach Kriegsende aus französischer Gefangenschaft entlassen wurde.

Das Lehrpersonal am Gymnasium war hinsichtlich der charakterlichen Beurteilung unterschiedlich einzuordnen. Nach dem Suizid meines Großvaters Hans im September 1938 wegen zunehmender NS-Verfolgungsmaßnahmen sprach meinem Vater der Englischlehrer bei Vermutung der wahren Todesursache sein tief empfundenes Mitgefühl aus, während der Deutschlehrer seine Freude darüber nicht verbergen konnte. Besondere Erschütterung sprach aus einem Beileidsbrief des Chemikers und Nobelpreisträgers Professor Willstätter, der 1939 aus Protest gegen die Judenverfolgungsmaßnahmen Deutschland verließ und in die Schweiz emigrierte.

Die Schulzeit war aufgrund der Repressionen der Zeit extrem schwer. Jedoch gab es auch heitere Momente: Besondere Begeisterung bei Schülern und auch bei Eltern fand zur damaligen Zeit die Aufführung des Gestiefelten Katers, in der Freund Egon die Hauptrolle spielte. Mein Onkel Manfred, ebenso unmusikalisch wie mein Vater, mussten während der Aufführung hinter den Kulissen entsprechende Geräusche, beispielsweise durch das Zusammenschlagen von Topfdeckeln, hervorrufen, um dadurch dem Unwillen des Katers ein besonderes Gewicht zu verleihen.

Mein Vater saß während der Theateraufführung in der letzten Reihe des Schülerorchesters, bemüht, die dritte Geige zu spielen. Besonders peinlich war es ihm, dass davor ein Privatlehrer saß, der das Orchester zusätzlich verstärken sollte. Dieser Herr drehte sich immer zu meinem Vater um, verzog sein Gesicht zu einer missmutigen Miene, sobald dieser einen falschen Ton spielte und letztlich nur noch leere Seiten zu streichen wagte.

Die schriftlichen Abiturarbeiten mussten mein Vater, auch Banknachbar Egon, ein späterer Bundesminister, in allen Fächern wiederholen, weil ein wenig intelligenter Schüler in der Mathematikarbeit neben richtigen Ergebnissen falsche Rechnungen abgegeben hatte.

■ **Die Lehre**

Nach dem Abitur gelang es meinem Vater mit großer Mühe, eine kaufmännische Lehrstelle in einer kleinen Werkstatt im zweiten Hinterhof an der Jannowitzbrücke zu erhalten. Dort musste dieser acht Stunden täglich, auch sonnabends, eine sogenannte Ormig-Maschine bedienen, d. h. laufend Fotokopien anfertigen. Eine mehr den Geist tötende Arbeit auf Dauer konnte sich mein Vater nicht vorstellen. Einer höflichen Bitte nach zwei Monaten, diesem eine andere Tätigkeit zuzuweisen, kam der Firmenchef unter Hinweis auf seinen anerkannten

Rüstungsbetrieb unmissverständlich mit drohenden ernsten Konsequenzen nicht nach. Schließlich setzte sich der Onkel eines Schulfreundes, ein leitender Entwicklungsingenieur eines großen Betriebes, für meinen Vater ein und verschaffte diesem in den Askania-Werken in Berlin, selbst gegen die ablehnende Haltung des Ausbildungsleiters, eine Lehrstelle. Bei der Vorstellung ließ der Direktor der Gesamtbuchhaltung offen seine NS-ablehnende Einstellung erkennen, nachdem dieser ihm nicht mit dem sogenannten »deutschen Gruß«, wie damals üblich, sondern mit einem »Guten Morgen« begrüßt hatte. Auch einige Leiter anderer Abteilungen, die er als Lehrling durchlaufen musste, waren ebenso gesonnen. So hatte zum Beispiel der Chef des Versicherungswesens unter seinem Schreibtisch eine Landkarte versteckt, auf der er mit kleinen roten Fähnchen den tatsächlichen Verlauf der deutschen Frontlinien einzeichnete, den er am Vorabend im englischen Sender erfahren hatte. 1943 wurde der Kaufmännische Leiter durch einen SS-Führer abgelöst, der offensichtlich die Belegschaft nach NS-Gegnern durchforsten sollte. Eines Tages konnte mein Vater ein größeres Loch in der Holztrennwand einer Toilette feststellen. Später erfuhr er, dass ein Angestellter auf dem ausgesägten Holzstück schriftlich auf die drohende Niederlage Deutschlands und den verbrecherischen Führer hingewiesen hatte. Nach graphologischer Auswertung durch die sogenannte Abwehrabteilung soll der Schreiber erkannt und wegen defätistischer Äußerungen hingerichtet worden sein.

▪ Der Nationalsozialismus

Zusätzlich überschattet wurde die oft trostlos erscheinende Zeit für die Familie Liebermann von der ständigen Angst vor einer Deportation, sollten den Nazis die Vernichtung der Volljuden nicht mehr genügen und sie weitere »Schuldige« für ihre Verbrechen benötigen.

Doch gab es damals auch immer wieder Menschen, die einen aufrichteten und Mut machten. An erster Stelle nannte mein Vater seine Mutter Clara. Nach dem Freitod meines Großvaters 1938 war diese nie ganz frei von Depressionen. Zutiefst erschüttert war diese nach der Trauerfeier auf dem Jüdischen Friedhof Berlin-Schönhauser Allee darüber, dass die langjährigen Arbeitskollegen meines Va-

ters – wohl nach entsprechender Empfehlung des damaligen Direktors der TH Berlin ihrem Mann nicht die letzte Ehre zu erweisen wagten, aus Angst, von der Gestapo beobachtet zu werden.

Neben der Familie nahm als einziger weiterer Trauergast an der Urnenbeisetzung meines Großvaters auf dem jüdischen Friedhof Berlin der Zahnarzt der Familie, Herr Dr. Stein, teil. Dieser freundliche und aufrichtige Mann verehrte meinen Großvater sehr und erschien aus persönlicher Anteilnahme. Ihm waren die Verfolgungsmaßnahmen zuwider.

Aufgrund seiner nominellen Parteibuchzugehörigkeit musste sich dieser Mann nach Kriegsende vor einem amerikanischen Kriegsgericht in Berlin zwecks der sogenannten Entnazifizierung verantworten. Mein Vater fühlte sich dazu verpflichtet, das Gericht auf das mutige Verhalten des Dr. Stein im Gegensatz zu dem ängstlich kleinmütigen Benehmen sogenannter Honoratioren der Technischen Hochschule Berlin hinzuweisen.

Meine Großmutter war immer bemüht, den Kindern das Leben so angenehm wie möglich zu gestalten und berechtigte Sorgen klein erscheinen zu lassen. Ihre eigene Jugend hatte sie relativ bescheiden erlebt. Sie war das jüngste von 13 Kindern einer Handwerkerfamilie aus Königswusterhausen. Das fehlende Wissen wurde durch Güte und einen gewissen »Mutterwitz« ausgeglichen. Vor allem war ihre Haltung durch einen unerschütterlichen Glauben an Gerechtigkeit bestimmt. Die anfangs zahlreichen Blitzsiege der Jahre 1940/41 konnten sie nicht von ihrer Überzeugung abbringen, dass letztlich Hitler – wie jedes totalitäre System – zugrunde gehen müsse. Sie lebte etwas vereinsamt in Erinnerung an meinen Großvater, mit dem sie eine sehr glückliche Ehe geführt hatte. Nur konnte sie es nicht verstehen, dass sich ihr Ehemann, wie viele seiner Kollegen, nicht zur Auswanderung der Familie entschließen konnte, obwohl er als bekannter Chemiker, Sohn und des Großindustriellen Georg Liebermann, Neffe von Max Liebermann und Cousin von Walter Rathenau, entsprechende Auslandsangebote erhalten hatte und auch über größere finanzielle Mittel verfügte. Seinerzeit konnte er es sich einfach nicht vorstellen, dass man ihm, als Frontkämpfer und Kriegsfreiwilligem des Ersten Weltkrieges, durch das Arbeitsverbot das Le-

20

ben »unwert« machte. In seinem Abschiedsbrief an meine Großmutter – am Abend vor seinem Tod hatte die Familie noch gemeinsam Rommé gespielt – bedankte er sich für die glückliche Zeit mit Frau und Kindern, hegte die vage Hoffnung, durch seinen Tod uns vielleicht das Leben etwas zu erleichtern. Materiell hat es der Familie meines Vaters trotz der schwierigen NS-Zeit nie ernsthaft an etwas gemangelt.

Klar wurde meinem Vater, dass man erst in der Bedrängnis die wahren Freunde erkennt und sie zu schätzen weiß und ist auch für Erlebnisse dankbar, denen man sonst kaum Beachtung geschenkt hätte.

Schwere Zeiten in Arbeitsdiensten brachten die Zwillinge kreuz und quer durch Deutschland. Kurz vor Kriegsende verließen mein Vater und mein Onkel ein Versteck und meldeten sich bei dem Restteil der Organisation Todt in dem nahegelegenen Wuppertal-Wichlinghausen und wurden dort zusammen mit einigen Leidensgenossen nach knapp einer Woche befreit. Diesen Tag, als amerikanische Soldaten erstmals die Straßen durchquerten, haben diese nie vergessen. Die Angst war geschwunden, beide konnten erstmals wieder frei atmen. Damals wurde beiden bewusst, dass nur der den Wert der Freiheit zutiefst empfinden kann, der einmal unfrei war.

Bei deren weiterer Heimmarsch nach Berlin mussten sie bei Dessau-Rosslau den Fluss Mulde überqueren. Sie waren dabei auf ein Ruderboot angewiesen, das von einem russischen Soldaten geführt wurde; diesem musste mein Onkel Manfred als Entgelt seine wohlbehütete goldene Armbanduhr von Patek Philippe aushändigen. Der Soldat nahm diese nur recht widerwillig an, eine billigere, große, blecherne Taschenuhr wäre ihm weit willkommener gewesen.

Nachdem beide glücklich festen Boden unter den Füßen hatten, begaben sie sich spät abends auf einen Hof mit der Bitte um eine Schlafstelle, die ihnen auch gewährt wurde. Allerdings mussten sie sich hierfür als sogenannte Stallbewacher verpflichten, das heißt, beide sollten das Vieh, insbesondere Schweine und Kühe, vor dem Übergriff von der in der Umgebung lagernden Zwangsarbeiter beschützen. Beide sagten zu, obwohl klar war, dass beide einen Zwischenfall nicht hätten verhindern können. Zusätzlich stellte der Hofbesitzer noch zwei

alte Männer ebenfalls als Stallwachen ein. Beköstigt wurden alle vier am Abend mit insgesamt 30 circa 5 Mark Stück großen Eierkuchen.

Auf Umwegen gelangten beide auf dem Schienenweg langsam zuckelnd auf dem Dach eines Gepäckwagens in die fast völlig zerstörte deutsche Hauptstadt, mussten auf das Kommando »Achtung Brücke« nur schnell die Köpfe einziehen, um nicht kopflos ans Ziel zu gelangen. Beide konnten nach Einholung von Auskünften schließlich den Aufenthalt der Mutter erkunden, die nach Beendigung ihrer Evakuierung nach Jakobsdorf bei Frankfurt/Oder schließlich ein möbliertes Zimmer in einer unzerstörten 5-Zimmer-Wohnung in Berlin-Wilmersdorf erhalten hatte, da die Wohnung in der Kaiserallee 24 total ausgebombt worden war. Alle waren glücklich, dass die drei wenigstens in Berlin übrig geblieben waren.

- **Nach dem Krieg**

Sein verspätetes Medizinstudium konnte mein Vater im Frühsommer 1945 nicht beginnen, da die Berliner Universität noch nicht wieder geöffnet hatte. Um eine damals lebensnotwendige Lebensmittelkarte zu erhalten, bemühte er sich um Arbeit, wandte sich anfangs deshalb an die englische Heilsarmee, wurde von einer freundlichen, nicht gerade untergewichtigen englischen Lady interviewt und wohl auf Grund seiner Englischkenntnisse und des positiven Eindrucks als sogenannter Hilfskellner und Betreuer eines Schäferhundes eingestellt. Auf dem Nachhauseweg traf mein Vater einen Schulfreund, der ihm eine in Wohnnähe gelegene Arbeitsstelle in einem Lehrlingsheim (Mossestift) als Hilfserzieher anbot. Er sagte zu, schickte am nächsten Tag seinen Zwillingsbruder zur Heilsarmee. Der Personenwechsel wurde nie bemerkt.

Im Herbst 1945 vermittelte meinem Vater ein Bekannter eine Stelle als Praktikant in der Lucae-Apotheke, die quasi als einziger Laden in Unter den Linden, nicht weit entfernt vom Brandenburger Tor, den Bombenangriffen einigermaßen standgehalten hatte. Das gefiel ihm sehr, zumal die dortige Tätigkeit seinen späteren Berufswünschen etwas näher kam als die Beschäftigung im Lehrlingsheim. Während Dach und Wände der Apotheke große Bruchstellen aufwiesen, waren die Tonnengewölbe im Keller gut erhalten, enthielten noch die alten Gefäße mit Tinkturen und Ölen. In kurzer Zeit musste er sich, so gut es ging, das Wissen über die gängigen Pulver und Tinkturen aneignen, da die Apothekerin selbst in ihrem Büro am Ende der Apotheke in ihrem kleinen, mit Zigarettenrauch geschwängerten Büro meist mit russischen Ärzten über die zu liefernden Medikamente verhandelte.

Begehrt waren im Winter 1945 besonders Hustensäfte, Aufputschmittel (zum Beispiel Koffeinpulver) und Heilsalbe, die er – häufig bei null Grad, da keine Heizung vorhanden war – eingemummt in zwei Pullover und Gummistiefel, mit Unterstützung einer sogenannten Kochhexe und einem Bunsenbrenner herstellen musste. Die in der Apotheke erworbenen Kenntnisse, vermittelt durch die sehr couragierte, einfühlsame und immer hilfsbereite voll approbierte Apothekerin, verhalfen meinem Vater 1952 im Pharmakologie-Examen zur Note »sehr gut«, da dieser dem Professor zu seinem Erstaunen als Mediziner genau die Herstellung von Atropinzäpfen beschreiben konnte.

Von 1943 bis 1946 wechselte mein Vater unzählige Male, teils freiwillig, teils unfreiwillig, seinen Wohnsitz in Berlin. Nach dem Suizid meines Großvaters 1938 wollte meine Großmutter nicht mehr in dem Haus Binger Straße wohnen, nahm im selben Jahr mit den Zwillingen eine Wohnung in der Kaiserallee 24. Die Vorderfront wurde 1943 durch Bombenangriffe total zerstört. Zum Glück befand sich der Luftschutzkeller im Hinterhaus, das zum größten Teil den Bomben standgehalten hatte, so dass meine Großmutter gerettet werden konnte.

Mein Großvater und seine Schwester Eva Köbener erhielten unter anderem als Erbe vom ihrem Vater Georg Liebermann das Berliner Hausgrundstück Tiergartenstraße 4, das nach der sogenannten Machtergreifung durch NS-Behörden quasi beschlagnahmt worden war. Anfangs hauste dort die SA-Obergruppe Röhm, die wenig später durch die SS im bayrischen Raum wegen angeblicher homosexueller Verhaltensweisen liquidiert wurde. Verschiedene NS-Behörden bevölkerten anschließend den Prachtbau Tiergartenstraße 4 mit über 20 Zimmern, wofür meine Großmutter eine monatliche Miete von 600 Reichsmark erhielt. 1941 wurde in diesem jüdischen Besitz die berüchtigten, so genannten »Aktion T4« ins Leben gerufen, bei der es sich um die organisierte, raffiniert betriebene

Ermordung von weit mehr als 100.000 Psychiatriepatienten und Kranken handelte, die seinerzeit als unangepasst und lebensunwert bezeichnet wurden. Die medizinische Leitung der »Aktion T4« lag seinerzeit in den Händen von Werner Heyde, einem namhaften Ordinarius für Psychiatrie aus Würzburg.

Mein Vater hat es immer besonders erschüttert, dass die T4 Aktion ihren Ursprung in seinem eigenen miterbten Haus ihren nahm. Die T4 Aktion hat er immer auf Schärfste verurteilt und sich gefragt, warum so etwas durch Ärzte überhaupt initiiert werden konnte.

Das Hausgrundstück Tiergartenstraße 4 wurde im Krieg endgültig durch die Nationalsozialisten enteignet. Meine Großmutter, so genannte Arierin, erhielt als Erbin quasi als Äquivalent dafür ein Haus in Berlin-Steglitz in der Schlossstraße überschrieben, das ebenfalls aus jüdischem Besitz stammte und nach dem Krieg zu Recht dem ehemaligen Besitzer zugesprochen wurde. Eine finanzielle Entschädigung wurde der Familie Liebermann für den Verlust des Grundstücks Tiergartenstraße 4 nach dem Krieg gewährt. Heute befindet sich dort auf dem Gelände ein Teil der Berliner Philharmonie.

● **Psychiatrie als Passion**

Die aufgeführten Details zeigen, dass die ersten 25 Jahre im Leben meines Vaters aufgrund des politischen Drucks nicht gerade einfach für einen Heranwachsenden waren. Dieser hat die Entwicklung maßgebend beeinflusst. Insbesondere das »nichts sagen dürfen« ab circa 1938 fiel ihm als einem Heranwachsenden und frei erzogenen Menschen sehr schwer.

Mein Vater studierte von 1946 bis 1951 Medizin an den Universitäten Berlin und Erlangen, wo er auch promovierte. Zur psychiatrischen Facharztausbildung empfohlen hatte meinen Vater Herr Prof. Leibbrand aus Erlangen, der Lehrstuhlinhaber zur Geschichte der Medizin war und bei dem mein Vater während des Studiums zwei Jahre zur Untermiete wohnte. Dieser wird wohl seine Neigung hin zur Psychiatrie erahnt haben.

Erste Gehversuche als Psychiater machte mein Vater im Berliner Westend-Krankenhaus Ende der 1950iger Jahre bei Prof. Stender. Seine nächsten Gehversuche folgten im Hamburger Krankenhaus

Ochsenzoll bei Prof. Büssow. Abschließend folgte eine neurologische Ausbildung im Hamburger Heidberg-Krankenhaus bei Prof. Döring. Später arbeitete er als psychiatrischer Facharzt bei der Landes- und Bundesversicherungsanstalt.

In Gesprächen wiederholte mein Vater oftmals, dass er sich durch die eigene psychiatrische Weiterbildung selbst besser erkannt und verstanden hat. Durch die Patienten und Krankheiten ist es ihm oft gelungen, eine noch bessere Selbsterkennung zu erlangen. Es gab einige seiner Patienten, für die eigentlich nichts anderes als sein persönlicher Rat galt und woran das eigene, durch Krankheit gezeichnete Leben, ausgerichtet wurde.

Andererseits hatte mein Vater Menschen immer mit ganz besonderem Engagement geholfen, die von der Umwelt aufgrund deren Penetranz und Präsenz vielmals abgelehnt wurden, weil er vielleicht einer der ganz wenigen war, der diesen zuhören und oftmals auch mit medizinischem Rat helfen konnte. In dieser Hilfe hat er für sich eine Erfüllung gefunden. Er war ein leidenschaftlicher Psychiater, vielleicht wegen und trotz der Geschichte.

Spurensuche

Dr. med. Lieselotte Mahler

Tätigkeit Dr. med. Lieselotte Mahler ist Oberärztin an der Psychiatrischen
Universitätsklinik der Charité im St. Hedwig-Krankenhaus in
Berlin. Sie leitet eine allgemeinpsychiatrische Akutstation und
eine gerontopsychiatrische und -psychotherapeutische
Tagesklinik. In psychoanalytischer Weiterbildung am BIPP
(Berliner Institut für Psychoanalyse und Psychotherapie).

Vita 35 Jahre, geboren in Kassel; 1995 – 1996 Einjähriges Pflege-
praktikum im St. Louis Hospital, Jerusalem, Israel, 1996 – 2004
Medizinstudium an der Martin-Luther Universität Halle,
Freien-Universität Berlin und Humboldt-Universität zu Berlin,
2001 – 2003 Studentische Mitarbeitern in der Forschungsgruppe
AG Ikonomidou im Neurowissenschaftlichen Forschungszentrum
(NWFZ) der Charité, Berlin. 2005 Promotion »Sauerstofftoxizität
im unreifen Gehirn – Einfluss auf die Expression von apopto-
tischen Genen, Wachstumsfaktoren und Zytokinen« an der
Humboldt-Universität zu Berlin; Stationen: seit 2005 in Berlin

Ehrenamt seit 2009 stellvertretende Vorsitzende und Mitbegründerin des
DGPPN-Referates »Sexuelle Orientierungen in Psychiatrie und
Psychotherapie«

Familie in Lebenspartnerschaft, mit Freundes- und Familienkreis lebend

Freizeit Reisen, Photographie, Politik, Geschichte, Literatur, Ethnologie,
Theater, Musik, moderne Kunst, Film und Sport

Motto Die Zukunft war früher auch besser. (Karl Valentin)

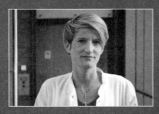

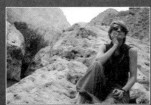

- **Am Anfang steht die Psyche**

Psychiaterin wollte ich eigentlich nie werden und bis zu meinem ersten Arbeitstag, an dem ich das erste Mal eine psychiatrische Station überhaupt betrat, hatte ich keinerlei Bezug zur Psychiatrie. Scheinbar. Bei genauerer Betrachtung stimmt dies natürlich nicht und die (roten) Fäden zur Psychiatrie begannen sich schon früh zu knüpfen. Diese Aussage und Sinngebung kann man naturgemäß so nur retrospektiv machen.

Aus meiner Sicht stand die psychiatrische Betrachtungsweise vor allem für etwas Sinn- und Seelenentleertes, in der psychische Phänomene akribisch aus der komplexen Matrix Mensch isoliert, kategorisiert und möglichst Psyche fern an Neuronennetze aufgehangen werden. Aus den statistisch errechneten schön leuchtenden Arealen in transparent ästhetischen Hirnhemisphären wurden simple und häufig paralogisch-anmutende Erklärungsmodelle gebaut. Ein Lego-Baukasten für Psychosen, Depressionen, Persönlichkeitsstörungen und mehr noch für Empathie, Aversion, Ängste, Aggressivität und sogar für den »freien Willen«. Leider blieben es in Form und Farbe sehr einfache und letztendlich in ihrer Anzahl sehr beschränkte Bausteine, die nur unterschiedlich aufeinander gestellt wurden. Die Welle der möglichst menschsterilen, »evidenzbasierten«, Botenstoff abhängigen Psychiatrie war auf dem Höhepunkt und drohte ihren eigentlichen Gegenstand, die Psyche selbst, wegzuschwemmen. »Atemlos« wurde der Psyche der letzte «Hauch” Seele genommen. Im Grunde wäre es an der Zeit gewesen die »Psych-iatrie« in »Neurobio-iatrie« umzubenennen. Erklärend sei hier erwähnt, dass sich der Begriff Psychiatrie aus dem Wort Psyche (Seele) und iatrós (Arzt) zusammen setzt und etwa Seelenheilkunde bedeutet. Ursprünglich bedeute das altgriechische Wort Psyche (ψυχή) Atem oder Hauch. Die Neurobio-logie (logós : Lehre) ist wider rum die Wissenschaft von Aufbau und Funktionsweise des Nervensystems auf systemischer, zellulärer und molekularer Ebene.

Im übertragenen Sinne konnte mein Interesse an Hermeneutik und (Inter-) Subjektivität als Metallteil im mächtigen Psychiatrie-Kernspinapparat nur eine absolute Kontraindikation für eine psychiatrische Laufbahn bedeuten. Dennoch habe ich von außen betrachtet sehr linear zur Psychiatrie ge-

funden. Im eigenen Erleben eher im Zick-Zack und mit Umwegen.

- **Vor dem Tod sind alle gleich und bis zu einem gewissen Grad gesund**[1]

Nach dem Abitur arbeitete ich in einem Sterbehospiz in Jerusalem. Es liegt vor den Toren der Altstadt mit ihren Heiligtümern der großen Weltreligionen, sowie genau auf der Grenze zwischen dem neuen jüdischen (West-) Teil und dem neuen arabischen (Ost-) Teil der Stadt. Dahinter erstreckt sich das Viertel Mea Schearim, in dem die osteuropäische »Stetl-Kultur« weiterlebt und die Zeit scheinbar stehen geblieben ist. Geographisch gesehen liegt dieses Hospiz also im Schnittpunkt der Religionen, der Zeitschichten und des Nahost-Konfliktes. Im Hospiz selbst setzte sich dies fort in einer bunten Mischung aus Sprachen, Ethnien und Lebensgeschichten: Holocaust-Überlebende aus unterschiedlichen europäischen Ländern, Miterbauer des Staates Israel, Neubürger, Sephardim, Ashkenasim, arabische Israelis und Palästinenser, sowie die dement gewordenen Nonnen des französischen Konvents, der das Hospiz betreibt.

Vor den Türen des Hospizes wurde zu dieser Zeit die erste wirkliche Hoffnung auf einen Frieden im Nahen Osten, die 1994 mit der Verleihung des Friedensnobelpreises an Arafat, Perez und Rabin ihren Höhepunkt fand, nachhaltig vernichtet. Zunächst erschoss ein radikaler Zionist Rabin und danach gaben palästinensische Extremisten der Hoffnung und den Friedensplänen den Rest, in dem sie einen Selbstmord-Anschlag nach dem anderen verübten. Die viel(ge)schichtigen Traumatisierungen, aber vor allem deren Überleben und Verarbeitung im Innen und Außen des Hospizes, waren eine intensive und prägende Erfahrung für mich.

Welche Grunderkrankungen die einzelnen hatten und in welchen Symptomen sie sich äußerten, war nicht das, was mich zu diesem Zeitpunkt direkt interessierte. Es interessierten mich die Biographi-

---

1 Frei nach Aaron Antonovsky: »Wir sind alle terminale Fälle. Aber so lange wir einen Atemzug Leben in uns haben, sind wir alle bis zu einem gewissen Grad gesund«. (Antonovsky, A. 1989, Die salutogenetische Perspektive: Zu einer neuen Sicht von Gesundheit und Krankheit. Meducs 2, 51-57)

21

en und eben dieses spannende Zusammenwirken von Traumatisierung und Traumaüberwindung, bzw. -verarbeitung. Ich war fasziniert davon, wie stark »die Psyche« immer wieder versucht, einen Zustand zu erreichen, der trotz katastrophischer Ereignisse eine individuelle Erträglichkeit schafft und damit ein Überleben ermöglicht. Vor allem beeindruckte mich die Vielfalt und Flexibilität von Kompensationsmechanismen und Anpassungsvorgängen in Verbindung mit den je individuell vertrauten Mustern, deren Spuren immer wieder auf einen (traumatischen) Ausgangspunkt weisen. Ich beobachtete diese (familiären und gesellschaftlichen) Dynamiken und Phänomene nicht in einem primär »deklarativen« Modus, sondern eher in der Form eines »Theorie-naiven« Erspürens, was eine wichtige Grundlage für meinen psychiatrischen Werdegang bildete. Nachträglich können die vielen Begegnungen und Erfahrungen im Hospiz noch einmal ganz anders von mir verstanden werden und eine Erklärung dafür liefern, warum ich die Zeit im Hospiz, trotz der in vielerlei Hinsicht schweren Arbeit, als eine sehr leichte und freudvolle erlebt habe. Ich erfuhr, dass Realitäten unter anderem negiert wurden, in dem sie nicht ausgesprochen wurden – damit das Unerträgliche als erträglich erlebt werden konnte. Das »non-verbale« Geschehen innerhalb der vielen unerträglichen und leidvollen Schicksale im Hospiz ermöglichte einen Umgang, bzw. auch ein Umgehen des real Unerträglichen.

▪ Sprachlos

Im Hospiz ergab sich z. B. eine interessante eigene Lösung des scheinbar unüberwindbaren Konflikts zwischen Juden und Arabern, die man mit dem Satz umschreiben könnte: »Vor dem Tod sind alle gleich«. Zum ersten Mal wurde mir dies durch folgende Begebenheit deutlich: Ein orthodoxer Jude musste sich, da es nicht anders möglich war, ein Zimmer mit einem orthodoxen Moslem teilen. Beide lagen im Sterben. Am Anfang kamen die Familienmitglieder regelmäßig zu uns und forderten eine Veränderung dieser für sie und ihre Religion unerträglichen Situation. Als ihnen allmählich klar wurde, dass dieses nicht ermöglicht werden konnte, fanden beide Familien eine Lösung miteinander. Man sprach Zeiten ab, an denen nur eine Familie

im Zimmer anwesend sein sollte, und teilte sich so den Tag auf. Inwieweit dies tatsächlich verbal kommuniziert wurde, blieb unklar. Die arabische Familie sprach kein Hebräisch, die jüdische Familie kein Arabisch und beide sprachen kein Englisch. Man sah sie auch nie miteinander reden. Aber so wurde es eines Tages »plötzlich« praktiziert. Bald konnte man beobachten, wie beide Familien begannen, sich auch um den Sterbenden der anderen Familie zu kümmern. Ihm zu essen zu geben, Wasser zu verabreichen oder uns zu holen, wenn er unter Schmerzen litt. Dies geschah ganz unscheinbar von beiden Seiten und gleichsam »sprachlos«.

▪ Das unsichtbare Dritte

Die jungen Menschen, die in dem Hospiz damals starben, starben an AIDS. Auch die erfolgreiche und wunderschöne einundvierzigjährige Frau Shlomit, deren Mann sich bei einer holländischen Prostituierten mit HIV infizierte und sie dann angesteckt hatte. Dies kam durch eine Schwangerschaft ans Licht. Das Kind wurde abgetrieben. Als sie bei uns starb, war der Ehemann bereits zwei Jahre tot. Ihre Eltern waren jeden Tag bei ihr. Es war deutlich, wie sehr sie mit dem Leben »abgeschlossen« hatte. Sie redete kaum, klagte nie, einer wirklichen Kontaktaufnahme verweigerte sie sich. Sie sah uns nicht und wollte nicht von uns gesehen werden. Ihre 9-jährige Tochter, die aus der Ehe vor der HIV-Infektion stammte und deren Bilder wie Ikonen aus der »heilen Zeit« das Krankenzimmer schmückten, kam selbst nie zu Besuch in das Hospiz. Die Eltern von Frau Shlomit fungierten als Mittler zwischen ihr und ihrer Tochter, trugen sehr lebendig und voller großer Gesten Grüße, Bilder, Geschenke und Geschichten zwischen ihnen hin und her. Sobald dies vorbei war, schwiegen sie alle wie erloschen, und rasch erfolgte die Verabschiedung. Es war ein Zustand von spürbarer Ratlosigkeit, Wut, Scham, Verzweiflung und Resignation, der direkten Kontakt nicht möglich werden ließ. Es wurde »beschwiegen« und so bis zu einem gewissen Grade erträglich. Die neunjährige Tochter fungierte gleichsam als das verbindende unsichtbare Dritte, das Kommunikation überhaupt möglich machte.

Eine andere Methode, mit der Scham über eine HIV-Infektion umzugehen, entwickelte die jüdisch-afrikanische Familie des 29 jährigen Herrn

Negasi aus Äthiopien, die erklärte, er habe seine HIV-Infektion aus einem Fluss in Äthiopien, so wie alle AIDS-Kranken dort. Die bedrohliche Wahrheit blieb als unsichtbares Drittes im »Non-Verbalen«, während die Erträglichkeit durch eine »schamlose« (V)erklärung geschaffen wurde.

Interessanterweise litten vor allem die arabischen Mitarbeiter im Hospiz unter einer irrationalen Angst vor AIDS. Pflege und auch Putz- und Küchenpersonal mieden die Zimmer der AIDS-Kranken. Wenn sie diese dennoch betreten mussten, zogen sie sich doppelt und dreifach Hauben, Mundschutz, Handschuhe und Kittel an, was sonst eher vernachlässigt wurde. Sie sahen damit aus, als seien sie aus panikmachenden Science-Fiction-Filmen entsprungen. Dieses Verhalten verstärkte die zur dieser Zeit ohnehin extreme Stigmatisierung und Ausgrenzung von HIV-Infizierten und »entmenschlichte« die betroffenen Menschen noch zusätzlich. Aber eine von mir deswegen durchgeführte aufklärende Fortbildung für die Hospiz-Mitarbeiter zu HIV und Risiken der Ansteckung hatte darauf kaum Auswirkung. Zu un-heimlich erschien das unsichtbare Dritte.

- ■ **Un-heimlich**

Wie sehr das Un-heimliche mit dem Heimelig-Heimatlichen (vgl. Sigmund Freud »Das Unheimliche«, 1919) verbunden ist zeigten z. B. die Eltern der 45-Jährigen an MS erkrankten Frau Noam, beide in Frankfurt am Main geboren, die untereinander und mit ihrer Tochter immer Deutsch, mit uns aber nur Englisch sprachen. Dabei waren sie im Kontakt zu uns »Deutschen« sehr dankbar, nie unhöflich oder weniger nett im Vergleich zu den nicht-deutschen Volontären. Diese fast unmerkliche Reaktion des Ehepaares auf mein Deutschsein sollte in diesem Jahr in Israel trotz und gerade wegen ihrer Feinheit das Wirkungsvollste für mich sein.

Herr Ernst stammte aus Kassel, meiner Geburtsstadt, und war einer der letzten, der aus dieser Region der Shoah entfliehen konnte. Er liebte die deutsche Sprache und Kultur sowie die Kasseler Wilhelmshöhe mit ihrer Herkules-Statue. Jeden Tag, wenn ich bei ihm war, bekam ich von ihm etwas aus der deutschen Literatur rezitiert. An meinem letzten Arbeitstag sagte er beim Abschied:

»Wenn Sie mal wieder auf dem Herkules sind, spucken Sie runter und denken Sie an mich«.

- ■ **Trotzdem lachen**

Dr. Halpern überlebte den Holocaust nach eigenen Angaben dank ihrer stahlblauen Augen, ihrem hellblonden Haar und einem mutigen Kloster, das sie als Novizin tarnte und versteckte. Zusätzlich zu meinen normalen Diensten machte ich häufig extrabezahlte Nachtdienste bei ihr, weil in den Nächten die Ängste kamen. Aufgrund meines Namens hatten wir häufig über Gustav Mahler gesprochen, und wenn ich nachts bei ihr war, brachte ich meinen CD-Player mit kleinen Boxen mit und wir hörten beide den 4. Satz aus Mahlers 5. Sinfonie, den wir für **den** Mahler Sinfoniesatz schlechthin hielten. In diesen Nächten erfuhr ich viel von ihr, z. B. wie sie im Kloster fast entdeckt wurde, als die SS zu Besuch war, die darauf bestand, dass ausgerechnet sie das Tischgebet sprach, sie aber das »Vaterunser« nicht konnte. Im Hospiz war sie eines Morgens fest davon überzeugt, jemand habe ihre Fische zu Hause gestohlen (sie war seit mehreren Jahren nicht mehr in ihrer Wohnung gewesen). Als die Sozialarbeiterin des Hospizes meinte, dass sei doch gar nicht so schlimm, ihr habe man gestern das Auto gestohlen, erwiderte Dr. Halpern belehrend: »Das macht doch Sinn! Aber wer bitte klaut denn Fische?« Sie war in Israel eine der ersten und bekanntesten Pädiater/innen und hatte einen sehr starken Humor, der sie mit ihren Ängsten und ihrem demenziellen Prozess umgehen ließ.

Auch später in meiner psychiatrischen Laufbahn faszinierte mich immer wieder der Humor als eine der wesentlichen Ressourcen der Psyche, wie bei einer älteren Dame auf einer meiner späteren psychiatrischen Stationen, die meinte, sie müsse dringend nach Hause, unter anderem, um einmal wieder ihre Eltern zu besuchen, die sie in den letzten Tagen viel zu sehr vernachlässig habe. Ich fragte sie darauf hin, wie alt sie denn sei, was sie mit einem lapidaren: »Ach, doch... auch schon älter. So 40 oder 50 Jahre« beantwortete. Ich erwiderte: »Aber Frau Werner sie sind doch schon 84«, worauf sie völlig überrascht und empört meinte »Was?!? Und dann muss ich noch arbeiten?« Wir mussten beide lachen.

21

Ich lernte, dass der Humor zum einen als Kommunikationsschlüssel von unschätzbarem Wert ist. Gerade in Situationen, in denen Menschen durch ein psychotisches Erleben ihre Beziehung zum Außen verlieren, ist die humorvolle Interaktion als deeskalierendes und Vertrauen schaffendes Element oft noch möglich. Eine humoristische Kommunikation ist naturgemäß von beiden Seiten gleichermaßen getragen und verstanden und ermöglicht so eine gesunde Begegnung jenseits der durch die psychische Erkrankung beeinträchtigten Interaktion. Zum anderen ermöglicht der Humor dem Individuum auch selbst zu schwersten und traumatisierendsten Situationen in Distanz zu gehen und eine gewisse Bewältigung möglich zu machen. Sigmund Freud schrieb dazu in seiner Abhandlung über den Humor:

» Das Ich verweigert es, sich durch die Veranlassungen aus der Realität kränken, zum Leiden nötigen zu lassen, es beharrt dabei, das ihm Traumen der Außenwelt nicht nahegehen können (...).« Es ist »die humoristische Einstellung, durch die man sich dem Leiden verweigert« und »die Unüberwindlichkeit des Ichs durch die reale Welt betont (...) «.[2]

■ **Gesundes Krankhaftes auf Augenhöhe**
Nach Israel stand mein Entschluss fest, auf keinen Fall Medizin zu studieren. Ich wollte etwas »Kreativeres«, »Intellektuelleres« und »Menschennäheres« beginnen. Die Ärzte, die ab und an im Hospiz vorbei gekommen waren, schienen mir, in größtmöglicher Distanz zum Menschen, alleinig den Krankheitsaspekt zu fokussieren und den Rest resignativ aufzugeben. Dennoch nahm ich dann das Medizinstudium auf, das ich mit einer molekulargenetischen neuropädiatrischen Promotion abschloss, und während mein Interesse an der Neurologie wuchs, war ich plötzlich in der Psychiatrie gelandet. Es war, wenn man so will, eine große Liebe vom ersten Augenblick an, aber eine durchaus kritische. Lange dachte ich, die Spaltung zwischen Psychiatrie und Psychotherapie (wie auch zwischen den einzelnen Richtungen in der Psychotherapie selbst) sei unumgänglich und irgendwann müsse

man sich zwangsläufig für eine Methode entscheiden. Es schien sich überwiegend um zu konträre Haltungen, Menschenbilder, Sicht- und Arbeitsweisen zu handeln, die sich nur schwer vereinbaren ließen. Bald begann ich aber zu merken, welch unschätzbares Potential gerade in der Vielfältigkeit der verschiedenen Sichtweisen und deren Verbindungen liegt. Es faszinierte mich, die unterschiedlichen »Werkzeuge« der psychiatrischen und psychotherapeutischen Therapien kennen, kombinieren und in individueller Feineinstellung benutzen zu lernen und sich die durchaus unterschiedlichen Theorien und Forschungsergebnisse anzueignen, »auszulesen« und sinngebend zu integrieren. Beides zu praktizieren bedeutet auch die Bandbreite von akuter Notfallmedizin bis hin zur nachhaltigen Therapie abdecken zu können. Die Lehrtherapie ist dabei eine aus meiner Sicht unabdingbare Grundlage. Erst der Grundsatz »Kenne deinen Nächsten wie dich selbst« ermöglicht eine reflektierende Zusammenarbeit mit dem Gegenüber, die ja das Kerngeschäft des psychiatrischen Berufes ausmacht. Es ist diese professionelle Aufhebung des sonst rein physikalischen Reflexionsgesetzes »Einfallswinkel gleich Ausfallswinkel«, welche die therapeutische Beziehung einzigartig werden lässt.

Sowohl der Psychiatrie als auch den Psychotherapien sind indessen Tendenzen gemeinsam, denen man mit Entschiedenheit entgegentreten muss. Da ist vor allem der oft zu beobachtende Anspruch, das absolute Wissen und eine un-verrückbare Wahrheit zu kennen, was Kranksein und Gesundheit ist oder bedeutet. Als Beispiel sei hier das Thema Homosexualität genannt. Die psychiatrische sowie die (nach-freudianische) psychoanalytische Be (Ver-) urteilung war erst für die Pathologisierung und Kriminalisierung und damit auch für die strafrechtliche Verfolgung der homosexuellen Menschen verantwortlich. Später liefen Psychiatrie und Psychoanalyse der gesellschaftlichen Entwicklung hinterher. So wurde z. B. die Diagnose »Homosexualität« erst 1991 aus dem ICD (International Classification of Diseases) gestrichen, um das Thema dann fast ganz **totzuschweigen**. Ein wirklich entpathologisierender Diskurs, der die unterschiedlichen Facetten der sexuellen Orientierungen in ihren Gemeinsamkeiten und Unterschieden betrachtet, fehlte lange und ist erst zögernd im Ent-

---

2   Freud, S. 1928, Der Humor, GW, Bd. XIV, S. 385/86

stehen begriffen[3]. Es scheint so, als könne man nicht konsequent etwas als gesund erachten und empfinden, was von der Liste der Krankheiten gestrichen wurde.

Insgesamt erscheint die »seelische Gesundheit« noch häufig zu sehr Stiefkind der Psychiatrie zu sein. Neben der Frage, was jemanden erkranken lässt, ist es ebenso wichtig zu verstehen, was jemanden gesund hält. Symptome sollten nicht unabdingbar einem reinen Funktionsverlust gleichgesetzt werden, sondern auch als Ausdruck der Funktionalität des psychischen Apparates gewertet werden. Der Versuch, Symptome und deren Entstehung durch »Ent-subjektivierung« gänzlich objektivierbar zu machen, führt zu Entwertung und Sinnverlust psychischer Vorgänge. Es lauert die Gefahr des »defizitären Denkens«, bei dem die psychiatrische Diagnose als Defizit der Psyche die Sicht auf den Patienten dominiert und alles andere ausgeblendet wird. Infolge dessen droht, dass der betroffene Mensch sich, bzw. sein Selbst, als global gescheitert erlebt. Werden psychiatrische Behandlungsziele zu stark nach diagnostischen Kategorien ausgerichtet, was oft konträr zum Selbsterleben der Patienten steht, können sich vermeidbare Widerstände, Passivität und Selbststigmatisierung entwickeln. Je sicherer und fundierter mein psychiatrisches Wissen und Handeln wurde, desto wichtiger wurden für mich die Ziele und Veränderungswünsche der Patienten selbst. Wie kann man individuelle Krankheits- und Genesungskonzepte psychisch erkrankter Menschen konsequenter und umfassender in die moderne evidenzbasierte Psychiatrie integrieren und zum festen Bestandteil werden lassen? Welche eigenen Mechanismen und Strategien hatten sie z. B. entwickelt, um mit schwierigen Situationen umzugehen? Inwieweit ist die Psychose auch Schutz und vielleicht auch eine Art Sinngebung? Wie kann man **schicksalhafte** Erschütterungen, wie sie schwere psychische Erkrankungen darstellen, für das Individuum im Ganzen kohärent (v. lat.: cohaerere = zusammenhängen) erleben lassen? Diese Ansätze fand ich zum Teil in den Arbeiten von Aaron Antonovsky wieder, für den das Kohärenzgefühl des Ichs aus drei Komponenten subjektiver Empfindungen zusammengesetzt ist: Erstens aus der Verstehbarkeit, zweitens aus der Handhabbarkeit bzw. Bewältigbarkeit und drittens aus dem Gefühl von Bedeutsamkeit bzw. Sinnhaftigkeit[4].

In der Zusammenarbeit mit den Patienten lernte ich dies als einen unabdingbaren Bestandteil der Therapie zu erachten. Dabei geht es nicht um eine »romantische Verklärung« psychischer Erkrankungen, wie sie z. B. in den 70er Jahren des vergangenen Jahrhunderts in Mode kam. Es gilt für mich, Erkrankungen als solche zu sehen und kompetent mit allen zur Verfügung stehenden Mitteln diagnostizieren und behandeln zu können. Dabei aber gleichermaßen ein **gemeinsames** Verstehen des Erkrankens, unter maximaler Berücksichtigung des Individuums und (in) seiner Umwelt, zu erreichen und seine eigenen Bewältigungsstrategien, Ressourcen und Autonomieerhalt als das höchste Gut des Genesungsprozesses anzusehen.

Was das eigentliche »Leiden«, wie auch das Gefühl von Gesundheit, für den Patienten selbst ist, kann nicht automatisch und gleichsam abstrakt objektivierbaren Symptomen gleichgesetzt werden, die dann scheinbar sinnentleert nur als solche in den psychiatrischen Behandlungs- und Erforschungsfokus rücken. Symptomreduktion, die nur in standardisierten Tests errechnet wird, kann folglich nicht alleine für Behandlungseffektivität stehen.

Beachtet man aber diese potentiell einschränkenden Nebenwirkungen der psychiatrischen Behandlung, liegt in ihr vor allem eine begeisternde Wirksamkeit und eine nachhaltige Gewinnbringung, für beide – Patientin und Psychiaterin.

Die Intersubjektivität der therapeutischen Beziehung ist unabhängig von der Form der Therapie (psychiatrisch, verhaltenstherapeutisch, tiefenpsy-

---

3　Im März 2009 wurde von der DGPPN unter der Leitung von Prof. Dr. Götz Mundle und mir das Referat »Sexuelle Orientierung in Psychiatrie und Psychotherapie« gegründet.

4　A. Antonovsky, 1983. The Sense of Coherence: Development of research instrument. W.S. Schwartz Research Center for Behavioral Medicine, Tel Aviv University, Newletter and Research Reports 1, 1-11

chologisch etc.) das Entscheidende für deren Verlauf und Erfolg. Befragt man Patienten nach langen und schweren Verläufen, was ihnen geholfen hat, die Krise zu überwinden, nennen sie meist vor allem anderen (Medikamenten, konkreten Therapien etc.) einzelne Momente im Kontakt, die von ihnen als authentisch und hoffnungsgebend erlebt wurden.

- **Hoffungsträger**

So berichtete mir z. B. Herr Schwarz, 62 Jahre, nach langer, schwerer Depression, in der er phasenweise völlig »verrohte«, in dem er keine Körperpflege mehr betrieb, andere (v. a. Mitpatienten) durch seine Schroffheit verprellte, vieles ablehnte und beinahe einen Behandlungsabbruch provozierte, dass ihm insbesondere ein Satz von mir vor dem Aufgeben schützte: »Sie werden es nicht schaffen, dass wir Sie fallen lassen«. Mir selbst war dieser Satz nicht in Erinnerung geblieben. Herr Schwarz überwand im Verlauf die Depression vollständig. Noch heute kommt er regelmäßig zu Besuch in die Tagesklinik und leitet dort co-therapeutisch die Anti-Depressionsgruppe. Die Patienten der Tagesklinik berichten mir, wie sehr es Herr Schwarz schafft, ihnen Hoffnung zu machen, dass sie wieder gesund werden können. Wie das Beispiel mit Herrn Schwarz zeigt, bildet neben der Authentizität das (Aus-)Halten in der therapeutischen Beziehung deren wichtigste tragende Säule.

Welche entscheidenden Auswirkungen es für die sich in Behandlung befindenden Menschen hat, mit welcher inneren Haltung man ihnen begegnet und welche Krankheits- und Genesungskonzepte ihnen vermittelt werden, zeigt auch eine Begebenheit auf meiner Allgemeinpsychiatrischen Station:

- **Doppelte Buchführung**

Herr Rauke war schon längere Zeit in Behandlung und glaubte, Gott zu sein. Diese Tatsache war seiner Meinung nach überhaupt der Grund, warum er auf Station war. Er hatte den göttlichen Auftrag die anderen von ihren Leiden zu heilen und uns versprach er Schlösser und Reichtum. In Visiten zauberte er Rehe in die Mitte – als Beweisführung für seine Fähigkeiten. Leider war er auch der Überzeugung, dass er die Menschen von ihren Leiden heilen konnte, indem er ihnen mit der Faust auf den Kopf schlug. Nach langer Zeit des Monotheismus geschah das Unheil, dass ein Herr Kowalski mit einem ähnlichen Wahn aufgenommen wurde. Herr Rauke hatte plötzlich einen anderen Gott neben sich und dies bedeutete natürlich eine massive Kränkung. Infolgedessen kam es recht zügig zur Konfrontation. Beide schienen kein Interesse daran zu haben, ihren jeweiligen Anspruch auf Monotheismus aufzugeben. So schrien sie sich einige Zeit ausdauernd hin und her an: »Ich bin Gott!«, »Nein, ich bin Gott!«, bis es Herrn Kowalski schließlich zu dumm wurde und er die Diskussion beendete, indem er zu Herrn Rauke sagte: »Ich bin Gott und du hast keine Krankheitseinsicht!«

Diese argumentative Lösung von Herrn Kowalski ist in vielerlei Hinsicht interessant. Zum einen weil Herr Kowalski damit zeigt, dass er in der Lage ist, im Rahmen einer »doppelten Buchführung« zu seinem Größenwahn in Distanz zugehen. Zum anderen hatte er scheinbar durch seine jahrzehntelange Psychiatrieerfahrung die Strategien manch seiner Behandler/innen übernommen. Das Gegenüber, dass keine »Krankheitseinsicht« hat, hat automatisch einen gleichberechtigten Anspruch auf die Sicht der Dinge verloren. Thomas Bock bezeichnet daher auch Krankheitseinsicht und Compliance als Höllenhunde der Psychiatrie, die der Patient erst füttern muss, um an Ihnen vorbei zu kommen und damit Unterstützung und Zuwendung des psychiatrischen Systems zu erhalten. Weiter sagt er dazu:

>> Eine reduktionistische Psychiatrie, die ‚Krankheitseinsicht‘ und ‚Compliance‘ wie Unterwerfungsrituale handhabt, wird für sich selbst zum Problem.(...). Der Eigensinn des Patienten ist in diesem Zusammenhang kein Makel und keine Störgröße, sondern eine Fähigkeit, die der Lebensqualität dient. (...). Im Umgang mit eigensinnigen Patienten macht es sich die moderne Psychiatrie bequem, indem sie Krankheitseinsicht und Compliance, also Kooperation, mehr von den Patienten als von sich verlangt. «[5]

---

5   Bock, T. 2003: Eigensinn – Aufbruch in der Psychiatrie. Was wir von unbehandelten und unkooperativen Patienten lernen können? Vortrag, Graz, 16.05.2003

- **Atemholen zu guter Letzt**

Meine Wünsche, vor dem Studium etwas für mich zu finden, was »kreativ«, »intellektuell« und »menschennah« ist, fand sich dann für mich unverhofft tatsächlich im Beruf der Psychiaterin als voll und ganz gegeben. Es ist gerade auch der Diskurs in und zwischen den psychiatrisch-psychotherapeutischen Fachdisziplinen, der genau diese meine Wünsche erfüllt, weil er einen fortwährenden kreativen intra- und interpsychischen Prozess gewährleistet. Als große Bereicherung sehe ich zudem die Ganzheitlichkeit in dem fundierten Wissen über Psyche und Soma und deren Zusammenhänge, durch die sich die Psychiatrie von anderen ärztlichen Bereichen abhebt. Zudem begleitet sie die ganze Lebensspanne. Es ist faszinierend, allmählich zu erlernen, Differenzialdiagnostik und Behandlungsindikationen mit großer Präzision erstellen zu können mithilfe von Techniken, die sich in ihrer Genauigkeit und Effektivität nicht hinter dem Apparativen der modernen Medizin verstecken müssen: Beobachtung, Verstand, Gespür, Wissen, Empathie, Intersubjektivität... und alles ist kostenlos und doch von unschätzbarem Wert. Nur darf man davor keine Angst haben.

Schlussendlich muss also das Metallteil nicht stören, sondern kann zusammenhalten, und es schadet auch nicht, wenn das Kernspin drumherum kreist und zu verstehen versucht, was im Inneren passiert. Die Kontraindikation ist aufgehoben.

Leben mit allem, was dazugehört

Dr. med. Berend Malchow

Tätigkeit Dr. med. Berend Malchow ist Assistenzarzt der Klinik für Psychiatrie und Psychotherapie der Universitätsmedizin Göttingen

Vita 35 Jahre, geboren in Leer in Ostfriesland; 1996 – 1997 Studium der Soziologie an der Universität Oldenburg, 1997 – 2000 Ausbildung zum Krankenpfleger am Niedersächsischen Landeskrankenhaus Wehnen bei Oldenburg (jetzt Karl-Jaspers-Klinik), 2000 – 2006 Studium der Humanmedizin an der Universität Göttingen, 2006 Wahl-Tertial an der Psychiatrischen Universitätsklinik Zürich (Burghölzli), seit 2007 Assistenzarzt der Klinik für Psychiatrie und Psychotherapie der Universitätsmedizin Göttingen; Stationen: Oldenburg, Göttingen, Zürich

Ehrenamt seit 2009 Leiter der »Young Psychiatrists« der Deutschen Gesellschaft für Psychiatrie, Psychotherapie und Nervenheilkunde

Familie ledig, in fester Beziehung mit besten Aus- und Absichten lebend, keine Kinder

Freizeit Literatur, Filmkunst, Schallplatten, Basketball und Kochen

Motto Es gibt kein richtiges Leben im falschen. (Theodor W. Adorno)

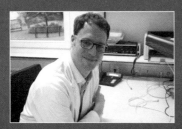

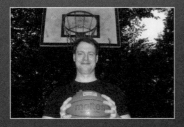

»Als ich jünger war, konnte ich mich an alles erinnern, egal ob es wirklich passiert war oder nicht, aber ich werde alt und bald kann ich mich nur noch an das letzte erinnern.« – Mark Twain, A Biography

Ich sitze mit durchgedrücktem Rückgrat neben der medizinisch-technischen Assistentin Yvonne, lausche dem Surren und Klackern des Magnetresonanztomographen und beobachte die schnellen und zielsicheren Bewegungen des Mauszeigers. Die schizophrene Patientin im Scanner antwortet per Lautsprechersystem, dass sie sich im Inneren des Gerätes wohl fühle. Dann erscheint in Graustufen ihr funktionierendes Gehirn auf dem Bildschirm und ich bin wie beim ersten Mal fasziniert vom Blick in das heiligste Organ des Menschen. »Man kann also doch in den Kopf gucken und nicht nur davor«, denke ich noch, während der Ballast meiner Kitteltaschen mich nun immer merklicher in Richtung Erdboden zieht und meine Gedanken zu wandern beginnen in eine andere Zeit.

»Du kannst immer nur vor den Kopf gucken, nie rein« sagt mein neuer Stationsleiter Hans-Georg und lässt eine bedeutungsvolle Pause folgen. Ich sitze verschüchtert am abgewetzten Holztisch des Personalaufenthaltsraumes und blicke Hans-Georg in seine kleinen aufgeweckten Augen. Außerhalb der Fensterscheibe ist Hochsommer, nur eine leichte Zugluft kühlt uns und bringt einen verheißungsvollen Sommergeruch mit. Meine neue und frisch gestärkte weiße Pflegeruniform kratzt leicht. Die anderen mit am Tisch sitzenden Pfleger der Spätschicht scheinen wie ihre deutlich älteren Uniformen bequemer und komfortabler und nicken mit gesenktem Kopf andächtig. Es wirkt, als ob jeder von Ihnen an Begebenheiten mit einem der zahlreichen chronisch schizophrenen Patienten der Station denkt, die ihnen in ihren Dekaden der Berufserfahrung in diesem Landeskrankenhaus widerfahren sind. Nun soll ihr Wissen also auf mich übergehen.

Die ersten Arbeitsaufträge von Hans-Georg an mich sind etwas vage. »Geh' Du man in den Aufenthaltsraum und rede ein bisschen mit den Patienten. Wir rufen Dich schon, wenn wir Dich brauchen.« sagt er oft zu mir. Im Aufenthaltsraum für Nichtraucher, der auch als Speiseraum für die Patienten dient, sitzt lediglich Andreas, ein Autist, der

zu Hause böse und handgreiflich geworden ist, weil sein neuer Stiefvater ihm seine Bierdeckelsammlung wegnehmen und diese in den Müll befördern wollte. Völlig logisch, denke ich. Wenn man seinem Stiefvater das Bier vom Bierdeckel wegnimmt und dazu noch die Fernbedienung des Fernsehers gleich dazu, geschieht ähnliches, wie ich später erfahren sollte. Ich sinniere nur kurz über die Menschheit nach, die Fernbedienungen und Digitaluhren für große und nützliche Erfindungen hält, während sich Andreas sprachlos dazu entschließt, seinen Bundeswehrparka anzuziehen und ein wenig zu seinem Lieblingsbaum auf dem weitläufigen Gelände des Landeskrankenhauses zu gehen und diesen anzuheulen wie ein Wolf, einem geheimen inneren Geheiß folgend. Mit Autismus kenne ich mich wenigstens aus, denke ich. Schließlich hatte ich während meines vorangegangenen Zivildienstes ein ganzes Jahr mit Bahman verbracht. Bahman kam damals gerade in die Pubertät, was die Sache nicht einfacher machte. Wir fuhren viel Fahrrad in Ostfriesland und verbrachten den Tag nach seiner Schule bis zum Abendessen miteinander. Mit der Zeit lebte ich in zwei unterschiedlichen Familien, meiner und seiner. Alles, was ich damals wollte, war in Bahmans Innerstes vorzudringen, seine Zuneigung zu gewinnen, ihn verstehen lernen. Je mehr ich Bahman verstand und je näher er mich an sich heranließ, je mehr ich in Bahmans Welt war, desto verlorener war ich für alle anderen Welten. Normale Menschen wurden nach und nach immer langweiliger. Dank seiner Mutter fand ich schließlich viele gut begehbare Brücken zwischen den Welten und somit aus meinem mit Materiellem sehr gering entlohntem Teilzeit-Autismus immer gut zurück. Vieles, was ich damals über Autismus gelesen hatte, empfand ich danach als falsch und überheblich. Der Knall einer zuschlagenden Tür holt mich aus meinen Gedanken über Bücher und Elfenbeintürme. Später also nochmal leise Türen schließen mit Andreas üben, notiere ich leise auf einem imaginären Notizblock und mache mich auf die Suche nach anderen Patienten.

Im ebenso großen Raucherraum diametral gegenüber des rauchfreien Speiseraumes, die durch einen langen schlauchartigen Flur miteinander verbunden sind, ist deutlich mehr Betrieb. Herr Sanders, der als einziger von den alteingesessenen

22

Pflegern nicht mit seinem Vornamen angeredet wird, blickt mich durch seine dicken Brillengläser an und sagt: »Kumulus«. Herr Sanders pflegt mich stets mit der präzisen Beschreibung von Wolkenformationen zu begrüßen. Ich nicke und will ein Gespräch beginnen, als er bereits wieder seinen Kopf senkt. An der hinteren Wand läuft Klaus in institutionell angepasster Lautstärke mit seinen Stimmen schimpfend und Kette rauchend auf und ab, scheinbar niemanden beachtend. In der gegenüberliegenden Ecke sitzt der kleine Wilfried und überreicht mir freudestrahlend mit seiner Pfeife im Mundwinkel sein bestes Seefahrergedicht auf einem vergilbten Zettel. Er hatte es extra für mich in der letzten Nacht auf seiner alten mechanischen Schreibmaschine von dem akribisch in einem Aktenordner aufbewahrten Original abgetippt. Seine etwas ungeschickte Wahl des Zeitpunktes hatte ihm einen Kopftreffer mit einer Plastikflasche eines in der Psychiatrie unter Patienten wie auch Angestellten sehr beliebten koffeinhaltigen Erfrischungsgetränkes eingebracht. Ob er nicht doch endlich ein Zimmer für sich alleine haben könne? Ich antworte ausweichend. Ich gehe in Gedanken die einzelnen Zimmerbelegungen durch, bis mich ein Geruch, der sich deutlich von denen inzwischen für meine Nase gewohnten Gerüchen unterscheidet, auch in den höheren Hirnzentren erreicht. Ich schaue umher und sehe, dass Klaus schimpfend einen Rauchschleier hinter sich her zieht. Er hatte seinen glimmenden Zigarettenstummel versehentlich in seine eigene Kapuze geschnippt, die nun vor sich hin schwelte. Ich fische ungeschickt fuchtelnd dem schimpfenden und laufenden Klaus, laut auf ihn einredend und schritthaltend, die Glut aus der Kapuze. Klaus bleibt unvermittelt stehen, blickt mir zum ersten Mal direkt in Augen und murmelt so etwas wie »Danke«. Ich murmele so etwas wie »Gern geschehen« und gehe stolz zu Hans-Georg zurück und berichte von meiner Heldentat.

Am meisten freue ich mich komischerweise auf die Arbeit an den Wochenenden, was meine alten Freunde nun gar nicht verstehen mögen. Wenn ich nämlich mit Hans-Georg arbeite, darf ich die Medikamente für die Patienten laut ärztlich gekritzelter Anweisung der Patientenkurve in metallene Becherchen füllen. Fast alle Antipsychotika werden flüssig verabreicht, weshalb ich mühsam von Milligramm in Milliliter umrechnen und mit Pipetten hantieren muss. Die alten Pfleger scheinen das aus dem Handgelenk zu können. So lerne ich nach und nach die exotischen Markennamen der psychiatrischen Pharmazie kennen und durch Geruch, Beschaffenheit und Farbe voneinander zu unterscheiden. Wenn Hans-Georg meine Ergebnisse akribisch nachgeprüft und für verabreichenswert gehalten hat und sonst nichts zu tun ist, darf ich etwas Verbotenes tun: Ich darf das Zimmer des Stationsarztes aufschließen und die Patientenakten studieren. Ehrfürchtig schlage ich meine erste Patientenakte auf und sehe ein Foto eines Mannes mit Anfang zwanzig, den ich nur langsam als einen unserer Patienten erkenne. Geerd blickte mich etwas schief und schüchtern durch eine zu große Brille aus einer noch größer erscheinenden Bundeswehruniform heraus an. So lerne ich an diesem und an den folgenden Wochenenden viel über eine beginnende Schizophrenie und den Krankheitsverlauf. Fast Wort für Wort sollte ich dieses Jahre später bei Claus Conrad, nur in ein anderes Jahrzehnt versetzt, wiederfinden. Vorerst lese ich nur in meinem Psychiatrielehrbuch von Rainer Tölle, welches mir Hans-Georg empfohlen hatte, weil ich ihn wohl manchmal zu viel fragte. Stille ist bei den Pflegern ein hohes Gut. Ruhe ausstrahlen. Im ersten Jahr meiner Ausbildung zum Krankenpfleger laufe ich deshalb immer mit den Händen in den Taschen über das Gelände. Ich dachte, ich strahle Ruhe aus. Als meine Schulschwester mich so antraf, wurde ich gewahr, das man Hände in den Taschen von einem arbeitsmoralischen Standpunkt her gesehen auch anders interpretieren konnte. Man kann eben alles mehrfach interpretieren. Auch die individuelle und gesellschaftliche Konstruktion der Wirklichkeit. Diese Gedanken behielt ich aber für mich. Ich hatte mich erst kürzlich bei Hans Magnus Enzensbergers Gedanken für und über Theodor W. Adorno bedient und von »Fassadenkletterern«, die hinter die Fassade schauen sollen und »den rüstigen Kollaps bloßstellen« theoretisierend in Rage geredet und schließlich triumphal aufgeblickt, nur um von meinen Mitschülern und Pflegern schiefe Blicke zu ernten.

Hans-Georg öffnet unsanft die Tür des Arztzimmers und sagt: »Komm' schnell mit, wir müssen kurz los.« Ich verstehe nichts, nicke aber gewissenhaft und ernst und begleite ihn schweigend aus dem Stationsgebäude hinaus. Stille ist gut, Ruhe ausstrahlen. Wir fahren mit dem Mercedes von Hans-Georg, langsam auf dem Krankenhausgelände, schneller auf der Bundesstraße, in den nächsten Ort hinein und halten vor dem kleinen örtlichen Supermarkt. Zunächst entdecke ich nichts Spannendes und verstehe die Eile nicht, aber der Besitzer des Supermarktes, den verblüffenderweise nur ein kleiner Schriftzug auf seinem Kittel von unserem Stationsarzt unterscheidet, nickt zu uns und dann in Richtung der Kühlregale. Ich sehe den jungen Mann von dem Foto der Patientenakte wieder, ein gutes Jahrzehnt älter, auf dem Fußboden ein Dutzend zerbrochener Eier sowie verschmierte, gute deutsche Markenbutter. Aufgeregt kichernd und in diesem Basisansatz für einen Teig vor und zurück pendelnd entdeckt Geerd uns. Ich werde Zeuge, wie mein Stationsleiter leise und verständnisvoll, aber bestimmt auf unseren Ausflügler einredet. Schließlich beruhigt sich der Patient, den ich vor meinem geistigen Auge noch immer in Bundeswehruniform sehe. Die Brille, die jetzt stark verrutscht ist und Gefahr läuft, auf den Boden zu fallen, könnte sogar noch die Gleiche sein. Oder dieselbe? Egal jetzt, denke ich, und helfe Geerd, seine Teigschuhe auszuziehen und in eine Plastiktüte mit dem Logo des Supermarktes zu verstauen. Auf Socken kommt Geerd mit, ich habe sicherheitshalber eine Hand in der Tasche und die andere an der frischen Luft. Ich werfe einen Blick über meine Schulter um sicherzugehen, dass wir am Ort des Geschehens auch nichts vergessen haben, und sehe eine ungläubig mit dem Kopf schüttelnde Auszubildende, die Geerds Experiment aufwischt. Auf Station hätte ich das machen müssen, denke ich noch. Hans-Georg bezahlt derweil die Naturalien und raucht noch eine mit dem Besitzer, den er schon lange zu kennen scheint. Er hat die Nichtraucherhand in seiner weißen Hosentasche. Später, im sicheren Terrain des Personalaufenthaltsraumes, lerne ich zum ersten Mal etwas von Hans-Georg etwas über Hebephrenie.

Meine soziologischen Ex-Kommilitonen verstehen mich nicht mehr. Wie konnte man Menschen gegen ihren Willen medizinisch behandeln? Sie festbinden und ihnen Spritzen verabreichen? Sei Schizophrenie überhaupt eine Krankheit? Oder wolle unsere Gesellschaft bloß unbequeme Andersdenkende loswerden, wie dereinst schon geschehen? Was war in meinem tollen Landeskrankenhaus denn bitte während der Zeit des Nationalsozialismus geschehen? Und ich jetzt mittendrin, als Helfer instrumentalisiert? Der Grund unseres Treffens ist ein zu begehender Geburtstag, und ich will eigentlich lieber über Mädchen oder Basketball oder am besten beides reden. Ich schlage mich, so gut ich kann. Immerhin gehe ich einer geregelten Arbeit nach und habe schizophrene Menschen nicht nur gesehen, sondern auch gesprochen. Und Situationen erlebt, in denen Worte an ihre Grenzen stoßen. Die Arbeit der meisten hier im Raum besteht darin, in dem Biotop der Uni-Cafeteria tagein tagaus, nur von günstigen Mahlzeiten unterbrochen, über den Transrapid zu diskutieren, für den eine Teststrecke gebaut werden soll. Auch diesen Gedanken behalte ich wiederum erneute scheele Blicke fürchtend für mich, schaffe es aber, das Gespräch auf den Transrapid zu lenken, was nicht sehr schwer ist. Sicheres Terrain, denke ich, als ich mit dem Fahrrad in Richtung meines Wohnheimes des Landeskrankenhauses fahre und bin mir nicht so sicher, ob ich damit meine Transrapid-Ex-Kommilitonen oder mich selber meine. Damals ahnte ich noch nicht, was die bloße Erwähnung eines angstlösenden und damit als Kehrseite naturgemäß auch mit einem großen Suchpotential ausgestatteten Medikaments gegenüber einer Studentin der Psychologie anrichten konnte.

Nachdem ich in der exakten Prosa meines Psychiatriebuches zahlreiche Facetten der real existierenden Patienten meiner Station wiedergefunden hatte, legte ich mein eigens verdientes Geld in dem Psychopathologiebuch von Christian Scharfetter an. Wie viel Zeit ich bis dahin in der Uni-Buchhandlung vor dem Regal mit Medizin und »P« verbracht hatte, ist wahrscheinlich meinen anderen Mitschülern nur schwer vermittelbar. In dem neuen Buch blieb ich besonders an der Beschreibung und diffizilen und für mich nicht unbedingt leicht verständlichen Systematik der sogenannten Ich-Störung schizophrener Menschen hängen. Es trug sich nun zu, dass ich aufgrund eines zeitweise schnellen Körperwachstums und nicht direkt dem, was man einen athletischen Habitus nennen könnte, zu dieser Zeit besonders nach meinem

22

Basketballspiel unter verstärkten Rückenschmerzen litt. Mehreren gut gemeinten Ratschlägen schließlich widerwillig folgend meldete ich mich zu einem systematischen Muskelaufbautraining an, weswegen ich kurze Zeit später nicht mehr unter Rückenschmerzen, aber einem permanenten Ganzkörper-Muskelkater litt. Nach einem Frühdienst mit anschließendem Training auf dem Bett liegend schwappt plötzlich und unerwartet eine Epiphanie gigantischen Ausmaßes im Halbschlaf durch meinen geschundenen Körper: Man müsste doch Ich-Störungen nur mit einem ordentlichen Muskelkater heilen können! Wenn die Muskeln schmerzen, weiß man nur zu genau, wo der eigene Körper beginnt und wo er wieder aufhört. Fokussierung auf das Hier und Jetzt! Vergessen die trüben Nachmittage, an denen ich vergeblich unseren chronisch schizophrenen Patienten in der kleinen und miefigen Turnhalle des Landeskrankenhauses die Grundzüge des Basketballspiels eintrichtern wollte! Muskelkater! Heureka! – so lautete das in meinen früheren Lieblingsbildergeschichten amerikanischer Machart. An diese Begebenheit dachte ich verzückt und still zurück, als mir mein psychiatrischer Chef und Lehrer Professor Falkai die Gelegenheit gab, mich wissenschaftlich zu engagieren und bei einer Untersuchung mitzuwirken, die den Einfluss von Sport auf schizophrene Menschen untersucht. Unsereins hat eben nicht sehr häufig eine Epiphanie und muss die Erinnerung daran hegen und pflegen.

»Sie haben es geschafft, der Tisch fährt jetzt raus!« ruft Yvonne in das Mikrofon. »Na, wieder in der Welt?« fragt sie daraufhin mich. Ich blinzele, während meine neurobiologische Grundausstattung allmählich den Orientierungsalgorithmus durchschreitet und folge ihr alldieweil wie ferngesteuert zum Magnetresonanztomographen. »Herr Malchow ist wieder eingenickt« sagt sie zu meiner Patientin. Diese ächzt hörbar, als sie sich vom Tisch schwingt. »Zum Glück ist ihre Sportstudie jetzt für mich vorbei, Herr Doktor Malchow«, sagt die Patientin, »ich habe ganz schön Muskelkater.« Ich nicke lächelnd und helfe anschließend Yvonne mit beiden Händen beim Aufräumen. Meine Gedanken über sich schließende Kreise, das Leben an sich und den für mich schönsten Beruf der Welt behalte ich für mich. Sicher ist sicher.

Der schönste Beruf der Welt ...

Dr. med. Christa Roth-Sackenheim

Tätigkeit   Dr. med. Christa Roth-Sackenheim ist Ärztin für Neurologie und Psychiatrie, Psychiatrie und Psychotherapie, Psychosomatische Medizin und Psychotherapie, Psychoanalyse, Verkehrsmedizin und seit 1995 in Andernach in einer neuropsychiatrischen Gemeinschaftspraxis niedergelassen

Vita   50 Jahre, geboren in Ludwigshafen/Rhein; 1980 – 1986 Studium der Humanmedizin in Homburg/Saar, 1986 Promotion in Humanmedizin an der Universitätsklinik Homburg; Stationen: Andernach, Ahrweiler

Ehrenamt   seit 2001 Vorsitzende des Berufsverbandes Deutscher Psychiater, Mitglied verschiedener Gremien der ärztlichen Selbstverwaltung

Familie   verheiratet, keine Kinder

Freizeit   Natural Body Building, Madeira

Motto   Es gibt nichts Mächtigeres als eine Idee, deren Zeit gekommen ist. (Victor Hugo)

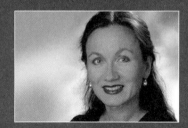

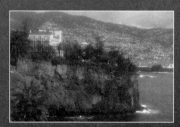

Eigentlich wollte ich nie Psychiaterin werden, obwohl es im Grunde immer sehr naheliegend gewesen wäre. In meiner Familie waren aus heutiger Sicht einige psychisch Kranke vertreten, natürlich ohne dass mir damals als Kind und später als Jugendliche bewusst gewesen wäre, dass diese Menschen krank sein sollten. Im Gegenteil, diese Menschen waren mir sehr wichtig, gaben mir Halt und hatten aus meiner Sicht einen durchaus positiven Einfluss auf mich. Es hatte damals auch nie ein Arzt psychiatrische Diagnosen gestellt. In unserer damaligen Lebenswirklichkeit kam es lange nicht vor, die Hilfe eines Nervenarztes oder Psychiaters zu brauchen. Es gab halt zum Beispiel den alkoholkranken Onkel, die eine Tante, die jahrzehntelang bis zu ihrem Tod im Bett lag, nicht mehr sprach und nicht mehr aufstand, nachdem sie einen Sohn in Stalingrad und eine Tochter durch einen Narkoseunfall verloren hatte, und die andere Tante, die ab und zu im Abendkleid singend durchs Dorf lief, wenn alle anderen Dorfbewohner eigentlich zur Ernte fahren wollten. Die Umgebung wusste aber damit umzugehen und irgendwie waren diese Menschen auf ihre Weise mit ihren Eigenheiten im Umfeld integriert. Oder aber das Umfeld akzeptierte das einfach und lebte damit. Die Geschichten werden heute noch erzählt.

Ein Ereignis hat allerdings die Familie nachhaltig erschüttert und bis heute können wir nicht wirklich damit leben und das Geschichtenerzählen bricht dann ab: Der Suizid meiner Mutter im Jahr 1978. Ich hatte ein enges Verhältnis zu meiner Mutter und verdanke ihr viel. Ich muss ungefähr 11 Jahre alt gewesen sein, als sie erstmals für mehrere Wochen depressiv erkrankte. Das bedeutete, dass sie, wenn ich von der Schule kam, auf der Couch lag, keinerlei Antrieb hatte, nichts machen konnte. Sie hatte extreme Schuldgefühle deshalb. Gegen Abend ging es meist etwas besser, sie machte das Nötigste im Haushalt, weshalb mein Vater auch später behauptete, er habe von den Depressionen meiner Mutter lange Zeit nie etwas mitbekommen. Einige Jahre hatte sie dazwischen immer wieder lange Phasen mit guter Stimmung, aber die depressiven Phasen wurden länger und häufiger, ihre Persönlichkeit zerfiel.

Zwar hatte ich als Jugendliche schon dafür gesorgt, dass sie wegen ihrer schweren Depressionen

in nervenärztliche Behandlung kam. Welche Diagnose der Nervenarzt stellte, weiß ich nicht. Wie früher selbstverständlich, wurde die Familie nicht mit einbezogen. Sie erhielt lediglich die damals in den 70er Jahren übliche Behandlung mit Benzodiazepinen. Das heilte die Depression natürlich keinesfalls und brachte noch ein Abhängigkeitssyndrom mit sich. Es muss in ihr die Gewissheit bestanden haben, dass niemand ihr helfen konnte und sie eine Belastung für die Familie sei. Sonst hätte sie sicher nicht ihre Familie und insbesondere mich, ihr einziges Kind, das damals 17 Jahre alt war, alleine gelassen. Sie dachte, sie machte der Familie mit ihrem Tod ein Geschenk.

Offenbar hatte ich aber schon vorher ein für meinen Berufswunsch Ärztin prägendes und einschneidendes Erlebnis mit etwa 8 Jahren, als ich Zeuge eines schweren Verkehrsunfalles auf einer einsamen Landstraße in der Nähe meines Heimatortes Ludwigshafen am Rhein wurde. Drei Menschen lagen schwer verletzt neben dem Autowrack. Die Hilflosigkeit und das elend lange Warten bis zum Eintreffen der Rettungskräfte bewirkten, dass sich als mein erster Berufswunsch der der Notärztin ausbildete, am besten noch mit eigenem Hubschrauber.

Irgendwann lernte ich zwar, dass der Rettungshubschrauber von einem eigenen Piloten geflogen wird. Der Berufswunsch der Notärztin blieb aber noch lange erhalten. In der Schulzeit absolvierte ich in den Ferien mehrere Praktika in der örtlichen BG-Unfallklinik. Hier kam auch mehrfach die Woche der Rettungshubschrauber und brachte Schwerbrandverletzte, Arbeiter aus der nahe gelegenen BASF, deren Gliedmaßen unter einen Container gekommen waren, oder die zwischen die Kiefer einer Baggerschaufel geraten waren. Wenn ich einmal abends später heim kam, wusste mein Vater, dass ich nicht in die Disco gegangen war, sondern dass ich wieder einmal die Gelegenheit genutzt hatte, im OP dabei zu sein und Haken zu halten.

Ich hatte das Glück und die Voraussetzungen, nach dem Abitur 1980 sofort einen Medizin-Studienplatz zu bekommen. Meine beste Schulfreundin hatte bereits ein Jahr früher Abitur gemacht (das war damals in Rheinland-Pfalz als Modellversuch möglich), da sie unbedingt eine Familie gründen wollte und die Schule langweilig fand. Sie machte das schlechteste Frühabitur in der Geschichte von Rheinland-Pfalz, heiratete einen österreichischen Richter, zog nach Innsbruck und bekam zwei Kinder. Indem ich meine Famulaturen an der Uni-Klinik für Anästhesie in Innsbruck absolvierte, konnte ich zudem meine beste Freundin besuchen. Neben der Uniklinik gelegen gab es ein »katholisches Heim für die studierende weibliche Jugend«, wo ich dann jedes Mal für einige Wochen wohnte. An den Geruch dort, – eine Mischung aus Bohnerwachs und Hagebuttentee – erinnere ich mich bis heute.

In Innsbruck arbeitete ich in der Regel auf der Intensivstation. Der Leiter dort, Priv. Doz. Hackl, war ein brillanter Intensivmediziner mit vollkommenem schwarzem Humor, der ein verkürztes Bein hatte, das er etwas schleifend hinter sich her zog. Er war ein »Workaholic«, der sogar noch auf dem Gang diktierte, wenn er von Station zu Station ging. Das ist auch noch eine bleibende Erinnerung, eine diktierende Stimme mit österreichischem Klang untermalt von einem schleifenden Ganggeräusch. Er fand mich zu Anfang wohl recht überflüssig und lästig, piesackte mich lange Zeit mit gemeinen Fragen zu seltenen Krankheitsbildern. Nach und nach konnte ich aber seine Akzeptanz erringen. Wenn ich heute im Fernsehen »Dr. House« sehe, erinnere ich mich an Herrn Hackl.

Mit zwei jungen Anästhesistinnen dort verband mich eine besondere Freundschaft. Nach meiner täglichen Dienstzeit auf der Intensivstation nahmen sie mich oft mit in den OP. Ich erinnere mich noch lebhaft an eine Situation, als einem nach einem Skiunfall für hirntot erklärten jungen Mann Spender-Organe entnommen werden sollten. Im benachbarten OP wartete schon der Empfänger für eine Niere. Das kam damals 1984 auch in einer großen Uniklinik nicht jeden Tag vor und meine junge Anästhesistenfreundin machte eine solche Narkose beim Organspender zum ersten Mal. Ich erinnere mich oft noch mit Gänsehaut an die heftigen vegetativen Reaktionen des »Toten« mit Anstieg der Herzfrequenz und des Blutdrucks unter der Organ-Entnahme und wie schlecht wir uns fühlten, als wir nach der Entnahme die Beatmung abstellten und er unter einem weißen Leintuch liegend aus dem OP gerollt wurde.

Eine weitere prägende Erfahrung war die einer jungen schwangeren Frau, die ebenfalls nach einem Unfall schwerst hirnverletzt auf unsere Intensivstation kam. Die Entscheidung, die getroffen werden musste, war: Halten wir die Mutter so lange am Leben, bis das Kind lebensfähig ist und dann per Kaiserschnitt geholt werden kann? Die Familie entschied sich schließlich für diese Option. Das bedeutete, wir versorgten die hirntote Mutter 6 Wochen lang mit Nahrung und Flüssigkeit, bis das Kind, ein Mädchen, in der 32. Schwangerschaftswoche geboren wurde. Vorher hatte es sich im Uterus seiner »toten« Mutter sozusagen planmäßig weiter entwickelt.

Damals wurde ein solcher Fall noch nicht in der Presse aufgegriffen wie heute. Ich habe mich oft gefragt, was später aus dem Mädchen geworden ist.

In dieser Zeit muss es gewesen sein, dass ich mich zunehmend mit Fragen der Gehirnpathologie beschäftigte. Ursache waren diese genannten ethischen Fragen bei Organspenden, die Feststellung des Hirntodes (dazu kamen die Neurologen stets mit ihren monströsen Apparaten auf die Intensivstation) und die regelmäßigen Besuche in der Pathologie, wenn ein Patient von uns verstorben war und obduziert wurde. Bereits in den ersten Studiensemestern hatte ich als wissenschaftliche Hilfskraft in der Anatomie Geld verdient und führte Studentengruppen durch den Anatomiekurs.

Ich stieß angesichts von Geburt und Tod immer wieder auf die eine Frage, die ich natürlich bis heute noch nie wirklich beantwortet gesehen habe: Was macht den Menschen eigentlich aus?

Fasziniert und ein wenig demütig habe ich die Anatomie kennengelernt, in mehreren Anatomiekursen Leichen bis ins Kleinste präpariert, staunend die Zusammenhänge der Körperfunktionen, insbesondere die des Nervensystems, nach und nach begriffen. Ein häufig wiederkehrender Traum in der Zeit des Studiums war, dass ich träumte, ich würde mich selbst präparieren. Praktischerweise präparierte ich im Traum immer mit der rechten Hand meinen linken Unterarm. Fein säuberlich stellte ich die Muskeln, Blutgefäße und Nerven am linken Unterarm dar, verspürte dabei keinen Schmerz. Das Wesentliche im Traum war aber, dass ich ganz intensiv spürte: Du kannst Deinen ganzen Körper in dieser Weise präparieren, Du verstehst aber dann noch lange nicht Dein Ich, Du verstehst nicht das Eigentliche.

Im letzten Jahr des Medizin-Studiums, dem Praktischen Jahr, verbrachte ich das Trimester der Inneren Medizin in der Endokrinologie, das chirurgische Trimester in der Neurochirurgie sowie das Wahl-Trimester in der Gynäkologie und Geburtshilfe. Dieser Teil des Studiums brachte mit sich, dass man das Arztsein ein wenig üben konnte.

In der Neurochirurgie war ich auf der Intensivstation und auch häufig bei Hirnoperationen, aber auch Bandscheiben-OPs eingesetzt.

Auf der Intensivstation war es meine Aufgabe, beinahe täglich alle Patienten lumbal zu punktieren, den Liquordruck zu messen und wenn nötig, Liquor abzulassen, bis ein normaler Druck erreicht war. Das war mit der Zeit eine sehr stupide Arbeit, allerdings kann ich dadurch auch heute noch ganz gut lumbal punktieren. Die meisten Patienten waren dauer-komatös oder schwerst hirnorganisch beeinträchtigt.

Es klingt vielleicht etwas merkwürdig, aber spätestens zu diesem Zeitpunkt habe ich gelernt, dass ohne ein gesundes Gehirn ein normales Leben nicht möglich ist. In der späteren Zusammenarbeit mit Kollegen anderer Fachrichtungen habe ich manchmal den Eindruck gewonnen, diese arbeiteten so, als gäbe es kein Gehirn des Menschen. In den achtziger Jahren wollte man vieles anders machen. Schlechte Nachrichten, z. B. eine Krebsdiagnose, waren vorher oft dem Betroffenen nicht mitgeteilt worden. Jetzt sagte man schonungslos alles, in der Visite am Bett im Beisein der anderen Patienten, ohne sich den Menschen anzuschauen und zu überlegen, wie er danach damit umgehen würde.

Während des Praktischen Jahrs, dem PJ, kam ich mit meinem späteren Mann zusammen. Ich entschloss mich, ihm an seinen Heimatort Koblenz zu folgen. Die dortige Jobsuche stellte sich schwieriger dar als gedacht, damals war noch von einer Ärzteschwemme die Rede. Neben dem Fach Gynäkologie bewarb ich mich auch auf Assistenzarztstellen in der Neurologie. In der Neurologischen Abteilung der Andernacher Landes-Nerven-Klinik hieß es, wir nehmen Sie, Sie müssen aber vorher in die Psychiatrie und dort den psychiatrischen Teil der Weiterbildung machen.

Die Psychiatrie nahm mich, und ich war der Psychiatrie innerhalb kürzester Zeit rettungslos verfallen. Meine erste Erinnerung an einen dortigen Patienten war ein junger, an Schizophrenie erkrankter Mann, dessen erste Frage in der Visite an mich war: »Frau Doktor, denken Sie auch mit dem Vorderhirn?« Ich war zuerst unsicher, sagte dann: »Nein, ich denke mit dem ganzen Hirn.« Das schien ihn zu beruhigen.

Zwei Jahre lang war ich auf allen Stationen eingesetzt und betreute auch eine Langzeitstation für chronisch Kranke. Das war noch vor der großen Enthospitalisierungswelle. Die Nachtdienste in der Zeit waren brutal, anders kann man es nicht sagen. Man war alleine als Diensthabender für alle psychiatrischen, drei neurologische Stationen, eine internistische Station mit Intensiveinheit, das waren etwa 800 Betten, sowie für alle Aufnahmen zuständig. Das konnten pro Nacht schon einmal 12 Aufnahmen sein, da das Einzugsgebiet damals das gesamte nördliche Rheinland-Pfalz umfasste.

Meine erste Berührung mit der Berufspolitik war die, gemeinsam mit den anderen Assistenzärzten dafür zu kämpfen, diese Dienste neu zu gestalten. Es gelang schließlich, einen Doppeldienst mit der höchsten Vergütungsstufe und später ein Schichtsystem zu etablieren, nachdem ein halbes Jahr lang alle Kollegen ihre Diensttätigkeit minutiös protokollierten.

Ich hatte den letzten Einzeldienst zu leisten, das Datum vergesse ich nie: Der 31.3.1989. In dieser Nacht war eine erfolglose Reanimation mit Information und Betreuung der Angehörigen zu bewältigen, eine Aufnahme einer alten Dame auf der Gerontopsychiatrie, angeblich weil sie im Altenheim nicht mehr essen wollte – die körperliche Aufnahmeuntersuchung zeigte einen riesigen abdominellen Tumor bis unter den Rippenbogen, später als Ovarialkystom diagnostiziert, eine laryngoskopische »Gebissrettung« aus dem Schlund eines Mannes mit bulbärer Paralyse (eine Lähmung der Schlundmuskulatur), zwei akute Alkoholentzugsdelirien sowie ein psychotischer Erregungszustand waren zu behandeln. Die anderen Aufnahmen erinnere ich nicht mehr.

Am nächsten Morgen zur Dienstbesprechung erntete ich Gelächter, als ich bei meinem Rapport berichtete, ein Patient auf der Neurologie habe sein

23

»Gebiss verschluckt«. Einige Monate später trat ich meinen Dienst in der Neurologischen Abteilung an. Nun war ich dort, wo ich eigentlich hin gewollt hatte. Ich war sehr betroffen, wie anders ich die Arbeit dort erlebte. Nachdem die ärztliche Tätigkeit in der Psychiatrie so wirkungsvoll gewesen war, schien es in der Neurologie damals oft deprimierend wenig zu sein, was man tun konnte.

Die psychotherapeutische Weiterbildung hatte ich 1987 begonnen. Damals war die Weiterbildungsreform zum Facharzt für Psychiatrie und Psychotherapie noch nicht spruchreif, diese kam erst 5 Jahre später. Die psychotherapeutische Weiterbildung des Psychiaters war damals noch freiwillig. Ich hatte mir die psychoanalytische Weiterbildung vorgenommen. Rückblickend war die Lehr-Analyse eine sehr segensreiche Gelegenheit, den Suizid meiner Mutter zu verarbeiten.

Ich hatte die Zusatzbezeichnung Psychotherapie und gut 2 Jahre neurologische Weiterbildung bereits abgeschlossen, als ich mich 1991 in der Ehrenwall´schen Klinik in Ahrweiler bewarb und eine Stelle bekam. Hier erlebte ich einen deutlich größeren psychotherapeutischen Schwerpunkt in der psychiatrischen Arbeit.

Mein Mann hatte mittlerweile ebenfalls seine Facharztweiterbildung für Neurologie und für Psychiatrie und Psychotherapie abgeschlossen und erwog 1995 die Niederlassung. Ich war mittlerweile Oberärztin in Ahrweiler und wollte eigentlich dort auch bleiben.

In letzter Minute entschied ich mich jedoch, mit ihm gemeinsam die Niederlassung als Vertragsärztin zu wagen, da ich es als Herausforderung empfand, noch einmal ein anderes Versorgungssegment kennen zu lernen.

Eine Herausforderung ist es bis heute. »Eigenartigerweise« hat sich in meiner Praxis einen Behandlungsschwerpunkt für Frauen mit Depressionen herausgebildet, diese »fanden mich irgendwie«.

Ein wichtiges Berufsfeld ist die Berufspolitik geworden, einfach deshalb, weil die vertragsärztliche psychiatrische Tätigkeit sich in vielem von der Tätigkeit anderer Fachgruppen unterscheidet. Es geht nicht um apparativ-technische Leistungen, sondern der Psychiater/die Psychiaterin selbst ist Diagnostik- und Therapie-Instrument, muss seine/ihre Leistung stets höchstpersönlich erbringen, kann nichts delegieren.

Andererseits ist die Tätigkeit auch vollkommen anders als diejenige reiner Psychotherapeuten, da sie Akuttherapie, Krisenintervention, Angehörigenarbeit, Psychoedukation, Psychopharmakotherapie sowie Diagnostik und Therapie von somatischen Komorbiditäten umfasst und oft zeitlich auf die Lebensspanne des Patienten gesehen unbegrenzt sein muss.

Insofern besteht die berufspolitische Arbeit zur Verbesserung der Darstellung der psychiatrischen Tätigkeit sehr oft darin, einfach zu sagen, was ein Psychiater eigentlich macht. Es ist erstaunlich, wie wenig Gesundheitspolitiker, aber auch Arztkollegen anderer Fachgruppen über die Tätigkeit eines Psychiaters wissen, – strukturelle Stigmatisierung pur!

In dieser Tätigkeit als niedergelassene Ärztin für Psychiatrie und Psychotherapie und Berufspolitikerin stehe ich derzeit, mittlerweile 50 Jahre alt und würde jederzeit wieder Psychiaterin werden. Für mich ist es der schönste und interessanteste Beruf der Welt und ich finde, man bekommt sehr viel – von seinen Patienten.

Für die Zukunft hoffe ich, dass wir in der Gesundheitspolitik bessere Bedingungen für Menschen mit psychischen Störungen schaffen können, dass wir wieder mehr Psychiater werden und dass sich stabile Bedingungen für die Zusammenarbeit von Kliniken und niedergelassenen Vertragsärzten schaffen lassen. Das wünschen sich nicht nur die Patienten!

Experten unter sich

Dr. med. Nahlah Saimeh

Tätigkeit   Dr. med. Nahlah Saimeh ist Ärztliche Direktorin am LWL-Zentrum für Forensische Psychiatrie Lippstadt und Leiterin des dortigen Gutachten- und Fortbildungsinstitutes

Vita   45 Jahre, geboren in Münster/Westfalen; 1985 – 1992 Studium der Medizin an der Ruhr-Universität Bochum und der Universität Essen/Duisburg, 1999 Promotion in Medizin an der Ruhr-Universität Bochum; Stationen: Essen, Gelsenkirchen, Düsseldorf, Bremen, Lippstadt

Ehrenamt   seit 2002 Rotarierin

Familie   verheiratet

Freizeit   Kunst, Oper, Konzert, Ballett, Yoga

Motto   Wenn es nur eine Wahrheit gäbe, könnte man nicht 100 Bilder zum gleichen Thema malen. (Pablo Picasso)

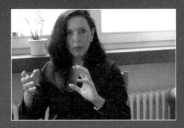

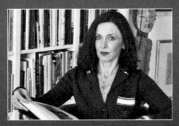

Der Mannschaftsbus hält. Die Luft ist noch kühl an diesem Morgen, das Licht schon frühlingshaft. Zwanzig Polizeibeamte, elf Männer, neun Frauen in Zivil steigen aus. Sie sind angekommen in Eickelborn, einem kleinen Dörfchen in Westfalen, zehn Kilometer von Lippstadt entfernt; einem Dorf, dass mit seinen aufgereihten, hell verputzten Häusern an der Dorfstraße, seinen beiden Kirchen und der kleinen Kapelle im Ortskern, an der alljährlich zu Totensonntag die Kränze niedergelegt werden, so ruhig und beschaulich wirkt, dass es seltsam natürlich erscheint, dass auch die Halfpipe für Jugendliche hier seit Jahren ohne Graffiti herumsteht. Da stehen sie also nun und blicken auf das, was die Dorfidylle auf den ersten Blick unterbricht, den Ort aber weit über Westfalen hinaus bekannt macht: Diese Klinik. Eickelborn ist zum Synonym geworden für eine der größten Kliniken für Forensische Psychiatrie. Der Name im Briefkopf ist Wechseln unterworfen gewesen, LWL- Zentrum für Forensische Psychiatrie heißt sie heute, Westfälisches Zentrum hieß sie noch vor einigen Jahren. Ganz früher, als es die Forensik in ihrer spezialisierten Form und Abtrennung von der Allgemeinen Psychiatrie noch nicht gab, hieß der Bereich »Rottland« und für unser heutiges Sprachempfinden kann damit nichts Ansehnliches gemeint gewesen sein. Während die forensisch untergebrachten Patienten im LWL- Zentrum behandelt werden, werden die normalen Patienten der Psychiatrie mittlerweile im Nachbarort in der LWL- Klinik behandelt, ein schönes weitläufiges Parkgelände dort ebenso wie hier, nur dass die als peinlich empfundene Verwechslung mit den »Forensikern« vermieden wird. Verständlich, dass nicht jeder psychisch kranke Mensch im Dorf gleich heimlichen Mutmaßungen darüber ausgesetzt sein will, welches Verbrechen er wohl begangen hat und nicht jeder weiß, dass Fehlhandlungen in einem psychotischen Zustand noch vor zehn Jahren zu sechs Wochen Allgemeine Psychiatrie geführt hätten und heute derselbe Vorfall vor Gericht gelangt und der Patient in eine Forensische Klinik.

Ich erhalte einen Anruf von der Pforte, dass der Besuch da ist und laufe die Treppen hinunter von meinem Büro im Verwaltungsgebäude gleich neben dem, was man das eigentliche Klinikgelände nennen könnte und laufe auf die Gruppe zu, den Seminarleiter zuerst begrüßend, dann die Anderen. Es sind Beamte von einer Polizeihochschule, die sich spezialisiert haben im Bereich Sexualkriminalität. Sie wollen sich informieren über die Sichtweise der Forensischen Psychiatrie, über Zusammenhänge zwischen Persönlichkeit, psychischer Störung und Sexualdelinquenz. Sie wollen etwas über Behandlung und Sicherungsauftrag erfahren und ich habe längst vorab geklärt, dass auch heute wieder einige Patienten bereit sind, die Gäste auf ihrer Station zu empfangen und mit ihnen zu reden. So nehme ich die Gruppe mit, am umzäunten Zentrums-Gelände vorbei, zu einem nicht umzäunten Rotklinkerbau der 80er Jahre, in dem sich Klinikcafeteria und Seminarräume befinden. Bis zur Mittagspause sind es vier Stunden, nicht viel Zeit für die gut 140 Power Point Folien, die das Seminar strukturieren, wenn man bedenkt, dass auch die Zeit für die zahlreichen Zwischenfragen und Kommentare einzurechnen ist.

Ich beginne mit einem kurzen Vortrag zur Klinik, der Organisation, den Behandlungsangeboten im Allgemeinen, der Anzahl und Verteilung der Patientinnen und Patienten je nach Deliktgruppe und Diagnose. Ich erkläre die wesentlichen Unterschiede zwischen psychiatrischem Maßregelvollzug und Justizvollzug: Die therapeutische Grundhaltung, die der Klinik überlassene Entscheidung zur sog. Lockerung von Patienten mit der juristischen Letztverantwortung des Chefarztes und führe aus, nach welchen Kriterien solche Entscheidungen über das Einsetzen von begleiteten oder unbegleiteten Ausgängen als Therapiebestandteil erfolgen. Sichtlich überrascht sind meine Zuhörer über den Aufwand mit schriftlichen Berichten, Untersuchungsgesprächen, einem Konferenzsystem und dem möglichen Veto der Direktion gegen Lockerungsentscheidungen. Ich berichte, dass Lockerungen Therapiebestandteil sind und sich folglich inhaltlich aus den bisher erreichten und nun avisierten Therapiezielen begründen lassen müssen. Fortschritt in der Behandlung meint hier stets die Abnahme von Gefährlichkeit, nicht die Zunahme persönlichen Glücks und Wohlbefindens. Aber ich gebe zu, dass es in der Forensik in einem Punkt nicht anders ist als im Justizvollzug: Die Frauenquote unter den Untergebrachten liegt bei 6 bis 8 %. Wie wir die uns Zugewiesenen hier nennen? Insassen? Nein, Patienten. Nicht »Insassen, Häftlinge oder Gefangene«,

24

auch wenn einige von ihnen gewiss über Jahrzehnte hier leben. Jahrzehnte? Womöglich ist dies für einen kleinen Teil meiner sehr aufmerksamen Zuhörer eine entlastende Botschaft. Ja, es gibt vereinzelte Patienten, deren Störung so tiefgreifend und schwer ist und deren Taten so gravierend, dass der Auftrag der Reintegration in die Gesellschaft wohl nicht darstellbar ist. Für sie soll Eickelborn auch ein Lebensort sein und ich berichte von einigen, ganz wenigen Patienten, sicher weniger als meine Hand Finger hat, die Eickelborn als ihr Zuhause angenommen haben. Eine weitere, kleine Gruppe von Patienten hat sich damit arrangiert, aber nicht ausgesöhnt, noch sehr lange bleiben zu müssen, gibt aber die Hoffnung auf ein Leben in Freiheit nicht auf – wie immer dieses Leben in Freiheit aussieht. Für den größten Teil unserer Patienten gilt ohne Zweifel, dass sie die Klinik binnen Jahren verlassen werden, je nach Erkrankung mal schneller, mal weit weniger rasch. Dass ein Psychiater so deutlich berichtet, dass nicht jeder »geheilt« und entlassen werden kann, bricht die Skepsis einiger Teilnehmer auf. Der ein oder andere war doch eher mit der Erwartung hergekommen, von Psychiatern dargelegt zu bekommen, dass sie jeden heilen können.

Natürlich spielt dieser unausgesprochene Gedanke eine Rolle: **Wir** ermitteln die Täter, **wir** nehmen sie fest und **ihr** lasst sie wieder laufen! Später im Gespräch über die Frage, wie wir als Gesellschaft mit einem Teil der Sexualstraftäter umgehen sollten, wird das deutlich. Sobald ich auf die umfangreichen Sicherungsmaßnahmen und die in Einzelfällen dauerhafte Unterbringung zu sprechen komme, verschweige ich nicht die Geschichte der Forensik an diesem Ort und den schmerzhaften Lernprozess, der diese Klinik bis zum heutigen Tage prägt. Alle über Jahre hinweg entwickelten Standards sind das Ergebnis jener schweren Verbrechen, die in den 1980er und frühen 90er Jahren das Dorf erschütterten und den Blut besudelten Humus ergaben, auf dem die Entwicklung der Klinik zu einer der sichersten Einrichtungen ihrer Art wohl erst möglich war. Es ist eine Art »Forensisches Paradoxon«, dass hier mit viel Geduld die negativen Folgen schwarzer Pädagogik, die einige Patienten in der Frühphase ihres Lebensweges mitbekommen haben, modifiziert, abgeschwächt werden sollen und die Forensik selbst mit ihrer heutigen

Professionalität sich doch gerade aus den schmerzhaftesten Strafen entwickelt hat. So wie die Täter in ihren Taten zuweilen Todesdrohungen anwenden, um ihre Opfer gefügig zu machen, so wohnt den grundlegenden Entscheidungen in der Forensik stets die Drohung inne, es könnten Opfer entstehen, wenn die Entscheidung falsch ist. Stets muss man wachsam sein gegen die Fallstricke der Rationalisierung von letztlich sadistisch motivierten Versagungen. Die Taten jener Patienten von damals aus einer Zeit, in der es keinen Zaun gab, der größte Teil von ihnen freien Ausgang hatte und viele nicht immer pünktlich zu ihren Stationen zurückkehrten, sind auch heute noch wirksam im Bewusstsein aller, der Bürger und der Beschäftigten, die zumeist identisch sind, oder doch zumindest miteinander verwandt. In Eickelborn arbeiten, heißt, der Vergangenheit verpflichtet zu sein und daraus die Gegenwart zu gestalten und dabei auch immer Freiheitsräume auszuloten. Jeder Mitarbeiter, jede Mitarbeiterin lebt und erlebt diese Verpflichtung in ihrem täglichen Handeln.

Von Eickelborn nahmen in jenen Tagen auch Bürgerinitiativen ihren Ausgang, die – je nach Anlass – entweder für höhere Sicherheit oder aber für die Verhinderung von Klinikneubauten kämpften. Andernorts sah man in den Folgejahren Zeitungsfotos von Müttern, die ihre Kinder Transparente hochhalten ließen aus Sorge vor dem Missbrauch von Kindern. Keine Frage, Kinder sind in vielerlei Hinsicht der Gefahr ausgesetzt, in Situationen hineingezogen zu werden, deren Kontext sie nicht verstehen und in denen sie keinen eigenen Standpunkt vertreten können. Der Unterschied zwischen Eickelborn und den anderen Orten ist dieser: Hier war die Bürgerinitiative eine Re-Aktion, in dem Bemühen, die Arbeit vor Ort durch Überdenken von Sicherheitsmaßnahmen weiter zu ermöglichen, an anderen Orten war es eine Verhinderungsstrategie. In Eickelborn gehört die Klinik heute, wie eh und je, zum Dorf und zu dessen Identität, aber heute gibt es eine Einigkeit zwischen Bürgern und Klinik. Ich berichte von einer jährlichen Besprechungsrunde zwischen der Polizei, dem Bürgermeister, der Bürgerinitiative und der Klinikleitung. Der vielleicht denkwürdigste Höhepunkt dieser gemeinsamen Entwicklung war wohl der Besuch des damaligen Gesundheitsministers, der auf eine Gemeinde traf, die sich nunmehr dafür einsetzte, die Größe der Klinik zu erhalten und sie eben nicht zu verkleinern, wie seinerzeit nach den Taten politisch zugesagt wurde.

Viel später, am Ende des Tages, wird ein Polizeibeamter auf mich zukommen und sagen, er habe jetzt ein anderes Bild von Psychiatern bekommen. Ich kenne solche Sätze aus dem Mund von Skeptikern und sie sind als Kompliment gemeint. Meine Zuhörer erfahren über die Verdopplung der Behandlungsplätze bundesweit in den letzten 10 Jahren, sie erfahren etwas über die gestiegenen Verweildauern insgesamt, über die starke Zunahme vor allem schizophrener Patienten in der Forensischen Psychiatrie, weil die Behandlung in den normalen Psychiatrien kürzer wird und gefährliches Fehlverhalten heute schneller zur Anzeige gebracht wird. Die Verweildauern steigen, nicht weil die Patienten gefährlicher geworden wären, sondern weil unser aller Sicherheitsbedürfnis und die Forderung nach dauerhafter Rückfallvermeidung naturgemäß zu späteren Entlassungen führt. Meinen Zuhörern lege ich dar, dass nicht die Forensische Klinik selbst über die Beendigung einer Unterbringung entscheidet, sondern immer die Strafvollstreckungskammer nach Vorlage diverser externer Gutachten – und natürlich auch nach Vorlage der Stellungnahmen der Klinik. Zuweilen entscheidet die Strafvollstreckungskammer auch nach rein juristisch normativen Gesichtspunkten und folgt nicht der Empfehlung, einen Patienten weiterhin in der Klinik zu belassen. Rechtsstaatlich ist dies gedeckt und es ist wichtig, dass letztlich nicht Psychiater über die Freiheit von Menschen entscheiden, sondern Gerichte. Das bedeutet aber auch, dass im Einzelfall dem skeptischen Votum des Psychiaters nicht gefolgt werden muss. Die Herausforderung für alle an der Behandlung beteiligten und entscheidenden Personen in Eickelborn ist, aus der Geschichte zu lernen, und dabei den individuellen Patienten von heute nicht zum Objekt der Traumatisierung einer Institution zu machen, sondern die Beurteilung von Störung und Behandlungsfortschritt auf dem Boden des Fachwissens stets an der konkreten Person zu orientieren.

Nur ein Drittel unserer Patienten sind Sexualstraftäter. Nur jeder zehnte zu Freiheitsentzug verurteilte Sexualstraftäter kommt überhaupt in die Forensik, die anderen sitzen in den Haftanstalten, nicht wenige ohne eine Aufarbeitung ihres Fehlverhaltens. Ein Mann, um die 38, mit rot-grün kariertem Hemd und wattierter Weste meldet sich. Wie viel Personal denn hier arbeite? Wenn man alle Berufsgruppen, von der Stationssekretärin bis zu den Lehrern, von den Ärzten und Psychologen bis zur größten Gruppe der Pflegekräfte zähle, dann sei das Verhältnis in etwa 1:1. Das sei doch sehr teuer, weiß der Beamte. Ja, ist es. Und warum das viele Geld für die Behandlung von Straftätern, was soll das mit der Aufarbeitung der Tat?

Wäre das Geld nicht besser in andere Dinge investiert, in Opferschutz, in Jugendeinrichtungen? Täterbehandlung sei aktiver Opferschutz, sage ich. Ohne Zweifel müsse auch mehr für die sozialpädagogische Betreuung von problematischen Familien getan werden. In einem Rechtsstaat, der sich beim Freiheitsentzug an der Schwere der Verfehlung orientiere und dem die Sekundärprävention, also die Vermeidung neuer Straftaten am Herzen liege, gehe es nicht ohne Tätertherapie. Es gehe nicht um Psychotherapie als luxuriöse Selbstvervollkommnung. Es gehe darum, zunächst einmal die Bevölkerung vor der Wiederholung schwerer Straftaten durch psychisch gestörte Täter zu schützen, es gehe aber auch um den Rechtsanspruch psychisch schwer gestörter Menschen auf Behandlung und mit der Behandlung einhergehend gehe es um Rückfallvermeidung. Aus einer Straftat allein könne allerdings noch nicht geschlossen werden, dass ein Täter psychisch krank sei. Psychisch krank oder vergleichsweise schwerwiegend psychisch gestört zu sein, sei kein Privileg, keine leichte Entschuldigung, sondern es sei – so führe ich aus – das Kennzeichen psychischer Störungen, dass die individuellen Freiheits- und Entscheidungsgrade eingeschränkt seien. Ob bei der Begutachtung nicht ein Täter versuche, sich als krank darzustellen, um dann milder davon zu kommen? Ja, das gebe es, aber eine Erkrankung müsse sich, wenn sie forensisch relevant sein soll, stets auch verlässlich außerhalb des Deliktes zeigen. Man könne es ja versuchen, sage ich lächelnd. Außerdem gebe es ja die internationalen Klassifikationssysteme zur Feststellung psychischer Störungen. Eine Diagnose müsse plausibel sein. Es sei ja auch unter Gutachtern ein bekanntes Phänomen, dass sich Menschen in Untersuchungshaft gegenseitig sogenannte gute Ratschläge zum Umgang mit Gutachtern gäben. »Gerade in der Haft sitzen ja immer auch Leute, die sich berufen fühlen, anderen gute Ratschläge zu erteilen und – da sie trotz ihrer Klugheit, Lebenserfahrung und überlegenen Kenntnisse in der Haft sitzen – frage ich mich dann immer, an welcher Stelle ihnen ein Fehler unterlaufen sein mag.« Einige lächeln. »Ein Täter mit einem Missbrauchsdelikt an einem Kind mag zum Beispiel eine Haftstrafe von 5 Jahren bekommen. Ein Täter mit demselben Delikt und einer Einweisung in die Forensische Psychiatrie verbringt nicht selten die doppelte Zeit im Freiheitsentzug. Hier wird er konfrontiert mit seinen Verhaltensweisen, er erfährt die für jeden Veränderungsprozess bei einem Menschen – Straftäter oder nicht – so grundlegende Wertschätzung, auf dessen Boden er den Mut fassen könnte, sich mit seinen Fehlannahmen und schädlichen Verhaltensweisen auseinanderzusetzen. Unsere Patienten muss man nicht entwerten, das tun sie ihr ganzes Leben schon selbst auf die ein oder andere Art und Weise. Auch diejenigen, die sich für großartig halten, wissen im Grunde sehr wohl, dass sie nicht großartig sind, denn sonst wären sie nicht hier. Im Gegenteil…«, so füge ich an, jeder könne doch an sich selbst beobachten, von wem er einen Hinweis auf Fehler und Baustellen der eigenen Entwicklung leichter annehmen könne: Von einem wertschätzenden Menschen oder einem, der unmissverständlich die Sorge hegt, der notwendige Hinweis könne aufgrund des allgemein bedauernswerten Zustandes seiner Person ohnehin vergeudet sein. Wertschätzung ist nicht das Gegenteil von Beurteilung und schon gar nicht ein Synonym für Kritiklosigkeit. In der Kaffeepause kommen einzelne Teilnehmer auf mich zu, Kaffee und Kekse in der Hand, diskutieren. Die professionelle Grundhaltung, mit der man seine Arbeit erledigt, sei das eine, natürlich auch das spezifische Interesse daran, warum ein Mensch welche Tat begeht, aber Wertschätzung? Das Thema kommt immer in der Pause und immer trage ich es danach wieder in das Seminar hinein. Noch einmal: Wir haben kein Verständnis für die Straftaten, wir liefern keine Begründungen und keine Entschuldigungen. Wir helfen nicht dabei, das eigene Fehlverhalten zu bagatellisieren. Wir setzen auf die – natürlich individuell verschiedenen – Fähigkeiten zur Ent-

wicklung. Ein Familienvater räumt ein, er bleibe bei Missbrauchstätern höflich, aber natürlich hege er auch Groll. Bei der Besprechung der verschiedenen Tätertypologien und der Abgrenzung von paraphil motivierten Taten gegenüber anderen frage ich dann immer: »Was haben Sie selbst dafür getan, dass Sie sich sexuell für erwachsene Frauen oder alternativ Männer interessieren?« Keiner erwartet hier wirklich eine Antwort, weder die Gruppe noch ich. Ich gebe die Antwort dann selbst: »Nichts haben Sie dafür wirklich getan. Ihre Vorlieben haben sich entwickelt. Sie können nichts dafür, Sie haben sich Ihre Vorlieben nicht ausgesucht und Sie können sie auch nicht wirklich selbst verändern. Ihre Neigung ist unverdientes Glück oder unverdiente Belastung.« Derjenige, der in der Pubertät bemerkt, dass er sich – anders als seine Altersgenossen – für Kinder interessiert und der später angeben kann »Bei mir war es eben so, dass ich zwar älter wurde, aber nicht die Personen, für die ich mich interessierte«, hat sich das auch nicht ausgesucht, aber er trägt ohne jeden Zweifel die Verantwortung dafür, mit dieser Bürde legalkonform zu leben und nicht andere Menschen dadurch zu beeinträchtigen oder gar nachhaltig zu schädigen. Eine echte pädosexuelle Orientierung bedeutet in der Konsequenz ein völlig zölibatäres Leben, es bedeutet den lebenslänglichen Verzicht auf gelebte Sexualität. Eine andere Alternative gibt es nicht. Medikamente können dabei helfen, diesen Schritt leichter zu ertragen, aber das Schicksal als solches muss man annehmen. Also keine Heilung? Nein, keine Heilung, sondern Selbstmanagement. Nicken auf der einen Seite, ernste Minen, auch ein Augenbrauenhochziehen. Jetzt noch eine abschließende Frage vor der Mittagspause: »Warum soll ich auf etwas verzichten, was mir Lust macht und für das ich keinen Ersatz habe? Welche persönliche Reife wird verlangt, um zugunsten eines anderen auf etwas zu verzichten, was wie nichts anderes mit der eigenen Person verwoben ist? Wer von uns würde das auf Dauer tun? Unter welchen Bedingungen?« Diese Fragen stellen sich bei jedem Täter mit einer sog. paraphilen Neigung, also einer – hier für uns – strafrechtlich relevanten Vorliebe sexueller Befriedigung. Einige Teilnehmer atmen tief ein und aus. Pause.

Wie verabredet, begleite ich die Gruppe im Anschluss in das umzäunte Gelände der Klinik. Dazu wird die Gruppe vom Pförtner durch den Besuchereingang geschleust. Ein Brummton signalisiert, dass sich die Tür öffnen lässt. Solange die Türen einer geschlossenen Einheit, also der Pforte oder auch der Stationen und Gebäude insgesamt, im LWL-Zentrum geöffnet sind, ertönt ein alarmierend nervtötendes Piepsignal, das nicht einmal bei Hochtonschwerhörigkeit zu ignorieren sein dürfte. Es verstummt erst dann, wenn die Tür wieder verschlossen ist. Im kleinen Räumchen des Besuchertraktes des zentralen Pfortengebäudes drängen sich nun 21 Personen. Die Schleusentür geht auf. Brummen, Piepsen. Die Hälfte der Personen wird durch einen schmalen Gang bis zur nächsten Tür der Schleuse geleitet. Die erste Schleusentür schließt, das Piepsen verstummt. Brummen, Piepsen, die zweite Schleusentür öffnet sich, die ersten 10 Personen stehen im inneren Bereich der Zentralpforte und es trennt sie nur noch eine Tür vom inneren Gelände. Die zweite Besuchergruppe wird nun hindurchgeleitet. Dann ein letztes Summen und man steht im Parkgelände des Zentrums. Verblüfft stößt ein Beamter seine Kollegin an und zeigt nach oben in einen alten Baum, dessen mächtiger Stamm mit einer Plastikmanschette in mehreren Metern Höhe umfasst ist und in dessen wunderbarer Baumkrone sich Stacheldraht durchschlängelt. Der gesamte alte Baumbestand des Geländes ist in dieser Form gesichert gegen Überstiege einerseits und gegen sonstige unerwünschte Baumbesteigungen, die sich der ein oder andere Bewohner vielleicht aus Protest oder aus Langeweile vornehmen könnte. Die Plastikmanschette verhindert ein Hochkrabbeln am Baumstamm und ist so weich und nachgiebig, dass man, hinge man sich daran, sofort heruntergleiten würde.

Die alten Gebäude, die verteilt im weitläufigen Gelände platziert sind und den Charme einer alten Landesklinik verströmen, sind in Pastellfarben angestrichen, die Fenster allesamt vergittert. Keine modernen Panzerglasfenster mit seitlichen Lüftungsschlitzen, sondern altmodische Gitter, durch die an der ein oder anderen Stelle kleine Topfpflanzen hindurchwuchern oder eine Deutschlandfahne aus der Zeit der vorletzten Fußball-WM hängt.

Jedes Haus, so stellen die Besucher fest, ist noch einmal meterhoch umzäunt, jedes besitzt noch einmal eine Schleuse aus Metallgitter, in die ein Kleintransporter vorfahren und eingeschlossen werden kann. Warum die Häuser noch zusätzlich eingezäunt sind, will eine Beamtin wissen. Weil das Gelände so groß ist, dass es im Rahmen des Sicherheitskonzeptes noch mal in gut überschaubare Kompartimente eingeteilt sein muss. Es gibt keinen freien Ausgang im Gelände, nur in Begleitung von Mitarbeitern haben einzelne Patienten die Erlaubnis, sich dort zweckgerichtet und anlassbezogen zu bewegen. Ein Zweck kann der Weg zur Arbeitstherapie sein, ein Anlass kann die Teilnahme an einem Jogginglauf sein. Wettbewerbe über zehn Kilometer immer am Zaun entlang, beobachtet von mehreren Mitarbeitern, die als Streckenposten fungieren. Überhaupt der Zaun: er ist das architektonische Wahrzeichen der Klinik und wird immer wieder als bildhaftes Symbol verwendet, wenn Berichte über hoch gesicherte Therapieeinrichtungen nach Illustration verlangen. Aus transparentem Macrolon, einem speziellen Kunststoff gefertigt, gibt er Einblick ins Gelände und balanciert in seiner Bauart zwischen dem Bestreben, sich gerade durch jene Transparenz diskret in das weitläufige Grün des gesamten Standortes einzufügen und doch energisch zu demonstrieren, dass hier ein Schutzwall steht. In 5,5 Metern Höhe läuft er in eine elegant nach innen gebogene Welle aus, die Besucher früher schon für einen Wandelgang bei Regen gehalten haben. Was so romantisch- fürsorglich wahrgenommen wurde, ist jedoch nichts weiter als ein Überstieg-Schutz von innen. Natürlich könnte man bei Regen unter dieser Plastikwelle hindurch wie unter einem langgezogenen Schirm umherwandern aber es hätte etwas Zwanghaftes und Bizarres. Diejenigen Personen, die sich im Gelände bewegen, tun dies jedoch ruhig, gemessenen Schrittes in kleinen Gruppen oder aber ein wenig sportlich mit Rollerblades oder Fahrrad. In Anbetracht der Vielzahl der Besucher teilen wir uns auf. Ein erfahrener Psychologe führt die ersten zehn Besucher auf die untere Station, ich gehe mit den anderen auf die im ersten Stock gelegene. Natürlich auch in diesem Gebäude bei jedem Öffnen der Tür ein Piepsen, das nach dem korrekten Verschließen wieder verstummt. Die Stationen sind annähernd baugleich. Ein langer Flur, der in der Mitte den sog. Pflegestützpunkt hat, unterteilt den Flur in zwei Bereiche. Rechts und links liegen die Wohngruppen mit den Doppelzimmern, diesen im Grunde viel zu kleinen Räumen, die sich die hier untergebrachten Männer über Jahre miteinander als Schlaf-Wohn-Raum teilen müssen. Jeder hat ein Bett und eine an Jugendzimmer erinnernde Ecke mit persönlichem Krimskrams, Postern, Fotos, Musik-CDs etc. Mehr ist nicht drin. Aufgrund der engen Belegung stehen zum Teil Kleiderschränke auf dem ohnehin schmalen Flur, jeder Platz muss genutzt werden. Spätestens jetzt verflüchtigt sich jede nur im Ansatz bestehende Idee, die Unterbringung in einer solchen Klinik sei wesentlich komfortabler als in Haft. Zwar können sich die Patienten tagsüber auf den Stationen frei bewegen, es gibt eine Gemeinschaftsküche und mittlerweile auch freien Zutritt zu den besonders gesicherten Balkonen, aber die jahrelange Enge in den Zimmern ohne wirkliche Privatsphäre kann mit der Unterbringung in Einzelhafträumen nur bedingt konkurrieren. Ich erinnere mich, dass eine ganz andere Besuchergruppe ohne fachlichen Bezug, sondern sie alle Multiplikatoren im gesellschaftspolitischen Kontext einmal ein wenig Neid erfüllt auf die Kochinsel auf einer Langzeitstation geblickt hat und eine Besucherin meinte, so etwas hätte sie auch gerne zu Hause. Ich verwende dann gerne das Beispiel von den unzufriedenen Zwangsurlaubern, die aufgrund eines Unwetters z. B. nicht zum rechten Zeitpunkt von ihrem Urlaubsparadies, dessen Palmen und Sandstände sie vierzehn Tage ausgelassen genossen haben, zurückfliegen können und gezwungen sind, noch weitere drei oder vier Tage auf die mit jeder Stunde mehr verhassten Palmen und den Strand zu gucken. Die Kochinsel auf der Langzeitstation ist der tägliche Wohnkomfort für Menschen, die seit zwanzig Jahren in der Klinik sind und auch in den nächsten zwanzig Jahren noch da sein werden – ununterbrochen, Tag und Nacht. Dies aus guten Gründen, ohne jede Frage, und es gibt nicht so viele Staaten auf unserer Erde, die für Menschen mit jenen Straftaten Kochinseln bereitstellen, aber dafür haben wir das große Glück, in einem Rechtsstaat zu leben, der sich in seiner kulturellen Prägung auf große Weltreligionen bzw. auf die humanistische Tradition bezieht, ganz je nachdem, wo sich ein jeder einordnen

möchte. Den Menschen in jedem Menschen erblicken zu können und zu wollen ist die notwendige Grundhaltung, um hier zu arbeiten.

Zurück zur hiesigen Station mit dem kleinen Küchenraum und den engen Zimmern. In einem größeren Tagesraum mit Polstergarnitur und Aquarium, PC-Tisch und ein wenig vor sich hin stehendem Grünzeug lassen wir uns nieder. Vier Patienten holen noch fehlende Stühle als Sitzgelegenheit herbei, stellen sich namentlich vor, heißen die Besucher willkommen auf der Station und berichten, wie sie hier leben, warum sie hierhergekommen sind und wie das auf diesen Stationen hier speziell angebotene Behandlungsprogramm für Sexualstraftäter abläuft. Einer der Patienten stutzt und ein Beamter auch. »Ah, wir kennen uns doch« sagt der Besucher und der Patient nickt ein wenig sich ertappt fühlend. Später, als die Besuchergruppe längst wieder im Bus sitzt und ich nochmals auf die Station komme, mit den Patienten spreche und mich bedanke, natürlich derweil quasi im Vorbeigehen (»wenn Sie gerade mal da sind…«) auch noch Wünsche und Beschwerden entgegen nehme, kommt dieser Patient auf mich zu und sagt, es sei ihm erst schon ein bisschen peinlich gewesen, als er den Beamten getroffen habe, der ihn ja seinerzeit vernommen habe. Aber so sei das eben. Alle sitzen in einem großen Kreis, die Patienten, die sich bereit erklärt haben, kennen die Situation gut. Sie empfangen Besucher unterschiedlicher Professionen nicht zum ersten Mal. Sie haben gewissermaßen einen »Heimvorteil«, die Beamten kennen diese Situation so nicht. Aber in jedem Falle ist es ein Expertentreffen zum Thema Sexualstraftaten. Die Praktiker, wenn man es mal so nennen will, treffen hier auf die Theoretiker. Genau jenes »Expertentum« machen sich auch die Gruppentherapien zur Behandlung von Sexualstraftätern zunutze, denn jeder Täter hat Expertenwissen über seine Tatvorbereitung, seine Tatmotive, seine Gedanken, mit denen er sich die Erlaubnis zur Tat gibt, über seine Tatdurchführung. Damit ist er in der Lage, sein Gegenüber gut einzuschätzen, zu konfrontieren, Ausreden nicht gelten zu lassen. Warum sollte der Begriff des Expertentums nur auf das Nützliche, sozial Erwünschte und Anerkannte bezogen werden dürfen. Experte sein heißt, sich auskennen auf einem Gebiet, auf dem andere Leute nichts oder weit weniger wissen. Ohne jeden Zweifel trifft das hier für beide Gruppen, die sich begegnen, zu und die Existenz der Praktiker begründet die Schulung der Theoretiker. Warum sie sich überhaupt bereit erklärt haben, die Polizeibeamten zu empfangen, will einer der Besucher wissen. Weil man es wichtig finde, der Öffentlichkeit auf solche Weise etwas mitzuteilen darüber, was in einer solchen Klinik eigentlich ablaufe und weil es ja gerade für die Polizeibeamten wichtig sein könnte, eine Vorstellung von Behandlung zu bekommen. Ein anderer sagt, er wolle dazu beitragen, dass das Bild von Sexualstraftätern in der Öffentlichkeit nicht im Monströsen und Unkorrigierbaren stecken bleibe. »Wir sind ja trotzdem keine Unmenschen, auch wenn wir ja hier alle wissen, was wir gemacht haben. Ich weiß, warum ich hier bin.« Ein anderer nutzt auch das Forum, um über die Ungerechtigkeiten, die er in dem System entdeckt und als deren Betroffener er sich erlebt, mitzuteilen. Es ist eine bunte Runde von Männern, die ganz unterschiedlich lange in der Klinik sind, mit ganz unterschiedlichen Persönlichkeiten, unterschiedlichen Delikten und verschiedenen Aussichten. Der ein oder andere benutzt mittlerweile so selbstverständlich ein therapeutisches Vokabular, dass die Skepsis einzelner Zuhörer nachvollziehbar ist, ob hier nur formale Anpassung stattfindet, oder wirkliche Auseinandersetzung mit sich selbst. Diese Frage bleibt stets im Raum. Ein Teil der Männer hat jedoch bisher im Leben gar kein Vokabular gehabt, um sich mitzuteilen, um über eigenes Handeln nachzudenken und es zu beschreiben. Vokabeln sind also auch Kommunikationswerkzeuge, von einigen ungeschickt benutzt, von anderen mit solcher Geschicklichkeit verwendet, dass daraus schon wieder Misstrauen entstehen kann.

Die Patienten schildern die Themen des Behandlungsprogramms: Umgang mit Kritik, Emotionen benennen, kognitive Verzerrungen, Deliktszenario usw. usw. Heute sprechen alle Patienten, manchmal treten zur Gruppe der Freiwilligen auch schweigsame Männer hinzu, die erst einmal schauen wollen, was passiert und kaum etwas sagen. Das macht nichts und ist in Ordnung. In einigen Jahren werden sie vielleicht diejenigen sein, die mitteilen können, warum sie hierhergekommen sind, was ihnen noch bevorsteht, wie sie sich selbst beurteilen. Das Schwierige ist die unverrückbare

Absolutheit des Therapieziels. Es geht nicht darum, etwas zu verbessern, etwas abzumildern, etwas häufiger oder seltener zu tun, so wie man sich z. B. vornimmt, weniger zu essen oder zukünftig häufiger zum Sport zu gehen. Es geht um ganz oder gar nicht, denn eine erneute Straftat bleibt eine erneute Straftat. Es geht hier um einschlägige Gewalttaten, um sexuelle Übergriffe, um die Ängstigung der Opfer, um mögliche Folgeschäden. Um genau jene Frage geht es: »Können Sie sicherstellen, dass Sie nie mehr…?« Es geht um genau jenes Dilemma in der Prognosebeurteilung und die Untauglichkeit von statistischen Zahlen. Je schwerer eine Straftat, desto seltener wiederholt sie sich, aber je schwerer sie ist, desto gravierender sind die Folgen einer solchen Wiederholung. Der individuelle Patient, oder Straftäter, wird wieder rückfällig oder nicht, es ist also keine Wahrscheinlichkeit von x %, sondern es ist Null oder Eins.

In dem Zusammenhang erläutere ich auch die Funktion von Prognosegutachten. Anders als oftmals dargestellt – und unrealistischer Weise erhofft – sind es keine Instrumente der Weissagung. Prognosegutachten sind keine Glaskugeln psychiatrischer Wahrsagerei. Sie sind Risikoprofil-Analysen, zugeschnitten auf den Einzelfall unter Berücksichtigung einer Vielzahl von Faktoren, die zu gewichten sind. Es gibt aber keine exakte Zahl und sie wäre nicht hilfreich. »Würden Sie – wenn Sie es zu sagen hätten – jemanden entlassen, der mit der Wahrscheinlichkeit von 15 % einen erneuten Totschlag begeht? Würden Sie jemanden entlassen, der dies zu 5 % tut? Oder zu 0.05 %?« Eben. Wie ich schon sagte, es geht individuell um Null oder Eins. Es geht um die riskanten und die sogenannten protektiven Faktoren, es geht um persönlichkeitsstrukturelle Eigenschaften, die zeitlich konstant sind und Einflussfaktoren mit situativem Bezug. Von daher muss eine Entscheidung über Freiheitsentzug oder Freiheitsgewährung immer eine juristisch-normative bleiben.

Es ist spät geworden, die Zeit drängt. Es geht hinaus, von der Station in den Schleusenraum des Gebäudes, in die Schleuse am Haus, ins umzäunte Gelände, durch die Pforte hindurch in die Schleuse des Besuchertraktes. Türen werden geöffnet und geschlossen, Brummen, Piepsen, Brummen…

24

Die Beamten sind überrascht von so vielen Türen und Schleusen, die sie im Gefängnis erwartet hätten, in einer Klinik aber nicht. Sie sind überrascht über das Ausmaß der Mühewaltung in ganz verschiedenen Belangen. Die Freundlichkeit, mit der sie von der »Gegenseite« empfangen wurden, hat ein wenig verblüfft. Jede Besuchergruppe ist ja auch eine Abwechslung im langen Klinikeinerlei.

Der Seminarleiter fasst zusammen, es sei auch heute wieder ein ganz wichtiger Einblick für die Kollegen gewesen, man sehe doch vieles jetzt abgewogener, es gebe für die Rückfahrt eine Menge Diskussionspunkte, vieles, über das man nachdenken müsse und es sei doch in jedem Falle wichtig, dass die Kollegen Einblicke bekämen in so eine Einrichtung, in die vielleicht der ein oder andere Täter kommt, den sie zuvor vernommen haben. Ob er im nächsten Jahr wieder mit einer anderen Gruppe…? Ja, gerne, natürlich.

Ich gehe zurück in mein Büro, die Mails und die Briefpost des Tages warten auf mich. In meiner Postmappe liegt ein Film, den Patienten in der Klinik gedreht haben, eine Satire- Sendung, eine Art »Blödel-Panorama« oder »Blödel-Report«. Natürlich wird u.a. auch die neu eingeführte Tai-Chi Gruppe aufs Korn genommen und ich muss unweigerlich lachen. Habe ich gelogen? Ist es doch ein Wellness-Angebot? Nein, es geht um Wege, den Patienten emotionale Erfahrungen zu vermitteln. Menschen verändern sich nicht allein durch rationale Einsichten. Jede Einsicht von persönlicher Tragweise muss mit einer emotionalen Evidenz gekoppelt sein.

Ich zappe kurz weiter durch den Film. Es ist enorm, wie kreativ die Filmgruppe die Räumlichkeiten der Klinik genutzt hat, aber es wird eben auch sehr deutlich, dass selbst eine große Klinik natürlich ein sehr beschränkter Lebensraum ist. Neben der weiterhin intensiven Behandlung psychisch kranker Patienten muss sich das LWL-Zentrum für Forensische Psychiatrie auch noch intensiver in die Richtung eines gesicherten Lebens- und Erfahrungsraumes entwickeln. Mit diesem Vorsatz antworte ich der Regisseurin aus Berlin, die mit unseren Patienten das neue Theaterstück einübt. Der denkwürdige Titel: »Der Widerspenstigen Zähmung«.

Vom Suchen und Finden

Isabella Schneider

Tätigkeit   Isabella Schneider ist Medizinstudentin an der RWTH Aachen

Vita   22 Jahre, geboren in Tübingen; seit 2008 Studium der
Humanmedizin an der RWTH Aachen

Freizeit   Laufen, Tanzen, Klavier

Motto   Erkenne dich selbst. (Griechisches Sprichwort)

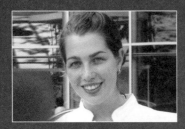

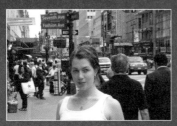

Als Kind und auch später als Jugendlicher wird man häufig gefragt, was man später einmal werden möchte – dann, wenn man groß ist. Es gibt einige, die schon im Alter von sechs Jahren eine präzise Antwort darauf haben, dann wiederum andere, die selbst nach dem Abitur noch nicht wissen, in welchem Beruf sie sich einmal sehen und natürlich eine ganze Menge dazwischen. Häufig ist es ein langer und schwieriger Entscheidungsprozess mit dem leicht illusorischen Ziel, den perfekten Beruf für sich zu finden, der sich mit den eigenen Interessen und Zukunftsvorstellungen deckt.

Eine Entscheidung hat viel mit den Erfahrungen zu tun, die man bis dahin gemacht hat. Ebenso hat die eigene Persönlichkeit viel Einfluss auf die Eignung für ein Berufsfeld. Letztlich ist es aber ein fließender Prozess, eine sich immer wieder neu kreierende Situation, bei der manchmal Kleinigkeiten zum Einschlagen des einen oder eben doch des anderen Weges führen.

Im Maximalen könnte man Thomas Hobbes Spuren folgen und den Determinismus verfechten, bei dem jedes Ereignis durch eine x-beliebige Anzahl an Vorbedingungen vorgezeichnet ist. So würden die Entscheidungen schon von klein auf dazu führen, einen bestimmten Weg einzuschlagen und so sehr man nach dem Abitur das Gefühl hat, alles liege frei bestimmbar vor einem, täuscht dieses Gefühl. Denn in Wirklichkeit hat man das Ziel – oder wurde es – schon viel früher festgelegt.

Doch selbst mit einer solch deterministischen Einstellung müsste man nicht so weit gehen und den freien Willen und damit die eigene Entscheidung anzweifeln. Jeder, der schon einmal eine Entscheidung hat treffen müssen, wird wissen, wie schwierig und nervenaufreibend dieser Prozess sein kann, ob das Ziel schon feststeht oder auch nicht. Selbst wenn es feststeht, bleibt es für uns meist im Verborgenen.

Im Falle der Berufs- bzw. Ausbildungsentscheidung geht es um die eigene Zukunft. Dabei möchte wohl niemand einen gravierenden Fehler machen und so ist es nur klug, darüber länger nachzudenken. Ebenso kann wohl kaum jemand, der sich gerade für einen Beruf entschieden hat, sagen, wie sein Leben zukünftig aussehen wird. Man weiß nie, was kommen wird, welche Entscheidungen einem noch bevorstehen und wie beständig die eigenen

Wünsche sein werden. Das Leben hält viele Überraschungen bereit.

Letztlich ist es aber nicht so leicht die falsche Entscheidung zu treffen und in unserer Gesellschaft ist es glücklicherweise immer wieder möglich, neue Wege einzuschlagen. Überdenkt man seine Entscheidungen gewissenhaft über einen ausreichenden Zeitraum und trifft sie im Einklang von Bauchgefühl und Kopf, so ist es doch recht gewiss, dass man sich auf dem richtigen eigenen Weg befindet und in manchen Fällen führt dieser in die Psychiatrie.

Ich würde von mir behaupten in einem normalem Umfeld, mit einem normalem Elternhaus und einer normalen Schullaufbahn aufgewachsen zu sein – soweit überhaupt irgendetwas als »normal« bezeichnet werden kann. Vermutlich hätte man mich früher als ruhiges, nachdenkliches Kind bezeichnet und damit läge man auch gar nicht so falsch. Soweit ich mich erinnern kann, habe ich schon immer gerne meine Umwelt beobachtet und nachgedacht. In einer Gruppe habe ich mich eher zurückgezogen und zugehört, was sich spätestens als Jugendliche nicht unbedingt als sozial erwünschtes Verhalten gezeigt hat. So wurde ich offener, doch mein Interesse für die Beobachtung ging dabei nicht verloren. Ohne dies bewusst als Grund hinzuzuziehen, habe ich mich für die Medizin und im Besonderen für die Psychiatrie entschieden. Eine Entscheidung, die im Nachhinein logisch erscheint, schließlich kommt es gerade bei dieser Fachrichtung besonders auf Empathie und Menschenkenntnis an.

Ebenso ist die Nähe zur Psychologie ein Faktor, der meine Entscheidung in Bezug auf meine Vorlieben sinnig erscheinen lässt. Als Lebenslehre versucht sie auch das Erleben und Verhalten der Menschen zu beschreiben und zu erklären. Nichts anderes ist das Ziel von Beobachtungen.

Ein Großteil unseres Lebens besteht aus Beobachtung. Nicht nur, dass man als Kind viel durch Beobachtungen lernt, auch die eigenen sozialen Kompetenzen hängen das ganze Leben lang in großem Maße von der Beobachtung anderer und auch uns selbst ab. Erst wenn man dadurch bestimmte Verhaltensmuster, Intentionen und Bedürfnisse in anderen Menschen erkennen kann, ist es möglich, darauf adäquat zu reagieren, sich sozial zu verhalten oder eben auch die Erkenntnis, die aus der Beobachtung resultiert, für die eigenen Zwecke zu nutzen. Die Selbstbeobachtung läuft dagegen noch viel impliziter ab, führt aber letztlich zum gleichen Punkt: Die Welt und uns besser zu verstehen.

Die aufmerksame Wahrnehmung und Beobachtung der Umwelt ist eine wichtige Grundlage in sämtlichen Wissenschaften. In manchen Fällen ist es sogar die einzige Möglichkeit, um Sachverhalten auf den Grund zu gehen. Der Beobachtung folgt die Erkenntnis. Man kann bestimmte Muster, Eigenschaften oder auch Widersprüche erkennen und diese wiederum mit den eigenen Erfahrungen und Wissen vergleichen und einordnen.

Übertragen auf die Medizin wären vielleicht Diagnostik und Diagnose das Korrelat zur Beobachtung und Erkenntnis. Hinzu kommt in diesem Fachbereich, dass durch den Umstand der Normabweichung ein weit bunteres Feld entsteht als man es normalerweise zu sehen bekommt. Nach der Diagnose schließt sich eine entsprechende Therapie an. Diese Vielfalt ist ein Grund, weshalb ich mich letztlich für den medizinischen Weg und nicht für die Psychologie entschieden habe. Doch wie viele Dinge im Nachhinein so simpel erscheinen, war es alles andere als einfach, diese Entscheidung zu treffen.

Mein Vater ist Psychiater und so hatte ich schon früh die Möglichkeit, Einblicke in dieses für viele Menschen unbekannte und manchmal vielleicht abschreckende Berufsfeld zu erhalten. Angefangen von unterhaltsamen Anekdoten vom Klinikalltag beim Abendbrot bis zu meinen ersten eigenen Erfahrungen, war es für mich eine der ungezwungensten »Berufserfahrungen«, die ich erlebt habe. Nicht alle Kinder haben einen solch engen Kontakt mit dem Beruf ihrer Eltern und sehr viele schlagen einen vollkommen anderen Weg ein. Ich denke aber, wenn man die Möglichkeit hat, all die Facetten, die ein Beruf mit sich bringt, zu erleben – anders als beispielsweise bei einem Schulpraktikum –, so kann es durchaus ein prägendes Ereignis sein. In meinem Fall so prägend und mich begeisternd, dass ich selbst meine Zukunft darin sehen kann.

Mit 14 Jahren habe ich das erste Praktikum in einer psychiatrisch-psychotherapeutischen Klinik absolviert und meinen ersten bewussten Kontakt mit psychisch Kranken gehabt. Durch meine Er-

fahrungen waren sie für mich schon immer normale, wenn vielleicht auch kranke Menschen gewesen, doch im Umgang mit Gleichaltrigen und manchmal sogar mit Erwachsenen wurde mir recht schnell klar, dass meine Sichtweise nicht immer geteilt wurde. »Verrückte«, »Spinner«, »Psychos« – alles Ausdrucksweisen, die nichts mit dem zu tun hatten, was ich in der Klinik erlebt habe. Im Gegenteil, waren diese Menschen von ihrer Erkrankung geheilt wie andere von einem gebrochenen Arm oder einem zu schnell schlagenden Herzen, waren sie nicht anders als der Rest, den ich kannte. Wenn ich sogar weiter überlegt habe, so fielen mir immer mehr Freunde, Bekannte, Verwandte ein, die vielleicht selbst nicht ganz »normal« waren und trotzdem ein »normales« Leben führten. Da gab es die Einen, die besessen davon waren, eine schlanke Figur zu haben. Dann diejenigen, die sobald die Dunkelheit einsetzte aus Angst nicht mehr nach draußen gingen. Wiederum andere waren nicht in der Lage mit Worten sondern nur mit körperlicher Gewalt eine Diskussion zu führen und wurden Opfer ihrer eigenen Aggression. Die, die bei der kleinsten Kritik in Tränen ausbrachen. Die, die sich kontrolliert vorkamen. Die, die den immer wieder gleichen Ablauf bestimmter Dinge brauchten. Die, die rücksichtslos im Zentrum ihrer eigenen Welt standen. Gibt es da noch eine Normalität? Sind wir nicht vielleicht alle ein wenig verrückt? Ver-rückt in einem Spektrum von unterschiedlichsten Verhaltensausprägungen.

Der daraus entstehende Begriff der Individualität ist durchaus beliebt und eine gewünschte Charaktereigenschaft. Menschen, die ihren eigenen Weg gehen, werden bewundert, doch nur so lange, wie die Normen unserer Gesellschaft beachtet werden. Kommt man vom normalen Weg ab, so ist die Grenze zur Ver-rücktheit nicht mehr weit und schnell wird man nicht mehr als Individualist abgestempelt, sondern bekommt sehr viel abwertendere Bezeichnungen angeheftet.

Was passiert nun mit denen, deren Ver-rücktheit zu sehr von der Norm abweicht? Mit denen, die nicht mehr mit ihrer Verhaltensausprägung leben können oder wollen?

Die Antwort darauf erhielt ich nicht unmittelbar. Es war wieder ein Prozess und dieser führte mich dahin, dass ich selbst jemand sein möchte, der diesen Menschen einen Weg in ein mit unserer Welt kompatiblem Leben aufzeigt und sie unterstützt. Die Möglichkeit dazu sah ich in der Medizin.

So, wie es vermutlich vielen Medizinstudenten geht, wenn sie sagen, sie studieren, weil sie anderen Menschen helfen wollen, so fühle ich mich, wenn ich hier über meine Gedanken schreibe. Es klingt, als sei es falsch, als könne kein Mensch ein so unegoistisches Ziel haben und würde letztlich nur die Selbstbestätigung darin suchen. Vielleicht ist es auch so und der einzige Antrieb im Leben ist der Egoismus, aber was bleibt, ist die Handlung. Man hilft anderen Menschen durch das Wissen und die Fähigkeiten, die man sich angeeignet hat. So, wie ein Ingenieur hilft, indem er Maschinen konstruiert oder Theorien aufstellt. Je nachdem, was einem mehr liegt, fühlt man sich gut dabei und daran ist nichts Verwerfliches zu finden. Ist es nicht vielmehr das, was wir uns alle wünschen?

Nachdem ich nun über einige Umwege also eine ungefähre Vorstellung erlangt hatte, wie meine Zukunft auszusehen hat, stand ich vor dem Problem, diese zu erreichen. Um Psychiater zu werden, muss man aktuell in Deutschland mindestens sechs Jahre lang Medizin studieren und verbringt dabei einen Großteil der Zeit damit, sich mit Dingen zu beschäftigen, von denen man 1. nicht die Ahnung hatte, dass sie etwas mit Medizin zu tun haben, 2. nicht den Eindruck hat, dass sie etwas mit Psychiatrie zu tun haben und 3. nicht weiß, wie man sie alle behalten und was man später einmal damit anfangen soll. Hinzu kommen die vielen Vorurteile über das Studium, Fragen, wie: Wann lernst du das Telefonbuch auswendig? und letztlich auch die oft ernüchternden Einblicke in die Krankenhaushierarchie. Im Großen und Ganzen könnte man denken, dass dies alles recht abschreckend wirkt, aber immerhin fangen jährlich ca. 10.000 Menschen damit an, Medizin an einer deutschen Hochschule zu studieren. All die Bewerber für das Medizinstudium sind so zahlreich geworden, dass es notwendig wurde einen Numerus clausus einzuführen, der es grade mal denen erlaubt Medizin zu studieren, die entweder sehr viel Arbeit in ihr Abitur stecken oder die von Natur aus das Glück haben, zu den Besten zu gehören.

Auf jeden Fall habe ich mir einen der umkämpften Plätze erringen können und vielleicht ist es auch die große Konkurrenz, die einen dazu bringt, noch fester an seinem Ziel zu arbeiten. Zumindest beschäftige ich mich nun seit einigen Jahren mit Chemie, Physik, Physiologie, Anatomie und tatsächlich manchmal auch mit Krankheiten. Das Gute daran ist, dass ich es wirklich interessant finde und manchmal über mich selbst erstaunt bin, wie viel man sich in den Kopf stopfen kann, wenn man diszipliniert arbeitet. Das Schlechte ist, dass ich manchmal mein Ziel aus den Augen verliere und mich von Zeit zu Zeit orientierungslos zwischen Blutsenkungsgeschwindigkeit und Calciumantagonisten auffinde mit der großen Frage: Was tue ich hier überhaupt? In solchen Momenten ist es äußerst hilfreich, nicht zu sehr darüber nachzudenken. Ich bezweifle, dass irgendein Berufsweg immer leicht ist, dass alles immer Spaß macht und dass man immer weiß, was man will. Manchmal muss man einfach weitermachen, mit seinen Entscheidungen leben und das Beste daraus machen.

Hat man dann endlich das Staatsexamen der Medizin in der Tasche, ist man noch längst nicht fertig. Eigentlich fängt es jetzt erst richtig an, zumindest mit dem, was man sich vor durchschnittlich 13,2 Semestern vorgenommen hat. Man wird Psychiater.

Es gibt Menschen, denen kann man ohne Probleme erzählen, was man vor hat und trifft dabei auf Interesse und Anerkennung. Dann wiederum gibt es andere, bei denen man es besser bei der Information belässt, dass man Medizin studiere. Es gibt viele Vorurteile über die Psychiatrie und wenn man sich manchmal die Medien anschaut, so werden sie leider allzu oft in der Berichterstattung bestätigt. In so manch einem Kopf herrscht noch die Vorstellung vor, dass es in der Psychiatrie so vor sich geht wie in dem Filmdrama »Einer flog über das Kuckucksnest« aus dem Jahr 1975. Die Patienten sind wie Insassen. Sie werden mit Medikamenten und Elektroschocks ruhiggestellt und ihrer Persönlichkeit beraubt. Es herrscht ein System der Hierarchie und Unterdrückung, in dem die in Weiß Bekittelten nach eigenem Ermessen Gott spielen dürfen. Eine Heilung tritt quasi nicht auf, es geht vielmehr darum, die Verrückten aus der Gesellschaft zu sortieren und wegzusperren, damit diese ungestört weiterleben kann. Anders als die Zeit, die vom Entstehungszeitpunkt des Films bis heute vergangen ist, ist das Bild, das der Film von der Psychiatrie vermittelt, teilweise nicht vergangen.

Dabei hat sich viel verändert. Wie jede andere medizinische Fachrichtung auch, muss die Psychiatrie evidenzbasiert arbeiten. Es gibt Klassifikationssysteme und Behandlungsleitlinien, nach denen sich alle Ärzte zu richten haben. Man versucht das asymmetrische Patienten-Arzt-Verhältnis, das schon allein aus dem unterschiedlichen Informations- und Kompetenzhintergrund entsteht, nach allen Möglichkeiten auszugleichen. Soweit der Patient nicht selbst- oder fremdgefährdend ist, hat er jedes Recht zur Selbstbestimmung. Sicherlich kann man noch viel in unserem Versorgungssystem verbessern, doch mit Sicherheit ist es nicht angebracht, mehr Vorurteile gegen die Psychiatrie zu haben, als gegen irgendeine andere Fachrichtung der Medizin. Ein Wissen, das nur langsam in der Gesellschaft ankommt.

Alles ist im Fluss und besonders im Bereich der Neurowissenschaften gibt es fast täglich neue Erkenntnisse. Es gibt so viele Forschungsgruppen und doch ist man noch weit davon entfernt das Gehirn zu verstehen, noch weiter entfernt dessen Erkrankungen vollständig aufzuklären. Was wir bis jetzt haben, ist eine vage Vorstellung, die immer wieder modifiziert wird. Unser Verständnis von Geist und Seele ändert sich seit es Menschen gibt. Der Mensch hat schon immer Füße, Bauch und Kopf gehabt, aber was im Kopf vor sich geht, war zunächst lange unbekannt und ist auch heute noch in ständiger Veränderung. Auch wenn anatomische Strukturen bereits in der Antike und später in der Renaissance ausführlich beschrieben wurden, so dauerte es immerhin bis zum 17. Jahrhundert um vage Gedanken zu äußern und den Sitz des Geistes vom Herzen nach oben wandern zu lassen.

Seitdem jagt ein Forschungsergebnis das andere. Nerven werden als elektrische Leitungen erkannt, Gehirnarealen und strukturellen Netzwerken werden bestimmte Funktionen zugeordnet, dann werden sie ihnen wieder aberkannt und neu eingeordnet, Möglichkeiten zur nicht-invasiven Erforschung des Gehirns werden entdeckt und doch bleiben so viele Fragen offen und ungeklärt. Wie entstehen Emotionen? Warum werden manche Menschen krank und andere unter gleichen Umständen nicht? Was kann man zur Prävention tun?

Gibt es einen freien Willen? Was kann Technik alles erreichen?

Darin liegt eine große Faszination und Chance für junge Psychiater. Hinzu kommt, dass nicht nur ein allgemeiner Ärztemangel in Deutschland herrscht, besonders das Gesuch zur Besetzung von Stellen im Bereich der Psychiatrie schafft interessante Perspektiven. Neben den zahlreichen Möglichkeiten ins Ausland zu gehen und Förderungen zu erhalten, ist die Vereinbarkeit von Beruf und Familie weit mehr gegeben als beispielsweise bei einem Unfallchirurgen. Dies kann besonders für Frauen ein wichtiges Kriterium sein und auch für mich ist es ein überzeugendes Argument. Außerdem bietet gerade die Medizin ein weites Tätigkeitsspektrum. Je nach eigenen Interessen und der eigenen Persönlichkeit bieten neben Krankenhaus und Praxis unter anderem Pharmaindustrie, Versicherungsunternehmen oder auch die Politik weitreichende Alternativen.

Jeder Mensch hat seine Persönlichkeit. Schon wenn man sich selbst beobachtet, erhält man einen Eindruck von der Komplexität des eigenen Ichs. Es ist keineswegs so, dass mit einigen Charaktereigenschaften wie nett, zuverlässig, ehrgeizig alles beschrieben wäre. Häufig treten sich widersprechende Einstellungen auf, die man anhand von Situation und Verfassung abwägt. Die Gedanken sind einfach da. Wie ein Wasserfall stürzen sie Tag für Tag auf einen ein. Es gibt die kurzen spontanen Eingebungen, dann die Gefühle, Gedankenketten und langwieriges Grübeln. Manchmal kommt man den eigenen Gedanken auf die Spur, kann ihre Ursprünge erahnen, aber dann rauschen sie wiederum so schnell vorbei, dass man sich später kaum noch daran erinnern kann.

Irgendwann ergibt sich ein Muster. Man ordnet sich selbst bestimmte Eigenschaften zu und hat gewisse Einstellungen. Diesem Konstrukt gibt man unbewusst den Namen Persönlichkeit.

Doch darin besteht keine Konsistenz. Es gibt viele Veränderungen im Laufe des Lebens und manchmal tut man Dinge, die man vor fünf, zehn oder zwanzig Jahren niemals erwogen hätte. Der Mensch unterliegt einer ständigen Veränderung, nicht nur der der Welt, ebenso der eigenen Veränderung. Vieles davon hat mit Lernprozessen zu tun. Verbrennt man sich, so fasst man das nächste Mal nicht auf die heiße Herdplatte. Dies ist ein simples Beispiel und eigentlich ist es auch schon zu vereinfachend, denn es gibt immer wieder Widersprüche. Ohne dass es einen logischen Zusammenhang hätte, aber zur Veranschaulichung: Man würde vielleicht lieber auf die Herdplatte fassen als sich in den Finger zu schneiden. Manchmal muss man Dinge in Kauf nehmen, um andere zu erreichen. Man muss sich entscheiden, was wichtiger ist und dabei viele Faktoren beachten. Vieles davon läuft unbewusst ab. Wie stark ist beispielsweise der Wunsch abzunehmen, wenn man sich daran erinnert, wie gut Schokoladenkuchen schmecken kann? Könnte man das menschliche Verhalten vorhersagen? Wenn man alle Informationen über das Leben eines Menschen hätte, wäre es dann möglich?

Es gibt einen großen Bereich, der irrational abläuft. Manchmal fragt man sich selbst, warum man gerade etwas getan hat und nur ein Gefühl scheint einem eine Art Bestätigung dafür zu geben. Vielleicht hat das Verhalten gegen Regeln verstoßen, vielleicht passt es nicht zu dem, wie man normalerweise gehandelt hätte und doch – eine Emotion, die zur Handlung veranlasst. Immer wieder trifft man auf Irrationalitäten, wenn man sich selbst und andere beobachtet. Man erschrickt vor einem suspekt aussehenden Schatten oder hat einen bestimmten Ablauf vor Prüfungen. Es gibt Glücksbringer und Unglücksboten. Manche glauben an Gedankenübertragung oder Schicksal – und dies sind nicht die Exoten. Fachlich könnte man dies als magisches Denken bezeichnen. Kein Mensch verhält sich vollkommen vorhersehbar.

Wenn die Menschen schon im gesunden Zustand so spannend sind, so wird es nur noch interessanter, wenn Krankheiten zu Veränderungen und Verzerrungen führen. Warum spielt der Kopf verrückt? Liegt es an dem falschen Zusammenspiel von Transmittern? Haben bestimmte Erfahrungen dazu geführt? Welchen Anteil haben die Gene?

Hier offenbart sich wieder, wie wenig man über die eigene Spezies weiß. Auch wenn man selbst dazugehört und jederzeit selbst erkranken könnte, fehlt noch viel bis zum Verständnis.

Für mich ist es ein großer Anreiz, mehr darüber zu erfahren. Manchmal unterstellt man Psychiatern einen Hang zur Selbsterkenntnis und Eigendiagnose. Vielleicht ist es auch gar nicht so falsch. Es ist nicht so, dass man in sich selbst die Krankheit sucht oder sich anmaßt, alles erklären zu können. Ich vermute viel mehr, dass die Faszination von der Funktionsweise des Körpers und der Komplexität des Gehirns manchmal einen solchen Eindruck erwecken können. Es stellt sich ein anderes Menschenbild ein. Ich empfinde es so, je mehr man vom Gehirn versteht, desto relativer wird das menschliche Verhalten. Bis zu einem gewissen Grad wird es erklärbar. Manche Leute haben Angst vor Psychiatern, weil sie glauben, dass diese Gedanken lesen könnten. Wenn man ein guter Psychiater ist, kann man dies vielleicht tatsächlich. Nicht weil man es wirklich kann, sondern vielmehr durch die Kenntnisse über Verhalten und eine Art Wahrscheinlichkeitsrechnung. Man ist sensibler dafür und ein geübter Beobachter. Wer sich eine Blume genau anschaut, der kann sie auch gut in einer Skizze wiedergeben. Nicht anders ist es bei der Beobachtung des Menschen.

Beobachten ist nicht leicht. Man muss sich frei machen von allen eigenen Vorstellungen und doch braucht man sie, um die Situation bewerten zu können. Was ich auch sehe, ich werde es an meinen Erfahrungen messen. Darf man das, wenn man einen fremden Menschen vor sich sitzen hat, der zu einem gekommen ist, um Hilfe in Anspruch zu nehmen? Wie weit kann man ein anderes Individuum wirklich verstehen und ihm dann noch helfen? Man wird nie einen vollständigen Einblick erhalten und wird sich auch nicht von eigenen Wertungen frei machen können. Doch vielleicht schafft man es trotzdem unter Anerkennung dessen eine Hilfe zu sein.

Ich weiß nicht was kommen wird und wo ich sein werde. Etwas zeichnet sich ab, doch man hat nicht alles in der Hand. Dinge verändern sich und ebenso man selbst. Manches macht mir Angst, manches fasziniert mich an der Zukunft. Dies ist ein Ausschnitt meiner aktuellen Vorstellungen. Momentan gefallen sie mir und vielleicht kommt alles so, wie ich es mir jetzt denke. Doch meine Erfahrungen machen es wahrscheinlicher, dass es nicht so sein wird.

Irgendjemand hat einmal einen Startschuss gegeben und seitdem fällt ein Dominostein nach dem anderen um. Eine Entscheidung folgt der letzten und alles reiht sich ein in eine lange Geschichte aus Steinen, die zu individuellen Wegen werden. Es ist die Geschichte von einem Kind, das tut, was alle Kinder tun. Es wird groß und vielleicht später auch weise und irgendwann kann es auf sein Leben zurückschauen und hoffentlich sagen: »Ja, ich habe die richtigen Entscheidungen getroffen. Auch wenn es Zeiten gab, die nicht erfreulich waren, so habe ich in jeder Situation so entschieden, wie es das Beste für mich war und selbst wenn sich im Nachhinein herausgestellt hat, dass es falsch war, habe ich immer weitergemacht.«

Und als das Kind damals gefragt wurde, was es machen wolle, wenn es einmal groß sei, hätte es vielleicht eine Antwort gewusst, vielleicht auch nicht. Aber auf jeden Fall ist es groß geworden und hat seinen Weg gefunden. Vielleicht führte dieser in die Psychiatrie.

Ein »irrer« Weg

Dr. med. Meryam Schouler-Ocak

Tätigkeit	Dr. med. Meryam Schouler-Ocak ist Leitende Oberärztin an der Psychiatrischen Universitätsklinik der Charité im St. Hedwig-Krankenhaus in Berlin
Vita	49 Jahre, geboren in Palakli/Giresun in der Türkei; 1982–1988 Studium der Humanmedizin an der Medizinischen Hochschule in Hannover,1990 Promotion in Medizin am Fraunhofer Institut und der MHH in Hannover; Stationen: Göttingen, Seesen, Hildesheim, Berlin
Ehrungen	2006 Ehrung als eine der erfolgreichsten Frauen durch die Türkische Gemeinde zu Berlin, seit 2010 Vorsitzende der Deutsch-Türkischen Gesellschaft für Psychiatrie, Psychotherapie und psychosoziale Gesundheit e. V.
Familie	verheiratet, keine Kinder
Freizeit	Sport, Lesen
Motto:	Die Psychiatrie kann helfen, wenn die Seele im Migrationsprozess verletzt wird.

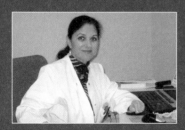

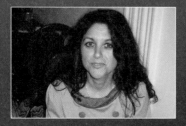

Wie und warum wird man Psychiaterin? Weil etwas an dem Vorurteil dran ist, man müsse selbst dazu »irre sein«? Im Prinzip selbstverständlich nicht, aber mein Weg aus einem kleinen Dorf an der türkischen Schwarzmeerküste war schon in gewisser Weise »irre«. Warum mein Arbeitsschwerpunkt auf der Erforschung und Behandlung von Menschen mit Migrationshintergrund liegt? Dies erklärt sich fast von selbst. Woher kommt schließlich das Interesse sowohl an Psychiatrie und Psychotherapie als auch an Neurologie und Hirnforschung? Das hat in meinem Fall wohl gleichermaßen mit Neigungen, wie mit Zufällen zu tun.

Womöglich war es ohnehin ein Zufall, dass ich Ärztin geworden bin – es gab ein so nettes doppeldeutiges Erfolgserlebnis für mich als Achtjährige in der Schule. Ich war noch nicht lange in Deutschland, in Duisburg, meiner ersten deutschen Station, gab es damals kaum andere Kinder aus dem Ausland, ich hatte viele deutsche Freundinnen und die neue Sprache auf diese Weise rasch erlernt. Beim Deutschdiktat schrieb ich das schwierige Wort ÜBERQUEREN richtig, wofür mich unser Klassenlehrer besonders lobte. Überqueren – das musste ich in vielerlei Hinsicht. Zum Beispiel die Brücke von einem Dorf in Giresun, an der Schwarzmeerküste im Nordosten der Türkei, wo ich 1962 als viertes von fünf Kindern einer armen Familie geboren wurde, zu einer Großstadt im Ruhrgebiet im wirtschaftlichen Aufstieg. Oder den Graben zwischen einer Kultur, in der Mädchen mitgeteilt wird, dass sie verheiratet und dann gut versorgt werden und daher ihre Ausbildung nicht wichtig sei, und einer neuen Heimat, in der andere kulturelle Werte und Normen gelten, die mir ermöglichen, mich zu entwickeln.

Meine Eltern waren Haselnussbauern in einem kleinen Dorf in der türkischen Provinz Giresun. Ihr Einkommen reichte vorne und hinten nicht für die Grundversorgung der jungen Familie. Trotz dieser schwierigen Bedingungen erinnere ich mich an viele schöne Bilder aus der Kindheit, an die Anblicke der Berge, auch daran, dass wir Kinder vom Arztberuf fasziniert waren und Spiele in der Rolle des Doktors machten. Dass ich selber später eine Ärztin werden würde, daran war damals überhaupt nicht zu denken. Wir hatten das Arztbild von einem angesehenen, wohlhabenden und gebildeten

Mann, der uns auch Anweisungen für unser Leben und den Umgang mit Krankheiten gab.

Mit meinen Großeltern fuhren wir jeden Sommer auf die Alm im nahen Gebirge, während die Erwachsenen, im Dorf zurückgeblieben, die Ernte einfuhren. In der Erinnerung bleibt auch die lokale Musik mit Kemençe, einem ortsüblichen Streichinstrument. Noch heute höre ich diese Musik sehr gerne zur Entspannung, sie entführt mich dann in die Unbeschwertheit meiner Kindheit.

1964 fasste mein Vater – Mehmet Baba für uns – den Entschluss zur Auswanderung nach Deutschland und setzte ihn ohne große Vorbereitungen um. Er hatte zuvor beim Militär Lesen und Schreiben gelernt und ging als quasi ungelernte Arbeitskraft nach Deutschland. In Duisburg begann er zunächst als Bergmann unter Tage mit der Arbeit. Meine ersten Erinnerungen an Mehmet Baba stammen aus meinem fünften Lebensjahr. Baba war zum Urlaub zu uns in die Türkei gekommen und wollte seine Kinder wiedersehen. Ohne große Erklärungen wurde ich zu ihm in eine Männerrunde in der Dorfmoschee geführt, mein Vater war der einzige Mann, der attraktiv mit einem Anzug, weißem Hemd und einer Krawatte, gekleidet war. Die Gruppe saß auf Kissen auf dem Boden. Nachdem er mich auf seinen Schoß gehoben hatte, fühlte ich mich sehr unbehaglich und lief gleich wieder weg. Immer wieder wurde betont, wie sehr ich meinem Vater ähnlich sehe, insbesondere sei ich seiner Mutter Zelişan, meiner Großmutter, wie aus dem Gesicht geschnitten.

1969 reiste meine Mutter Ayşe, 37 jährig, die auch nie eine Schule besucht hatte, mit meinem jüngsten fünfjährigen Bruder Nazim zu meinem Vater nach Duisburg. Meine beiden älteren Brüder (damals 13 und 15 Jahre alt) waren bereits in Internaten in verschiedenen Städten in der Türkei, wo sie später Abitur machten. Wir Mädchen aber – meine ältere Schwester Ümmühan, 8 Jahre, und ich sechsjährig – wurden bei den Großeltern zurück gelassen, in den Strukturen einer Großfamilie. Meine frühe soziale Prägung erfolgte somit in einem traditionellen familiären System. Wir waren plötzlich ohne Eltern, lebten zeitweise bei der einen, wechselten dann zur Großfamilie der anderen Großeltern. Wir fühlten uns in gewisser Weise als Waisen, hin- und hergeschoben. Erst ein Jahr später konnten unsere Eltern meine Schwester und mich nach Deutschland holen.

Ich erinnere mich noch sehr gut daran, dass ich gar nicht nach Deutschland wollte, wo doch die »Ungläubigen« waren. Und natürlich wollte ich mich nicht von meinen Freundinnen in der Türkei trennen. Über meine Ängste vor dem Ungewissen, Neuen und Fremden konnte ich damals mit niemandem reden. Unser ältester Bruder Kazim brachte uns mit einem klapprigen Bus bis nach Istanbul. Dieser Teil der Reise dauerte fast einen ganzen Tag. Dann am Flughafen bat er einem uns Fremden, »einem Gastarbeiter auf der Rückreise vom Familienurlaub«, sich während der Reise um uns zu kümmern. In Düsseldorf angekommen, übergab dieser uns an unsere Eltern. Meine Mutter war überglücklich, dass wir nun zur Familie in Deutschland gestoßen waren. Als sie aber erkannte, wie verwahrlost und auch verlaust wir waren, brach sie in Tränen aus. Das war dann aber schnell wieder in Ordnung gebracht. Wir bekamen neue Kleider und mussten zur Entlausung zum Arzt.

Bereits drei Wochen nach unserer Ankunft kamen wir in die Schule. Meine Schwester in die 3., ich in die 2. Klasse. Deutschkenntnisse? »Ja« und »Nein«. Trotzdem gewöhnten wir uns rasch ein, die Kommunikation klappte irgendwie ganz gut, und wir hatten bald deutsche Freundinnen. Zu der damaligen Zeit gab es noch kaum Kinder mit Migrationshintergrund in den Schulen. Ich ging gerne zur Schule, das Lernen machte mir Spaß und fiel mir leicht. Jener Lehrer, der das richtig geschriebene **Überqueren** so toll fand, unterstützte mich immer wieder und erreichte – auch durch Gespräche mit meinen Eltern –, dass ich nach der 4. Klasse auf das Gymnasium gehen durfte. Meine sehr guten Gymnasialnoten waren nur getrübt durch ein »Ausreichend« in Deutsch. Und wieder hatte ich eine hilfreiche Lehrerin: Meine Klassenlehrerin übte mit mir die deutsche Grammatik, bis ich schließlich sogar eine Zwei in Deutsch bekam.

Schon früh erlangte ich eine kleine Unabhängigkeit, indem ich nebenbei gejobbt, etwa Nachhilfeunterricht gegeben oder in Imbissbuden gearbeitet habe. Ich wollte »Taschengeld« haben – wie meine Freundinnen.

Unsere berufstätigen Eltern waren mit dem Stoff aus der Schule nicht nur bei mir, sondern auch bei meinen Geschwistern, völlig überfordert und konnten uns nicht unterstützen. Da wir drei Geschwister – meine Brüder waren noch immer in der Türkei – zusammen nur ein Zimmer hatten, in dem kein Platz für einen Schreibtisch war, mussten wir für Schularbeiten ins Wohnzimmer ausweichen. Trotz dieser Umstände konnte ich meinen Weg auf dem Gymnasium zu Ende gehen und mit einem recht guten Notendurchschnitt mein Abitur machen. In dieser Zeit heiratete meine zwei Jahre ältere Schwester einen Verwandten und ging in die Türkei zurück, wo sie bis heute mit ihrer Familie als Hausfrau in Istanbul lebt. Meine beiden älteren Brüder machten das Abitur in der Türkei, konnten jedoch wegen der damaligen politischen Unruhen nicht studieren und verließen das Land. Während Kazim Abi noch heute in Deutschland lebt und auf dem zweiten Bildungsweg Wirtschaftswissenschaften studiert hat, lebt Halil Abi mit seiner Familie in den USA als Kleinunternehmer. Mein jüngerer Bruder hat sich mehr und mehr qualifiziert und in eine Führungsposition hochgearbeitet. Er leitet heute große Projekte in einem Sanierungsunternehmen.

Ein Ereignis prägte mich besonders: Als ich selbst im Alter von etwa 14 Jahren für meinen Vater in einer sehr schambesetzten Angelegenheit übersetzen musste, erlebte ich, wie unangenehm so etwas für alle Beteiligten sein kann. Es ging dabei um eine Darmspiegelung. Ich wäre am liebsten im Boden versunken, weil ich mich schämte, bestimmte Begriffe in den Mund zu nehmen. Ich spürte plötzlich, wie schwer es doch ist, als Übersetzer zu fungieren. Durch eine Bekannte, eine türkische Krankenschwester, bekam ich als 16 jährige Gelegenheit, bei der Pro Familia in Duisburg-Rheinhausen, schon damals ein sozialer Brennpunkt, als Übersetzerin zu jobben, so dass ich erstmals intensiv mit im weitesten Sinn medizinischen Dingen in Berührung kam. Zugleich lernte ich die besonderen Probleme von Menschen mit Migrationshintergrund kennen. Aus meinem unerfahrenen Blickwinkel war es zum Teil schwierig, mir unbekannte Problematiken zu übersetzen und Inhalte mitzubekommen, von denen ich kaum eine Ahnung hatte. Dieses machte mich jedoch einerseits neugierig, was ich mir bis heute bewahrt habe, und andererseits erweiterte sich mein Horizont rasch, zugleich lernte ich aber auch Lösungsstrategien kennen und schaute mir Kommunikations- und Beratungstricks ab.

Parallel dazu prägte mich sehr, dass fast sämtliche Schriftangelegenheiten meiner Eltern, meiner Familie, über mich liefen und ich dabei meine Eltern und Familie in vielen Dingen nach außen hin zu vertreten hatte. Diese war für viele Gastarbeiterfamilien ein typisches Vorgehen. Den Heranwachsenden gelang einfach die Integration besonders rasch, wir lernten bereits in einer frühen Lebensphase unkompliziert die neue Sprache und die kulturellen Besonderheiten und Unterschiede kennen, fast wie ein Blick aus zwei Perspektiven. In dieser Zeit konnte ich sehr intensiv die Probleme der Menschen mit Migrationshintergrund insbesondere mit öffentlichen Einrichtungen aus meiner ganz speziellen Perspektive wahrnehmen. Ich war Gymnasiastin und hatte teilweise dennoch große Probleme, das Behördendeutsch zu verstehen. Zusehens besser konnte ich nachvollziehen, dass die damaligen »Gastarbeiter«, die teilweise nur gebrochen Deutsch sprachen und verstanden, hier nicht klarkamen. Oft waren so die Eltern auf die Unterstützung ihrer Kinder angewiesen. Zudem mussten wir auch die Launen einiger Sachbearbeiter in den Behörden ertragen. Es gab doch immer wieder einige, insbesondere in den damaligen Ausländerbehörden, die alles andere als freundlich mit uns Menschen mit Migrationshintergrund umgingen.

Wie prägte das alles meinen Berufswunsch und meine Berufswahl? Mich einmischen und helfen wollen, das waren wohl meine starken Motive. Schon in der Oberstufe kam mir der Gedanke, Medizin zu studieren – oder aber Jura, weil ich gerne die rechtliche Situation verstehen und mein eigenes Recht und das Anderer vertreten wollte. Auch Biochemie interessierte mich, weil mich Biologie und Chemie in der Schule fasziniert hatten.

1982 erwarb ich dann die Allgemeine Hochschulreife. Meine Familie war außerordentlich stolz auf mich und hat mich dann in meinem Bestreben, das sich mehr und mehr in Richtung Medizinstudium entwickelte, unterstützt. Ich bewarb mich auf Medizinstudienplätze. Über die Ausländerquote bekam ich ohne Probleme einen Studienplatz in Hannover an der Medizinischen Hochschule. Im September desselben Jahres konnte ich mich mit 25

Studentinnen und Studenten aus aller Herren Länder, also ohne die deutsche Staatsbürgerschaft, dort immatrikulieren. Eine Studentensprecherin für ausländische Studierende gab uns alle notwendigen Informationen. Wir waren als Ausländer willkommen und fühlten uns gleich gut aufgenommen. In dieser Multikulti-Gruppe begegnete ich zwei Frauen aus Österreich und der Tschechoslowakei – heute Fachärztinnen für Gynäkologie und Geburtshilfe, die meine besten Freundinnen wurden. Insgesamt wurde dieses internationale Studententeam zu meiner »Familie« in Hannover. Wir haben uns in dieser multinationalen Clique gegenseitig unterstützt. Bereits damals entwickelte sich auch die Neigung zum universitären Arbeiten und zur Lehre. Im Studienverlauf bot ich dann für die Anfänger, die Studierenden der 1. Semester, jährlich ein Tutorial an. Es machte mir Spaß, neuen Kommilitoninnen und Kommilitonen unsere transkulturellen Erfahrungen weiterzugeben und ganz nebenbei auch Netzwerke aufzubauen.

Im dritten Semester hatten wir den Neuroanatomiekurs, der mich besonders beeindruckte und mein Interesse in diese Richtung lenkte. Die Zusammenhänge zwischen biologischen Strukturen und der Funktionalität begeisterten mich. Ich konnte einen Teil des Körpers begreifen, ja anfassen, und zugleich die Funktionen ergründen. Rasch bewarb ich mich als wissenschaftliche Hilfskraft bei Prof. Dr. H.-J. Kretschmann und erhielt von ihm die Gelegenheit, im neuroanatomischen Kurs in den 1980er Jahren tätig zu sein. Dieser Kurs war mit klinischen Demonstrationen verbunden und verlangte, dass besonders auch die klinisch angewandte Neuroanatomie dargestellt wurde. Diese Tätigkeit als studentische Hilfskraft in diesem Kurs war wie eine Initialzündung. Mich interessierten fortan intensiv neurobiologische Fragestellungen, so dass meine Kenntnisse auf dem Gebiet der Neuroanatomie und der neurowissenschaftlichen Medizin vertieft wurden. Mein Interesse für das Nervensystem und dessen Funktionen waren wie ein Schwamm, der ständig Neues aufsaugen wollte.

Über einen freiwilligen Kurs in der Experimentellen Pathologie der Medizinischen Hochschule, welches mit dem Fraunhofer Institut in Hannover eng kooperierte, gelangte ich zu meinem Dissertationsthema »Untersuchungen zur Transportfunkti-

26

on von Alveolarmakrophagen nach chronischer Inhalation von Titandioxid-, PVC- und Eisenstäuben im Tierexperiment«, das ich im Fraunhofer Institut Hannover in der Abteilung Toxikologie und Aerosolforschung absolvierte. Nach fast 4 Jahren, mit erheblichem experimentellem Aufwand, schloss ich mit magna cum laude ab. Vielleicht hatte mich dieses Thema zusätzlich auch deshalb interessiert, weil mein Vater, der als Bergmann arbeitete, permanent Kohlenstäuben und anderen Stäuben ausgesetzt war. Zurückblickend erinnere ich mich noch heute sehr gut daran, dass die Bergleute, die von unter Tage hoch kamen, richtig schwarz, vom Staub waren.

Obwohl mich im Studium vor Allem das Nervensystem faszinierte, war ich auch an der Arbeit als praktizierende Ärztin sehr interessiert und wollte unbedingt in Notfallmedizin, Anästhesiologie und Intensivmedizin fit sein und wählte dieses Fach deshalb als Wahlfach im Praktischen Jahr.

Zunehmend hatte sich im Studium herauskristallisiert, dass ich Fachärztin für Neurologie werden wollte; ich hatte jedoch große Sorgen, keine Weiterbildungsstelle zu finden. Damals waren Stellen in der Neurologie rar. Ich verschickte deshalb über 100 Bewerbungen. Zu meiner Überraschung hatte ich dann plötzlich mehrere Stellenangebote. Und ich bekam sogar die Traumstelle, auf die ich nie auch nur zu hoffen gewagt hatte, nämlich eine Stelle als Ärztin im Praktikum an der Georg-August-Universität in Göttingen in der Klinik und Poliklinik für Neurologie bei Prof. Dr. K. Felgenhauer. Ich nahm die deutsche Staatsbürgerschaft an, auch, weil ich unbedingt approbieren und mich nicht von Berufserlaubnis zu Berufserlaubnis hangeln wollte.

In Göttingen wurde mir eine fundierte Ausbildung in der Neurologie zuteil, auch auf der Privatstation. Nach einem Jahr wechselte ich in die Poliklinik, so dass ich nicht nur im stationären, sondern auch im poliklinischen Bereich als Ärztin tätig sein konnte und eine umfassende klinische Ausbildung erhielt. Zusätzlich erlernte ich die fachspezifische Liquordiagnostik. Jetzt war für mich endgültig klar, dass ich Neurologin werden wollte. Nach der AiP-Zeit wechselte ich zur Fortsetzung meiner Facharztausbildung in die Klinik Schildautal in Seesen, einem akademischen Lehrkrankenhaus der Georg-August-Universität in Göttingen

(Fachkrankenhaus für Neurologie und Neuropsychiatrie, Neurochirurgie, Anästhesiologie, Intensivmedizin, Zentrum für Radiologie, Kernspintomographie). Hier konnte ich meine neurologische Facharztausbildung fortsetzen, hatte auch die Gelegenheit, über ein ganzes Jahr in der neurophysiologischen Abteilung EEG, evozierte Potentiale und elektromyografische Untersuchungen intensiver zu erlernen. Parallel erlernte ich die Grundlagen der Neuroradiologie und konnte meine Kenntnisse in der CT-Diagnostik vertiefen. In der Schildautal Klinik erlernte ich auch die neurologische Begutachtung. In der Neuropsychiatrie konnte ich psychiatrisch beziehungsweise psychosomatisch arbeiten. Während dieser gesamten Zeit blieb mein Ziel, Fachärztin für Neurologie zu werden und zu diesem Zweck rotierte ich zum psychiatrischen Pflichtweiterbildungsjahr in das Niedersächsische Landeskrankenhaus in Hildesheim.

Meine Begrüßung im Niedersächsischen Landeskrankenhaus in Hildesheim erlebte ich so, dass mich auf der geschlossenen Männerstation ein großer, kräftiger Pfleger mit einem riesigen Schlüsselbund auf die Station begleitete und dabei mehrere Türen auf- und zuschloss. Ich hatte das Gefühl, in eine Art Gefängnis einzutreten. Dieser Pfleger teilte mir gleich mit, dass er viele Ärztinnen und Ärzte habe kommen und gehen sehen – und ergänzte seine Einschätzung mit dem Kommentar: Auch ich würde nicht durchhalten. Diese Äußerung erzeugte sofort Widerstand in mir. Im geschlossenen Langzeitunterbringungsbereich des Krankenhauses waren sehr viele Patienten bereits seit Jahren untergebracht, die Stationen waren damals quasi ihr Zuhause. Als junge, psychiatrisch unerfahrene Ärztin hatte ich viele Ideen, womit man diesen Patienten helfen und Zuwendung geben könne. So gestalteten wir Kinoabende auf Station, später im Sozialzentrum oder erweiterte Ausgänge in Begleitung. Wir organisierten auch erstmals Ausflüge mit diesen Patienten. Alle diese Angebote nahmen die Patienten sehr dankbar an.

Noch heute muss ich über die unvoreingenommene und unbedarfte Jungpsychiaterin Meryam Schouler-Ocak manches Mal schmunzeln: Als wir einen Ausflug mit den Patienten der geschlossenen Männerlangzeitstation von Hildesheim nach Hannover machten, hatte ich die tolle Idee, einen

Notarztkoffer mitzunehmen, da ja unterwegs etwas hätte passieren können. Natürlich haben wir den Notfallkoffer nicht gebraucht. Auch die Risiken unseres Handelns waren uns nicht sehr präsent. Während dieser Zeit im Langzeitbereich des Landeskrankenhauses konnten wir sogar durchsetzen, die geschlossene Station stundenweise zu öffnen. Im Laufe der Zeit gelang es auch, mehr und mehr Patienten in komplementäre Einrichtungen, wie betreutes Wohnen oder Einzelmaßnahmen, zu entlassen. Der Langzeitbereich wurde dann in den folgenden Jahren umstrukturiert und später aufgelöst.

Inzwischen hatte ich meine für den Facharzt für Neurologie erforderliche Psychiatriezeit erfüllt und mir wurde angeboten, beide Facharztausbildungen zu absolvieren und meine einjährige Rotationszeit wurde in einen Arbeitsvertrag für die Psychiatrie-Weiterbildungszeit erweitert. Ich merkte, dass ich die psychiatrischen Krankheitsbilder genauso spannend fand wie die neurologischen. Zugleich war ich auch zunehmend an den Korrelaten des Gehirnes mit neurologischen und psychiatrischen Krankheitsbildern fasziniert und strebte schließlich den »großen« Facharzt für Neurologie und Psychiatrie, den Nervenarzt an. Zusätzlich motivierten mich meine Erfolgserlebnisse in der Psychotherapie berufsbegleitend die Zusatzbezeichnung Psychotherapie zu erlangen. Im März 1997 legte ich dann die Prüfungen als Fachärztin für Neurologie und Fachärztin für Psychiatrie ab (zu diesem Zeitpunkt war es nur möglich, beide Bezeichnungen separat zu erwerben). Die intensiv und aufwendig vorbereiteten Facharztprüfungen entpuppten sich als ein nur halbstündiges, interessantes und kollegiales Gespräch. Als Fachärztin für Neurologie und Psychiatrie blieb ich an meinen Arbeitsplatz im Niedersächsischen Landeskrankenhaus und erhielt nun einen unbefristeten Arbeitsvertrag.

Bereits Mitte der 1990er Jahre hatte ich in der Psychiatrischen Institutsambulanz des Niedersächsischen Landeskrankenhauses Hildesheim mit dem Aufbau eines spezifischen Behandlungskonzeptes für türkischstämmige Patienten begonnen. Im Nachhinein denke ich, dass es meine eigene migrationsgeprägte Lebensgeschichte war, aber auch meine Erfahrungen bei Pro Familia mit dem Übersetzen und dem Umgang mit Patienten aus anderen Kulturen, die mich zu diesem Konzept bewegten.

Als Ärztin mit türkischem Ursprung und Muttersprache vermittelten mir meine Patienten immer wieder, dass sie sehr stolz darauf waren, dass eine von ihnen auch Ärztin geworden war und nun ein besonderes Angebot für sie bereithielt. Schnell sprach sich dies rum und meine Sprechstunden wurden immer voller.

Im Laufe der Zeit merkte ich, dass hohe Spezialisierung alleine nicht die Lösung für die Versorgungsdefizite auf Dauer sein kann, und es stattdessen integrative Wege und Versorgungsstrukturen geben muss. Nicht alle Patienten mit Migrationshintergrund konnten und können nur von Therapeuten behandelt werden, die ihre Muttersprache beherrschen und einen ähnlichen Hintergrund haben. Es wurde mir bald klar, dass im Prinzip ganze Teams für diese Patienten mit zuständig sein und sich verantwortlich fühlen müssen. Bereits damals hatten wir begonnen, professionelle Übersetzer einzusetzen. Möglich war dies durch eine Kooperation mit dem Ethnomedizinischen Zentrum in Hannover geworden. Nach diesen Grundprinzipien arbeiten wir noch heute in der interkulturellen Medizin.

Mein Interesse für die Neurologie war nun etwas in den Hintergrund gerückt, jedoch nie aufgehoben. Ich war in der Psychiatrie angekommen und spürte, dass mein Platz von nun an in der Psychiatrie sein würde. Von 1996 bis 2004 konnte ich die Psychiatrische Institutsambulanz weiter auf- und ausbauen und engagierte mich zunehmend im Sozialpsychiatrischen Verbund. Berufspolitisch arbeite ich mehr und mehr in der Deutsch-Türkischen Gesellschaft für Psychiatrie, Psychotherapie und Psychosoziale Gesundheit, deren Vorsitzende ich inzwischen bin. Angesichts der erheblichen Versorgungslücken bei Patienten mit Migrationshintergrund ergab sich für mich als Arbeitsschwerpunkt die transkulturelle beziehungsweise interkulturelle Psychiatrie und Psychotherapie.

1998 hatte ich einen Patienten mit einer schweren posttraumatischen Belastungsstörung mit Migrationshintergrund. Ich fühlte mich mit meinen Behandlungskonzepten und Möglichkeiten fast wie mit dem Rücken an der Wand. Der türkischstämmige Patient, der in einer Verwechslungssituation krankenhausreif geschlagen worden war, war schwerst traumatisiert. Dieser Fall bewegte mich dazu, auch die Ausbildung in traumazentrierter Psychotherapie, später auch eine EMDR-Ausbildung, zu absolvieren. Ich wollte auch für derart spezielle Patienten mit Migrationshintergrund wirksame Behandlungsangebote machen können. Denn für immer »ausgelernt« hat keiner von uns, und die eigene Hilflosigkeit spornt zum Weiterlernen an.

Noch bevor ich im Niedersächsischen Landeskrankenhaus Hildesheim Oberärztin geworden war, flackerte der Wunsch nach einer wissenschaftlichen Laufbahn immer stärker auf. Aus diesem Grund wechselte ich dann im Oktober 2004 nach Berlin als Oberärztin an die Psychiatrische Universitätsklinik der Charité im St. Hedwig Krankenhaus zu Prof. Dr. Andreas Heinz. Es hat mich zunehmend gereizt, mich dabei der Herausforderung der Versorgungsforschung zu stellen. Ich hatte bis zu diesem Zeitpunkt in meiner beruflichen Laufbahn immer neben fehlenden Therapieangeboten Forschungslücken gesehen.

Im Zusammenhang mit dem Bemühen, etwas gegen Versorgungsmissstände bzw. -defizite zu unternehmen, stehen auch die Aktivitäten des Berliner Bündnisses gegen Depression mit dem Schwerpunkt Menschen mit Migrationshintergrund. Auch die eine oder andere Ehrung mag mich zusätzlich beflügelt haben, weiter auf diesem nicht immer unkomplizierten Weg zu gehen. 2006 würdigte mich die Türkische Gemeinde zu Berlin als eine der erfolgreichsten Frauen des Jahres. Ein zunehmender Bekanntheitsgrad war jedenfalls nicht abträglich, um als Leiterin der AG Versorgungs- und Migrationsforschung an der Charité eine Reihe von Projekten etablieren zu können. Öffentlich besonders bekannt wurde zum Beispiel das vom Bundesforschungsministerium geförderte Suizidpräventionsprojekt mit der öffentlichkeitswirksamen Aufklärungskampagne unter dem Namen »Beende Dein Schweigen, nicht Dein Leben«. Ich, als Frau mit türkischem Migrationshintergrund, konnte beispielsweise die hohe Suizidrate bei jungen türkischstämmigen Mädchen und Frauen nie tatenlos hinnehmen. Inzwischen wissen wir mehr über die Beweggründe dieser jungen Mädchen und Frauen und darüber, wie man sie frühzeitig erreichen und ihnen helfen kann.

Durch engagierte Mitarbeit in verschiedenen Fachgesellschaften beförderte ich meine diversen Ziele in der Verbesserung der interkulturellen Psychiatrie und Psychotherapie. Diese machte ich auch zum Rahmenthema meines noch laufenden, auf Versorgungsforschung ausgerichteten Habilitationsvorhabens.

Zurück zur eingangs gestellten Frage: Wie und warum wird frau Psychiaterin? Weil doch etwas an dem Vorurteil wahr ist, dazu müsse man selbst »irre« sein? Oder, weil es ein »irrer« Beruf im Sinne der Jugendsprache ist, wobei »irre« ja so viel wie »unglaublich toll« bedeutet! Letzteres trifft aus meiner Sicht zu. Ich habe nämlich genau den Beruf (gewählt), in dem ich mich sehr wohl und zu Hause fühle. Mein Dank gilt meinen Eltern, die mir diesen »irren« Weg ermöglicht haben. Ich habe das Gefühl, auch zukünftig weiter auf meinem Weg etwas bewegen zu können. Ich bin halt von ganzem Herzen Psychiaterin und Psychotherapeutin.

Mit Freuden Psychiatrischer Genetiker bzw. Genetischer Psychiater

Prof. Dr. med. Thomas G. Schulze

Tätigkeit	Prof. Dr. med. Thomas G. Schulze ist Professor für Psychiatrische Genetik an der Universität Göttingen. Er leitet den gleichnamigen Bereich an der Klinik für Psychiatrie und Psychotherapie sowie die Klinische Forschergruppe 241
Vita	42 Jahre, geboren in Nürnberg; 1990 – 1997 Studium der Medizin an der Universität Erlangen-Nürnberg, 1994 – 1995 ERASMUS-Stipendiat für ein Studienjahr an der Universitat de Barcelona, Barcelona, Katalonien, 1996 PJ-Tertialan der University of North Carolina in Chapel Hill, NC sowie der Wake Forest University, Winston-Salem, NC, USA, 1997 Promotion in Medizin an der Universität Erlangen-Nürnberg; Stationen: Bonn, Chicago (USA), Bethesda, (USA), Mannheim, Baltimore (USA), Göttingen
Ehrungen	Hans-Jörg Weitbrecht Wissenschaftspreis 2009, Ko-Kongress-präsident des Weltkongresses für Psychiatrische Genetik 2011 in Washington, DC
Familie	verheiratet, 1 Tochter (4 Jahre), 1 Sohn (2 Jahre)
Freizeit	Entdeckungsreisen von der Deutschen Märchenstraße bis zur Weihrauch- und Seidenstraße et al.
Motto	Säkular: Der Weg ist das Ziel. Religiös: Der Herr wird Dich immerdar führen. (Konfirmationsspruch; Jesaja 58, 11)

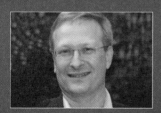

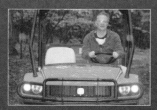

219

27

Kapitel 27 · Mit Freuden Psychiatrischer Genetiker bzw. Genetischer Psychiater

■ **Der Weg hin zum Medizinstudium…**

Die Entscheidung für das Medizinstudium fiel nicht von heute auf morgen. Zwar waren meine Eltern keine Ärzte (Vater Maschinenbauingenieur, Mutter vorexaminierte Apothekenassistentin), wohl aber der Onkel mütterlicherseits. Hier folgte sicherlich eine »frühe Prägung«. Der große, liebe Onkel Horst, seines Zeichens Internist und ganz in Weiß, war zweifelsohne ein Idol.

Aber warum nicht vielleicht Lateinlehrer oder Archäologe werden? Auch spannend! Diese beiden Berufswünsche waren lange tatsächlich sehr prävalent. Nachdem ich allerdings Jahre später ein paar Tage bei 50 Grad im nicht vorhandenen Schatten der saudi-arabischen Wüste mit saudischen Archäologen eine antike Latrine der Weihrauchstraßenmetropole Qaryat al-Faw ausgebuddelt habe, denke ich heute, dass vielleicht sogar die Neurochirurgie weniger anstrengend sein mag.

Kurz danach hatte ich diesen Bio-Grundkurs: DNS, RNS, Ribosomen, Doppelhelix, genetischer Code… Wahnsinn! Hier musste die Lösung aller medizinischen Rätsel liegen, in den doch kleinsten Einheiten des Lebens, alle Krankheiten müssten eigentlich hier ihren Ausgang nehmen. Wenn man etwas erreichen wollte, dann hier. Darin lag die Zukunft. Ich wollte Genetiker werden! Aber wie wird man das? Man studiert Biologie… und findet keinen Job(?). Oder man studiert Medizin, das ginge auch. Und als Mediziner kommt man schließlich immer unter, sei es nur als Schiffsarzt auf dem Traumschiff.

Damit war die Entscheidung gefallen. Der Zivildienst auf der onkologischen Station einer Belegarztklinik diente als letzter Test, wie ich die nicht so heroischen Aspekte, den Alltag von Krankheit, Versagen der medizinischen Kunst und Tod verkraften würde. Der Kontrast zwischen »Abitur – das Leben steht vor einem« – und dem täglichen Leiden und Sterben konnte kaum größer sein. Tatsächlich ging mir das sehr nah. Noch immer erinnere ich mich fast plastisch an alle Menschen, denen ich als »Zivi« die letzten Wochen oder Monate ihres Lebens irgendwie so angenehm wie möglich gestalten wollte und die dann plötzlich immer weniger wurden und vom Krebs gezeichnet dieses irdische Leben verließen. Der Zivildienst war wahrscheinlich eine der prägendsten Phasen meines Lebens und ich bin sehr dankbar, diese Erfahrung gemacht haben zu dürfen. Nach jenen 15 Monaten war ich endgültig entschlossen, Arzt zu werden. Allerdings war auch klar: Ich wollte mich dem Mysterium des Lebens auf der molekularen Ebene nähern.

■ **Das Medizinstudium: Die Unvereinbarkeit von Genetik und Psychiatrie**

Wende-bedingt verkürzte sich mein Zivildienst von 18 auf 15 Monate, so dass ich noch im Jahr 1990 einen Studienplatz für das Wintersemester an der Universität Erlangen-Nürnberg erhielt. Das war meine Wunschuni, da sie vom »Hotel Mama« nur 45 Minuten entfernt lag. Das Medizinstudium in Erlangen unterschied sich damals sicherlich nicht wesentlich von dem an anderen – zumindest bayerischen – Universitäten. Meine Empfindung, dass man für das Abitur schon bis zur totalen Erschöpfung büffeln musste, wurde nun eines Besseren belehrt: Fast täglich mündliche Testate in Chemie, Physik, Anatomie, Biochemie, Physiologie bis zum Physikum, von 8 bis 20 Uhr. Zu der Zeit kursierte dieser Witz: Forderst du irgendeinen Studenten irgendeiner Fachrichtung auf, das Telefonbuch von Berlin auswendig zu lernen, wird dieser dich fragen, ob du noch alle Tassen im Schrank hast. Fragst Du einen Medizinstudenten, lautet die Antwort: »OK, bis wann?« Aber da musste man eben durch, wenn man Genetiker werden wollte.

Der Weg zu einem Seminar führte immer an der Tür des Instituts für Humangenetik vorbei. Da war es, das Ziel meiner Träume. Ich nahm mir vor: »Sobald du das Physikum hast, Thomas, marschierst Du da schnurstracks rein und fragst nach einer Doktorarbeit«. Der Tag kam, ich klingelte, trat ein und bat um einen Termin beim Direktor, Professor Rudolf A. Pfeifer. Als ich diesen schließlich bekam, wurde ich zunächst bitter enttäuscht. Mein Wunsch wurde mit einem »Absolvieren Sie doch erst einmal ein paar klinische Semester und kommen dann wieder!« (oder so ähnlich) beschieden. Zutiefst niedergeschlagen verließ ich das Gebäude also wieder. Da zeigt man einmal ernsthaftes Interesse und bekommt zu hören, man möge lieber später wiederkommen.

Unerwartet kam dann doch das Happy-End: Professor Pfeiffer rief bald darauf bei mir (bzw. bei meiner Mutter) an und sagte, er habe seine Mei-

27

nung geändert. Er habe ein Thema, welches dringend einer Bearbeitung bedürfe, nämlich die Etablierung einer Nachweismethode von chromosomalen Mosaiken in der Mundschleimhaut mittels Fluoreszenz-in-situ-Hybridisierung, von den Insidern auch »FISH« genannt. Bingo! Von nun an verbrachte ich mehr als 2 Jahre lange Nächte in Laboren, wartete auf die Hybridisierungen, die allzu oft nicht glückten, zählte in einer Dunkelkammer im Keller Signale in Zellkernen …und war begeistert! Am Ende hatte ich sogar einen publizierten Artikel als einziger Autor neben Prof. Pfeiffer. Das berüchtigte »Zusammenschreiben« hat allerdings reichlich gedauert und die Dissertation wurde sehr, sehr dick. Ich konnte mich noch nie kurzfassen, meine Deutschlehrer würden das kummervoll bestätigen.

Wo aber bleibt bei all dem die Psychiatrie? Eigentlich wollte ich ja Genetiker werden und da gab es für die Psychiatrie keinen Raum. Überdies kamen die Psychiatrie-Vorlesung und das Praktikum irgendwann eher gegen Ende des klinischen Curriculums, während mein Faible für die Genetik stetig wuchs. In Erlangen kam erschwerend hinzu, dass die dort gelehrte und praktizierte Psychiatrie zu meiner Zeit absolut a-biologisch war – jeglicher Gedanke an biologische Faktoren galt hier als veritabler Sündenfall. Erstaunlicher Weise fand ich trotzdem irgendwann Gefallen an den in den Vorlesungen vermittelten Gesetzmäßigkeiten, wie z. B. die Existenz einer klar von der »Morbus-Crohn-Familie« abgrenzbaren »Colitis-ulcerosa-Familie«. Das hatte etwas erfrischend Klares. Hinzu kam das Gefühl, dass man in der Psychiatrie all das, was einen Mediziner ausmachen sollte, nämlich die Fähigkeit zum Zuhören, zur Empathie, zur Selbstreflexion und zur sorgsamen Abwägung von therapeutischen Entscheidungen, am ehesten verwirklichen könne. Das sich-für-den-Patienten-Zeit-nehmen erschien mir als die Kernaufgabe des Psychiaters, eine Aufgabe, der ich mich gern intensiver widmen wollte. Um über die Pflichtveranstaltungen hinaus noch mehr über die Psychiatrie zu erfahren, belegte ich verschiedene Blockpraktika, so z. B. in forensischer Psychiatrie und Psychosomatik, und famulierte über die Pflichtfamulaturen hinaus während meines Auslandstudiums in Barcelona noch in Kinder- und Jugendpsychiatrie. Vor dem 2. Staatsexamen war mir nun klar, dass mich

mein PJ-Wahltertial in die Psychiatrie führen sollte. Um den militärisch anmutenden Drill im Chirurgie-Tertial an der University of North Carolina in den USA zu überstehen, las ich in der Chirurgie-Bibliothek, wohl im Sinne einer Mischung von Opposition und innerer Emigration, ganz demonstrativ »The History of Psychiatry« von F. G. Alexander. Je mehr ich so in die Psychiatrie eintauchte, desto mehr hatte ich das Gefühl, vor einem Dilemma zu stehen, nämlich der Genetik untreu zu werden. Psychiatrie und Genetik verhielten sich eigentlich zueinander wie die Sonne zum Mond oder Teufel zum Weihwasser. Den Vorstellungen zufolge lagen psychiatrische Erkrankungen in der Seele begründet oder vielleicht an der dominanten Mutter in fataler Kombination mit dem schwachen Vater oder so ähnlich. Aber sie hatten doch keinesfalls etwas mit Desoxyribonukleinsäure zu tun!

Da hatte ich konsequent Medizin studiert, um Genetiker und nichts anderes zu werden, hatte die Anatomie und die Pathologie mit ihren unsäglichen Gerüchen ertragen, hatte mich, soweit es eben ging, vor dem allseits beliebten Nähen in der Chirurgie gedrückt, im Labor Tage und Nächte verbracht. Und nun geriet ich so kurz vor dem Ziel in eine Krise. Ich musste mich entscheiden: Genetiker oder Psychiater. Es gehe nur eines von beiden. Dachte ich. Bis, ja, bis ich ungefähr ein Jahr vor dem 3. Staatsexamen auf diese kleine unscheinbare Anzeige im Ärzteblatt stieß…

■ Die Stellenanzeige: Die Synthese von Genetik und Psychiatrie

Diese Anzeige war meiner Erinnerung nach etwa 5 x 3 cm groß und unscheinbar auf einer Seite des Ärzteblattes platziert. Es wurden an der Bonner Uniklinik für Psychiatrie AiP-Stellen für an genetischer Forschung Interessierte angeboten. »Ja, gibt's denn das?« fragte ich mich. »Das kann doch nicht wahr sein: Genetik UND Psychiatrie!« Ungläubig fragte ich erfahrene Kollegen in der Erlanger Psychiatrie, die mir bestätigten, dass man in Bonn eine solche Forschung auf hohem Niveau betreibe. Nun stand ich ja noch ein Jahr vor dem 3. Staatsexamen, hatte gerade mein PJ begonnen und war etwas betrübt, da ich Angst hatte, eine solche Traumstelle könne ein Jahr später nicht mehr zur Verfügung stehen. In der Hoffnung, dass dort auch im fol-

221   **27**

Kapitel 27 · Mit Freuden Psychiatrischer Genetiker bzw. Genetischer Psychiater

genden Jahr noch AiP-Stellen zu vergeben wären, schnitt ich die Anzeige aus, klebte sie auf ein Blatt dickes Papier, welches ich zu meinen wichtigsten Unterlagen legte. Ein Jahr später, irgendwann im Januar 1997, kramte ich diese Anzeige wieder hervor und richtete eine Initiativbewerbung an Prof. Maier, den Direktor der Bonner Klinik.

Auf die Einladung zu einem Vorstellungsgespräch musste ich nicht lange warten – bald saß ich Herrn Maier und mehreren oberärztlichen Kollegen und Kolleginnen gegenüber. Das Gespräch verlief überraschend angenehm und kurz und mündete in der für mich in meinen kühnsten Träumen nicht für möglich gehaltenen Frage von Professor Maier: »Herr Schulze, wenn ich Ihnen jetzt eine Stelle anbiete, nehmen Sie sie dann an?« Ich habe nicht zweimal überlegt und bekam vor Ort noch eine Einstellungsbestätigung. Auf der Rückfahrt im IC nach Nürnberg fühlte ich mich am Ziel meiner Träume angekommen. Ich würde in Zukunft genetische Forschung und Psychiatrie miteinander verbinden können.

- **Die Stelle: Stationsdienst, Rekrutierung und Phänotypisierung**

Mein Staatsexamen bestand ich am 10. Juni 1997. Viel Zeit zum Feiern oder Ausruhen blieb jedoch nicht, da meine zukünftige Oberärztin und Arbeitsgruppenleiterin, Marcella Rietschel, mich dringenst brauchte: »Sie sollten ja eigentlich am 1. Juli anfangen, … könnten Sie schon am 23.06.?« Durchaus konnte ich das und zog mit Sack und Pack von Franken ins Rheinland. Endlich sollte meine Begeisterung für genetische Forschung in der Psychiatrie praktische Formen annehmen, auch wenn ich nicht wusste, wie das Ganze aussehen würde.

Zunächst begann es ganz banal mit Dienst auf der offenen Station 8, einer gemischt-geschlechtlichen Station mit einem Schwerpunkt auf affektiven Erkrankungen und Angststörungen, aber auch offen führbaren Patienten mit primär psychotischen Erkrankungen. Gleichzeitig gehörte ich der Arbeitsgruppe Psychiatrische Genetik an, die von Frau Rietschel geleitet wurde und eng mit dem Institut für Humangenetik zusammenarbeitete. Ich lernte schnell, dass das A und O in der psychiatrisch-genetischen Forschung im Vorhan-

densein großer und umfassend charakterisierter Kollektive von Patienten, deren Angehörigen und Kontrollprobanden besteht. »Groß« ist ein relativer Begriff, der damals »ein paar Hundert« und heutzutage »ein paar Zehntausend« bedeutet. Die Zeiten ändern sich, aber eines bleibt: Die genaue Beschreibung des Phänotyps in all seinen Facetten. Man kann nur genetisch erforschen, was man beschreibt. Ohne Phänotyp kein Genotyp. Somit wurden Rekrutierung und Phänotypisierung zu meinen wissenschaftlichen Hauptbeschäftigungen. Ich erlernte die Anwendung standardisierter und strukturierter Interviews zur Diagnoseerstellung, die Verwendung psychometrischer Skalen, um den momentanen psychopathologischen Befund reliabel zu erfassen, und damit auch genau hinzuschauen und hinzuhören. Das war für mich ein immenser Mehrwert, da man im Stationsalltag ja nur einen eng begrenzten Zeitrahmen für die Diagnostik hat. Die wissenschaftliche Beschäftigung mit dem Phänotyp erlaubt einem, mit nahezu allen Sinnen die Psychopathologie eines Patienten zu erfahren.

Vor der Phänotypisierung kommt allerdings die Rekrutierung, und die ist beileibe nicht einfach. Als Psychiater wissen wir um das Stigma, welches psychisch kranke Menschen und ihre Angehörigen umgibt. Wir wissen um die quälenden Fragen und Selbstzweifel: »Warum ich, ich habe doch alles, mir müsste es doch gut gehen?« »Woher hat mein Sohn das? Das gibt es bei uns in der Familie ja nicht?« »Haben wir mit der Erziehung etwas falsch gemacht, sind wir schuld?« Und plötzlich kommt ein Forscher daher, der die genetischen Ursachen dieser Erkrankungen untersuchen möchte! Wird damit nicht die »Schuld an der Erkrankung« irgendwo bei irgendjemandem gesucht und zementiert?

Es lässt sich sicher leicht nachzuvollziehen, dass die Rekrutierung von Studienteilnehmern für psychiatrisch-genetische Studien Zeit beansprucht, mitunter sehr viel Zeit. Dass die Ängste und Sorgen viel Empathie erfordern. Dass andererseits die Fakten und die Konzepte der Wissenschaft, hier v.a. das Konzept der genetischen Vulnerabilität, verständlich vermittelt gehören. Für mich war diese Arbeit im Prinzip praktische Sozialpsychiatrie und Angehörigenarbeit. Man durfte mich auch Dinge fragen, die man sich, aus welchen Gründen auch immer, den behandelnden Arzt nicht zu fragen

27

getraute. Manchmal hieß das, dass ich erst einmal mehrere Stunden bei Kaffee und Kuchen in einer guten Stube verbrachte, bis Vater, Mutter und Geschwister überzeugt waren, mit Teilnahme an der Studie einen wichtigen Beitrag zur Erforschung der Ursachen und Entwicklung neuer Therapien liefern zu können. Erst dann folgten die Interviews und die Blutentnahmen auf dem Kanapee! Und ich saß in vielen Wohnzimmern, Küchen und Partykellern in und um Bonn; die verstopften Autobahnen in NRW sind mir bestens bekannt.

Im Gesamtkontext der psychiatrisch-genetischen Forschung, welcher ja auch epidemiologische, molekulargenetische und statistische Elemente umfasst, kann der Aspekt der Rekrutierung und Phänotypisierung gar nicht hoch genug geschätzt werden. Hier ist ärztliches Handeln im idealen Sinne gefordert. Und deswegen wusste ich vom ersten Moment meiner Tätigkeit, dass ich angekommen war und dass die psychiatrische Genetik nicht nur Beruf, sondern auch meine Berufung ist. Klingt abgedroschen, ist aber so.

■ **Die Freude an der Arbeit**

Die Begeisterung für mein Fach hat sich über all die Jahre gehalten und mich auf meinem beruflichen Werdegang von Bonn an die University of Chicago, ans NIMH (National Institute of Mental Health) in Bethesda, ans ZI (Zentralinstituts für Seelische Gesundheit) in Mannheim, wieder ans NIMH und schließlich nach Göttingen begleitet und getragen. Auch wenn diese Begeisterung für genetische Forschung bei mir ja schon sozusagen »angelegt« war, so haben sie doch meine beiden wichtigsten Mentoren, Marcella Rietschel (Mannheim) und Francis J. McMahon (Bethesda), gefestigt und weiterentwickelt. Ihre Begeisterung und unermüdliches Forschen ist auf mich übergesprungen, so dass ich heute von mir sagen kann, mit Freuden psychiatrischer Genetiker bzw. genetischer Psychiater zu sein. Eingedenk der Tatsache, dass ich ursprünglich Genetiker werden wollte, bin ich wahrscheinlich psychiatrischer Genetiker. Aus fachärztlicher Perspektive bin ich ein genetischer Psychiater. Aber letztlich ist das egal, da man auch mein Fachgebiet von beiden Seiten kommend betiteln kann: Psychiatrische Genetik oder genetische Psychiatrie. Im Grunde handelt es sich um ein äußerst interdisziplinäres Fach für Psychiater, Humangenetiker, Molekularbiologen, Psychologen, Epidemiologen und Statistiker, was ja auch den Reiz erhöht, auf diesem Gebiet zu forschen.

Obwohl wir alle noch vor einigen Jahren davon ausgingen, bald DIE für die Schizophrenie, die bipolare Störung oder die Depression verantwortlichen Gene zu finden, nun aber unsere Erwartungen zurückschrauben müssen (da das Gebiet eben doch erheblich komplexer ist), ist dies nach wie vor die Forschung, die ich mit großer Freude und Enthusiasmus betreibe und jedem ohne Einschränkung empfehlen kann. Wir wissen, dass psychische Erkrankungen starke genetische Grundlagen haben, also sollten wir danach streben, selbige zu entschlüsseln, selbst wenn dies noch ein paar Jahre beanspruchen wird. Insbesondere deshalb, weil es sich bei psychischen Störungen um Erkrankungen handelt, die an der Spitze der »Global Burden of Disease«-Skala der WHO stehen. Ich bin fest davon überzeugt, dass wir eines Tages in der Lage sein werden, die vielen kleinen Puzzleteile der psychiatrisch-genetischen Forschung zu einem sinnvollen Ganzen zusammenzufügen zu können. Dies sollte uns die Behandlung unserer Patienten erleichtern, weil wir dann aufgrund eines genetischen Profils möglicherweise bedeutsame Facetten des individuellen Krankheitsverlaufes, so z. B. Muster von Rezidiven oder Pharmako-Response in gewissen Grenzen vorhersagen können. Wann genau das sein wird, weiß ich nicht. Irgendwann wird dies aber der Fall sein, dessen bin ich gewiss. Und deshalb forsche ich mit Freuden weiter.

Von der Freude, Grenzen zu überschreiten

Prof. Dr. sc. med. Michael Seidel

Tätigkeit   Prof. Dr. sc. med. Michael Seidel ist Ärztlicher Direktor des Stiftungsbereichs Bethel.regional und der Fachkrankenhäuser Bethel und Eckardtsheim der v. Bodelschwinghschen Stiftungen Bethel in Bielefeld

Vita   61 Jahre, geboren in Dresden; 1971–1976 Studium der Humanmedizin (Charité) der Humboldt-Universität zu Berlin, 1976 Abschluss als Diplom-Mediziner, ärztliche Approbation, 1978 Promotion zum Dr. med. (A-Promotion) an der Humboldt-Universität zu Berlin, 1989 B-Promotion (entspricht Habilitation) zum Dr. sc. med. an der Humboldt-Universität zu Berlin, 1993 Umhabilitation an die Westfälische Wilhelm-Universität Münster; Stationen: Dresden, Berlin, Bielefeld

Ehrungen   Vorsitzender der Deutschen Gesellschaft für seelische Gesundheit bei Menschen mit geistiger Behinderung, Preis 2010 des Instituts Mensch – Ethik – Wissenschaft (IMEW)

Familie   Seit 35 Jahren verheiratet, eine erwachsene Tochter, ein Schwiegersohn, eine Enkelin, ein erwachsener Sohn

Freizeit   Familie, Radwandern, Musik, Literatur

Motto   Du bist zeitlebens für das verantwortlich, was du dir vertraut gemacht hast. (Antoine de Saint-Exupery)

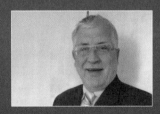

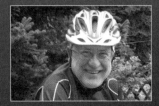

Kindheit und Schulzeit in Dresden

Geboren wurde ich im Mai 1950 im Dresdner Stadtteil Leubnitz-Neuostra. Mein Vater war Lohnbuchhalter in einem Privatbetrieb, meine Mutter arbeitete als Stenotypistin und Sekretärin. Aus dem Küchenfenster der elterlichen Wohnung konnte ich bei klarer Sicht bis weit in die Sächsische Schweiz mit ihren Bergen und Steinen blicken; am Horizont konnte ich sogar den Schneeberg im Böhmischen sehen. So ist wohl der Grund dazu gelegt worden, dass mich bis heute die Ferne lockt. Alles in allem war es eine schöne Kindheit, deren bildhafte Eindrücke und kleine Abenteuer bis heute in meiner Erinnerung lebendig sind.

In der ehemaligen DDR kam man mit der 9. Klasse auf die Erweiterte Oberschule, die einen in vier Jahren zum Abitur führte. Ich hatte mich erfolgreich an der berühmten Kreuzschule beworben und überdies das große Glück, in eine so genannte Choristenklasse zu kommen. Die Klasse bestand zur Hälfte aus Mädchen, zur Hälfte aus Jungen. Die Jungen wiederum waren in der überwiegenden Anzahl Kruzianer, also Mitglieder des Kreuzchores. Dort traf ich, selber ohne musikalische Vorbildung, auf eine für mich ganz neue, faszinierende Welt. Da die Kruzianer aus Pfarrhäusern und auch sonst aus kirchlichen oder christlich gebundenen Elternhäusern stammten, genossen wir in dieser sozialistischen Schule einige weltanschauliche Toleranz, die an anderen Oberschulen so nicht gegeben war. Trotzdem kam es mehrere Male zu heftigen Konflikten, die auch sehr böse hätten ausgehen können. So drohte Bestrafung bis hin zur Zerschlagung unserer Klasse, als wir als Klasse uns weigerten, nach den Sommerferien 1968 die verlangte Zustimmung zum Einmarsch der Warschauer Pakttruppen in die Tschechoslowakei zu erklären, oder als wir ablehnten, diejenigen Kruzianer, die auf einer Chorreise im Westen geblieben waren, vom sozialistischen Klassenstandpunkt aus scharf für die – wie es hieß – heimtückische Republikflucht zu verurteilen.

Vor dem Abschluss der Schule musste noch entschieden werden, in welche Richtung die Berufswahl führen sollte. Leicht fiel mir die Wahl nicht, riss es mich doch hin und her zwischen Literaturwissenschaft, Philosophie, Geologie, Theologie und Medizin. Das Sozialwissenschaftliche schied bald

aus, weil ich keinesfalls beruflich unter das Joch der kommunistischen Staatsideologie wollte. In der Medizin glaubte ich einen Kompromiss gefunden zu haben, in dem ich meine verschiedenen Interessen, die natur- und geisteswissenschaftlichen, am besten unter einen Hut bringen könnte, zumal sich etwa seit meinem 14. Lebensjahr der Gedanke in mir festgesetzt hatte, Psychiater werden zu wollen. Das fand ich eine spannende Sache. Ich träumte davon, das Leib-Seele-Problem besser zu verstehen und vielleicht ein kleines bisschen zu seiner Lösung beitragen zu können. Medizin war auch in der DDR ein gefragtes Studienfach. Ich konnte mit meiner Herkunft, meinen offenkundigen weltanschaulichen Positionen und kirchlichen Bindung nicht unbedingt davon ausgehen, einen dieser begehrten Plätze zu erhalten. Dennoch, ich hatte Glück und erhielt den begehrten Studienplatz.

Studium an der Humboldt-Universität

Im September 1971, nach Absolvierung des Grundwehrdienstes, nahm ich am Bereich Medizin (Charité) der Humboldt-Universität zu Berlin mein Medizinstudium auf. Ich war mehr als glücklich, am Ziel meiner Wünsche angekommen zu sein: Berlin, Medizinstudium. Als »möblierter Herr«, also als Untermieter in einem möblierten Zimmer im Prenzlauer Berg, kaufte ich mir schleunigst einen gebrauchten Fernseher. Endlich konnte ich, der ich in Dresden – wegen des fehlenden Westfernsehempfangs das »Tal der Ahnungslosen« genannt – aufgewachsen war, das lange vermisste Westfernsehen nach Herzenslust genießen.

Das Studium forderte einige Zuwendung, vor allem die vorklinischen Fächer. Trotzdem hatte ich noch Lust, zusätzlich Psychologie zu studieren. Ich besuchte häufig Lehrveranstaltungen bei den Psychologen und organisierte mir Empfehlungsschreiben zur Unterstützung meines Antrages auf Zulassung zum Psychologiestudium. Allein, mein Antrag wurde schriftlich abgelehnt, aber ohne nähere Begründung. Ich sprach deshalb beim Studiensekretariat vor, wo mir die Auskunft zuteilwurde, Leute meiner Art pflege man »in unserer Gesellschaft« nicht überdurchschnittlich zu fördern. Mein Wunsch, dies mir doch schriftlich zu geben, führte dazu, dass ich unter einer Art Theaterdonner des Raumes verwiesen wurde. Mehr passierte nicht

– Gott sei Dank. Kurz vorher waren nämlich ein Dresdner Schulkamerad und mittlerweile Kommilitone und ich von unserem Physikassistenten Dr. Manfred Pohl vertraulich informiert worden, man achte seitens der SED auf uns beide besonders. Es bestehe die Gefahr, dass wir beim geringsten Anlass relegiert würden; er empfahl uns also Vorsicht. Trotz allem Respekt vor Dr. Pohls Mut und Vertrauen in uns – nachhaltig beeindruckt haben muss mich das nicht, denn im Rückblick kann ich nicht behaupten, besonders vorsichtig gewesen zu sein. Damals war es aber wohl weniger Mut als eine gewisse jugendliche Unbekümmertheit oder auch Selbstüberschätzung. Ich erinnere mich noch gut, dass ich eines Tages zu unserer Marxismus-Leninismus-Dozentin, SED-Parteisekretärin der Charité, ging und ihr erklärte, dass mich zwar alle Erläuterungen zur marxistischen Philosophie sehr interessierten, ich auch gerne auf mein Wissen dazu befragt werden würde, dass ich mich aber als Christ gegen die Erwartung marxistischer Bekenntnisse entschieden verwahren würde. Ich weiß nicht mehr, was sie damals geantwortet hat, aber Jahre später hat mir jemand berichtet, sie habe Dritten gegenüber geäußert, ihr habe das irgendwie imponiert. Vielleicht zahlte sich ja Ehrlichkeit sogar in der DDR aus.

Das Studium lief gut. Längst war ich in der Evangelischen Studentengemeinde Ostberlins heimisch und aktiv geworden. Schon kurz nach Beginn des Studiums hatte mich unser Studentenpfarrer gebeten, eine Aufgabe zu übernehmen. So bekam ich einen eben verwaisten Posten, nämlich die Funktion des Ansprechpartners für eine der westdeutschen Partner-Studentengemeinden, derer wir drei hatten: Köln, Karlsruhe und Bethel. Nicht schwer zu erraten, was mir zufiel: die Evangelische Studentengemeinde an der Kirchlichen Hochschule Bethel. Und so begann eine intensive Zeit des Ost-West-Austausches, der zwar physisch nur in eine Richtung, intellektuell aber sicher in beide Richtungen ging. Manche persönlichen Beziehungen haben übrigens die Zeit überdauert und sind Freundschaften geworden. Der Austausch mit den Kommilitonen aus dem Westen war natürlich von den Themen des Studentenprotestes, dem Protest gegen den Vietnamkrieg, Kapitalismus-Kritik, Gesellschaftskritik in neomarxistischer Perspektive

usw. bestimmt. Wie bei vielen von uns relativierte sich auch bei mir die Ablehnung unseres eigenen politischen Systems etwas. Nicht dass wir es plötzlich geliebt oder ihm wirklich vertraut hätten, aber wir hörten die Kritik am Westen aus westlichem Munde, wir wollten unserem System bei aller Skepsis wenigstens eine Chance der Veränderung zum Besseren geben. Es waren übrigens die frühen 1970er Jahre, auch die ersten Honecker-Jahre, die zunächst eine gewisse Liberalisierung zu versprechen schienen, was sich jedoch spätestens mit der Ausbürgerung von Wolf Biermann 1976 als Irrtum erwies.

Als Studenten waren wir in sog. Seminargruppen zusammengeschlossen, einer Art Klassenverband, der von einem wissenschaftlichen Assistenten wie einem Klassenlehrer geleitet wurde. Unsere Seminargruppe hatte mittlerweile einen ziemlich »scharfen« Genossen als Seminarassistenten, der mich wiederholt vorlud und mir intensive politische Vorhaltungen machte, mich auch aufforderte, im Interesse meiner Karriere von meinen Aktivitäten in der Studentengemeinde abzulassen usw. Ich werde nie die folgende Begebenheit vergessen: Eines Nachmittags musste ich mal wieder zu ihm kommen. Er saß mir gegenüber, mit dem Rücken zum Fenster. Seine abstehenden Ohren leuchteten rot in der von Südwesten hereinscheinenden Nachmittagssonne, seine Glatze schimmerte ebenfalls. Plötzlich, während der mir schon geläufigen Vorhaltungen, entdeckte ich, dass ich mich nur ein wenig zur Seite bewegen musste, um zu erreichen, dass sich in aller Gleichmäßigkeit und exakt über seiner Glatze der Mercedes-Stern auf dem Europa-Center, der nämlich von der an der Grenze nach Westberlin liegenden Charité gut zu sehen war, drehte. Ich konnte mir das Lachen nicht verkneifen, aber beim besten Willen auf seine empörte Nachfrage keine ehrliche Antwort geben. Die Vorladungen nahmen eine neue Qualität an, als ich in die FDJ-Seminargruppenleitung gewählt worden war. Das ging nun aus Sicht der SED-Parteileitung – wir hatten vier oder fünf SED-Genossen unter uns – des Seminars gar nicht. Aber unter uns Nicht-Genossen bildeten wir die FDJ-Seminargruppengruppenleitung, was auch unter manchen Gesichtspunkten nicht unwichtig war, weil dort unter anderem über die Vergabe der Leistungsstipendien entschieden wurde, bei denen nicht nur die fachliche Leistung, sondern vor allem das gesellschaftliche Engagement bewertet werden sollte. So konnten wir mäßigend auf derartige Entscheidungen einwirken. Trotz allen Drängens seitens der Genossen blieb ich in der FDJ-Seminargruppenleitung.

Im Jahre 1974 entschied ich mich, in die Ost-CDU einzutreten. Ich sah darin in aus heutiger Sicht erstaunlicher Gutgläubigkeit eine Möglichkeit zu erproben, ob und wie ich mich in begrenztem und verantwortbarem Umfang gesellschaftlich engagieren könnte, um die DDR-Gesellschaft gerade nicht nur den Kommunisten zu überlassen. Diese Position korrespondierte mit einer bestimmten Haltung innerhalb der evangelischen Kirche und auch der Studentengemeinde. Außerdem bot die Mitgliedschaft in einer der sog. Blockparteien, darunter die CDU, den unschätzbaren Vorteil, dem nicht selten äußerst zudringlichen – oft nach gerade erpresserischen – Werben der SED zu entkommen. Im Hinblick auf die CDU war natürlich auch klar, dass ich wegen meiner kirchlichen Aktivitäten keinen Ärger mehr bekommen würde.

Das Studium schritt also voran und ich musste mich nach einem Thema für die Diplomarbeit umschauen, schlossen wir in der DDR in jener Zeit doch das Studium als Diplom-Mediziner ab. Selbstverständlich, meinem Berufsziel folgend, lenkte ich meine Schritte zur Nervenklinik der Charité. Dort trug ich mein Anliegen dem Direktor Prof. Dr. Karl Seidel vor. Nach einem Umweg über ein nicht bearbeitbares Thema landete ich beim Leitenden Psychologen der Klinik, Dr. Hans Schmieschek. Er und sein Kollege Eckhard Littmann boten mir ein Thema an, das mir gefiel und das ich mit einem Studenten eines höheren Studienjahres zu bearbeiten beschloss. Wir sollten die apparative und die klassische Papier-Bleistift-Variante des PAULI-Tests vergleichend analysieren. Zunächst ergatterten wir uns im Dachgeschoss der Klinik ein leerstehendes Zimmer, schrieben an die Tür »Seidel/Schulze« und hatten fortan ein Zimmer in der Klinik. Die Namen an der Tür – Seidel war der Name des Klinikdirektors, Schulze der seines Stellvertreters – hielten uns neugierige Nachfragen vom Hals. So bauten wir dort – im Übrigen ausgestattet mit zusammengesammeltem ausrangiertem Klinikmobiliar – unsere Versuchsanordnung auf und gewannen immerhin

über 100 Kommilitoninnen und Kommilitonen dafür, sich innerhalb weniger Monate den zweimal eine Stunde dauernden Versuchen und der Ausfüllung ergänzender Fragebögen zu unterziehen. Ich erinnere noch das verdutzte Gesicht von Hans Schmieschek, als ich nach etwa einem dreiviertel Jahr zu ihm kam, um den Auftrag für das Rechenzentrum der Universität zur statistischen Auswertung unterschreiben zu lassen. Er hatte nichts mehr von uns gehört und folglich geglaubt, wir seien dem Thema abhandengekommen. Jedenfalls legten wir einige Wochen später, noch vor Abschluss unserer jeweiligen Studienzeit, unsere fertige Diplomarbeit unter dem Titel »Vergleichsuntersuchungen zur Übereinstimmung zweier PAULI-Test-Varianten in der Leistungsdiagnostik unter Berücksichtigung einiger Testleistungsbedingungen und der Beziehung zu der Rekonstrukten Leistungsmotivation und Variationsmotivation« vor.

Doch noch einmal zurück zum Studium selbst. Ende des vierten Studienjahres setzte die sog. Absolventenlenkung ein. Man durfte seine Wünsche bezogen auf Fach und Ort angeben. Aber zuerst wurden die SED-Genossen, denen nicht selten schon eine Leitungsperspektive zugedacht war, bedient. Dann kamen wir anderen, die Nicht-Genossen, dran. Uns war zu Ohren gekommen, die SED-Parteigruppe hätte heimliche Beurteilungen über alle geschrieben und Vorentscheidungen zum weiteren Einsatz getroffen. In einer FDJ-Versammlung verlangten wir dazu Auskunft. Mit rotem Kopf und unter einigem Gestotter erklärten uns die SED-Genossen, das sei natürlich nicht der Fall. Um es kurz zu machen: Ich selbst, der ich mich natürlich um eine Psychiatrie-Stelle an der Charité beworben hatte, erhielt bald darauf eine Ausbildungsstelle am Bezirkskrankenhaus für Neurologie und Psychiatrie in Arnsdorf bei Dresden zugewiesen.

Ein knappes Jahr später, wenige Monate vor dem Abschluss unseres Studiums, fielen uns, der FDJ-Seminargruppenleitung, durch einen schier unglaublichen Zufall die Personalakten in die Hände, darin die geleugneten Beurteilungen seitens der SED-Genossen. In der mich betreffenden Beurteilung konnten wir einiges lesen, das mir gut und gerne als Strick hätte dienen können: Man zieh mich der systematischen Verbreitung westlicher philosophischer Vorstellungen, kritisierte meine kirchlichen Aktivitäten und hieb – zu meinem großen Glück – auch ordentlich auf meine CDU-Mitgliedschaft ein. Man konstatierte, ich könne fernab von Hochschulstandorten nützliche Arbeit leisten, dürfte aber keinesfalls Kontakt zu Studenten haben. Die unbedachten Seitenhiebe auf die CDU-Mitgliedschaft kamen mir sehr zupass, setzten sie mich doch in die Lage, den CDU-Bezirksvorstand erfolgreich für meine »Rehabilitation« zu mobilisieren.

Im September 1976 erhielt ich meine Approbation, machte eine zweiwöchige Fahrradtour und nahm, nachdem ich in Arnsdorf um Aufschub meines Dienstbeginns zwecks Fertigstellung meiner Dissertation, an der ich seit 1975 mit einer Kommilitonin arbeitete, gebeten hatte, in der Pathophysiologischen Abteilung des Forschungsinstituts für Lungenkrankheiten und Tuberkulose in Berlin-Buch ein befristetes Beschäftigungsverhältnis auf. So konnte ich umfangreiche Versuchsreihen abschließen und Daten für die Dissertation auswerten. Vor allem bemühte ich mich darum, aus dem Vertrag mit Arnsdorf herauszukommen und doch noch eine Charité-Stelle zu ergattern. Die Doktorarbeit über ein tierexperimentell fundiertes lungenpathophysiologisches Thema verteidigten wir übrigens Anfang 1978.

Zu Prof. Seidel hatte ich immer wieder Kontakt gesucht, und mir war klar, dass er meinem Anliegen gewogen ist. Am Silvestertag 1976 telefonierte ich mit ihm und er teilte mir mit einem Glückwunsch mit, ich könne am 1. Februar 1977 bei ihm anfangen. Wieder einmal war ich beruflich am Ziel meiner Wünsche angekommen. Die Charité-Stelle erlaubte mir, in Berlin zu bleiben und nicht etwa eine Wochenendehe zu führen, denn ich hatte 1976 geheiratet und meine Frau – heute Augenärztin in eigener Praxis – studierte noch an der Charité.

■ **Die Zeit in der Charité**

Am 1. Februar 1977 nahm ich meine Weiterbildung zum Facharzt für Neurologie und Psychiatrie an der Klinik und Poliklinik für Neurologie und Psychiatrie der Charité auf. Die Klinikgeschichte geht bis ins frühe 19. Jahrhundert zurück. In ihr spiegeln sich alle Höhepunkte und Tiefpunkte des Fachgebietes im Laufe des 19. und 20. Jahrhunderts.

Beginnen musste ich meinen Ausbildungsweg durch die Klinik auf der Neurologischen Intensivüberwachungsstation. Die neurologische Abteilung war mir nicht fremd; schon als Student hatte ich dort famuliert. Daher kannte ich die Arbeit und vor allem die ärztlichen Kollegen, an die ich noch heute gerne und mit Respekt zurückdenke. Sie ließen einen jungen Kollegen gerne teilhaben an ihrer Erfahrung und ihrem Wissen. Die Arbeit auf dieser Station war für einen Fachanfänger schon hart und emotional belastend, aber die achtungsvolle Zuwendung zu den Patienten und ihren Angehörigen waren beispielhaft. In fachlich schwierigen Situationen gab es lange Debatten im Kollegenkreis, intensives Durchforsten der Krankengeschichten und Recherchen in der Literatur. Von Anbeginn an hätte ich mich vielleicht eigentlich irgendeiner Zusatzausbildung, ob Liquor- oder EEG-Diagnostik, später CT- oder MRT-Diagnostik, unterziehen können. Aber ich war mir anfangs ganz sicher, es würde mich zur Psychotherapie und zur Psychosomatik ziehen. Der Leiter der Unterabteilung Psychotherapie innerhalb der Psychiatrie, Helmut Kulawik, verfolgte offenkundig einen analytisch orientierten Kurs (später sollte er sogar einen amerikanischen Gastprofessor, einen Analytiker, für mehrere Monate in die Klinik holen). Das war es, wonach mir damals noch der Sinn stand. Zeitweise spielte ich sogar mit dem Gedanken, mich mit einer psychosomatischen Thematik zu habilitieren. Aber es sollte ganz anders kommen, denn mehr und mehr faszinierten mich die Grenzphänomene zwischen Psychiatrie und Neurologie. Auch mit der Herstellung von Lehrfilmen war ich wiederholt beschäftigt. Das kam mir bei der obligaten Lehrtätigkeit zugute. Ich durfte mich über die Jahre an allen möglichen Formen der Lehre beteiligen. Das begann mit der Vorlesungsassistenz und führte über die klinischen Seminare mit den Studierenden bis hin zu einzelnen Vorlesungen. Daneben wurde ich schrittweise immer intensiver in die Unterrichtstätigkeit an der Medizinischen Fachschule einbezogen. Über die vielen Jahre habe ich wohl mehrere hundert junge Menschen auszubilden geholfen. Das hat mir immer viel Spaß gemacht. Mehr denn je bin ich der Auffassung, dass lehren der beste Weg zu lernen ist.

Aber zurück zum Anfang in der Klinik. Auf der Intensivüberwachungsstation bin ich zwei Patienten begegnet, nennen wir sie Frau Müller und Herrn Albrecht. Frau Müller litt an einer zunächst nicht erkannten tuberkulösen Meningitis, die von einer Hautfistel ausgegangen war. Ihr Zustand war besorgniserregend, wir mussten befürchten sie zu verlieren. Ich wollte das nicht akzeptieren und habe zeitweise ihr Bett in mein großes Arztzimmer bugsiert, um mich persönlich um ihre Pflege zu kümmern – bis mir das natürlich verboten wurde. Das Wunder geschah, Frau Müller überstand ihre schwere Krankheit und konnte die Klinik verlassen. Viele Jahre später habe ich sie einmal besucht.

Herr Albrecht, ein junger Mann, hatte infolge eines Motorradunfalls viele Monate im apallischen Syndrom gelegen. Ich kannte ihn schon aus meiner Famulatur und auch seine Prognose war von den erfahrenen Kollegen als sehr problematisch eingeschätzt worden. Eine meiner ersten »Amtshandlungen« als junger Ausbildungsassistent war seine Entlassung nach Hause. Wenige Monate später grüßte Herr Albrecht uns alle von seiner Hochzeitsreise. Diese beiden Menschen haben mich zweierlei gelehrt: Erstens, dass erfahrene Experten sich irren können, und zweitens, dass man nie die Hoffnung aufgeben darf.

Als junger Assistent musste man schon bald am Bereitschaftsdienst teilnehmen, der sich auf das ganze Haus und alle klinischen Abteilungen bezog. Ich wurde anfangs der Dienstgruppe zugeteilt, die die Intensivüberwachungsstation zu betreuen hatte. Später nahm ich im Bereitschaftsdienst an der neurologisch-psychiatrischen Versorgung der Rettungsstelle und der Intensivtherapiestationen der Charité teil. Das war überaus interessant und vielseitig, kam man doch mit Kollegen aus allen Fachrichtungen zusammen und lernte viel.

Anfang des Jahres 1978 wurde ich aufgefordert, eine geschlossene psychiatrische Frauenstation als Stationsarzt zu übernehmen. Mir rutschte vor Schreck fast das Herz in die Hose, aber mit einer Weigerung konnte ich mich nur blamieren. Nun denn, so übernahm ich im Frühjahr die Station 9, die gründlich auf Vordermann gebracht werden musste. Zu jener Zeit konnte ich nicht ahnen, dass diese Station, mit kurzen Unterbrechungen im Zusammenhang mit meiner Weiterbildung, für viele Jahre, nämlich bis zu meiner Beförderung zum Oberarzt im Mai 1989, mein Arbeitsplatz sein sollte. Als ich in die Psychiatrische Abteilung wechselte, ging Prof. Seidel, Klinikdirektor und Abteilungsleiter Psychiatrie, ins Zentralkomitee der SED, so dass ich ihn leider nicht im unmittelbaren klinischen Zusammenhang, bei Visiten oder Fallbesprechungen, kennen lernen konnte. Prof. Seidel war ein einflussreicher Funktionsträger im System der DDR. Aber gleichzeitig war er jemand, der seinen Einfluss geltend machte, fachliche Entwicklungen voranzubringen. Er war auch jemand, der immer wieder Kollegen in kritischen Situationen half und auch so manchem »schwarzen Schaf«, das in politische Konflikte geraten war, in seiner Klinik Unterschlupf gewährte. Ich selbst hatte mich als Student bei ihm beschwert, weil man mir aus einem Westpaket das Standardwerk von Dieter Wyss über die tiefenpsychologischen Schulen konfisziert hatte. Einige Tage später übergab er mir das Buch mit der Bemerkung, ich möge es nur als Leihgabe betrachten – aber als Dauerleihgabe, wie er schmunzelnd nachschob. Die Klinik hat mit Sicherheit von seinen Verbindungen sehr profitiert, wenn es um technische Ausstattung, z. B. das erste CT-Gerät in der DDR, und ähnliches ging.

Noch heute denke ich gerne an meine lange und prägende Zeit auf der Station 9 zurück. Der zuständige Oberarzt ließ mir unglaublich viele Freiheiten. So konnten mich die Krankenschwestern und -pfleger genüsslich ihren Erfahrungsvorsprung spüren lassen, manchmal übrigens nicht ohne die typische Berliner Derbheit. Aber schnell fand ich mich in die Aufgaben hinein. Dazu gehörte später auch die Anleitung jüngerer Weiterbildungsassistenten. Einige Zeit nach mir kam die von mir hoch geschätzte Schwester Christel Herbst aus der Poliklinik als Stationsschwester zu unserem Stationskollektiv. Wir verstanden uns gut und versuchten so gut wie möglich, den Einfluss der SED aus unserem Alltag herauszuhalten. Natürlich mussten wir oft lavieren und jonglieren. Nicht selten wurde, zum Beispiel beim gemeinsamen Stationsfrühstück, recht offen und kritisch über die Staatspolitik geredet. Aber wenn ein Assistenzarzt am Tisch saß, der Mitglied der SED war, mussten wir uns etwas bremsen, fürchteten wir doch, dass man uns einen »Aufpasser« ins Kollektiv schicken könnte. Insgesamt blicke ich mit großer Dankbarkeit auf diese Zeit als Stationsarzt zurück. Sehr angenehm erlebte ich die gute, konkurrenzarme Zusammenarbeit der Berufsgruppen. Ich lernte als Basisarbeiter sehr viele Patientinnen und Patienten kennen. Dabei erwies es sich als unschätzbarer Vorteil, dass ich viele von ihnen auch ambulant – formal als Poliklinik-Patienten geführt – unter der Fahne unserer Poliklinik weiterbehandeln konnte. So erlebte ich sie in guten und schlechten Zeiten und über lange Zeiträume. Manche Patienten haben noch Jahre nach meinem Weggang aus Berlin Kontakt zu mir gesucht.

Als junger Stationsarzt glaubte ich, mir Respekt verschaffen zu müssen, indem ich die Schwestern an meinem frischen Wissen umfassend teilnehmen ließ. Eines Tages erzählte eine Schwester beim Frühstück, eine Patientin hätte von einem elektrischen Schlag unter der Dusche berichtet. Ich nahm diese Schilderung zum Anlass, ausgiebig über das Phänomen der Coenaesthesien zu dozieren. Allerdings musste ich mich hinsichtlich der diagnostischen Einordnung des Erlebnisses der Patientin doch rasch korrigieren, als eine Reinigungskraft ebenfalls und zweifelsfrei von einem elektrischen Schlag am Duschvorhang berichtete. Die Ursache war rasch gefunden: Am vorausgehenden Samstag hatten wir wieder einmal Charité-weiten Subbotnik gehabt. Subbotnik hieß, alle Mitarbeiter, vom Chef bis zur letzten Schwesternschülerin, mussten an einem Samstag ehrenamtlich in der Klinik arbeiten, Wände streichen, Schränke reparieren, Keller aufräumen und was sonst noch so liegen geblieben war. Ich hatte in der Dusche »meiner« Station mit der Bohrmaschine gebohrt und Bügel für neue Duschvorhänge angebracht. Dass ich dabei eine stromführende Leitung angebohrt hatte, war mir entgangen.

Der große Stationsgarten bot mir übrigens alljährlich die Möglichkeit, das geliehene Hauszelt für unseren Familienurlaub auf der Insel Rügen zur Probe aufzubauen – bis es uns endlich gelang, ein eigenes Hauszelt zu erstehen. Was war das für ein Hallo, wenn der Stationsarzt im Garten ein Zelt errichtete! Überhaupt der Garten. Zum Stationsgartengehörte ein Pfirsichbaum, der reichliche Ernte abwarf, die wir an die Patienten verteilten und für uns in eine herrliche Bowle verwandelten. Feiern

konnten wir überhaupt sehr oft: Internationaler Frauentag, erfolgreiche Titelverteidigung als »Kollektiv der Deutsch-Sowjetischen Freundschaft«, Geburtstage usw. Im Januar 1981 absolvierte ich meine Facharztprüfung und blieb weiterhin als Stationsarzt auf der Station 9.

In der Charité war nicht nur die apparativ-technische Ausstattung deutlich besser als im übrigen Land, wir hatten im Allgemeinen auch keinen Mangel an Arzneimitteln oder Verbrauchsmaterial. In der so genannten Provinz war das entschieden anders. Dort fehlte es nicht selten am Notwendigsten. Schlimm war der verwahrloste Zustand der Bausubstanz vieler Krankenhäuser, der abgenutzte Zustand der Einrichtungsgegenstände. Ich erinnere mich gut an ein nachhaltiges Erlebnis in den 1980er Jahren. Eine Freundin erzählte uns von ihren Erlebnissen als Patientin in einer psychiatrischen Klinik im Bezirk Rostock, unter anderem vom Gebrauch von Netzbetten. Ich mochte es nicht glauben. Darum lud sie mich ein, mit ihr zusammen eine Patientin in nämlichem Krankenhaus zu besuchen. Dort sah ich tatsächlich solche Netzbetten. Das hätte ich mir nie vorstellen können.

Unsere Patientinnen kamen vorzugsweise über die Poliklinik des Hauses, aber auch direkt von außerhalb. Sie wurden uns über frühere Charité-Ärzte oder andere Kolleginnen und Kollegen zugewiesen, gerade auch, wenn es sich um differentialdiagnostische Fragestellungen handelte. Wir versuchten zwar, keine irgendwie geartete Auswahl vorzunehmen, trotzdem bekamen wir nur einen Ausschnitt zu sehen und zu behandeln, der eher für eine Universitätsklinik als für ein Versorgungskrankenhaus typisch ist. An eine Patientin erinnere ich mich sehr lebhaft. Es war eine leicht geistig behinderte Frau, die uns unter dem Bild einer akuten Manie eingewiesen wurde. Schlimm an ihrer Geschichte war, dass erstmalig bei diesem Aufenthalt ihre bipolare Erkrankung mit mehrfachen Rezidiven erkannt wurde. In ihren depressiven und manischen Phasen war sie wiederholt sehr auffällig geworden, was aber nicht in die Psychiatrie, sondern zu strafrechtlichen Maßnahmen geführt hatte. So lernte ich an ihrem Beispiel die Tatsache kennen, dass bei Menschen mit geistiger Behinderung behandlungsbedürftigeZustände oft übersehen werden.

Es sprach sich bald herum, dass ich »kirchlich gebunden« sei, wie das damals hieß. Deshalb kam es hin und wieder vor, dass mir Patientinnen oder deren Partner – auch Mitglieder der SED – unter dem ausdrücklichen Siegel der Verschwiegenheit Konflikte anvertrauten, natürlich oft eher angedeutet als im Detail ausgebreitet. Natürlich griff auch der eine oder andere kirchliche Amtsträger gerne auf mich zurück, wenn es darum ging, jemanden aus dem kirchlichen Dienst als Patienten in der Charité unterzubringen. Nie hingegen habe ich erlebt, dass uns jemand wegen politischer Dissidenz zugewiesen wurde. Dafür hätte man wohl auch das Haftkrankenhaus des Ministeriums für Staatssicherheit gehabt. Allerdings habe ich hin und wieder erlebt, dass in einer Psychose politische Konflikte zum Ausdruck kamen. Ein Erlebnis mag wegen seiner Plastizität für viele andere stehen: Eines Tages wurde uns eine bildhübsche junge Studentin gebracht, schick gekleidet und sehr gepflegt. Sie war hochgradig ängstlich erregt. In schier unaufhörlichem Redeschwall tauchte immer wieder die verzweifelte Frage auf, ob sie die Prüfung bestanden habe. Diagnostisch handelte es sich nach der Leonhard´schen Klassifikation um eine erregte Verwirrtheitspsychose mit Zügen der Angstpsychose. Erwartungsgemäß war die Symptomatik nach wenigen Tagen völlig verschwunden. So entschloss ich mich im Entlassungsgespräch, die junge Frau auf den Hintergrund ihrer wiederholten Frage nach der bestandenen Prüfung anzusprechen. Nach einigem Zögern erzählte sie mir folgende Geschichte: Aus einem kommunistischen Elternhaus mit KZ- und Exilerfahrungen stammend, war es ihr selbstverständlich, für die DDR jedes Opfer zu bringen. Als sie eines Tages von der Staatssicherheit angesprochen wurde, die Zuverlässigkeit von DDR-Wirtschaftsbossen bei der Leipziger Messe zu testen, willigte sie ein. Sie erhielt die Aufgabe, sich unter der Legende, eine westdeutsche Studentin zu sein, an diese Leute heranzumachen und ihnen in jeder Weise dienstbar zu sein – heute würden wir es vielleicht Escort-Service nennen. Dazu wurde sie mit westlicher Kleidung, westlichem Parfüm, westlichen Zigaretten usw. ausgestattet. So ging das einige Jahre. Trotz aller kommunistischen Überzeugung war sie durch diesen Liebesdienst im doppelten Wortsinne sehr beschämt. Endgültig geriet

sie in Zweifel, als man sie zwar für ihren Einsatz lobte, aber gleichzeitig andeutete, sie müsste natürlich darauf gefasst sein, selbst einmal hinters Licht geführt und auf Stand- oder Liegefestigkeit geprüft zu werden. Auf diesem Hintergrund brach dann die Psychose aus. Sie fragte mich nun im Abschlussgespräch, was sie tun solle. Sie könne und wolle diese Schweinerei nicht mehr mitmachen. Ich weiß noch, dass ich ihr empfahl, den Leuten vom MfS (Ministerium für Staatssicherheit) einfach zu sagen, sie habe nun offenkundig eine psychische Erkrankung und könne nicht mehr für die ordnungsgemäße Ausführung der geheimen Aufträge garantieren. Ich sagte, wenn man das nicht verstehe, möge sie drastisch werden und von einem »Riss in der Schüssel« sprechen. Sie lachte herzlich und verabschiedete sich mit dem Versprechen, über diesen Lösungsvorschlag nachzudenken. Natürlich habe ich sie ordnungsgemäß über das Wesen und die Gutartigkeit ihrer Krankheit, auch über das Rezidivrisiko aufgeklärt. Eine Rezidivprophylaxe erschien nicht notwendig. Einige Jahre später traf ich sie zufällig wieder. Sie kam strahlend auf mich zu. Alles sei gut, das mit dem »Riss in der Schüssel« habe prima geklappt. Sie erzählte mir dann von ihrer bis dahin erfolgreichen Laufbahn an der Universität.

Ein anderes Beispiel dafür, wie sich das Politische in die Ausgestaltung einer psychischen Erkrankung drängen kann, erlebte ich viel später, am Morgen des 9. November 1989. Ich betrat wie jeden Morgen auf meinem Rundgang als Oberarzt die geschlossene Station 9. Da stürzte eine mir seit langem bekannte hoch psychotische Patientin auf mich zu und wollte mir den Schlüsselbund entwinden. Sie müsse hinaus, sie müsse unbedingt prüfen, ob die Mauer noch stehe, antwortete sie auf meine Frage, warum sie mir den Schlüssel wegnehmen wolle. Das war mir in meiner ganzen Zeit in der Charité noch nie passiert. Nur wenige Stunden später, in den späten Abendstunden des gleichen Tages, standen Tausende Ostberliner, darunter meine Frau und ich, auf dem West-Berliner Ku´damm und riefen immer wieder »Wahnsinn, Wahnsinn«. Derart Unerwartbares konnte fast nicht anders kommentiert werden.

Man könnte denken, in der Charité-Psychiatrie seien die Auffassungen und die Klassifikation von

Prof. Karl Leonhard (1904–1988), der doch immerhin von 1957 bis 1969 die Geschicke der Klinik gelenkt hatte, allgegenwärtig gewesen. Aber dem war leider nicht so. Auch ich selbst bin erst über einen Umweg dazu gekommen, mich mit Leonhards Auffassungen, namentlich seiner überaus anspruchsvollen »Aufteilung der endogenen Psychosen« zu befassen. Dazu muss ich etwas weiter ausholen. 1978 hatte Karl Seidel die Klinik verlassen, um im ZK der SED die Funktion des Stellvertretenden Leiters der Abteilung Gesundheitspolitik zu übernehmen. So wurde Prof. Schulze Klinikdirektor, Prof. Neumärker sein Stellvertreter. Die Stelle als Abteilungsleiter Psychiatrie übernahm Prof. Klaus Ernst aus Rostock. Er brachte eine ziemlich ungewöhnliche wissenschaftliche Fragestellung aus Rostock mit. Er interessierte sich für die damals kurze Aufmerksamkeit genießenden Behandlungsversuche psychischer Krankheitszustände mittels Dialyse.

Prof. Ernst beauftragte mich, mit den Dialyse-Spezialisten über die Möglichkeiten einer entsprechenden Zusammenarbeit zu verhandeln und nach geeigneten Patienten zu suchen. Die Verhandlungen verliefen erfolgreich, und ich konnte selbst wiederholt eine Patientin in einem akuten katatonen Hemmungszustand zur Dialyse begleiten. Trotz meiner tiefen Skepsis – die Sache schien zu helfen. So steuerte ich diese Kasuistik bei zu einem Symposium mit vielen Gästen aus der Bundesrepublik und aus dem Ausland, das Prof. Ernst im Berliner Palast-Hotel organisiert hatte. Nach meinem Vortrag eröffnete Prof. Leonhard die Diskussion etwa folgendermaßen:»Herr Kollege, das ist ja ganz interessant, nur war das keine Katatonie, was sie da beschrieben haben, sondern ich nenne das eine Motilitätspsychose.« Allseitiges Schweigen folgte – und ich blickte vermutlich einigermaßen verdutzt um mich. Was war denn das? Eine Motilitätspsychose? Aber diese Peinlichkeit war der Auftakt für meine intensive Beschäftigung mit den Auffassungen von Karl Leonhard. Immer wieder stellte ich ihm Patienten vor. Leonhard hatte nämlich noch immer, obwohl schon seit mehr als einem Dutzend Jahren emeritiert, ein Arbeitszimmer nebst Sekretärin und Assistentin in der Klinik. Fast täglich untersuchte er – in seinen Räumen oder auch auswärts, in anderen Kliniken, Heimen oder in Familien – Patienten unter katamnestischen Aspekten, schrieb Zeitschrif-

tenbeiträge und überarbeitete sein berühmtes Buch über die Klassifikation der endogenen Psychosen. Er sah es ausgesprochen gerne, wenn ich als Vertreter der jüngeren Generation seinen fachlichen Rat in Anspruch nahm. Mich faszinierte, mit welcher Aufmerksamkeit er zuhörte, beobachtete und auch selbst untersuchte. Wenn es allerdings um die Einordnung in sein kompliziertes Klassifikationssystem ging, rief er nicht selten Frau Dr. v. Trostorff, seine Assistentin, um ihm tabellarische Übersichten zu bringen. Spannend wurde es, wenn ich ihm jemanden vorstellte, wo ich zu anderer diagnostischer Auffassung als er zu einem früheren Zeitpunkt gekommen war. Sofern er sich der diagnostischen Revision anschließen konnte – was durchaus vorkam –, interessierte ihn hauptsächlich, woran es gelegen habe könnte, dass er sich früher geirrt hatte. Leonhard versuchte immer auch, die Primärpersönlichkeit als Einfärbung des psychotischen Bild herauszulösen, um das reine Bild der Psychose zu bestimmen.

Ich selbst habe kaum jemanden gesehen, der so genau hingeschaut und hingehört hat wie er. Vor allem die psychomotorischen Phänomene fanden seine Aufmerksamkeit. Dass ich mich gleichfalls besonders für diesen Merkmalsbereich interessierte, fand er lobenswert, zumal er sehr bedauerte, wie wenig nur noch auf die Psychomotorik geachtet werde. Man konnte ihm übrigens auch widersprechen – aber man musste sich mit einer guten Begründung wappnen. Bloß aus dem Unbestimmten heraus Zweifel äußern, das löste seine grantige Kritik aus. Seine Auffassungen werden oft als spekulativ kritisiert. Doch selten habe ich jemanden erlebt, der so intensiv klinisch-empirisch gearbeitet hat. Er hat einmal sinngemäß – es galt für eine frühere Zeit der Entwicklung unseres Faches – gesagt, in der Psychiatrie werde zu viel philosophiert und zu wenig untersucht. Übrigens unterstützte Prof. Ernst mein Leonhard-Engagement ausdrücklich. Er ermutigte mich immer wieder, ihm Patienten vorzustellen. Einmal lud er sogar den Emeritus ein, eine Hauptvorlesung zu bestreiten.

Als Anfang der 1980er Jahre Ernst nach Rostock zurückging, bot er mir an, als Oberarzt mitzukommen. Nach einigem Überlegen lehnte ich ab, hatten wir doch gerade unter großem Arbeits- und finanziellem Aufwand eine total verwohnte Altbauwohnung als sog. Ausbauwohnung hergerichtet. Außerdem hatten wir 1983, unser Sohn war gerade ein Jahr alt, in dem Dorf Bestensee südöstlich von Berlin sogar ein Wochenendgrundstück mit einer völlig baufälligen Laube bekommen, die wir Schritt für Schritt reparierten und ausbauten. Noch heute, mittlerweile in unserem Eigentum, nutzen wir, wenngleich viel zu selten, dieses Refugium, das uns auch der berühmte »Koffer in Berlin« ist. Vor allem hatten wir in Berlin einen großen Freundeskreis. Prof. Kulawik, der als Nachfolger von Ernst bestimmt war, hatte Lunte gerochen und mir auch versprochen, mich bei nächster Gelegenheit zum Oberarzt zu machen. Dass er das gleich darauf dauerhaft vergessen hat, steht auf einem anderen Blatt.

Die Auffassungen Leonhards und seine durchaus spröde Persönlichkeit zogen mich so stark in ihren Bann, dass ich mich Mitte der 1980er Jahre entschied, mich im Rahmen meiner B-Promotion – in der DDR das Äquivalent zur Habilitation und zum Doctor scientiae medicarum, Dr. sc. med., führend – einem Aspekt seiner Arbeit zu widmen. Ich entschied mich für eine Untersuchung über den Langzeitverlauf der zykloiden Psychosen. Bei diesen drei miteinander verwandten periodischen und bipolaren Krankheitsbildern (Verwirrtheitspsychose, Angst-Glücks-Psychose und Motilitätspsychose) handelt es sich nach Leonhard um Krankheitsbilder, die trotz vieler symptomatischer Überschneidungen mit Schizophrenien nach jeder Episode wieder genesen und keinesfalls mit Schizophrenien verwechselt werden dürfen. Ich untersuchte Patientinnen und Patienten persönlich und unter Einbeziehung aller erreichbaren Dokumentationen von Klinikaufenthalten usw. nach, die unter Leonhards Direktorat in der Klinik – zumeist von ihm persönlich bestätigt – die Diagnose einer zykloiden Psychose erhalten hatten. Gegründet auf einen mittleren Katamnesezeitraum von 24 Jahren konnte ich das Konzept der zykloiden Psychosen bestätigen und eine Reihe interessanter verlaufsdynamischer Aspekte beleuchten. Jedenfalls waren auf dem Boden einer mehrjährigen Befassung mit dem Thema viele Tausend Daten angefallen, die ich zur statistischen Auswertung geben musste. Es war noch die Zeit, da man vom Rechenzentrum dicke Packen Papier ausgedruckt bekam, die man durchforsten und auswerten musste.

Im Zuge meiner akademischen Entwicklung musste ich von April bis Juni 1988 einen Auslandaufenthalt absolvieren. Gerne wäre ich nach Budapest gegangen, weil man sich dort ebenfalls mit Aspekten von Leonhards Nosologie befasste. Aber man legte »oben« fest, ich habe nach Moskau zu gehen. So verbrachte ich mehrere Monate im Psychiatrischen Institut der Sowjetischen Akademie der Wissenschaften – ohne von fachlich zu profitieren. Selten habe ich soviel hierarchisches Gehabe gesehen. Das Institut hatte jedoch eine vorzüglich ausgestattete Bibliothek, die ich gerne nutzte. Vor allem gab es in jener Hochzeit der sowjetischen Perestroika unendlich interessante kulturelle und politische Veranstaltungen. Die langen Abende und noch längeren Nächte konnte ich bestens nutzen, um die mitgebrachten Daten meiner Untersuchungen zu den zykloiden Psychosen auszuwerten. Als ich im Frühjahr 1988 auf einen Kurzurlaub nach Berlin kam, eilte ich auch in die Klinik, um Leonhard von den ersten Ergebnissen zu berichten. Nicht ihn, sondern den Aushang mit der Nachricht von seinem Tode, traf ich an. Das hat mich hart getroffen, zumal mir Frau Dr. v. Trostorff berichtete, er habe oft gefragt, wann ich denn endlich mit den Ergebnissen käme.

Als ich Ende Juni 1988 endgültig aus Moskau zurückkam, konnte ich mich endlich an das Schreiben der Arbeit und das eigenhändige Zeichnen der Abbildungen machen. Dafür erhielt ich ein paar Wochen Freistellung. Nachdem ich den Entwurf der Arbeit dem Klinikdirektor Prof. Neumärker vorgelegt hatte, entschied dieser, mich zum Mai 1989 zum Oberarzt für die akutpsychiatrische Frauen- und die akutpsychiatrische Männerstation befördern zu lassen. Noch musste der Text geschrieben werden; ich diktierte ihn auf Tonbänder und übergab sie einer Honorarkraft zum Schreiben. Leider versetzte mich diese Dame immer wieder. Schließlich konnte ich im Mai 1989 meine B-Dissertation unter dem Titel »Das Konzept der zykloiden Psychosen nach LEONHARD – theoretische Aspekte und Ergebnisse einer Langzeitkatamnese« einreichen. Nachdem auch der letzte Gutachter sein Gutachten abgegeben hatte, konnte ich am 17. November 1989, also wenige Tage nach dem Mauerfall, meine Arbeit öffentlich verteidigen. Im Rückblick kann ich von großem Glück reden, dass es keine weitere Verzögerung gegeben hat, denn in den bald einsetzenden Wirren und Umbrüchen kam so manche Routine im akademischen Betrieb der DDR abhanden.

Es wird der Charité-Klinik zu DDR-Zeiten oft nachgesagt, sie sei durch und durch biologisch-psychiatrisch orientiert gewesen. Das ist nicht richtig, selbst wenn vielleicht eine bestimmte Außerdarstellung einen solchen Eindruck unterstützt haben mag. In der Charité-Psychiatrie gab es zu meiner Zeit eigentlich alle Flügel und Richtungen. Neben den beiden klassischen akutpsychiatrischen Stationen, die besonders stark an biologischen Therapieverfahren (Pharmakotherapie, Elektrokrampftherapie) interessiert waren, gab es zwei Stationen, die unter oberärztlicher Leitung von Prof. Gisela Ehle eine Synthese der biologisch-psychiatrischen mit psychodynamischen und soziotherapeutischen Zugängen praktizierten. In der Psychotherapie unter Leitung von Kulawik herrschte eindeutig ein psychodynamischer und analytischer Geist mit entsprechend breitgefächertem Methodenspektrum. Auf allen Stationen wurden soziotherapeutische Verfahren inklusive Beschäftigungstherapie angewendet. Ich bin überzeugt, dass vor allem die sozialarbeiterische Unterstützung durch die sehr engagierten und erfahrenen Fürsorgerinnen und Fürsorger – so hieß das Berufsbild in der DDR – vor und nach Entlassung aus stationärer Behandlung gut und effektiv war. Übrigens hatte Leonhard sich stets sehr für Psychotherapie interessiert, sogar eine eigene, am ehesten den verhaltenstherapeutischen Schulen – allerdings mit einem hochindividualisierten Ansatz – zuzurechnende Methode entwickelt und schon früh eine auf dieser Grundlage arbeitende Abteilung eingerichtet. So durfte, wer in dieser Klinik seine Facharztausbildung absolvierte, auf eine breite Ausbildung und die Begegnung mit einem großen Methodenspektrum zurückschauen.

Wenige Monate vor dem Ende der DDR, zur Zeit der längst sichtbaren Krise des Systems im Mai 1989, hatte ich noch eine denkwürdige Begegnung mit Karl Seidel, zu jener Zeit als Leiter der Abteilung Gesundheitspolitik im ZK der SED der mächtigste Mann im Gesundheitswesen der DDR. Die Männerstation war renoviert worden, er hatte im Hintergrund einiges dazu beigetragen. So musste ich als frisch gebackener Oberarzt ihn durch die

noch nicht eröffnete Station führen. Vor einem großen roten Knopf auf der Wand, der der Notabschaltung der Elektrik dienen sollte, blieb er kopfschüttelnd stehen. Dann reimte er, sichtlich amüsiert: »Haust du drauf mit deiner Hand, fliegt in die Luft das ganze Land.« Auf einen Schlag war mir klar, wie ernst die politische Lage im Lande wenigstens von hellsichtigen Vertretern der DDR-Obrigkeit gesehen wurde.

Die unerwartete friedliche Revolution vom November 1989, von manchen leider immer noch als Wende – ein Begriff, den Egon Krenz in die Welt setzte – tituliert, brachte tiefgreifende Veränderungen in den Alltag aller Bürgerinnen und Bürger der DDR. Natürlich hatte sich die veränderte politische Lage längst auch in der Klinik manifestiert. Die SED-Parteileitung versuchte, mit halbherzigen Interventionen die Oberhand zu behalten. Am 4. November 1989 demonstrierten mehr als eine Million Menschen, darunter meine Frau und ich, auf dem Berliner Alexanderplatz für eine demokratische Entwicklung in der DDR und gegen die Gerontokratie der SED-Oberen. Nur wenige Tage später, am Abend des 9. November 1989, ereignete sich das Unfassbare: Die Mauer fiel. Noch in dieser Nacht fuhren Tausende in den Westen. Auch meine Frau und ich waren darunter.

Die folgenden Entwicklungen in der Gesellschaft, in der großen Politik, aber auch in der Universität, in der Klinik und natürlich im privaten Leben nahmen in einer rasenden Geschwindigkeit ihren Lauf, eine Vielzahl neuer Möglichkeiten und Herausforderungen ergab sich. So übernahm ich einige politische Aktivitäten. Ich hatte 1990 die Christlich-Sozialen Ausschüsse mitbegründet, wurde ihr Vorsitzender und später in den CDA-Bundesvorstand kooptiert, war beteiligt an der Koalitionsvereinbarung der ersten frei gewählten DDR-Regierung usw. All diese Erfahrungen und Begegnungen vermittelten mir in kurzer Zeit die Erkenntnis, Politik als Brotberuf ist nicht mein Ding, sodass ich die verschiedenen Offerten für Ämter und Funktionen ablehnte.

Als Schriftführer der Ostberliner Gesellschaft für Neurologie und Psychiatrie oblag mir gemeinsam mit meinem Westberliner Pendant, Prof. H. W. Kölmel, die Entscheidung der Vorstände umzusetzen und die Ost- und West-Gesellschaft auf anständige Weise zusammenzuführen.

Auf einem spätabendlichen Rückflug von Bonn nach Berlin–Tegel war mir ein Heft des »Stern« in die Hände gefallen, der mit großer Aufmachung titelte »Wo die Stasi foltern ließ«. Noch vom Flughafen Tegel aus erreichte ich telefonisch den gerade frisch eingesetzten Gesundheitsminister Prof. Kleditzsch und schilderte ihm die ungeheuerlichen Vorwürfe über die Psychiatrische Klinik in Waldheim, das Landeskrankenhaus in Hochweitzschen und deren Chef. Er bat mich, sogleich zu ihm kommen und mit ihm alles Weitere zu besprechen. Zu nächtlicher Stunde beratschlagten wir, und er entschied, eine Untersuchungskommission unter Leitung von Prof. Ehrig Lange aus Dresden einzusetzen. Ich war eines der Mitglieder der Kommission. Es würde zu weit führen, hier alle Details auszubreiten. Aber soviel sei gesagt: Von den Foltervorwürfen fand sich nichts bestätigt. Es gab einige verdächtige Fälle, in denen wohl Menschen wegen politischer Missliebigkeit psychiatrisiert worden sind. Schlimm waren indes die unvorstellbar verkommenen Verhältnisse in den Kliniken. Leider fanden wir auch Fälle, in denen der Ärztliche Direktor mehr als zweifelhafte Indikationen zu neurochirurgischen Eingriffen bei verhaltensauffälligen behinderten Patienten gestellt hatte, und zwar unter Vernachlässigung der rechtlichen Bestimmungen. Man kann sich vorstellen, wie hoch emotionalisiert in jener aufgeheizten Zeit diese Themen behandelt wurden. Vorwürfe und Verdächtigungen gegen alle und jeden und natürlich auch gegen uns als Kommissionsmitgliedern machten die Runde. Eine sensationslüsterne Presse versuchte, uns jedes Wort im Munde herumzudrehen.

Eine ähnliche Erfahrung mit Unterstellungen und Verleumdungen machte ich in Berlin. Der damalige Ost-Berliner Stadtrat für Gesundheit hatte wegen aufkommender Behauptungen, in der Ost-Berliner Psychiatrie seien politisch missliebige Personen festgehalten, gegen ihren Willen medikamentös behandelt worden usw., ebenfalls eine Untersuchungskommission eingesetzt. Wir hatten durch Anzeigen in den Zeitungen auf unsere Arbeit hingewiesen, damit sich Betroffene melden könnten. Um es kurz zu machen: Auch diese Kommission konnte es keine übermäßig Aufsehen er-

regenden Tatsachen enthüllen, musste allerdings einige Bedenklichkeiten kritisieren. Prompt unterstellte man uns, wir seien selbst »belastet«. Von unserem Untersuchungsauftrag waren aber, das sei ausdrücklich festgehalten, die Aktivitäten im Haftkrankenhaus der Staatssicherheit in Berlin Hohenschönhausen ausgenommen. Dort müssen, wie wir heute wissen, schlimme Dinge passiert sein. Dass die dafür verantwortlichen Ärzte weitestgehend ungestraft blieben, bleibt ein Makel.

Zur gleichen Zeit lief in den Ländern der noch bestehenden DDR unter Verantwortung der »Aktion Psychisch Kranke«, des Bundesministeriums für Gesundheit usw. mit einigem Aufwand und zugleich unter hohem Zeitdruck eine Art Psychiatrie-Enquete, die natürlich auch Ost-Berlin einschloss. Ich war aufgefordert worden, am Ost-Berliner Teil mitzuwirken. Schließlich war ich auch an der Fertigstellung des Abschlussberichtes beteiligt. Die Abschlussveranstaltung fand Ende November 1990 in den Räumen der vormaligen Bezirksdirektion des Ministeriums für Staatssicherheit in Berlin statt. Zeitgleich war der Abschlussbericht der erwähnten Ost-Berliner Missbrauchsuntersuchungskommission der Öffentlichkeit übergeben worden. Deshalb war ich gebeten worden, am zweiten Tag der Veranstaltung einen kurzen Bericht über dessen Inhalt zu geben. Es schloss sich eine erregte Debatte an, weil sich wieder einige staatstragende DDR-Psychiatriefunktionäre lautstark und sehr polemisch zu Wort meldeten. Ein Wort gab das andere, die Atmosphäre wurde regelrecht giftig. Als ich nach der Mittagspause mit einem Kollegen die Veranstaltung verließ, fand ich drei Reifen meines »Wartburg« aufgeschlitzt vor. Da müssen wohl einige ewig Gestrige sehr wütend auf mich gewesen sein.

Bald wurde ich in »den Westen« zu Vorträgen, zu Seminaren und Fortbildungen eingeladen. Großartig, endlich die Kollegen, die man zumeist nur aus der Literatur – einschließlich der auf Anfrage übersandten Sonderdrucke – kannte, persönlich zu erleben. Eine merkwürdige Begegnung hatte ich an einer süddeutschen Universität. Ich wurde frostig empfangen. Obwohl einiges Publikum schon im Saal war, wurde ich nach nebenan gebeten. Meine Gastgeber eröffneten mir, mein bevorstehender Auftritt sei kritisch hinterfragt worden, gäbe es doch Hinweise auf meine privilegierte und korrumpierte Vergangenheit als der Sohn von Professor Karl Seidel. Als ich erwiderte, ich sei nicht der Sohn von Karl Seidel, vielmehr der von Hans Seidel, der seit 1974 auf einem Dresdener Friedhof liegt, gaben sich meine Gesprächspartner sehr erstaunt, seien doch die kompromittierenden Hinweise aus der Charité gekommen.

▪ Die Jahre in Bethel

Als ich 1989 endlich Oberarzt geworden war und 1990 meine B-Promotion in der Tasche hatte, spürte ich doch die Herausforderung, noch einmal etwas Neues zu probieren. In der DDR-Zeit hatte ich zwei attraktive Angebote abgelehnt: Zum einen eine Chefarztfunktion in einer großen diakonischen Einrichtung und zum anderen eine Chefarztfunktion im damaligen städtischen Fachkrankenhaus für Neurologie und Psychiatrie Berlin-Lichtenberg (Herzberge).

Das Angebot in der Diakonie lehnte ich vor allem ab, weil ich mich nicht oder noch nicht in die fast schon künstliche kirchliche Sonderwelt inmitten des real existierenden Sozialismus flüchten wollte. Außerdem war mir die Residenzpflicht zuwider. Ich kannte das von meinem Schwiegervater, der als Leiter des Waldhofs in Templin, einer diakonischen Einrichtung, mehr oder minder Tag und Nacht im Dienst war. Das wollte ich mir und meiner Familie nicht zumuten.

Das Angebot aus Herzberge – ich kannte das Krankenhaus, hatte ich doch dort als Student unzählige Wochenenddienste gemacht – schlug ich aus, weil der Berliner Stadtbezirk Lichtenberg zu DDR-Zeiten sehr stark von der Staatssicherheit geprägt war. Außerdem munkelte man das eine oder andere über die Hintergründe der Suizide zweier Chefärzte. Ich fürchtete, unter Druck oder in Verstrickungen zu geraten. Außerdem war der Zeitpunkt nicht günstig, weil ich gerade tief in der Arbeit an meiner »B« – wie wir im Jargon die B-Dissertation nannten – steckte.

Eines Abends Anfang 1991 brachte meine Frau die West-Ausgabe des Deutschen Ärzteblattes – dort gab es den dickeren Anzeigenteil – mit nach Hause. Sie hatte darin eine Anzeige aus Bethel gefunden, man suchte für die Teilanstalt Bethel – ein großer Teil der Anstalt Bethel, die an vielen Standorten innerhalb und außerhalb von Bielefeld-Bethel präsent ist – einen Leitenden Arzt. Die Stelle war, wie es damals für Bethel typisch war, etwas sehr komplex beschrieben – aber gerade das klang interessant. Kurzum, ich nahm Kontakt auf, schaute mir die Sache an, wurde von den zukünftigen Kollegen, auch von den Leitenden Ärzten und Chefärzten, freundlich eingeladen zu kommen und machte die Sache fest, natürlich nicht ohne vorher mit der Familie das Terrain zu sondieren.

Ende August 1991 endete die Phase des Berlin-Abschieds – zu dem Mauerstreifen-Abschieds-Radtouren der ganzen Familie gehörten – und wir zogen mit Sack und Pack nach Bielefeld um. Ich ließ genau 20 Jahre Berlin hinter mir, meine Frau noch wesentlich mehr. Zu später Abendstunde, der Möbelwagen war schon vorausgefahren, fuhren wir alle wichtigen Berliner Stationen unserer Familie ab, um schließlich kurz vor Mitternacht in unserem kleinen Renault R 5 auf der Avus unsere bisherige Heimatstadt Richtung Westen zu verlassen. Erst weit nach Mitternacht kamen wir in Bielefeld, in unserer neuen Heimat, an.

In den nächsten Tagen und Wochen hieß es auspacken, einräumen, einrichten, Behördengänge erledigen usw. Die Kinder mussten in der Schule angemeldet werden. Unsere Tochter, damals 13 Jahre, fand sich schnell zurecht. Auf dem Betheler Gymnasium sollte sie sofort Klassensprecherin werden. Ihre Mitschüler hatten sich einen netten Kalauer ausgedacht: Was ist das, Sarah am Reck? Antwort: Aufschwung Ost. Unser Sohn, damals 9 Jahre, hatte es auf seiner Stadtrandschule bedeutend schwerer. Seine Mitschüler riefen ihm hinter her: Stasi-Spitzel, Stasi-Spitzel. Wo sie das wohl herhatten? Aber noch viele Jahre später sind wir »Ossis« ähnlichen Vorbehalten und Unterstellungen begegnet. Manch einer ließ uns wissen, nach Dunkeldeutschland bringe ihn keiner. Es gab auch diejenigen, die uns ausgiebig erklärten, wie es in der DDR wirklich war. Ein Kollege wusste sogar, jeder dritte Arzt in der DDR hätte für die Stasi gearbeitet. Nur wenige interessierten sich wirklich dafür, was wir in der DDR erlebt, wie wir gelebt und wie wir gearbeitet hatten.

Unser Umzug von Berlin nach Bethel war damals ein tiefer Einschnitt, keineswegs nur geographisch. Abgesehen von den neuen beruflichen Aufgaben war eigentlich alles neu für uns, angefangen bei einem völlig anderen Kommunikationsstil, sozialen Gepflogenheiten über alltagspraktische bis hin zu berufsrechtlichen Gegebenheiten. Erst mit der Zeit lernten wir zu differenzieren, was davon durch persönliche Eigenarten der Menschen, was durch ostwestfälische Besonderheiten und was durch west-östliche Verschiedenheiten bedingt sein konnte.

Über meinen beruflichen Werdegang in Bethel ab September 1992 will ich nicht allzu viele Worte verlieren. Der Anfang, und er dauerte im Rückblick fast fünf Jahre, war recht schwer. Viele Vorurteile begegneten mir, vieles war mir fremd. Bestimmt habe ich selbst auch manches ungeschickt angestellt und auch Fehler gemacht. Die insistierende Frage, welches Menschenbild ich wohl hätte, war noch die geringste Zumutung. Meine Funktion als Leitender Arzt in der damaligen Teilanstalt Bethel war vom Vorstand mit deutlich größeren Befugnissen als bei meinem Amtsvorgänger ausgestattet. Die Ausübung der Befugnisse und Aufgaben verlief gegen manchen Widerstand. Wenn wir nicht durch Haus- und Praxiskauf an die Region gebunden gewesen wären, im Grunde genommen in der Falle saßen, hätte ich wahrscheinlich das Weite gesucht. Aber ich behauptete mich. Die von mir erwartete und auch gerne übernommene Mitwirkung am umfassenden Leitungsgeschäft, darunter als Geschäftsführer, Leitender Arzt oder Ärztlicher Direktor – weit übers Ärztliche hinaus forderte den hohen Preis, praktisch kaum noch mit der unmittelbaren Patientenversorgung befasst zu sein. Es brauchte einige Zeit, bis ich mich mit diesem Verlust ausgesöhnt hatte. Aber dafür konnte ich über meine lange Zeit in Bethel zu vielen konzeptionellen Entwicklungen beitragen, fachliche Entwicklungen anstoßen, vor allem viel Neues lernen.

In meinen nunmehr zwanzig Betheler Jahren habe ich viele Strukturreformen mitgestaltet und miterlebt. Aber ich bin froh, in Bethel gelandet zu sein. Ich genieße das gute Miteinander der verschiedenen Berufsgruppen, den interdisziplinären Austausch sowie die Entwicklungsdynamik und die Toleranz des diakonischen Unternehmens Bethel, die ganz eindeutig in seiner Tradition und der christlichen Gesinnung seiner Mitarbeiterinnen und Mitarbeiter gründet. Im Umfeld meiner ärzt-

lichen und Geschäftsführungskollegen habe ich mich wohlgefühlt und den offenen Umgang miteinander sehr geschätzt.

Nach Bethel gekommen, prüfte ich, wo ich mich mit meinen Kompetenzen und Interessen in eine eventuelle fachliche Lücke einbringen könnte. Diese Lücke war schnell entdeckt: Die psychischen Störungen bei Menschen mit geistiger Behinderung. Schritt für Schritt wandte ich mich den Aspekten der psychiatrischen und weiteren gesundheitlichen Versorgung von Menschen mit geistiger und mehrfacher Behinderung zu. Heute befasse ich mich im Rahmen von Fachgesellschaften und Fachverbänden immer noch mit diesen Themen, die mir sehr ans Herz gewachsen sind. Ich folge dabei dem Motto: »Du bist zeitlebens für das verantwortlich, was du dir vertraut gemacht hast.« (A. de Saint-Exupery).

Schon bald nach meinem Eintritt in Bethel stellte ich mich Prof. Rainer Tölle in Münster vor und trug ihm mein Anliegen, nach Münster umzuhabilitieren, vor. Er sagte mir seine Unterstützung zu. Für den formellen Akt in der Fakultät wurden aber plötzlich strenge Anforderungen gestellt. Außerdem musste noch mein B-Promotionsverfahren in Berlin durch eine Kommission westdeutscher Psychiater auf seine Richtigkeit geprüft werden. Am Ende wurde die Gleichwertigkeit bescheinigt. Endlich, im Juni 1993, beschloss die Kommission in Münster meine Umhabilitation. Diese offenkundige Anerkennung meiner wissenschaftlichen Qualifikation war natürlich gerade in den ersten Jahren sehr hilfreich.

1995 war ich Mitbegründer und bis heute bin ich Vorsitzender der Deutschen Gesellschaft für seelische Gesundheit bei Menschen mit geistiger Behinderung. Einige weitere Aufgaben und Funktionen auf nationaler und internationaler Ebene waren und sind für mich anregende Herausforderungen.

Seit mehr als zehn Jahren gehöre ich dem Leitungsgremium der internationalen Allianz IMPACT an, die – unter Beteiligung von Bethel von fünf lutherischen Trägern aus USA, England, Norwegen und Deutschland gebildet – in Ländern der sog. Dritten Welt und Ländern des vormaligen Ostblocks zukunftsfähige Projekte der Behindertenhilfe unterstützt. Auf diese Weise konnte ich viel Neu-

es lernen, Erfahrungen in internationaler Kooperation sehr ungleicher Partner sammeln, vor allem
jedoch schätzen lernen, wie geradezu unverschämt
gut es uns im Westen nicht zuletzt auf dem Rücken
der Völker der sog. Dritten Welt geht.

Schaue ich zurück auf meinen privaten Lebensweg sowie auf meinen Weg zum Beruf und im
Beruf, nicht zuletzt auf die vielen Grenzgänge im
wörtlichen und im übertragenen Sinne, so habe ich
jeden Anlass, voller Dankbarkeit zurückzublicken.
Ich bin bewahrt worden vor Verfolgung oder größeren Verstrickungen, vor ernster Krankheit, Un-
fällen, familiärem Leid. Ich habe mehr geschenkt
bekommen, als ich erwarten durfte. Gott sei Dank.

28

Dr. Jekić mit den wundersamen Kräften

Dr. med. Tanja Veselinović

Tätigkeit	Dr. med. Tanja Veselinović ist Assistenzärztin in der Klinik für Psychiatrie, Psychotherapie und Psychosomatik am Universitätsklinikum Aachen
Vita	37 Jahre, geboren in Pforzheim; 1993 – 1995 Studium der Medizin an der Universität in Belgrad, Serbien, 1998 – 2004 Studium der Medizin an der Universität in Bonn, 2006 Promotion in Medizin an der Universität in Bonn; Stationen: Aachen
Familie	verheiratet, 1 Tochter
Freizeit	Familie, Theater, Reisen, Lesen
Motto	Verbringe die Zeit nicht mit der Suche nach einem Hindernis, vielleicht ist keins da. (Franz Kafka)

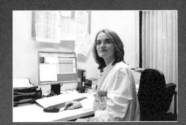

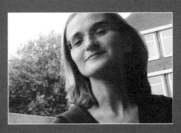

Dringendes psychiatrisches Konsil! Fragestellung: »Der Patient will reden!«.

Welcher Psychiater kennt solche Anfragen nicht? Ausgestellt werden diese von Chirurgen, Unfallchirurgen, Gynäkologen, Internisten… Auch Kinderärzte stellen derartige Konsile aus, wenn die Eltern ihrer kleinen Patienten mit deren Erkrankungen nicht zurechtkommen. Sobald ein Gesprächsbedarf, der über das aktuelle körperliche Problem hinausgeht, aufkommt und die Stimme des Patienten emotional wird, fühlen sich viele Ärzte anderer Fachrichtungen oft sehr alleine, unsicher und nicht mehr zuständig. Da muss der Psychiater her. Die Gespräche die man dann führt, fallen ganz unterschiedlich aus. Manchmal wollen die Patienten tatsächlich über ihre verborgenen Gedanken oder über die Einsamkeit reden, über fehlende Angehörige und ihre Sorgen in der neuen Situation, möglicherweise alleine zu Hause nicht zurechtzukommen. Manchmal ergeben diese psychiatrischen Konsultationen aber auch den Schlüssel zu der weiteren Behandlung der körperlichen Erkrankung: es kommt vor, dass ein Patient die Diagnostik und Behandlung seiner lebensbedrohlicher Lungenembolie ablehnt, aber eigentlich nur dem Arzt nicht offenbaren will (oder kann), dass er an Panikattacken leidet und jegliche mögliche Komplikation ihm nichtig erscheint, im Vergleich zu der Angst vor der soeben anstehenden magnetresonanztomographischen Untersuchung, für die er sich in eine enge Rohre legen müsste.

Das Reden – oder eigentlich viel mehr das Zuhören – scheint für einige eine viel größere Herausforderung zu sein, als zum Beispiel die Aufgabe der engmaschigen Überwachung und Optimierung verschiedenster Körperfunktionen bei einem somatischen Intensivpatienten. Ein Teilaspekt dieses Vorgehens ist sicherlich durch die äußerlichen Vorgaben in einer Klinik bedingt: Die Fallzahlen müssen hoch sein, die Liegezeiten so kurz wie möglich. Eine Beschränkung auf das Wesentliche ist erforderlich, jedes nicht unbedingt notwendige Gespräch erhöht nur weiter die Anzahl der unbezahlten Überstunden. Dennoch, die Praxis der kurzen Gespräche scheint nicht jeden Arzt zu stören. Viele sehen sich dafür weder zuständig noch berufen oder ausgebildet.

Die Gespräche werden lieber den Psychiatern überlassen. Ich frage mich häufig, warum das so ist. Grundsätzlich ist anzunehmen, dass man sich für einen medizinischen Beruf entscheidet, weil man Interesse an den Menschen hat. Gilt das Interesse nur den Erkrankungen, dem entzündeten Blinddarm, dem gebrochenen Arm oder dem diabetischen Fuß, dann müsste man Medizin als ein hochkomplexes Handwerk sehen, nicht als eine humanistische Wissenschaft. Es ist nicht selten, dass die Behandler alle Laborwerte des Patienten kennen, jedoch gar nichts über seine familiären und beruflichen Verhältnisse sagen können. In der Sozialanamnese findet sich meistens ein Satz: »Häusliche Versorgung ist gewährleistet« oder wiederum: »Eine Heimunterbringung muss eingeleitet werden«. Ein Arzt, der sich auf seine eigene Medizindomäne konzentriert, kann auch erfolgreich Erkrankungen behandeln, aber wenn die Betrachtung des Ganzen außer Acht gelassen wird, gehen viele wichtige Aspekte verloren.

Den Psychiatern wird von anderen Ärzten fälschlicherweise eine »richtige« ärztliche Kompetenz abgesprochen. Das fängt schon im Studium an. Die am Fach Psychiatrie Interessierten werden belächelt, nicht selten hört man Spekulationen, dass diese Affinität wahrscheinlich mit deren eigener, nicht ganz »normaler« Persönlichkeit verbunden sein müsste. Besonders schlimm wird es im Praktischen Jahr. Mit dem Wahlfach Psychiatrie hat man sich einen Sonderstatus reserviert, der vor allem während der langen Operationen im chirurgischem Tertial ausgiebig kommentiert und belächelt wird. Anderseits, wird der Beruf doch als etwas Besonderes gesehen, den Psychiatern überlässt man gerne den Umgang mit schwierigen Situationen, die über das rein Medizinische hinausgehen. Sie werden gerufen um einzuschätzen, ob die Ursache der organisch nicht erklärbaren Beschwerden psychischer Natur sein könnte. Oder, einer der häufigsten Konsultationsgründe ist die Frage nach der Beurteilung der Geschäftsfähigkeit: Lehnt ein Patient eine Herzkatheter-Untersuchung oder gar eine Dialyse ab, kann nur ein Psychiater sagen, ob das aus freiem Willen geschieht, ob man dies akzeptieren muss oder ob man verpflichtet ist, Maßnahmen zur Abwendung der Selbstgefährdung zu unternehmen. Bringt der Patient die Äußerung, er wäre lieber tot als so zu leiden, muss ein Psychiater beurteilen, ob dies nur ein leerer Spruch ist oder ob dahinter tatsächlich Selbsttötungsabsichten zu befürchten sind. Noch komplizierter wird es bei deliranten, psychotischen oder aggressiven Patienten. Man muss sich zunächst in ihre Nähe wagen und manchmal auch gegen ihren unmittelbar geäußerten Willen handeln, sich dabei häufig Beschimpfungen und Drohungen aussetzen. Auch dies traut man am ehesten einem Psychiater zu.

Psychiatrische Symptome sind nicht fassbar und meist auch nicht mit apparativer Diagnostik messbar. Sie sind häufig unvorhersehbar und wirken für Fachfremde bedrohlich. Die Diagnose und folglich die Therapieempfehlung muss aus dem Gespräch, dem persönlichen Eindruck und der Vorerfahrung hervorgehen. Pathologische objektive Befunde können eine psychische Genese widerlegen, aber nicht bestätigen. Auch dieser Aspekt trägt dazu bei, dass bei den Psychiatern gewissermaßen von besonderen Fähigkeiten ausgegangen wird und dass der Beruf von einer Aura des Geheimnisvollen, gar Mystischen umgeben wird. Diese Attribuierung scheint kulturübergreifend zu sein.

Ich erinnere mich noch sehr gut an die Geschichten über Dr. Jekić, die in dem kleinen Dorf in Serbien, in dem ich aufgewachsen bin, kursierten. Das war der »Doktor für die Nerven«, ansässig in der nächsten Kleinstadt. Meistens wurde sein Name im Stillen erwähnt, wenn über jemanden gesprochen wurde, der mit seinem Leben gar nicht zurechtkam, so dass er sogar Dr. Jekić aufsuchen musste. Andererseits, wurde der Name manchmal auch laut geschrien, in Streitigkeiten, in denen der Gegner als »total verrückt« bezeichnet wurde, so verrückt, dass man ihn »beim Jekić einsperren« sollte. Selten wurden auch Berichte derjenigen, die tatsächlich Kontakt zu dem in der weiten Stadt lebenden Doktor hatten, überliefert: sie hätten von ihm Pillen bekommen, die ihre Probleme gelöst hätten, oder einen Ratschlag erhalten, der oft einen Umbruch in deren Lebenswandel eingeleitet hätte, hieß es dann. Da war ein junger, unauffälliger Mann, der plötzlich angefangen hatte, von seiner Mission, die Wahrheit auf der Erde zu verbreiten und ein neues System zu etablieren, das endgültig ein Ende dem Leid der Menschen setzen würde, zu erzählen. Am Anfang nahm man ihn nicht ernst,

man forderte ihn sogar auf, seine Geschichten zu erzählen und machte sich darüber lustig. Mit der Zeit verging den Menschen aber das Lachen, der junge Mann ging dazu über, Leute zu beschimpfen und zu bedrohen. Nachdem in einer Nacht ein Schuppen auf seinem Hof, in dem er das Alte Testament verbrennen wollte, niederbrannte, brachte man ihn in ein Krankenhaus, zu Dr. Jekić, hieß es. Als er nach mehreren Monaten zurückkam, war er mehr oder minder wie früher, jedoch etwas ruhiger, zurückgezogener und verlangsamter.

Die Geschichte war für mich damals hoch spannend und unheimlich zugleich. Wie war es möglich, dass sich ein Mensch derartig verändert und allen Ernstes an solche sinnlose Sachen glauben und sie noch verbreiten kann? Wie kam der Persönlichkeitswandel zustande? Die Erklärungen meiner Großmutter und anderer älteren Frauen, da seien böse Mächte zum Einsatz gekommen, erschienen mir nicht sehr glaubwürdig, obwohl, als Kind sollte man eigentlich den Erwachsenen glauben. Insbesondere faszinierend fand ich die Rückwandlung. Offenbar waren Ärzte mit Schulmedizin am Werk, aber wie? Ich konnte verstehen, dass gebrochene Knochen wieder zusammenwachsen konnten, dass Tumore rausgeschnitten wurden, aber wie man an dem flüchtigen Gedankengut einer Person etwas verändern konnte, war mir nicht klar und es gab auch niemanden der mir das erklären konnte. Der ominöse Stadt-Doktor hatte es irgendwie gerichtet. Dass ihm wundersame Kräfte zugeschrieben wurden, wunderte mich nicht.

Die meisten Menschen die eine Bekanntschaft mit dem berühmten Doktor machten, schwiegen darüber. Selbst die Gerüchte, dass jemand psychische Probleme haben könnte, waren ein Grund dafür, dass er als ein Aussätziger betrachtet wurde und im Mittelpunkt des bösartigen Dorfgeredes stand. Würde der Betroffene dies auch noch zugeben, wäre er endgültig abgestempelt und von der Gesellschaft der Normalen, ernst zu nehmenden Menschen ausgeschlossen. Ein paar dieser »nervenkranken« Personen kannte ich auch. Mir kamen die damals erstaunlich »normal« vor. Ich fragte meine Großmutter, was der Grund für ihre Ratschläge war, diese um jeden Preis zu meiden. Sie meinte nur: »Schweig Kind, du verstehst das nicht. Die sind anders, die waren beim Dr. Jekić.«

In meiner damaligen Vorstellung war Dr. Jekić ein alter, strengblickender Mann mit langem weißen Bart und einer kleinen runden Brille, verschanzt hinter einem großen Schreibtisch und umgeben von Bergen verstaubter, dicker Bücher. Ich vermutete, er hätte lange und an verschiedenen Orten studiert, darüber hinaus sei er aber auch mit einer besonderen Weisheit gesegnet, die nur wenige besitzen. Wahrscheinlich beherrsche er auch gewisse telepathische Fähigkeiten, wie sonst würde er die Seele der Menschen so gut erkunden und verstehen können? Vermutlich brauchen die Menschen bei ihm nicht viel zu erzählen, er schaut sie einfach an und weiß schon alles.

Und natürlich, furchtlos musste er sein, da er offensichtlich vor keiner Abartigkeit zurückschreckte. Andererseits, müsste er selber auch etwas Seltsames, Abschreckendes haben, denn jemand, der sich freiwillig mit den dunklen seelischen Abgründen befasste, kann unmöglich ein ganz gewöhnlicher, unauffälliger Mensch sein. Wahrscheinlich hatte er auch eine geheime Macke, die es ihm unmöglich machte, ein ganz normales Leben zu führen.

Dieses Portrait war keineswegs ein reines Produkt meiner eigenen Überlegungen, sondern eher die Quintessenz der vielen Geschichten die im Umlauf waren, über einen Arzt der Lösungen für die schlimmsten Probleme meiner Mitmenschen, über die man sich nicht mal offen zu reden traute, hatte. Nicht nur das, offenbar hatte er die Macht, das Leben Einzelner grundlegend zu beeinflussen. Man hörte ab und an von Frauen, die nach einer Beratung bei ihm das Unfassbare wagten und sich von ihren prügelnden Ehemännern verabschiedeten. Vielleicht war er der Hypnose mächtig? Oder beherrschte er die geheime Kunst, für jedes Leid ein passendes Elixier zusammenzumischen? Er musste auf jeden Fall eine ganz besondere und einzigartige Person gewesen sein, da von allen Ärzten in der Stadt alleinig sein Name sogar im abgelegenen Teil der Region bekannt und respektiert war. Die Menschen holten sich damals gerne Hilfe bei Heilern, Wahrsagerinnen und bei Geistlichen verschiedener Glaubensrichtungen, aber wenn die seelischen Probleme zu ernst wurden, wandte man sich doch an den Arzt.

Nur bei einer Art von Leid schien selbst der Dr. Jekić nicht helfen zu können: Im Kampf gegen den Alkohol. Obwohl der selbstgebrannte Tropfen aus dem Leben der Dorfbewohner nicht wegzudenken war, bei dem einen oder anderen war man sich einig, dass er damit nicht zurechtkam, insbesondere, wenn die eigene Familie unter dem Alkoholeinfluss tyrannisiert wurde. Als Krankheit wurde das nicht gesehen, viel mehr als Schwäche oder Fluch. Hier half auch die Vorstellung beim Dr. Jekić nicht, gegen die Sucht war keine Pille zu verschreiben.

Dennoch, fragte ich mich damals immer wieder, was für außergewöhnliche Talente wohl der Nervendoktor hatte, um das Vertrauen der Menschen bei so schwierigen Angelegenheiten zu genießen. Sein Dasein erschien mir unentbehrlich, allerdings müsste man wahrscheinlich mit ganz besonderen Fähigkeiten auf die Welt kommen um so einen Beruf ergreifen zu dürfen.

Manche Menschen suchten keine Hilfe. Unweit von unserem Haus lebte ein junger Mann, der nach dem Tod seiner Großeltern deren Hof übernommen hatte. Er war gerade mit einer Ausbildung als Graphiker fertig geworden, als die Großeltern starben. Die angesehene, strenge Familie verbat ihm, eine Arbeit in der Stadt anzunehmen. Er siedelte sich in dem großen Haus der Großeltern an und bewirtschaftete fleißig das Land. Er beklagte sich nicht, ging wenig unter Menschen. Die Älteren im Dorf lobten ihn, weil er auf Feiern und Alkohol verzichtete und stattdessen seine ganze Energie der Arbeit widmete. Die Schweigsamkeit und die leichte Traurigkeit, die er immer ausstrahlte, interpretierte man als Seriosität eines jungen Menschen, der das Leben ernst nimmt. Eines Tages, ohne jegliche Warnung, erhängte er sich in seinem Schuppen. Für alle im Dorf war das ein Schock. Sehr schnell reimte sich jeder seine eigene Erklärung für das Ereignis zusammen. Einige sprachen davon, dass er in den letzten Monaten an eine satanistische Sekte geraten sei, deren Mitglieder gezwungen würden sich umzubringen. Die Anderen sprachen von einer schwarzen Gestalt, die in den letzten Monaten häufiger nachts in der Nähe seines Hauses gesehen wurde. Das sei sicher der Teufel gewesen, der nun seine Seele eingefordert hatte als Preis für den Reichtum, den er einst seinem Großvater verschafft habe. Einige sprachen von einem Fluch, mit dem vor sieben Generationen eine sitzengelassene, geschändete Jungfrau die Familie belegt hätte. Die

Geschichten wurden mit den Jahren immer mysteriöser und sinnloser. Ich kann mich nicht erinnern, damals irgendjemanden davon reden gehört zu haben, dass der Selbstmord vielleicht durch eine psychische Erkrankung induziert sein könnte. Den jungen Mann kannte ich nicht persönlich, aber an das tragische Ereignis musste ich häufig denken. Ich konnte mich gut in seine Situation hineindenken: Seine ursprünglichen Pläne wurden zunichte gemacht, er musste sich mit einer Lebensart abfinden, der er eigentlich entfliehen wollte. Offensichtlich fehlte es auch an Verständnis im Familien- und Freundeskreis, oder er war einfach nicht in der Lage, seine Gedanken und Gefühle zu äußern. Hätte jemand diese Tragödie verhindern können? Hätte in diesem Fall Dr. Jekić mit Tabletten oder Gesprächen helfen können?

Suizidalität ist auch heute in den meisten Gesellschaften ein sehr schwieriges, tabuisiertes Thema. Die christlichen Religionen lehnen die selbst herbeigeführte Tötung absolut ab, diese wird als etwas sündhaftes, von den bösen Mächten getriggertes Verhalten gesehen. Entsprechend den Gesetzen der Kirche werden den Selbstmördern eine christliche Bestattungszeremonie und früher sogar eine Beerdigung auf dem geweihten Friedhof verweigert, jegliche Aussichten auf eine Erlösung werden für sie abgestritten. Sie werden gewissermaßen als Schuldige, als Täter gesehen.

Nach einer behandelbaren psychischen Erkrankung, die der Ursprung derartiger höchstgradiger Verzweiflung sein könnte, wird häufig nicht gesucht. Das Leben der Angehörigen wird von einer dunklen Prägung gekennzeichnet, in der sich Trauer, Selbstvorwürfe, Wut, aber auch Beschämung vermischen. Über den Selbstmord wird meistens nicht gesprochen, es entwickelt sich eine Hülle aus Schweigen, Scham und Ratlosigkeit.

Wenn es um Suizidalität, um akute Selbstgefährdung geht, wird einstimmig von Medizinern und von Laien auf die Kompetenz und Verantwortlichkeit der Psychiater verwiesen. In diesem Bereich liegt eine der schwierigsten Herausforderungen meines geliebten Berufes. Es gilt in erster Linie, die wahre, akute Gefährdung zu erkennen und entsprechende Maßnahmen, die sich manchmal gegen den geäußerten Willen des Betroffenen richten, einzuleiten. Die optimale Gewichtung der Aussagen des Patienten und der eigenen Eindrücke erfordert viel Erfahrung und eine gute Fähigkeit, sich in die Situation und Denkweise des Betroffenen zu versetzen. Einerseits ist man als Arzt, gesetzlich und moralisch, dazu verpflichtet, den freien Willen und die Grundrechte des Patienten unter allen Umständen zu respektieren, andererseits steht man in der Pflicht, das Leben als oberstes Gut zu schützen. Voreilig ergriffene Maßnahmen können das Vertrauensverhältnis und die Aussichten auf einen Behandlungserfolg beeinträchtigen und manchmal auch zu Klagen wegen Freiheitsberaubung führen. Andererseits, ergreift man diese Maßnahmen nicht rechtzeitig, kann das den Tod des Patienten bedeuten.

Lebensmüde Gedanken sind für die meisten Menschen etwas Unheimliches und zutiefst Belastendes, so dass die Frage danach an den Patienten selbst ganz häufig zu einer Erleichterung und einer offenen Äußerung der Hilfsbedürftigkeit führt. Wenn sich aber die Entscheidung schon gefestigt hat, wenn sie bilanzierend aus der Verflechtung scheinbar unlösbarer Umstände herangewachsen ist oder psychotisch motiviert ist, kann es schwierig werden, die Gefahr zu erkennen, sogar für einen Arzt mit viel Berufserfahrung. Auch nach einer Visite in der lebensbejahende Aussagen gemacht wurden und die Pläne für den neuen Lebensabschnitt besprochen wurden, kann es zu dem schlimmsten Vorfall kommen. So etwas ist das Horror-Szenario jedes Psychiaters, vor dem man sich nur bedingt schützen kann, indem man versucht, vom ersten Augenblick mit den Patienten ein offenes, vertrauensvolles Verhältnis aufzubauen.

Noch in Serbien, kam für mich die nächste Berührung mit der geheimnisvollen Welt der Psychiatrie erst wieder jahrelang nach der Tragödie des Suizides in der Nachbarschaft, in der Stadt, auf dem Gymnasium. Dort war ich nicht mehr von ländlichem Aberglaube und Geheimtuerei umgeben. Ich sah mich endlich im Recht, wenn ich über mein Misstrauen den Geschichten meiner Großmutter gegenüber nachdachte. Die Verhältnisse waren klarer. Das Leben war von Naturgesetzen determiniert, jedes Phänomen hatte seinen eindeutig nachvollziehbaren Ursprung. Im letzten Jahr vor dem Abitur passierte aber etwas seltsames mit einem Mitschüler: Er zog sich immer mehr zurück, erschien tagelang nicht im Unterricht. Wenn er dann doch da war, schaute er verängstigt, deutete jede Kleinigkeit als gegen ihn gerichtete Absichten. Einigen von uns vertraute er an, dass gegen ihn ein Komplott bestünde, alles hätte damit angefangen, dass er ein verbotenes Buch gelesen habe. Seitdem werde er beobachtet und überwacht, seine Gespräche und sogar seine Gedanken würden abgehört. Seine Handlungen würden von einer allwissenden Stimme kommentiert, diese verbiete oder befehle ihm häufig, was er zu tun habe.

Wir konnten das Ganze nicht richtig einordnen, der Mitschüler erbrachte bis dahin immer gute Leistungen, sein Verhalten fiel nie besonders auf. Seine Berichte machten zwar keinen Sinn, er wirkte dabei ziemlich ernst und gequält, so dass man auch nicht davon ausgehen konnte, dass er diese einfach erfunden hatte. Nach einigen Monaten verschlimmerte sich die Situation, er kam gar nicht mehr zur Schule. Ich erinnerte mich wieder an den jungen Mann aus meinem Dorf, der sich damals ähnlich merkwürdig verhalten hatte, aber am Ende Hilfe von Dr. Jekić bekommen hatte. Vielleicht hat sich auch unser Kamerad an ihn gewandt? Gerüchte breiteten sich aus: Er sei in ein psychiatrisches Krankenhaus eingewiesen worden, er leide an einer Schizophrenie, er habe jahrelang Cannabis geraucht… Unsere Biologielehrerin klärte uns auf: Schizophrenie hätte etwas mit einer gestörten Signalübertragung im Gehirn zu tun. Wir hatten zuvor schon etwas über Diabetes und Insulinmangel gelernt, analog wird bei Schizophrenie ein Dopaminüberschuss angenommen. Also, doch keine schwarze Magie, dachte ich. Wir schlossen das Abitur ab, ohne unseren Mitschüler jemals wieder zu sehen.

Nach dem Abitur begann für mich das Medizinstudium in Belgrad. Wir arbeiteten uns mühsam voran, um die Komplexität der Funktion des menschlichen Körpers zu verstehen. Wir lernten, wie die Zellen miteinander kommunizieren und wie die einem EKG zugrundeliegenden elektrischen Potentiale zustande kommen. Die Genetiker brachten uns bei, dass die Chromosome eigentlich das Leben determinieren, aber dass außerdem der Zufall und verschiedene Interaktionen eine sehr wichtige Rolle spielen. Die Neuroanatomie, für meine Gruppe personifiziert in einer älteren, zier-

lichen Professorin, die in sich die Eigenschaften einer kompetenten Wissenschaftlerin und einer verständnisvollen, interessierten Frau vereinbarte, führte uns in einen Bereich ein, in dem es noch vieles zu erforschen gab. Wir lernten, welche Nerven welche Muskeln innervierten und wie die sensiblen Reize weitergeleitet werden. Wenn es, zum Beispiel durch einen Schlaganfall, zu einer Schädigung des rechtsseitigen Motorkortex kommt, ist mit einer linksseitigen Lähmung zu rechnen. Sollte das linksseitige Broca-Areal geschädigt sein, wird der Patient in der Lage sein, das Gesprochene und Geschriebene zu verstehen, jedoch nicht, sich sprachlich zu äußern.

Viele solche Zusammenhänge wurden uns beigebracht, vieles blieb aber auch offen. In welchem Hirnareal sind die Gefühle und die Zukunftsvisionen angesiedelt, fragte ich mich. Wieso wird dieselbe Situation von einer Person als bedrohlich wahrgenommen, während ein anderer darin eine Herausforderung sieht? Warum können die gleichen Musikklänge einen traurig machen, während sie bei einem anderen glückliche Kindheitserinnerungen hervorrufen? Unsere Professorin konnte diese Fragen nicht beantworten, teilte aber die Neugier und die Faszination mit uns und sprach davon, dass zahlreiche Wissenschaftler weltweit den Geheimnissen der Psyche nachgingen. Insgeheim hoffte ich, mich ihnen eines Tages anschließen zu dürfen.

Im klinischen Studienabschnitt kam später endlich auch das Fach Psychiatrie dazu. Mein Wissensmosaik erweiterte sich nun um neue Bestandteile. Bereits in der Einführungs-Vorlesung erklärte uns der Professor, dass das Verliebtsein nur eine chemische Reaktion sei. Ein wesentlicher Teil der psychischen Erkrankungen wurde durch ein biochemisches Ungleichgewicht erklärt. Ein Mangel des Botenstoffes Serotonin verursache eine depressive Störung. Anderseits führe ein Überschuss des Botenstoffs Dopamin in bestimmten Hirnarealen zu einer schizophrenen Psychose. Das Beste an diesem Model war, dass auf dessen Grundlage auch Medikamente entwickelt wurden, die tatsächlich eine Abhilfe brachten. Natürlich gab es in der langen Kaskade, die zu einer Erkrankung führte, viele Faktoren, darunter zahlreiche Unbekannte. Dennoch, die Medikamente zeigten offensichtlich im

Großteil der Fälle eine Wirkung. Die psychischen Leiden waren, zumindest teilweise, erklärbar und behandelbar. Vieles war zwar unbekannt, dennoch nicht besonders mystisch. Ich stellte fest, es gab viele Psychiater auf dieser Welt, die meisten unterschieden sich auf den ersten Blick nicht besonders von anderen Menschen. Der Beruf schien, mit ausreichendem Wissen und bei entsprechendem Interesse, gut zu meistern zu sein. Auf meiner eigenen Liste spannender Tätigkeiten, die in der Zukunft für mich in Frage kamen, nahm er zunehmend einen Spitzenrang ein.

Als ich mein Studium in Deutschland fortsetzte, war ich ziemlich überrascht, als ich bemerkte, dass auch hier gewisse Berührungsängste psychiatrischen Patienten gegenüber herrschten. Ich hatte erwartet, dass fernab von meinem kleinen serbischen Dorf am Rande der Zivilisation, in dem die Menschen nach den acht Pflichtschuljahren nur äußerst selten einen weiteren Bildungsweg beschreiten, keine Erkrankung stigmatisiert wird. Im Gynäkologie-Praktikum kam eines Tages eine Patientin, Mitte Dreißig, wegen vorzeitiger Wehen auf die Station. Auf dem Einweisungsschein stand unter anderem auch die Diagnose Schizophrenie. Einige unter dem Pflegepersonal äußerten direkt ihren Unmut wegen der Neuaufnahme, ich hatte das nicht verstanden. Sie seien nicht geschult für den Umgang mit psychisch Kranken, hieß es. »Schizophren« heiße ja »verrückt«, so jemand könne gefährlich werden, und letztendlich, wieso darf so jemand überhaupt schwanger sein. Die Stationsärztin wurde daraufhin gedrängt, einen Psychiater hinzuzuziehen und am besten sofort eine Übernahme zu fordern. Mit gebotener Vorsicht gingen wir Studenten zur Patientin. Anamneseerhebung und Untersuchung verliefen unspektakulär, die Medikamentenliste beschränkte sich auf ein Eisen- und ein Schilddrüsenpräparat. Am Ende fragten wir nach der Schizophrenie, wieso werde diese nicht behandelt. Die Patientin regte sich auf, dass sie diese Diagnose auch zehn Jahre nach einer einzelnen psychotischen Episode, die damals innerhalb von einigen Wochen abgeklungen war, verfolge. Sie hatte dem ambulanten Gynäkologen schon erklärt, dass die Diagnose aus dem alten Arztbrief nicht wirklich stimme, offenbar habe er diese trotzdem weiter übermittelt, wie auch alle Ärzte davor. Bei

dieser Gelegenheit wurde mir bewusst, wie groß die Verantwortung eines Psychiaters bei einer Diagnosestellung ist. Wird eine Diagnose die in dem Diagnoseverzeichnis der Internationalen Gesundheitsorganisation (ICD-10) im Kapitel der psychiatrischen Erkrankungen gelistet ist, eine so genannte »F-Diagnose«, einmal niedergeschrieben, so wird sie mit sehr hoher Wahrscheinlichkeit auch von nachfolgenden Behandlern in allen Berichten akribisch weiter übertragen. Besonders schwierig für Personen, die einmal den »Stempel« einer psychiatrischen Diagnose bekommen haben, wird es, wenn sie versuchen, eine Versicherung in Anspruch zu nehmen. Diese Stigmatisierung und Ausgrenzung wunderte mich schon immer. Letztendlich wird, z. B. nur für Depressionen, die Lebenszeitprävalenz für Frauen auf etwa 25% und für Männer auf ungefähr 10% geschätzt. Die offiziellen Quellen gehen davon aus, dass in der Bevölkerung im Alter von 18–65 Jahren in Deutschland, zu einem gegebenen Zeitpunkt ca. 5% an einer behandlungsbedürftigen Depression erkrankt sind, also ca. 3,1 Millionen Menschen nur in dieser Altersgruppe. Demnach müsste jeder in seinem engeren Bekannten- und Verwandtenkreis mindestens eine Person mit dieser Erkrankung gut kennen und letztendlich auch für sich selber keineswegs ausschließen können, eines Tages betroffen zu sein. Trotzdem wollen viele mit den psychiatrischen Patienten am liebsten nichts zu tun haben und schon gar nicht selber mit solchen Diagnosen in Verbindung gebracht werden.

Auf somatischen Stationen musste man daher immer gut abwägen, bevor man die Empfehlung brachte, einen Psychiater konsiliarisch mit an Bord zu nehmen. Von einem Praktikum in der Neurologie ist mir eine sehr junge Frau in Erinnerung geblieben, die sich wegen eines Schwindels und eines unspezifischen Gefühls, sie könnte fallen, vorstellte. Die Neurologen waren sich nicht einig, was für ein organisches Korrelat dahinter liegen könnte, zumal der neurologische Befund samt erschwerten Untersuchungen des Gleichgewichts völlig unauffällig war. Die Patientin berichtete von ambulanten Untersuchungen bei verschiedenen niedergelassenen Ärzten, die alle keinen pathologischen Befund erheben konnten. Zudem habe sie in den letzten Monaten mindestens viermal den Notarzt gerufen, der sie in verschiedene Notaufnahmen gebracht hätte, wo man ebenfalls nicht Schlimmes gefunden habe. Einige der Voruntersucher hatten die Möglichkeit, dass es sich um eine Somatisierungsstörung handeln könnte, erwähnt. Dies habe sich die Patientin jedoch keineswegs vorstellen können. Der neurologische stationäre Aufenthalt sollte endgültig die Ursache der Beschwerden klären. Verschiedene Differenzialdiagnosen sollten ausgeschlossen werden: Epilepsie, chronisch-entzündliche ZNS Erkrankung, orthostatische Dysregulation, Herzrhythmusstörungen, hypotone Phasen, hypoglykämische Episoden. Alle Untersuchungen blieben jedoch ohne pathologischen Befund. Wir warteten gespannt auf das MRT, das wegen Panikattacken in Narkose erfolgen musste. Auch hier zeigte sich ein altersentsprechender, unauffälliger Befund. Am letzten Tag sprach die Stationsärztin mit der Patientin und klärte sie über die Untersuchungsergebnisse auf. Sie bot ihr eine psychiatrische Vorstellung an, was jedoch auf massive Ablehnung stieß. Die Patientin verließ die Station ziemlich unzufrieden, fühlte sich gekränkt und schlecht behandelt. Dabei war durch die somatische Diagnostik jegliche organische Ursache ihrer Beschwerden ausgeschlossen, man konnte das Programm höchstens wiederholen, aber nicht ausdehnen. Trotz desbesonders großen Aufwandes, der zweifellos mit hohen Kosten verbunden war, herrschte am Ende eine allgemeine Unzufriedenheit. Die Stationsärztin war mit ungerechten Vorwürfenschlechter Ausübung ihres Berufs konfrontiert, obwohl sie mit viel Einsatz zeitig die aufwendige Diagnostik eingeleitet und organisiert hatte. Die Patientin hatte eine ganze Woche im Krankenhaus verbracht, hatte sich unangenehmen Prozeduren unterzogen und hatte trotzdem keine zufriedenstellende Antwort auf die Frage, woher ihre Beschwerden kommen. Ich hatte den Eindruck, dass ihr eine dramatische Diagnose, z. B. ein Hirntumor, viel lieber gewesen wäre. Dies hätte ihr viel Mitgefühl und Zuspruch gebracht, sie hätte ihre Gesundheit vertrauensvoll in die Hände der Neurochirurgen gelegt und sich passiv dem Schicksal gefügt. Mit einer psychiatrischen Diagnose musste sie mit großem Unverständnis der Mitmenschen rechnen, die ihr vielleicht auch gar nicht mehr unterstützend zu Seite stehen wollten. Der weitere Krankheitsverlauf würde im großen Aus-

maß ihre aktive Mitwirkung erfordern. Diese setzt natürlich zunächst die Akzeptanz der Diagnose voraus. Sollte ihr das nicht gelingen, könnte das einen langen Weg geprägt von Krankenhausaufenthalten und komplexer Diagnostik bedeuten. Wertvolle, junge Lebensjahre könnten verschwendet werden mit der Fahndung nach einem kranken Körperteil oder einer fehlerhaften Funktion, mit der Gefahr, dass die Suche nach dem persönlichen Glück und Selbstverwirklichung vernachlässigt wird. Dieses Szenario fand ich damals besonders erschreckend, zumal ich wusste, dass es für sie sowie auch für andere Menschen Hilfe gab.

Insgesamt blieben derartige Fälle deutlich in der Unterzahl. Ein Großteil der Patienten nimmt das Angebot, mit einem Psychiater zu reden, gerne an. Das ist für viele eine seltene Gelegenheit offen zu sein, ohne zu befürchten, missverstanden oder verurteilt zu werden. Oft werden dabei Gedanken ausgesprochen, die sonst immer unterdrückt wurden, aus Scham oder sogar eigenem Unverständnis für deren Ursprung. Von derartigen Gesprächen erwarten manche Menschen einen Rat oder eine klare Einschätzung von außen. Nicht selten ist das aber auch eine Gelegenheit für eine Selbsterkenntnis oder den Ausbau einer neuen Sichtweise. Viele Bereiche, die in der Öffentlichkeit gar nicht oder höchstens selten thematisiert werden, scheinen manch einen viel mehr zu beschäftigen, als er das je zugeben würde. Psychische Erkrankungen bleiben aber trotzdem meistens etwas Abstraktes und Unheimliches, weil es einen offensichtlichen Körperschaden oder mindestens einen pathologischen Laborwert, der sie veranschaulichen könnte, nicht gibt.

Die zahlreichen Unbekannten in der Psychiatrie habe ich schon immer als eine außerordentliche Faszination und Herausforderung gesehen. Die Liste der definierten psychiatrischen Diagnosen ist nicht schrecklich lang, aber die möglichen Symptom-Konstellationen und die Verläufe jeder einzelner Erkrankung bei jedem individuellen Patienten sind vielfältig. Die Erforschung der zugrundeliegende Pathomechanismen hat in den letzten Jahrzehnten enorme Fortschritte gemacht, eine endgültige, sichere Aufschlüsselung ist jedoch nicht in Sicht. In kaum einem anderen Bereich ist die Anzahl der offenen Fragen, aber gleichzeitig auch die fortlaufende Wissenszunahme, so groß wie in der Psychiatrie. Die Teilhabe daran ist für mich besonders wichtig, um einerseits die neuen Entwicklungen mitzubekommen, aber auch, um einen eigenen Beitrag zu leisten. Das Gehirn determiniert unsere Gefühle und Gedanken, unsere Wünsche, Visionen und den Ehrgeiz, Neues zu vollbringen. Je höher das Verständnis dafür wird, wie all das zu Stande kommt, umso besser werden unsere Möglichkeiten sein, dem Patienten und seinen Angehörigen bei ihrem psychischen Leid zu helfen.

Technische Fortschritte machen es heute zunehmend möglich, konkrete Unterschiede zwischen psychisch Kranken und Gesunden zu finden, z. B. in der Aktivierung bestimmter Hirnareale. Die für eine Alzheimer Demenz typischen Amyloid-Ablagerungen können mit hoch spezialisierten bildgebenden Verfahren (z. B. Positronen-Emissions-Tomographie) bereits Jahrzehnte vor dem Ausbruch der Erkrankung nachgewiesen werden. Trotzdem bleiben die apparativ erhobenen Befunde ohne Aussage, fehlt die professionelle klinische Einschätzung.

Die Entdeckung der Psychopharmaka vor mehr als einem halben Jahrhundert hat die Psychiatrie revolutioniert. In psychiatrischen Einrichtungen werden Patienten erfolgreich behandelt und nicht nur verwahrt, wie in den vielen Epochen zuvor. Dennoch sprechen wir in manchen Fällen von Remission und nicht von einer Heilung. Viele Ärzte anderer Fachrichtungen finden das etwas frustrierend, »die gleichen Patienten kommen ja immer wieder«, höre ich häufig im Austausch mit ihnen. Ist es bei einer Herzinsuffizienz, bei Diabetes oder bei einer chronisch-obstruktiven Lungenerkrankung anders? Ich sehe die große Bedeutung der Psychiatrie gerade darin: Die Patienten in kritischen Lebensphasen zu unterstützen, egal, ob diese durch ein Ungleichgewicht in der Neurotransmission oder durch schwierige äußere Umstände verursacht sind. Jedes Mal, wenn ich einen Patienten in einer solchen Phase begleitet habe und sie gut überstanden ist, fühle ich mich in meiner Berufswahl bestätigt. Meine Kollegen und ich sind bei weitem nicht mehr von der mystischen Aura wie bei damals Dr. Jekić umgeben. Sowohl Patienten wie auch Kollegen aus anderen medizinischen Bereichen wenden sich an uns immer dann, wenn Schwierigkeiten auftauchen, die nicht ihre Erwartungen und die Gesetze der vermeintlichen Alltagslogik folgen. Kein Problem, wir helfen gerne.

Ich würde es immer wieder tun

Dipl.-Psych. Sabrina Weber-Papen

Tätigkeit   Dipl.-Psych. Sabrina Weber-Papen ist Assistenzärztin in der Klinik für Psychiatrie, Psychotherapie und Psychosomatik am Universitätsklinikum Aachen

Vita   31 Jahre, geboren in Köln; 1999 – 2002 Studium der Psychologie an der Universität Gießen, 2002 – 2004 Fortsetzung des Studiums der Psychologie an der Universität Düsseldorf, 2004 – 2010 Studium der Medizin an der Universität Köln; Station: Aachen

Ehrenamt   Ehrenamtliche Tätigkeit in der Hospizbewegung (1998)

Familie   verheiratet, keine Kinder, 2 Minnesota-Minipigs

Freizeit   Patenkind Max, Reisen, Archäologie, Bodyflying, Kölschrock

Motto   Auch Umwege erweitern unseren Horizont. (Ernst Ferstl)

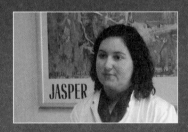

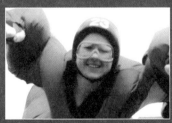

Ich bin Diplom-Psychologin und Assistenzärztin und befinde mich noch in meinem ersten Weiterbildungsjahr zur Fachärztin für Psychiatrie und Psychotherapie. Eines vorneweg: Bereut habe ich meine Berufswahl bisher nicht! Wie kam es aber zu meinem Entschluss, Psychiaterin zu werden? Dafür gibt es nicht **das** Ereignis oder **die** bestimmte Erfahrung, die mich dazu bewog, diesen Weg einzuschlagen. Vielmehr erinnere ich mich an viele kleine Episoden, die mir aufgezeigt haben, wie wichtig unser Fach ist.

▪ Der Suizid des alten Mannes

Aufgewachsen bin ich in einem recht kleinen Dorf mit etwa 2.800 Einwohnern, einem Badesee, einem benachbarten Kloster und ringsherum viel Wald für ausgiebige Spaziergänge, weswegen wir Bewohner des Ortes mitunter auch als »Walddörfler« betitelt wurden. Noch heute besteht eine starke Dorfgemeinschaft – nahezu jeder kennt jeden, Brauchtumspflege, Feste und Vereinswesen werden hoch gehalten. Klingt alles sehr idyllisch, doch auch hier machen tragische Schicksale, Lebenskrisen und psychische Probleme vor dem Ortseingangsschild keinen Halt.

Eine Episode, die mich damals, in meiner Jugendzeit, sehr erschütterte, war der Suizid eines Nachbarn. Helmut Franzen, ein etwa 70-jährige Witwer, wohnte alleine und hatte auch sonst kaum soziale Kontakte. Seine Kinder und Enkelkinder wohnten alle sehr weit weg. Sein ständiger Begleiter war sein kleiner Hund, ein Terrier. Seine Leidenschaft waren Oldtimer, er verbrachte für gewöhnlich viele Stunden in seiner Garage und schraubte an Autos herum.

In den Monaten vor seinem Tod bekam man ihn nur noch selten zu Gesicht, meistens dann, wenn er seinen Terrier ausführte oder zu Bestrahlungen bei einem Krebsleiden abgeholt wurde. Er selbst fuhr kein Auto mehr. Dann lächelte er einem zwar freundlich zu, doch sein Ausdruck wirkte bedrückt. Irgendwann stellten sich auch die Hundespaziergänge ein, weil der nach Hundejahren schon ins hohe Greisenalter gekommene Terrier verstarb.

Und dann kam der Tag, als sich die Haustüre des alten Mannes plötzlich nicht mehr öffnete, als es an seiner Türe klingelte. Er hatte sich in seiner Wohnung suizidiert.

Ich stellte mir die Frage, was in Herrn Franzen vorgegangen sein muss, dass er nur noch diesen einen Ausweg sah. Zwar wurde er aufgrund seines körperlichen Leidens behandelt, stand unter ständiger ärztlicher Betreuung, um sein Leben zu erhalten oder zu verlängern, doch offensichtlich schaffte es die moderne »Apparatemedizin« nicht, einen solchen Tod zu verhindern.

Wie hätte man das Ereignis vielleicht verhindern helfen können? Er muss doch enormes Leid verspürt haben. Hatte keiner etwas bemerkt, hatte er nichts gesagt? Aber gab es denn Jemanden, der nachgefragt hat?

» Wer leidet, sucht sein Leid anderen mitzuteilen […], um es so zu vermindern und derart vermindert er es in der Tat. […] wer es nicht mitteilen kann, bei dem bleibt das Leid in ihm und vergiftet ihn **«**.[1]

▪ Meine Zeit bei der Hospizbewegung

Eine andere Frage, die sich mir in dieser Zeit stellte: Könnte ich denn mit dem Leid anderer Menschen umgehen? Und könnte ich mich dabei persönlich abgrenzen und meine Grenzen auch vermitteln, ohne meinen Gegenüber zu verletzen?

Um Antworten auf diese Fragen zu gewinnen, reifte in mir sodann der Gedanke, schwerst- und sterbenskranke Menschen, die vielleicht ebenso wie Herr Franzen, einsam und alleine sind mit ihrem Leid, ein Stück weit ihres Weges zu begleiten. Und so führte es mich zur Hospizbewegung.

Zunächst absolvierte ich gemeinsam mit anderen interessierten Menschen einen Vorbereitungskurs, in dem man sich mit dem Thema Sterben und Tod auseinandersetzte – auch dem eigenen, was ich zunächst, auch angesichts meines noch recht jungen Alters von 18 Jahren, eher befremdlich fand. Geleitet wurde der Vorbereitungskurs von einer Mitarbeiterin der Hospizbewegung sowie einer Diplom-Psychologin und Psychologischen Psychotherapeutin. Hier lernte ich das erste Mal geleitete Meditation, Rollenspiele und Techniken der Gesprächsführung kennen. Denn es stellte

---

1 zitiert nach Simone Weil in Weil S (1981) Schwerkraft und Gnade. Kösel Verlag, München, S. 13 f.

sich mir die Frage: Wie begegne ich einem Menschen, der am Ende seines Lebens steht, der großes Leid durchmacht? Floskeln wie »das ist alles nicht so schlimm, das wird schon wieder« bewahren uns selbst zwar davor, uns näher mit dem Leid des Anderen auseinanderzusetzen, doch sind sie hier mehr als unangebracht. Stattdessen lernte ich, wie wichtig es ist, über die Gefühle und Ängste zu sprechen und nachzufragen.

Vermittelt wurde uns, den Menschen mit Empathie, Authentizität und Wertschätzung zu begegnen – die drei Basisvariablen der klassischen Gesprächsführung.

Als man mich das erste Mal fragte, ob ich eine Sterbebegleitung einer älteren Dame übernehmen würde, stieg in mir zunächst ein sehr mulmiges und ängstliches Gefühl auf. Ich war verunsichert und fragte mich, ob ich dem standhalten würde – Zweifel und Ängste, die dann aber plötzlich nicht mehr da waren, am Bett dieser älteren Dame. Stattdessen empfingen mich Ruhe und Dankbarkeit und die Erkenntnis, wie viel man doch durch bloßes Dasein und Zuhören erreichen konnte.

Sicherlich verlief nicht jede Begegnung so ruhig, manche Menschen hadern mit dem eigenen Leben, sind wütend, andere weinen sehr viel. Ich lernte schon im Vorbereitungskurs die fünf Sterbephasen nach der Psychiaterin Elisabeth Kübler-Ross kennen, die sich intensiv mit Sterben und Trauer befasste. Diese Sterbephasen, die allerdings nicht immer alle und nicht immer so geradlinig durchlaufen werden, reichen von Abwehr/Nicht-Wahrhaben-Wollen über Wut, Verhandeln mit Gott oder seinem Schicksal, Trauer und Hoffnungslosigkeit bis hin zu Annehmen, Akzeptanz und innerer Ruhe. Sich auf jeden Menschen individuell einzustellen und dort abzuholen, wo er steht, das ist wichtig.

Diese Zeit lehrte mich, dass es manchmal sehr schwer ist, das Leid anderer Menschen anzuschauen, aber ich durfte das Vertrauen gewinnen, dass ich es aushalten kann – und ich glaube, wenn man diese Einsicht gewonnen hat, kann man dies auch seinem Gegenüber vermitteln. Und noch etwas wurde mir aufgezeigt: Wie wichtig es ist, selbst Psychohygiene zu betreiben, also Maßnahmen, um seine eigene psychische Gesundheit und Zufriedenheit zu erhalten, sei es durch Urlaube, Gespräche mit Kollegen und guten Freunden, Sport, Meditation oder sonstige Dinge, die Freude bereiten – denn nur dann kann man auch für andere adäquat da sein und helfen.

Eine bildhafte Umschreibung, die mir während des Vorbereitungskurses dazu besonders in Erinnerung geblieben ist und die ich auch jetzt manchen meiner Patienten ans Herz lege, ist die Vorstellung von der »Obstschale«: Wenn meine eigene Obstschale voll ist – voll mit saftigen Birnen, Äpfeln, Kiwis, Bananen – dann können sich auch andere, deren Obstschale leer ist, an meiner Obstschale bedienen. Aber wenn meine eigene Obstschale leer ist, dann kann ich keinem etwas abgeben. Dann ist weder für mich, noch für die anderen etwas da.

◼ **Ein Tötungsdelikt mitten unter uns**

Die Faszination am intensiven Austausch mit anderen Menschen und die Neugierde am Menschen und seinen Schicksalen ließen mich dann das Studium der Psychologie aufnehmen. An die Psychiatrie, die ein Studium der Medizin voraussetzen würde, hatte ich zu dem Zeitpunkt noch gar nicht gedacht – einfach auch aus dem Grunde, weil ich der Überzeugung war, kein Blut sehen zu können und eine große Furcht vor Spritzen besaß. Welch eine Überwindung kostete es mich, eine Blutabnahme über mich ergehen zu lassen – wie sollte ich dann anderen Personen Blut abnehmen können – eine Grundfertigkeit, die »sogar« von einem Psychiater verlangt wird…

Jedenfalls passierte während der Zeit meines Psychologiestudiums etwas bei uns im Dorf, was meinem beruflichen Werdegang aber noch einmal einen »Schubs« geben sollte. Ein paar Straßen von meinem Elternhaus entfernt wohnte die etwa Mitte 40-jährige Elke Schmitz, verheiratet, keine Kinder, von Beruf Krankenschwester. Wenn man sie morgens beim Bäcker traf, grüßte sie freundlich, wirkte ansonsten sehr gepflegt, eher unauffällig. Mein Bild wurde jäh erschüttert, als sich plötzlich in unserem Dorf ein Tötungsdelikt ereignete. Es war eben jene unauffällige, freundlich grüßende Frau Schmitz, die ihren Mann im Rahmen eines Trennungskonfliktes vergiftet hatte. Mir kamen die Fragen des Schriftstellers Georg Büchner in den Sinn: »Was ist das, was in uns lügt, mordet, stiehlt?« (Georg Büchner in einem Brief an seine Braut, 1834). Ich versuchte,

Antworten zu finden, vertiefte mich in Lektüren der Kriminalpsychologie und verfasste meine Diplomarbeit über »Tötungsdelikte am Intimpartner«. Aber so einfach war das alles nicht zu beantworten. Viele Fragen sind nicht endgültig zu klären. Die Psychologie ist komplex und vielschichtig.

Nicht jeder mit einer schrecklichen Kindheit wird zu einem Straftäter. In den letzten Jahren boomt die Untersuchung des Gehirns, auch von Straftätern, insbesondere von sogenannten Psychopathen, die charakteristischerweise als gefühlsarm, sozial störend und gewissenlos beschrieben werden. Dies wirft die Frage auf, inwieweit Unterschiede im Gehirn einen Einfluss ausüben und was solche Unterschiede überhaupt bedeuten.

Während meines Psychologiestudiums schnupperte ich auch in das Fach Psychiatrie hinein, das ich als Nebenfach belegte. Dort lernte ich, dass jedenfalls zur Erklärung der meisten psychischen Erkrankungen ein sogenanntes biopsychosoziales Krankheitsmodell zugrunde gelegt wird. Wichtige zu berücksichtigende Einflussfaktoren für die Entstehung einer psychischen Erkrankung sind nicht nur die Lebensgeschichte und aktuelle Belastungsfaktoren, sondern auch die mitgebrachte biologisch-genetische Ausstattung oder die sogenannten Neurotransmitter und natürlich ebenso die Ressourcen wie ein gut ausgebautes soziales Unterstützungssystem.

Und so wie die Ursachen ist auch die Therapie einer psychischen Erkrankung sehr komplex. Das heißt, nicht immer sind stützende Gespräche oder ist spezifische Psychotherapie ausreichend, manchmal müssen unterstützend auch Medikamente eingesetzt werden, gerade bei schweren psychischen Erkrankungen wie den schizophrenen Erkrankungen oder schweren Depressionen. Auch andere biologische Therapieverfahren, wie etwa eine Lichttherapie oder Schlafentzugstherapie bei Depressionen kommen zum Einsatz. Zudem nimmt die soziale Versorgung und Unterstützung der Patienten einen großen Stellenwert ein.

Das bedeutete auch: Psychiatrie, also die Lehre von den psychischen Erkrankungen und ihrer Behandlung, ist nicht nur Medizin, sie vereint auf einzigartige Weise Natur-, Geistes- und Sozialwissenschaften.

Und was ich erkannte: Das Fach bietet so viele verschiedene Tätigkeitsfelder, wie kaum ein anderes – von der Allgemeinpsychiatrie über Suchtmedizin, Gerontopsychiatrie, Neuropsychiatrie, Sportpsychiatrie, Psychosomatik, Schlafmedizin bis hin zur Forensischen Psychiatrie, die sich mit psychisch kranken Straftätern befasst. Und die Forensische Psychiatrie begann immer mehr, mich zu faszinieren.

So entschloss ich mich dann schließlich – sozusagen nach »Selbsttherapie« meiner Blut-Spritzen-Phobie durch einfache Konfrontationstherapie (man »gewöhnt« sich an alles) und dem Studium der Psychologie – noch ein Studium der Medizin aufzunehmen.

- **Vorurteile**

Berufsziel: Psychiaterin!

Als der Entschluss feststand, Psychiaterin zu werden, galt es zunächst, sich mit den Reaktionen seines Umfeldes auf diese Entscheidung auseinanderzusetzen – denn niemand aus meinem näheren Umfeld hatte jemals im medizinischen Bereich, ganz zu schweigen vom psychiatrischen, gearbeitet: »Färbt das nicht ab?«, »Hast Du keine Angst, dass du dann selbst mal als Patient in der Psychiatrie landest?«. Das kann passieren, aber das kann **jedem** von uns passieren. Etwa jeder 2. bis 3. Deutsche entwickelt einmal im Laufe seines Lebens eine psychische Erkrankung – das wäre demnach gar nichts so Ungewöhnliches. Und außerdem: Warum fragt denn keiner einen Dermatologen, ob er nicht Angst hat, eine schreckliche Hauterkrankung zu entwickeln? Und geht jemand davon aus, dass ein Kardiologe aufgrund seiner Berufswahl ein besonders hohes Risiko besitzt, herzkrank zu werden?

Aus meiner Zeit im Praktischen Jahr am Ende des Medizinstudiums erinnere mich an ein Gespräch mit einem Chirurgen, der mir nach Kenntnisnahme meiner Berufswahl recht süffisant zulächelte und die Psychiatrie als »Drehtürpsychiatrie« betitelte, denn viele Patienten würden nach kurzer Zeit mit Rückfällen wieder in die Klinik zurückkommen. Befriedigend könne die Arbeit daher angesichts dieser therapeutischen Machtlosigkeit nicht sein. Meine Meinung dazu: Einige schwere psychische Erkrankungen verlaufen oft in Episoden oder phasenhaft, was übrigens auch für viele andere, körperliche Erkrankungen gilt, etwa aus dem rheumatischen Bereich. Aber betrachten wir den psychischen Zustand bei Aufnahme eines Patienten und bei seiner Entlassung: So werden Patienten manchmal beispielsweise nach einem schweren Suizidversuch, völlig freud- und hoffnungslos, oder in stark erregtem Zustand, mitunter auch in Polizeibegleitung, und mit Verkennung der Realität, in einer psychiatrischen Notaufnahme vorstellig. Und nach ein paar Tagen bis wenigen Wochen verlassen die meisten dieser Patienten die Klinik wieder in klinisch sehr gut gebessertem oder geheiltem Zustand, bei dem nichts mehr an die Aufnahmesituation erinnert. Kann man da von therapeutischer Machtlosigkeit sprechen?

In Erinnerung geblieben ist mir auch die Äußerung einer – zugegebenermaßen sehr Medizin unerfahrenen – Bekannten, nachdem sie meinen Berufswunsch erfuhr: »Ach so, Psychiaterin, ich dachte, Du würdest Ärztin werden!« – und diese Aussage war ernst gemeint…

Aber auch von Kommilitonen wurde das Fach Psychiatrie manchmal als »Laberfach« abgestempelt und mehr den Geisteswissenschaften als denn der Medizin zugeordnet. Dabei liegt doch gerade das Besondere an unserem Fach in der ganzheitlichen Sicht des Menschen – entsprechend dem oben bereits erwähnten bio-psycho-sozialen Verständnis psychischer Erkrankungen. Neben dem Blick auf das Psychische, ist es ebenso wichtig, auch das Körperliche und die sozialen Umstände des Patienten zu berücksichtigen und mitzubehandeln. Psychische und körperliche Symptome beeinflussen sich wechselseitig auf vielfältige Art und Weise. Nicht selten werden psychische Symptome auch durch eine körperliche Störung oder etwa Medikamente (mit)verursacht. Wir wissen heute, dass Menschen mit einer psychischen Erkrankung auch ein höheres Risiko für die Entwicklung einer körperlichen Erkrankung besitzen. Psychiatrie ist in höchstem Maße interdisziplinär!

» Das ist der größte Fehler bei der Behandlung von Krankheiten, dass es Ärzte für den Körper und Ärzte für die Seele gibt, wo beides doch nicht getrennt werden kann. « (Platon)

- **Die »Psychofächer« – wer blickt da noch durch?**

Bei dem einen oder anderen habe ich durch die Aufnahme des Medizinstudiums zur allgemeinen Verwirrung beigetragen. So fragte sich meine Tante, warum ich denn noch Medizin studieren müsste, da ich doch durch mein Psychologiestudium schon Psychiaterin sei und ein Onkel erklärte sich mein zweifaches Studium so, dass man neben der Medizin auch Psychologie studiert haben müsste, um Psychiater zu werden – was natürlich beides nicht korrekt ist. Vielen Menschen fällt die Unterscheidung zwischen einem Diplom-Psychologen und einem Psychiater schwer. Ich versuchte, die Unterschiede folgendermaßen verständlich zu machen: Im Psychologiestudium beschäftigt man sich vor allem mit den Grundlagen und der Erforschung des (normalen) menschlichen Erlebens und Verhaltens, dessen Beschreibung, Erklärung, Vorhersage und Veränderung. Möchte der Diplom-Psychologe auch psychotherapeutisch tätig werden, muss er nach dem abgeschlossenen Studium der Psychologie noch eine mindestens 3-jährige und kostenintensive psychotherapeutische Zusatzausbildung an einer staatlich anerkannten Ausbildungsstätte absolvieren und erhält danach die Approbation als »Psychologischer Psychotherapeut«. Da Psychologen keine Mediziner sind, führen sie keine körperliche Untersuchung durch und dürfen auch keine Medikamente verschreiben – im Gegensatz zu den Psychiatern. Psychiater sind Ärzte, d. h. sie haben ein Medizinstudium absolviert. Die Zusatzweiterbildung Psychotherapie zum »Ärztlichen Psychotherapeuten« ist obligatorischer Bestandteil der Facharztweiterbildung zum Psychiater und ist für die Weiterbildungskandidaten in der Regel kostenfrei.

Diese Ausführungen machen deutlich, dass Psychiater durch ihre Befähigung nicht nur zur Durchführung von Psychotherapie, sondern auch zur Verordnung von Medikamenten und die körperliche Diagnostik, mehr Möglichkeiten einer lückenloseren, ganzheitlichen Behandlung der psychisch erkrankten Patienten besitzen – ein weiterer wichtiger Aspekt, der mich zum Medizinstudium bewog.

Jüngst wurde mir auch die Frage gestellt, ob ich es bedaure, zuvor Psychologie studiert zu haben, da es für den Beruf des Psychiaters ja unnötig gewesen sei. Aber das tue ich nicht, denn ich denke, das Studium der Psychologie hat mich beispielsweise ein Stück weit für bestimmte Aspekte wie etwa die Störanfälligkeit unserer zwischenmenschlichen Interaktionen und generell eine »psychologische«, nicht nur »medizinische« Betrachtungsweise sensibilisiert. Hilfreich war und ist mir das Psychologiestudium auch hinsichtlich eines seiner Schwerpunkte, der in der Methodenlehre und Statistik liegt. Dies sind bedeutsame Arbeitsmittel für die Diagnostik und Forschung, auch für die psychiatrische Forschung, die in den letzten Jahren enorme Fortschritte gemacht hat.

- **Meine erste Patientin**

Nach insgesamt 10 ½-jähriger Studienzeit (das Psychologiestudium mitgerechnet) war ich dann endlich in der Psychiatrie angekommen.

Direkt bei meiner ersten Patientin, Sonja Boes, zeigte sich mir sehr eindrücklich, wie eine psychische Erkrankung den Menschen in seiner Gesamtheit erfasst und nicht nur, wie bei vielen körperlichen Erkrankungen, einen Teilbereich, wie etwa das Bein bei einem Beinbruch.

Frau Boes, die mir von einem niedergelassenen Kollegen zugewiesen wurde, war eine 54-jährige Verwaltungsfachangestellte. Ihre psychiatrische Vorgeschichte war bisher leer, sie war noch nie in ambulanter oder stationärer psychiatrisch-psychotherapeutischer Behandlung gewesen. Frau Boes wirkte bei der Aufnahme deutlich niedergestimmt, sie beschrieb eine emotionale Leere, eine seit mehreren Wochen zunehmende Freud- und Interesselosigkeit, eine starke Antriebs- und Energielosigkeit, eine Neigung zum Grübeln mit Einschlafstörungen, klagte über starke Konzentrationsprobleme und zahlreiche körperliche Beschwerden wie Kopf- und Rückenschmerzen sowie Herzbeschwerden, für die sich aber keine organische Ursache finden ließ. Sie hatte sich in den letzten Monaten immer mehr zurückgezogen, ging kaum noch aus dem Haus.

Sie, die für ihre Familie immer da gewesen ist, die bis vor einem halben Jahr noch berufstätig war, schaffte es nun nicht mehr, selbst alltägliche Aufgaben wie den Haushalt oder die Körperpflege zu bewältigen. Sie selbst betrachtete dies als Ausdruck von Schwäche, fühlte sich wertlos.

Hinsichtlich ihrer sozialpsychiatrischen Situation schilderte Frau Boes einen kürzlichen Arbeitsplatzverlust aufgrund eines Stellenabbaus, den sie als massiv selbstwertkränkend empfand, sowie aktuelle Partnerschaftskonflikte. Wir diagnostizierten eine erstmalig aufgetretene schwere depressive Episode. Der Aufenthalt in unserer Klinik für Psychiatrie, Psychotherapie und Psychosomatik war für Frau Boes sehr schambesetzt. So war sie denn zunächst auch auf ein somatisches Krankheitskonzept und ihre körperlichen Beschwerden fixiert und konnte die Diagnose einer Depression für sich nur sehr schwer annehmen. Auch krankheitsunterhaltende Belastungsfaktoren zu thematisieren fiel zunächst schwer. Allmählich gelang es dann aber durch intensive Gespräche, eine Krankheits- und Behandlungseinsicht sowie ein biopsychosoziales Verständnis der Erkrankung aufzubauen, das Frau Boes gut für sich annehmen konnte. Sie konnte auch die Einsicht gewinnen, dass an der Depression niemand Schuld ist, dass **jeden** eine Depression treffen kann und dass die Energielosigkeit und Antriebsschwäche kein Ausdruck von Faulheit sind.

Auf der Grundlage eines multimodalen Behandlungskonzepts mit häufigen psychotherapeutischen Einzelgesprächen und strukturierter kognitiver Verhaltenstherapie, Paargesprächen, Gruppentherapien, einer medikamentösen antidepressiven Therapie und weiteren therapeutischen Angeboten wie Physiotherapie, Aktivitätsaufbau, Ergotherapie, Soziotherapie und Konzentrationstraining zeigte sich eine stetige Besserung von Stimmung, Antrieb, Konzentration und Schlaf. Und auch die körperlichen Beschwerden gingen zurück. Bei Aufnahme in unsere Klinik konnte Frau Boes sich nicht vorstellen, dass sie jemals wieder Freude und Spaß am Leben empfinden könnte, dass sie jemals wieder erholsam schlafen und wieder voller Energie ihren Alltag strukturieren könnte. Dies war ihr nun wieder möglich, so dass sie dankbar unsere Klinik verließ.

Solche Augenblicke, die ich danach noch vielfach erleben durfte, empfinde ich als Glücksmomente. Bereut habe ich meine Berufswahl daher nicht und würde immer wieder diesen Weg einschlagen.

Printing: Ten Brink, Meppel, The Netherlands
Binding: Stürtz, Würzburg, Germany